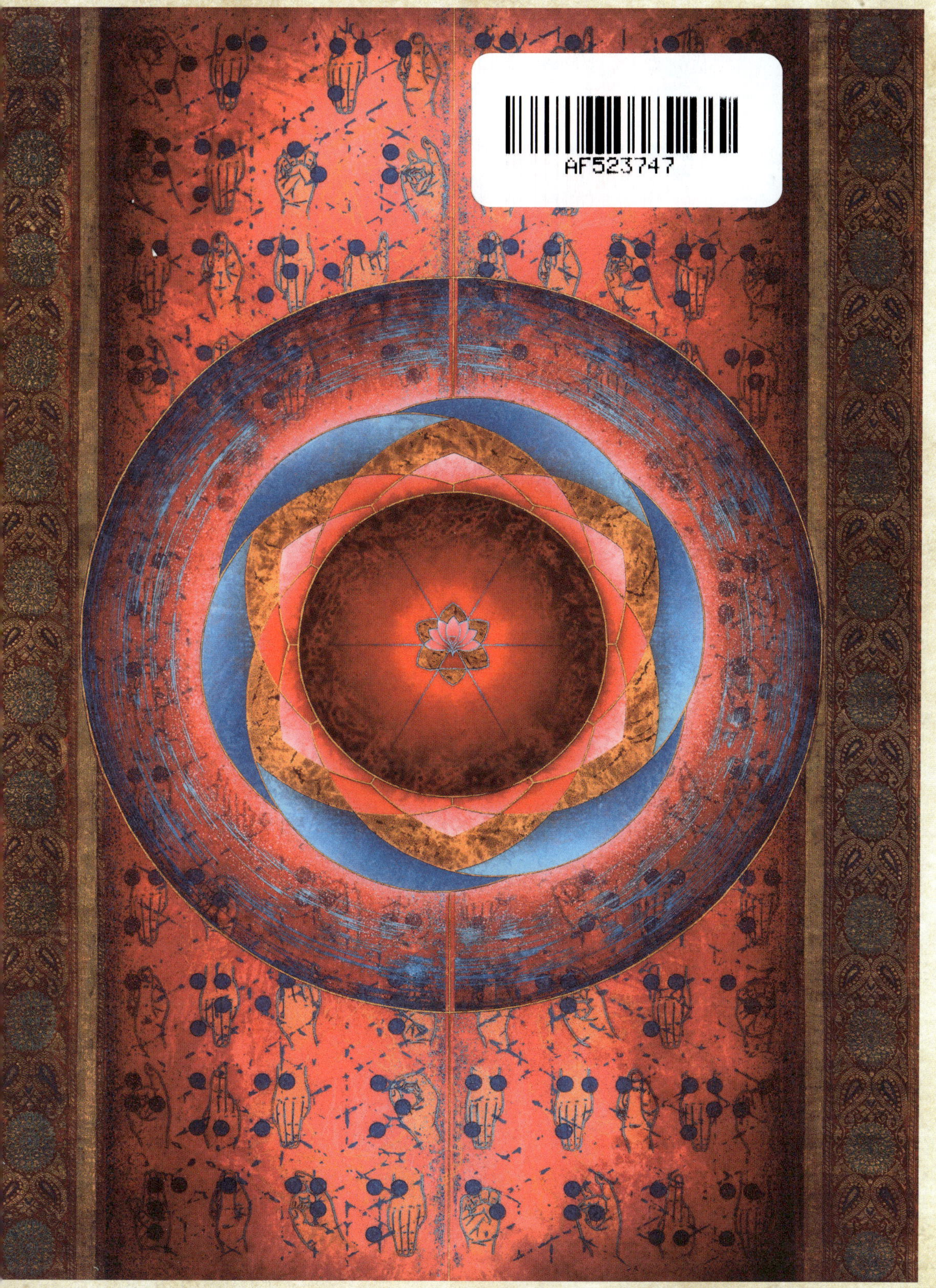

ELVIRA SCHNEIDER

Der Organ-Kalender des Tibetan Pulsing

Mit der Kraft des Pulsschlags die 24 inneren Organe harmonisieren

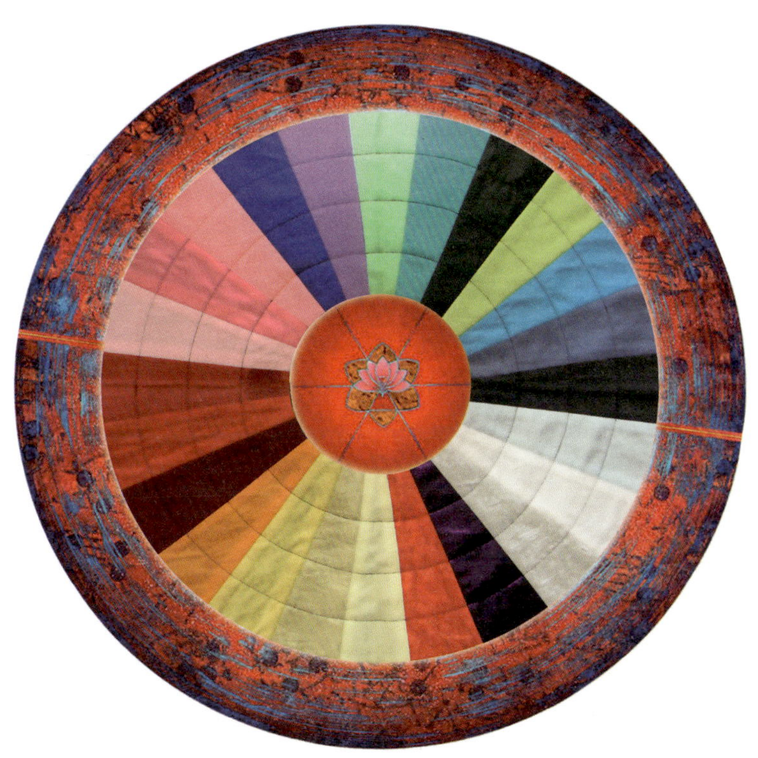

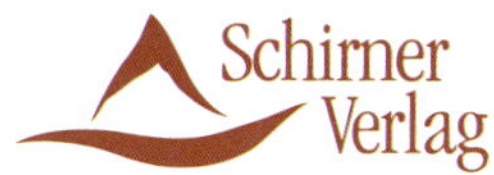

Die Ratschläge in diesem Buch sind sorgfältig erwogen und geprüft. Sie bieten jedoch keinen Ersatz für kompetenten medizinischen Rat. Alle Angaben in diesem Buch erfolgen daher ohne Gewährleistung oder Garantie seitens der Autorin oder des Verlages. Eine Haftung der Autorin bzw. des Verlages und seiner Beauftragten für Personen-, Sach- und Vermögensschäden ist ausgeschlossen.

Dieses Buch enthält Verweise zu Webseiten, auf deren Inhalte der Verlag keinen Einfluss hat. Für diese Inhalte wird seitens des Verlags keine Gewähr übernommen. Für die Inhalte der verlinkten Seiten ist stets der jeweilige Anbieter oder Betreiber der Seiten verantwortlich.

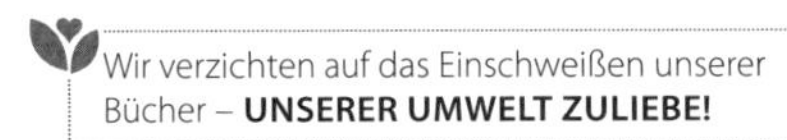

ISBN Printausgabe: 978-3-8434-1475-3
ISBN E-Book: 978-3-8434-6450-5

Elvira Schneider:
Der Organ-Kalender des Tibetan Pulsing
Mit der Kraft des Pulsschlags
die 24 inneren Organe harmonisieren

Umschlag: Simone Fleck, Schirner,
unter Verwendung von Bildern
(siehe Bildnachweis)
Layout: Simone Fleck, Schirner
Lektorat: Katja Hiller, Schirner
Printed by: Ren Medien GmbH, Germany

www.schirner.com

Überarbeitete Neuausgabe 2021 – 1. Auflage April 2021

Inhalt

Vorwort zur zweiten Auflage 6

WIE ALLES BEGANN – Meine Initiation in Tibetan Pulsing...8

Zur **VERWENDUNG** des Buches und zur **HERKUNFT** des Tibetan Pulsing Healing 12

Was ist Tibetan Pulsing? Was ist sein Ursprung? 13

Wie Sie dieses Buch anwenden können 15

Die Wirkzeit der Organe im täglichen Rhythmus 17

Wie wird Tibetan Pulsing angewendet, bzw. wie wird der Puls initiiert und gehalten? 19

Die Augen als Spiegel der Seele – ganzheitliches Augenlesen als Diagnoseform beim Tibetan Pulsing 23

DIE 24 INNEREN ORGANE 31

Das Hara Entfaltung von Stärke | 22. Juni bis 6. Juli 32
Übung zur Selbststärkung und Selbstwahrnehmung **37** | Meditation zum Hara **38** | Mudra-Meditation für das Hara **39** | Heilströmen für das Hara **40** | Intensive Körperarbeit mit einem Partner **41**

Das Herz Entfaltung von Liebe | 7. bis 21. Juli 44
Mudra-Meditation für das Herz **51**| Heilströmen für das Herz **52** | Intensive Körperarbeit mit einem Partner **53**

Das Großhirn Entfaltung von Integrität | 22. Juli bis 6. August 55
Mudra-Meditation für das Großhirn **63** | Heilströmen für das Großhirn **64** | Intensive Körperarbeit mit einem Partner **65**

Der Hals Entfaltung von Authentizität | 7. bis 22. August 67
Übung zur Reinigung des Halschakras **72** | Mudra-Meditation für den Hals **73** | Heilströmen für den Hals **74** | Intensive Körperarbeit mit einem Partner **75**

Die Zunge Entfaltung von Wahrheit | 23. August bis 6. September... 77
Mudra-Meditation für die Zunge **83** | Heilströmen für die Zunge **84** | Intensive Körperarbeit mit einem Partner **85**

Die Arme Entfaltung von Gleichgewicht | 7. bis 22. September 87
Mudra-Meditation für die Arme **92** | Heilströmen für die Arme **93** | Intensive Körperarbeit mit einem Partner **94**

Die Bauchspeicheldrüse
Entfaltung von Kreativität | 23. September bis 7. Oktober 96
Mudra-Meditation für die Bauchspeicheldrüse **103** | Heilströmen für die Bauchspeicheldrüse **104** | Intensive Körperarbeit mit einem Partner **105**

Die Blase Entfaltung von Gelassenheit | 7. bis 22. Oktober 107
Mudra-Meditation für die Blase **114** | Heilströmen für die Blase **115** | Intensive Körperarbeit mit einem Partner **116**

Die Geschlechtsorgane
Entfaltung von Sexualität | 23. Oktober bis 6. November 118
Meditation für das Dritte Auge **125** | Mudra-Meditation für die Geschlechtsorgane **125** | Heilströmen für die Geschlechtsorgane **126** | Intensive Körperarbeit mit einem Partner **127**

Das Steißbein Entfaltung von Vertrauen | 7. bis 22. November ... 129
Mudra-Meditation für das Steißbein **136** | Heilströmen für das Steißbein **137** | Intensive Körperarbeit mit einem Partner **138**

Der Zwölffingerdarm
Entfaltung von Respekt | 23. November bis 6. Dezember 140
Anregungen zur Stärkung des Zwölffingerdarms **147** | Mudra-Meditation für den Zwölffingerdarm **147** | Heilströmen für den Zwölffingerdarm **148** | Intensive Körperarbeit mit einem Partner **150**

Die Fortpflanzungsorgane
Entfaltung von Vitalität | 7. bis 21. Dezember 152
Übung: Knochenschütteln **159** | Mudra-Meditation für die Fortpflanzungsorgane **160** | Heilströmen für die Fortpflanzungsorgane **161** | Intensive Körperarbeit mit einem Partner **162**

Die Milz Entfaltung von Enthusiasmus | 22. Dezember bis 5. Januar ... 165
Mudra-Meditation für die Milz **171** | Heilströmen für die Milz **172** | Intensive Körperarbeit mit einem Partner **173**

Der Dünndarm
Entfaltung von Zuneigung und Objektivität | 6. bis 20. Januar 175
Stopp-Übung **180** | Mudra-Meditation für den Dünndarm **181** | Heilströmen für den Dünndarm **182** | Intensive Körperarbeit mit einem Partner **183**

Der Dickdarm
Entfaltung von Kooperation | 21. Januar bis 4. Februar 185
Übung »Schützende Pyramide« **191** | Mudra-Meditation für den Dickdarm **191** | Heilströmen für den Dickdarm **192** | Intensive Körperarbeit mit einem Partner **193**

Die Lunge
Entfaltung von Freude und Inspiration | 5. bis 19. Februar 196
Übung: Atemmeditation **201** | Mudra-Meditation für die Lunge **202** | Heilströmen für die Lunge **203** | Intensive Körperarbeit mit einem Partner **204**

Die Gallenblase
Entfaltung von Unabhängigkeit | 20. Februar bis 6. März 206
Tipp: Den feurigen Flamenco spüren **211** | Mudra-Meditation für die Gallenblase **212** | Heilströmen für die Gallenblase **213** | Intensive Körperarbeit mit einem Partner **214**

Die Leber Entfaltung von Sicherheit | 7. bis 21. März 216
Tipps für eine starke Leber **222** | Mudra-Meditation für die Leber **222** | Heilströmen für die Leber **223** | Intensive Körperarbeit mit einem Partner **224**

Die Nebennieren Entfaltung von Mut | 22. März bis 5. April 226
Mudra-Meditation für die Nebennieren **234** | Heilströmen für die Nebennieren **235** | Intensive Körperarbeit mit einem Partner **236**

Die Nieren Entfaltung von Klarheit | 6. bis 20. April 238
Übung zur Nierenreinigung **244** | Mudra-Meditation für die Nieren **244** | Heilströmen für die Nieren **245** | Intensive Körperarbeit mit einem Partner **246**

Der Magen Entfaltung von Sympathie | 21. April bis 5. Mai 248
Übung zur Vergebung **254** | Tipps zur Ernährung **255** | Mudra-Meditation für den Magen **255** | Heilströmen für den Magen **256** | Intensive Körperarbeit mit einem Partner **257**

Der Pons Entfaltung von Zentriertheit | 6. bis 21. Mai 259
Übung zur Zentrierung **266** | Mudra-Meditation für den Pons **266** | Heilströmen für den Pons **267** | Intensive Körperarbeit mit einem Partner **268**

Die Beine Entfaltung von Potenzial | 22. Mai bis 6. Juni 270
Übung zur Erdung **275** | Mudra-Meditation für die Beine **276** | Heilströmen für die Beine **277** | Intensive Körperarbeit mit einem Partner **278**

Das Kleinhirn Entfaltung von Verständnis | 7. bis 21. Juni 280
Traum-Praxis **285** | Heilende Bewegungen **285** | Mudra-Meditation für das Kleinhirn **286** | Heilströmen für das Kleinhirn **287** | Intensive Körperarbeit mit einem Partner **288**

THEMENÜBERBLICK zu den 24 inneren Organen........ 290

Schlusswort 295

BERICHTE VON TEILNEHMERN zur Arbeit von Elvira Schneider 296

Über die Autorin **302**
Literaturhinweise **303**
Bildnachweis **304**

Vorwort zur zweiten Auflage

Liebe Leserin, lieber Leser,
Sie erinnern sich? Damals in der Schule, als es galt, das ABC zu lernen. Können Sie sich vorstellen, das Alphabet noch einmal neu zu erlernen oder, treffender gefragt, neu zu erfahren und Ihre Organe einzubeziehen? Wie die Organe unseres Körpers und das ABC zusammenhängen, können Sie in der zweiten, stark erweiterten Auflage dieses Buches von Elvira Schneider erkunden. Die Autorin empfiehlt Ihnen zum Beispiel das Tönen des zu einem bestimmten Organ gehörigen Buchstabens. Machen Sie mit? Dann lassen Sie einmal das A, das B und das C jeweils eine Weile in sich klingen, und spüren Sie die Vibrationen an verschiedenen Stellen in Ihrem Körper, obwohl alle Töne an ein und demselben Ort, nämlich mit Ihren Stimmbändern, erzeugt werden. Das A wird dem Bauchzentrum (Hara, körperliches Zentrum) zugeordnet, das B dem Herzen (emotionales Zentrum) und das C dem Großhirn (geistiges Zentrum).
Mit diesen drei Buchstaben sind alle drei wichtigen Zentren unseres Körpers angesprochen und damit alle drei Dimensionen in uns, die spirituell orientierte Menschen in der Regel gern in Einklang bringen möchten. Aber wie gelangen wir zu einem Dreiklang in Balance, zu innerer Ausgeglichenheit, die uns zum Beispiel kraftvoller, liebevoller und aufmerksamer im Sein sein lässt?

Alles, was uns im Leben emotional belastet (hat) und sich noch nicht auflösen konnte, ist in unseren Körperzellen gespeichert – in verschiedenen Organen, je nach innerem Thema. Die behutsame Arbeit mit dem Tibetan Pulsing hat das Potenzial, solche Themen aufzulösen, die sich in energetischen Staus der betreffenden Organe zeigen. Ein energetischer Stau drückt sich über Schmerzen aus, und ein Mensch, der sich wiederholt bestimmte Erlebnisse sehr zu Herzen nimmt, stirbt unter Umständen am Ende an »gebrochenem Herzen«. In dieser Redewendung wird der unmittelbare Zusammenhang zwischen emotionalen Ladungen und dem Organ Herz besonders deutlich.
Auch mit Tieren assoziieren wir sofort etwas. Das Bauchzentrum Hara, wo unsere Kraft und Stärke lokalisiert sind, wird durch die Tiere Gorilla, schwarzer Panther und Drache repräsentiert. Wie fühlt es sich für Sie an, wenn Sie ein Foto eines dieser Tiere anschauen? Ich vermute, dass Sie diese Tiere nicht niedlich finden werden, sondern allein beim Betrachten einen Ausdruck von Kraft in sich spüren. Wenn wir einen Koala sehen, löst dieses Tier etwas ganz anderes in uns aus. Augenblicklich sind wir in unserem Herzen berührt. Mir selbst sind noch die vielen Bilder vom Flächenbrand im Nordwesten Australiens am Ende des Jahres 2019 vor Augen, die zeigen, wie Menschen um die Rettung von Koalas bemüht sind –

zum Teil unter Gefährdung ihrer eigenen Gesundheit oder sogar ihres Lebens. Es ist ein Ausdruck außerordentlicher Herzenskraft, die, wenn sie uns nicht gerade gegeben ist, so doch von einem Koala so sehr angesprochen wird, dass wir zu solchen uns selbst gefährdenden Hilfsaktionen bereit und fähig sind.
Bei dem einen oder anderen Tier werden Sie über die Zuordnung zu einem Organ in diesem Buch vielleicht verwundert sein. Dann sind Sie eingeladen, in Ruhe nachzulesen und zu entdecken, warum das so ist. Und wenn Sie schon auf Entdeckungstour gehen, welche Farben verbinden Sie mit den Organen? Da sieht zum Beispiel jemand rot vor Wut und hat diese dann auch noch im Bauch. Hier ist der Bezug zwischen der Farbe und dem Organ besonders augenfällig. Das trifft auch für den Begriff »Goldkehlchen« zu, der für einen Menschen mit einer außergewöhnlich angenehmen Stimme steht. Der ehemalige Kinderstar Heintje hatte diesen Beinamen. Wenn Sie im Buch von Elvira Schneider nachschlagen, erfahren Sie, dass die Farbschwingung des Halses bzw. der Kehle das Gold ist.
Elvira Schneider lässt Sie an ihrem umfangreichen Wissen teilhaben. Der Wert dieses Buches liegt eben darin, dass Sie nicht nur etwas über die Technik des Tibetan Pulsing erfahren, sondern auch umfängliche Informationen zu den Funktionen der Organe erhalten und darüber, was es für Ihr Wohlbefinden bedeutet, wenn das Organ gesund ist, bzw. welche physischen und psychischen Auswirkungen es haben kann, wenn das Organ eine Störung aufweist. Sie können auch nachlesen, wodurch sich im Laufe Ihres Lebens Störungen in den Organen entwickelt haben können. Übungen, Meditationen und Anleitungen zum Heilströmen sowie der eine oder andere Tipp zur Ernährung machen es möglich, dass Sie das theoretische Wissen auch mit Leben füllen. Mögen Ihnen diese vielfältigen Informationen eine Inspiration sein oder den Impuls geben, Tibetan Pulsing näher kennenzulernen, und im besten Fall eine Unterstützung Ihrer Heilung sein.

Am Ende ist es mir ein Anliegen, der Autorin, die mich von 2017 bis 2019 in Tibetan Pulsing ausgebildet hat, meinen Dank auszusprechen: Liebe Elvira, es ist ein stiller, tiefer Dank aus meinem Herzen für den Erfahrungsraum, den du mit deiner Heilarbeit für die Menschen anbietest. Was ich lernen durfte, ist weit mehr als das rein Faktische. Mich hat die feinstoffliche Ebene des Tibetan Pulsing berührt, und es war diese von mir gespürte zarte und zugleich kraftvolle Energie, die mich mittlerweile nachhaltig in einem ganzheitlichen Wohlgefühl schwingen lässt. Das Gelernte und Erfahrene mit anderen Menschen teilen zu dürfen, ist ein weiteres Geschenk, das ich nicht missen möchte.
Mit dem Schmunzeln meines Buddha-Bauches wünsche ich deinem Buch eine breite Aufmerksamkeit und dir so viel Leichtigkeit im Sein, damit du deine Heilarbeit noch lange ausüben kannst.

Monika (aus Berlin)

WIE ALLES BEGANN –
Meine Initiation in Tibetan Pulsing

Es war im Jahr 1987, als ich – nach knapp sieben Jahren – zum zweiten Mal nach Indien fuhr. Die erste Reise in den Ashram von Poona unternahm ich im Alter von einundzwanzig Jahren. Sie entstand aus einem inneren Gefühl der Verlorenheit, einer Neugier nach Abenteuer und der Suche nach Sinn in meinem Leben. Eine erste Begegnung mit Spiritualität und dem spirituellen Meister Bhagwan Shree Rajneesh, der später den Namen Osho trug, öffnete damals mein Herz, und eine lange innere Reise entwickelte sich daraus.

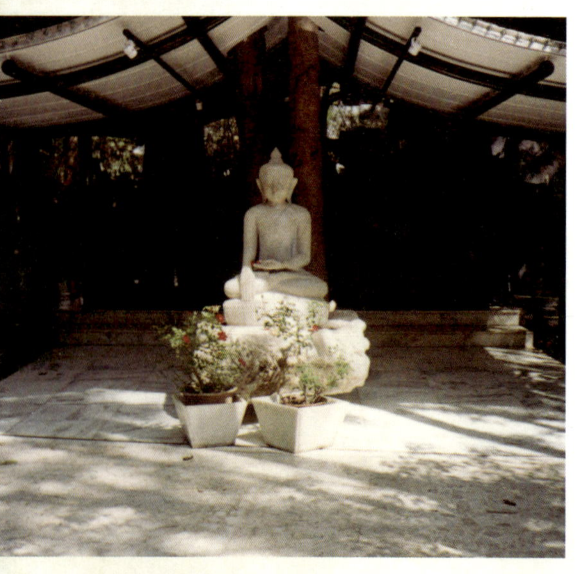

Mein zweiter Aufenthalt in Poona war ganz der Entdeckung der Körper- und Energiearbeit gewidmet. Damals fand ich meine Berufung zur Heilkundlerin. Ich war dazu eingeladen worden, bei einer Ausbildung in »Divine Healing« zu assistieren, einer Synthese aus Shiatsu und chinesischer Medizin, denn die Ausbildung zur Shiatsu-Therapeutin hatte ich zwei Jahre zuvor in Amsterdam absolviert.

Die Zeit im Ashram war erfüllt von Freude, inneren Prozessen, Austausch mit Gleichgesinnten, Kreativität und Lebenslust. Gegen Ende meines Aufenthaltes – ich hatte noch gut eine Woche Zeit – sprang mir folgende Ankündigung in die Augen: »Tibetan Pulsing Healing presents: Ignition Group – Igniting the fire«. Das Feuer entzünden – diese Worte zogen mich magisch in ihren Bann. Das Angebot klang mysteriös und vielversprechend, und ich war bereit, etwas vollständig Neues kennenzulernen. Also buchte ich diese Gruppe.

Damit begann eine Abenteuerreise, die bis zum heutigen Tag anhält und letztlich zur Veröffentlichung dieses Buches geführt hat.

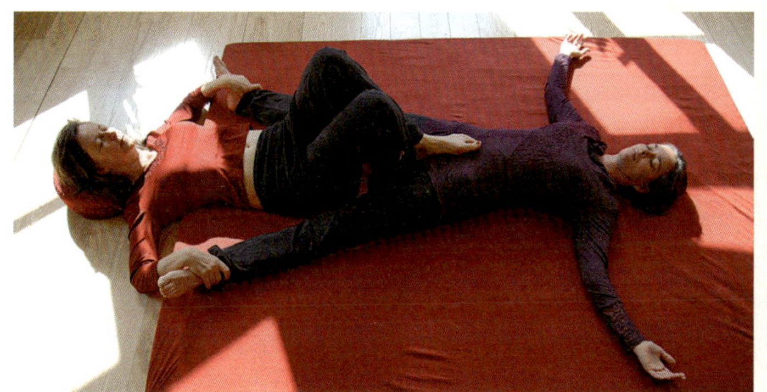
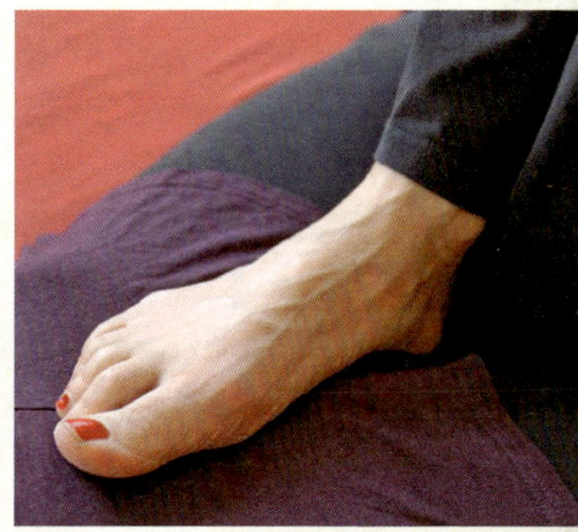

Igniting the Fire – Das Feuer entzünden: Mit einer kurzen Einleitung, von der ich wenig verstand, begann das Seminar. Die Körperarbeit war mir fremd und doch seltsam vertraut. Es ging auch gleich zur Sache: Ein Teilnehmer legte sich auf den Rücken, sein Partner positionierte sich an dessen Fußende und umschloss mit den Händen die Knöchel des Liegenden. Dann platzierte der aktive, gebende Partner einen Fuß unter dem Steißbein des Liegenden, des empfangenden Partners, und den anderen Fuß auf dem Schambein. Sanfter Druck, der auf die Knochenstrukturen ausgeübt wurde und die sexuelle Energie befeuerte, wurde mittels des Pulsschlags durch den Körper des Liegenden bewegt, stieg ins Herzzentrum auf, um dort in feinere Schwingungen transformiert zu werden. Wo war ich hier gelandet? In einer Art Tantra-Gruppe vielleicht? Was mich ein wenig beruhigte, war die Tatsache, dass alle bekleidet waren (und es auch blieben).

Wie sich später herausstellen sollte, geht es beim Tibetan Pulsing um eine Form des »Weißen Tantra«. Weißes Tantra-Yoga ist letztlich die Wissenschaft vom Bewusstsein, und Weißem Tantra wird eine starke Wirkung nachgesagt – vergleichbar mit jahrelanger regelmäßiger Meditationspraxis. Im Unterschied zum »Roten Tantra«, bei dem es auch um die sexuelle Vereinigung geht, wird beim Tibetan Pulsing die sexuelle Kraft genutzt, um tiefe innere Prozesse in Gang zu setzen. Die Vereinigung von Yin und Yang, von Shiva und Shakti, geschieht im inneren Gewahrsein pulsierenden Bewusstseins.

So ging es für mich in der Gruppe weiter: Nach einer Weile stellte sich eine Art Tiefenentspannung ein, in der heilsame Prozesse geschahen. Ich nahm wahr, wie sich Energiewellen durch meinen Körper ausbreiteten. Eine Welle nach der anderen strömte von meinen Zehen zum Becken und von dort bis in meine Arme. Manchmal war der Druck unangenehm, sogar etwas schmerzhaft, doch bald löste sich jeder körperliche Schmerz in ein pulsierendes, strömendes, lebendiges Glücksgefühl auf.

Im weiteren Verlauf der Tage verwandelte sich mein Körper in ein Bündel pulsierender Energie – ähnlich prickelndem Champagner. Ich fühlte mich wie ein Fisch im Ozean. Es war, als würde ich aus einer inneren Wüstenlandschaft in warmes, weiches und frisches Quellwasser eintauchen. Am Ende der Woche hatte ich ein vollständig neues Körper- und Lebensgefühl gewonnen.
Es sollte noch drei Jahre dauern, bis ich die Zeit und die Mittel hatte, wieder nach Indien zu reisen, um die Ausbildung in »Tibetan Pulsing Healing« zu machen. Während vieler Lehrjahre und weiterer Prozesse, die durch Assistenzen in Einzelsitzungen, Gruppen und Ausbildungen angestoßen wurden, vollzog sich ein innerer und äußerer Wandel in mir. Ich erlangte ein ausgeprägtes Verständnis der Zusammenhänge von Körper, Geist und Seele und der Heilung auf allen Ebenen.

Shantam Dheeraj, als James R. Murley im Jahr 1940 in Dallas, Texas, geboren, war der Begründer und Vermittler des Tibetan Pulsing. Er eröffnete mir damals ein universales Konzept, das neu und faszinierend war, genial und unfassbar zugleich. Er sprach von der Beziehung zwischen Sonne und Mond und deren Einflüssen auf den Planeten Erde und den Menschen. Er stellte einen Bezug dazu her, wie sich traumatische Ereignisse, vom Embryo im Mutterleib angefangen bis zum aktuellen Tag, in Markierungen und Schatten der Iris des menschlichen Auges abbilden. Durch die Betrachtung der Augen war er in der Lage, in die tiefsten Schichten der Persönlichkeit vorzudringen.
Dieses Heilwissen saugte ich förmlich in mich auf. Das, was gesprochen wurde, fand Resonanz in mir. Der Klang der Wahrhaftigkeit, der Geschmack authentischer Lehre ließen mich vertrauen, und so probierte ich es selbst aus. Shantam Dheeraj sagte immer wieder: »Glaubt nicht einfach, was ich sage, sondern überprüft es selbst. Vertraut mir, denn mein Name Shantam Dheeraj bedeutet ›Duft des Vertrauens.‹«

Jeden Tag lernten wir die Zusammenhänge auf theoretische und praktische Weise – bezogen auf die unterschiedlichen Organe – kennen. Etwas Phänomenales geschah: Ein Verständnis jenseits des Denkens fand statt, meine Zellen nahmen das Wissen auf. Das menschliche Energiesystem entblätterte sich mir wie die vielen Häute einer Zwiebel: Mit jeder Ablösung alter Strukturen, mit jeder Zwiebelschale, fand ein noch tieferes Verstehen der Muster statt, die im Körper, in den Emotionen und im Denken fixiert sind.

Damit sind wir beim Kern dessen, wie Tibetan Pulsing innerhalb der drei Energiezentren des Organismus wirkt: **auf die körperliche Ebene mit ihren Instinkten, auf die emotionale Ebene mit ihren Gefühlen und auf die geistige Ebene mit ihrem Denken.**
Die **Körperebene** beinhaltet die Instinkte und Impulse, durch die wir handeln. Diese Ebene berühren wir an den knochigen Strukturen der Beine und Arme.
Die **Emotionen** wirken auf der magnetischen Ebene mit der Kraft von Anziehung und Abstoßung, von Vorlieben und Abneigungen. Diese Ebene erreichen wir über die Berührung von Punkten am Oberkörper.
Mit dem **Verstand,** seinen Glaubensvorstellungen und seinen angelernten und übernommenen Denkmustern, verbinden wir uns über Punkte im Gesicht.
Indem diese drei Ebenen mittels sanfter, anhaltender Berührung pulsiert und ausgeglichen werden, entsteht die vierte Ebene: **Unisono, der Einklang.** Diese Ebene berühren wir über Punkte am Kopf. Sie verbindet Körper, Emotionen und Geist miteinander und führt in einen Raum jenseits dieser drei Bereiche – in ein erweitertes Bewusstsein, in dem sich leidvolle Muster in Frieden, Einklang und Glück auflösen können.
Anders ausgedrückt: **Das, was im Dunkeln lag, kommt ans Licht.** Die Wahrnehmung wird feiner und klarer, sodass es möglich ist, zu erkennen, wie Gedanken und die damit zusammenhängenden Gefühle und Symptome des Körpers den Klebstoff für Leiden bilden und diese Leiden immer wieder neu erschaffen.

Diese Zusammenhänge möchte ich Ihnen an einem Beispiel aus der Praxis erläutern: Eine junge Frau hatte eine nervliche Entzündung im Halswirbelbereich, die medizinisch behandelt wurde. Sie wurde dazu aufgefordert, weitere Untersuchungen machen zu lassen, um eine Multiple Sklerose auszuschließen. Dieser Verdacht schockierte sie so sehr, dass sie panisch wurde, Ängste entwickelte, sich immer wieder untersuchen ließ und regelrecht darauf wartete, endlich die Diagnose »unheilbar krank« zu erhalten. Ihre Gedanken kreisten nur noch darum und holten ein altes Problem an die Oberfläche – nämlich, dass sie schon immer das Gefühl gehabt hatte, etwas stimme nicht mit ihr. Die Augendiagnose im Rahmen des Tibetan Pulsing ergab einen deutlichen Zusammenhang mit diesen Gedankenmustern, die sich durch ein traumatisches Erlebnis in ihrer Kindheit festgesetzt hatten. Genau daran arbeiteten wir, und nach einigen Sitzungen stellte sie fest, dass ihre alten Gedanken keinen Nährboden mehr fanden. Sie lernte, ihren eigenen Gefühlen zu trauen, anstatt sich von Zweifeln und Ängsten bestimmen zu lassen. Die Körperarbeit gab ihr die Kraft und die innere Einsicht, und bei der nächsten medizinischen Untersuchung stellte sich heraus, dass es keinen Grund für ihre Besorgnis gab.

Zur **VERWENDUNG** des Buches und zur **HERKUNFT** des Tibetan Pulsing Healing

Auf den folgenden Seiten finden Sie eine grundlegende Einführung in die Heilkunst des Tibetan Pulsing und eine Orientierungshilfe zu den vierundzwanzig inneren Organen. Das Buch kann Sie durch das ganze Jahr begleiten, denn die Organe korrespondieren jeweils mit zwei Wochen – meist fünfzehn, manchmal sechzehn Tagen – im Jahresverlauf.
Das Wissen, auf dem dieses Buch basiert, wurde mir durch Shantam Dheeraj übertragen. Es ist zudem verwoben mit den Erfahrungen aus meiner dreißig Jahre anhaltenden Tätigkeit mit dieser Körper- und Energiearbeit. Ich bin Shantam Dheeraj und den alten Lehrern zu großer Dankbarkeit verpflichtet und schreibe in bestem Wissen und Gewissen über einen wesentlichen Teil seiner Arbeit: die vierundzwanzig inneren Organe im Jahresverlauf.
Tibetan Pulsing beinhaltet jedoch viel mehr als das: Es ist ein komplexes System, das dem Lernenden immer wieder neue Türen öffnet und sein Verständnis immer weiter vertieft. Tibetan Pulsing ist in erster Linie eine körpertherapeutische Arbeit am Nervensystem des menschlichen Organismus. Diese Methode ist mit anderen Heilmethoden kaum vergleichbar, sie ist einzigartig in der Behandlungsweise und in der Diagnoseform.

Dieses Buch bietet Ihnen die Möglichkeit, mit dem System des Tibetan Pulsing in Kontakt zu kommen. Wenn es Sie neugierig gemacht hat, empfehle ich Ihnen, Seminare und Ausbildungen zu besuchen, in denen Sie lernen, Tibetan Pulsing anzuwenden. Oder Sie machen eine erste Erfahrung in einer Einzelbehandlung.

»Alles geschieht im Einklang, nichts ist getrennt voneinander.
Die äußere Welt ist eine Reflexion der inneren Welt und umgekehrt.
Was dem Planeten Erde, der Großen Mutter, geschieht, ist gekoppelt
mit unseren Handlungen und wirkt sich auf unser Leben aus.
Die Erde ist genauso wie der menschliche Körper von Energiebahnen
durchzogen und reagiert auf den Einfluss des Mondes und der Sonne.
Der Mensch ist in dieses Netz der Wandlungen eingebettet, seine Stimmungen
richten sich nach den Gezeiten und den Abläufen in der Natur.«

Was ist Tibetan Pulsing? Was ist sein Ursprung?

Tibetan Pulsing wurde von Shantam Dheeraj begründet. Mit großer Wahrscheinlichkeit beruht die Einteilung der Organe in zeitliche Abläufe – die für die Arbeit mit Tibetan Pulsing von großer Bedeutung ist –, auf einem uralten taoistischen Lebensprinzip, einem 5000 Jahre alten chinesischen Kalender. Die überlieferte Geschichte dazu ist folgende:

Vor 5000 Jahren schrieb der chinesische Kaiser Wen ein Buch über das I Ging. Davor hatte er fünfzehn Jahre in einer Höhle verbracht und dort einen Kalender an der Wand hinterlassen, eine Art Bauern-Almanach. Dieser Kalender wurde Xi Xei (Chi Chei) genannt und beschreibt das, was wir heute im tibetischen Kalender vorfinden. Kaiser Wen meditierte über Frequenzen und Vibrationen, die er wahrnahm, und entdeckte bestimmte Energie- und Frequenzüberschneidungen. Seine Beobachtungen und Erkenntnisse hielt er in seinem Almanach in Symbolen in vierundzwanzig Einheiten fest. Der Xi Xei beschreibt diese vierundzwanzig Tonfrequenzen, die der Planet Erde und auch der Mensch durchläuft, sowie den menschlichen Organismus und seine vierundzwanzig Frequenzen, denn jedes Organ hat seine eigene Frequenz. Der Jahreskreislauf ist eine komplette Gestalt und enthält vierundzwanzig Einheiten (Organe), vierundzwanzig Positionen in der Beziehung von Erde und Sonne, vierundzwanzig Stimmungen in der Beziehung von Mond und Erde.

Shantam Dheeraj, der damals noch James R. Murley hieß, hatte auf der Basis dieses alten Kalenders, inspiriert durch die Begegnungen mit verschiedenen tibetischen Lehrern, z. B. Kalu Rinpoche, seiner Heiligkeit dem Karmapa, Dilgo Khyentse und dem taoistischen Meister Ni Hua Ching aus China, gelernt, seine bis dahin selbstzerstörerischen Handlungen in neue und kreative Bahnen zu lenken. Er entwickelte eine Heilkraft, mit der er Tumore zum Schmelzen bringen konnte. Der chinesische Meister Ni Hua Ching, der von den Kommunisten aus China vertrieben worden war, sagte einmal zu Dheeraj, dass das Ziel von Dheerajs Arbeit sei, »die Energie vom Kopf zum Herzen zurückzubringen«.

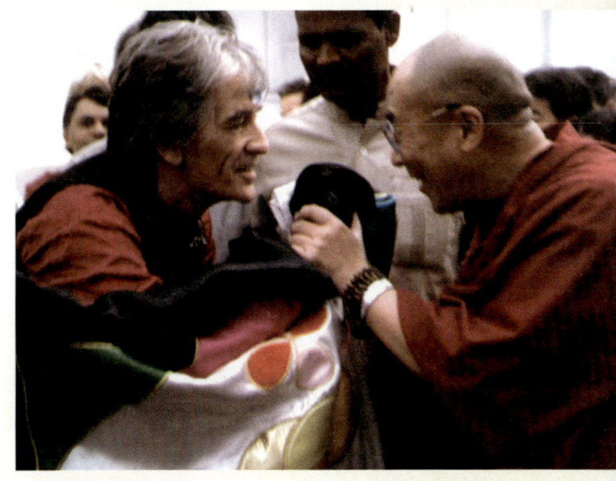

Diese Technik wirke so stark, so Dheeraj, dass sie in Tibet nur innerhalb der Klöster weitergegeben worden sei.
Als er den tibetischen Meister Duchem Rinpoche in New York besuchte, sagte dieser zu ihm: »Jetzt musst du alles, was du von uns gestohlen hast, nehmen und es dem Drachen übergeben.« Duchem Rinpoche hatte ihn mit seiner Aussage auf seinen weiteren Weg gebracht: »Wem«, fragte Dheeraj zurück, »soll ich diese Heilkraft übergeben?« Der Rinpoche antwortete nur: »Er ist der radikalste Meister, der jemals gelebt hat.« Als Dheeraj fragte, wie er diesen Mann finden könne, bekam er die Antwort: »Folge den Anweisungen derer, die in Liebe zu dir sprechen.« Das war im Jahr 1980, und unmittelbar darauf unterrichtete Dheeraj eine Gruppe von Sannyasins, Schüler von Bhagwan Shree Rajneesh, in London, wo er auch zum ersten Mal ein Video mit Bhagwan sah. Er wusste sofort: Das ist ER. Das ist der Drache.

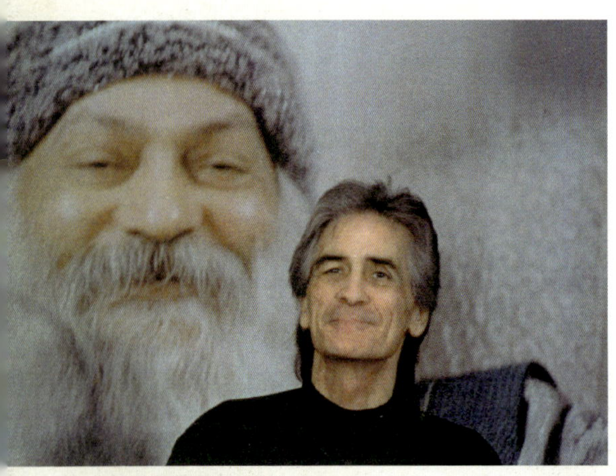

1983 kam Dheeraj zum ersten Mal in Kontakt mit Osho, wie sich Bhagwan mittlerweile nannte. Er öffnete sich für Osho als seinen Meister und erhielt einen neuen Namen: Shantam Dheeraj (Duft des Vertrauens). Osho schlug vor, die Arbeit, die Dheeraj entwickelte, »Tibetan Pulsing Healing« zu nennen, und hob hervor, dass Dheeraj eine Wissenschaft perfektioniert hatte, die in Tibet seit mehr als 2000 Jahren praktiziert worden sei.
Auf meiner Suche nach Liebe und Wahrheit bin ich demselben »Drachen« begegnet und traf bei ihm auf Shantam Dheeraj. Nach meinem ersten Aufenthalt in Poona, Indien, 1981, wusste ich: Osho ist mein Meister. Nach der ersten Erfahrung mit Tibetan Pulsing 1989 war mir klar: Das ist die Arbeit, für die ich brenne.

»Osho spricht oft über das ›kühle Feuer‹«, erklärte uns Shantam Dheeraj, »und genau das entsteht, wenn man die Sexualenergie mit dem Pulsschlag verbindet. Ein kühles Feuer, das alles, was unnatürlich ist, wegbrennt, alles, was nicht wirklich ist, was nicht dorthin gehört, ohne dabei das natürliche Gewebe zu verletzen.«
Shantam Dheeraj verließ seinen Körper 1998 in Rom, nachdem er von der »University of World Peace« in Mailand einen Doktortitel für seine Dissertation »Where does the World come from« erhalten hatte.

Wie Sie dieses Buch anwenden können

Den Kern des Buches bildet der **Überblick über alle inneren Organe,** die einmal im Jahr eine Wirkzeit von etwa zwei Wochen haben. In dieser Zeit sind die Organe besonders empfänglich, können aber auch außerhalb der zwei Wochen mit den hier dargestellten Übungen harmonisiert werden. Neben den Organen unseres Körpers, die wir kennen, zählen in der Heilarbeit des Tibetan Pulsing z. B. auch Arme, Beine oder das Hara zu den inneren Organen. Die genauen Hintergründe dieser besonderen Einteilung sowie die Symptome und Behandlungspunkte der Organe werden ausführlich in einer Tibetan-Pulsing-Ausbildung vermittelt und sind nicht Teil dieses Buches.

Im Jahresverlauf ist die Wirkzeit eines Organs festgelegt und auch unveränderlich. Da die Erde und auch der Mensch dem Einfluss der Mondrhythmen unterliegen, wechselt das Organ alle zwei Wochen, sodass wir während der Hauptwirkzeit immer entweder eine Voll- oder eine Neumondphase haben. Die Erde ist genauso wie der menschliche Körper abhängig vom Mond und von der Sonne. Unser Planet durchlebt die gleichen Stimmungen wie wir selbst – er ist ebenso ein Organismus. Deswegen können auch Länder der Erde bestimmten Organen zugeordnet werden, aber auch Tiere und Farben. So schlägt das Herz der Erde in Frankreich, das Hara zentriert sich in Japan, das Großhirn ist assoziiert mit Tibet, der Hals drückt sich in England aus usw. Jeder kennt Paris als Stadt der Liebe, Japan als Land für Kampfsportarten und Tibet als Land des höchsten geistigen Wissens.

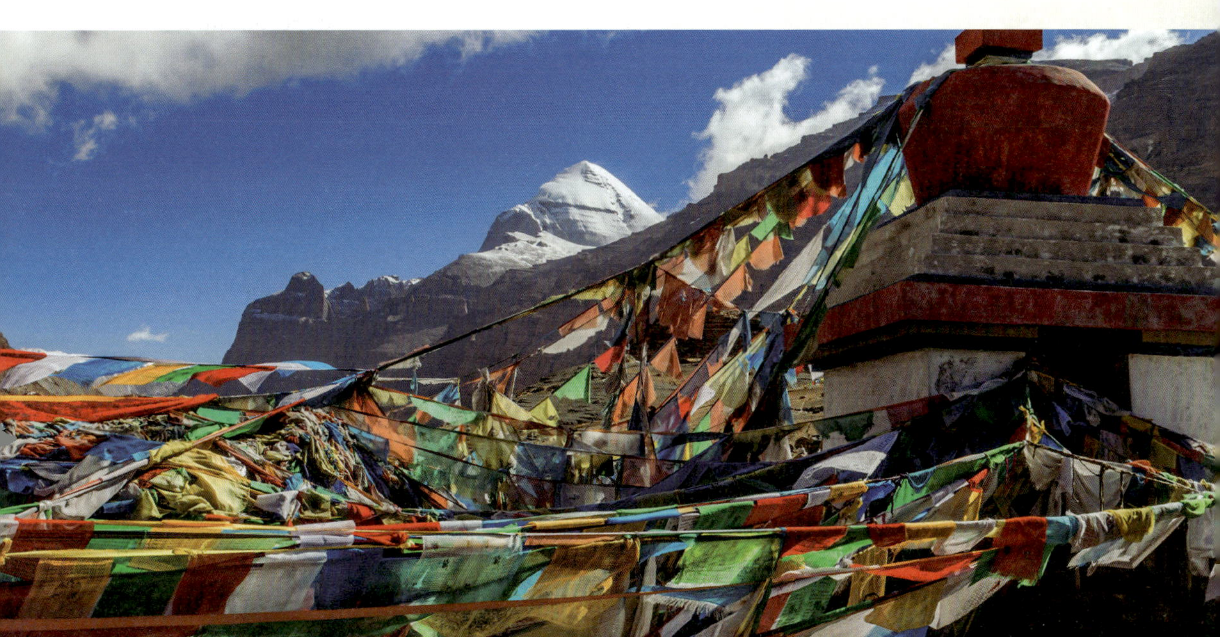

Mit diesem Buch können Sie tiefe Einsichten in die Zusammenhänge der inneren Organe und Ihres Körpers gewinnen, die Ihnen bisher vielleicht rätselhaft waren. Sie haben die Möglichkeit, sich selbst in einem neuen Kontext wahrzunehmen und sich durch das Jahr begleiten zu lassen. Sie können auch Ihre letzten Jahre Revue passieren lassen und dramatische Momente, die Sie durchlebt haben, auf einer tieferen Ebene nachvollziehen. Im Wissen um die Rhythmik der Stimmungen, die die Organe mit sich bringen, gewinnen wir Menschen ein besseres Verständnis unserer momentanen Gefühlslage und begreifen, was um uns herum geschieht und warum es gerade jetzt stattfindet. Wir können beobachten, in welchem Zeitabschnitt die Dinge besonders gut laufen und in welcher Phase wir immer wieder mit denselben ungelösten Themen konfrontiert werden.

An einem Beispiel aus eigener Erfahrung möchte ich Ihnen dies näher erläutern: Jedes Jahr im Oktober erlebe ich mehr Stress als in jedem anderen Monat im Jahr. Es ist, als ob sich in dieser Zeit alles bündelt und verdichtet. Egal, wie sehr ich darauf achte, dass ich mich nicht übernehme, geschieht es regelmäßig in der Zeit der »Blase« (7.–22. Oktober). Ich gerate in solch eine Bedrängnis mit meiner Arbeit, dass ich es kaum noch schaffe, mich zu entspannen. Seit ich weiß, dass hier die »Blase« wirkt, der die Themen Gelassenheit und Stress zugeordnet sind, kann ich dem Druck gelassener entgegensehen. Das macht einen bedeutenden Unterschied: Ich weiß, dass der Stress bald vorüber sein wird, und ich versuche seit einigen Jahren, mir in dieser Zeit eine Auszeit zu gönnen. Dies stärkt meine Blase, lässt mich in Situationen, in denen sehr viel los ist, entspannt bleiben und alles mit mehr Humor sehen.

Wenn Sie wissen, welches Organ gerade aktiv ist, können Sie das Wissen nutzen, um im Einklang mit der Erdschwingung zu sein. Die Auflösung der künstlichen Trennung von »Ich hier – Du (die Erde) dort« erschafft eine starke Grundlage für Transformation. Sie sehen sich dann nicht mehr als ein getrenntes Wesen, das um sein Überleben kämpfen muss.

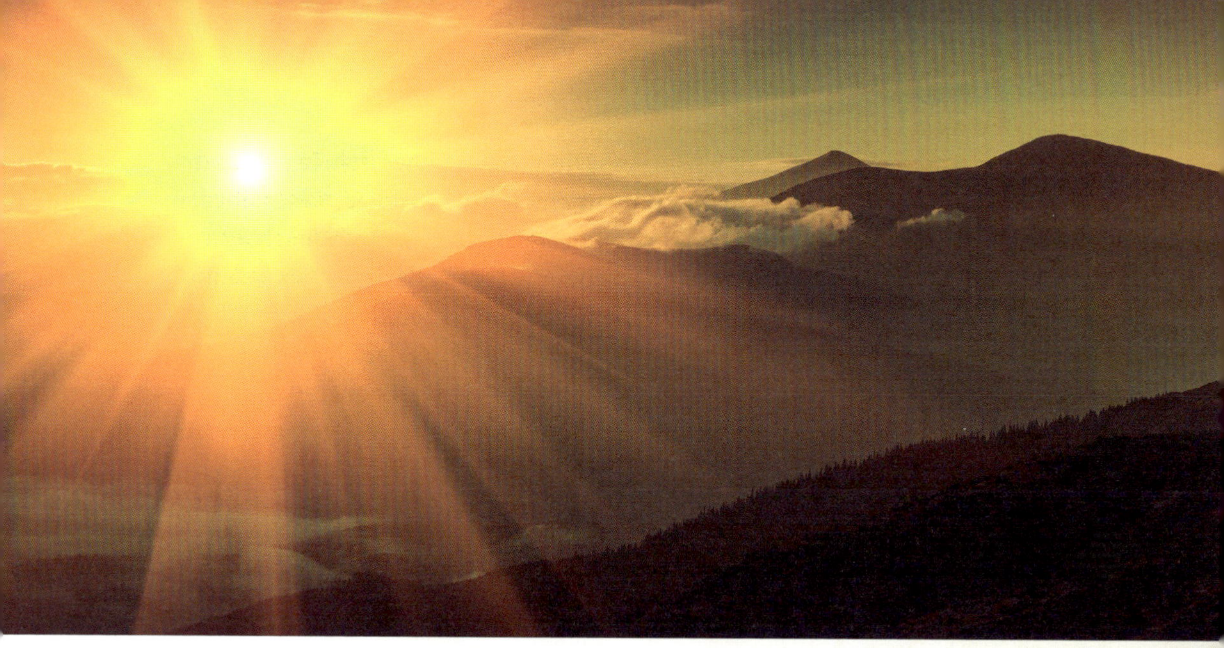

Die Wirkzeit der Organe im täglichen Rhythmus

Außer der speziellen **zweiwöchigen Wirkzeit** wechseln die Organe in einem täglichen Rhythmus von Sonnenaufgang bis -untergang und auch in der Nacht. Shantam Dheeraj entdeckte diesen Rhythmus während seiner aus medizinischer Sicht unheilbaren Erkrankung und dem daraus hervorgehenden Selbstheilungsprozess, indem er etwa alle zwei bis drei Stunden eine Veränderung in der Schwingungsfrequenz wahrnahm. Er hörte quasi die Tonfrequenzen und ordnete sie den Organen zu. Diese Veränderungen beobachtete er über viele Monate.

So ergab sich für ihn die schlüssige Wahrheit, dass zwischen Mitternacht und Sonnenaufgang das erste Mal die Organe des jeweiligen Tages abwechselnd in den Vordergrund treten. In der Zeit zwischen Sonnenaufgang und 14 Uhr dominiert das erste Organ des Tages ein zweites Mal. In der Zeit nach 14 Uhr bis Sonnenuntergang ist die Wirkzeit des zweiten Organs des Tages. Nach Sonnenuntergang gibt es einen dritten Verlauf, in dem beide Organe bis Mitternacht ihre Wirkung entfalten.

Ein Beispiel: Ein Tag X im August beginnt um Mitternacht mit dem Organ »Zunge«. Um 3 Uhr geht er in das Organ »Steißbein« über. Diese Energie bleibt bis zum Sonnenaufgang um 6 Uhr. Dann wiederholt sich die »Zunge« und wirkt bis 14 Uhr. Um 14 Uhr wird das Organ abgelöst, und die Energie des »Steißbeins« dominiert bis zum Sonnenuntergang um 20 Uhr.

Nach Sonnenuntergang ist zum letzten Mal an diesem Tag die »Zunge« bis um 22 Uhr aktiv. In der Zeit zwischen 22 Uhr und Mitternacht wirkt noch einmal das »Steißbein«. Um Mitternacht erleben wir dann den Wechsel in die nächsten beiden Organe.

Die Wirkzeit über den Tag kann der mentalen Ebene zugeordnet werden, die Wirkzeit am Abend nach Sonnenuntergang der emotionalen Ebene und die Wirkzeit in der Nacht bis Sonnenaufgang der körperlichen sowie unterbewussten Ebene.
An einem Tag im Winter ist die Länge der Wirkzeit anders, weil der Sonnenaufgang später und der Sonnenuntergang früher stattfinden, der Tag also deutlich kürzer ist.

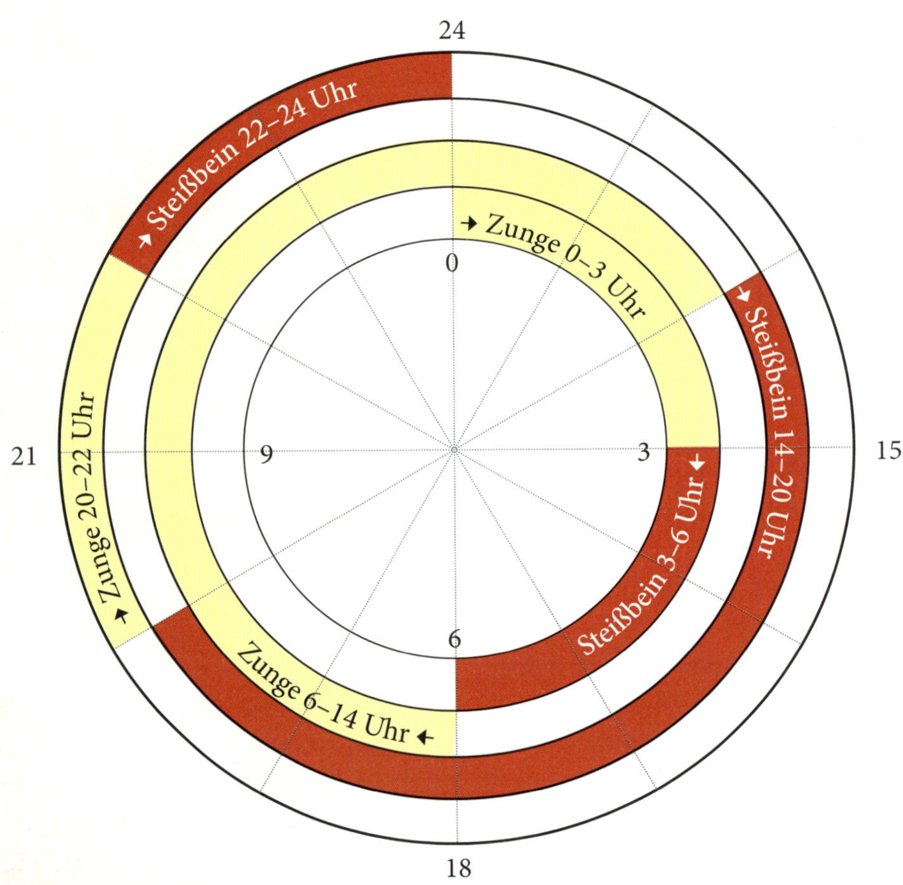

Alle Angaben werden vertraulich behandelt.
* Der Newsletter kann jederzeit abbestellt werden.

Name/Vorname: ______________________

Straße: ______________________

PLZ, Ort: ______________________

Telefon: ______________________

E-Mail: ______________________

Geburtsdatum: ______________________

Bitte senden Sie mir:

☐ weitere Informationen aus dem Schirner Verlag
☐ den Schirner Newsletter (nur als E-Mail*)
☐ das SPIRIT live & Schirner Magazin

Diese Karte entnahm ich dem Buch:

____

Würden Sie dieses Buch weiterempfehlen?

____

Vielen Dank!

Bitte freimachen, falls Marke zur Hand

Antwort

Schirner Verlag
Birkenweg 14a
D-64295 Darmstadt

Wie wird Tibetan Pulsing angewendet, bzw. wie wird der Puls initiiert und gehalten?

Tibetan Pulsing ist in erster Linie eine körpertherapeutische Arbeit am Nervensystem des menschlichen Organismus. Das Besondere liegt in der **Direktheit,** mit der Tibetan Pulsing an den Organen und Knochenstrukturen des Körpers angewendet wird. Diese Heilarbeit ist in der Lage, das gesamte Nervensystem auszubalancieren. Die Herangehensweise ist außergewöhnlich, da mit Händen, Füßen und dem Einsatz des ganzen Körpers gearbeitet wird, um in einen nahen Kontakt mit dem Puls des Klienten zu kommen. **An jedem der Berührungspunkte wird mittels des Pulses Energie durch den Körper transportiert.** Blockaden können sich auflösen, unterversorgte Bereiche werden vitalisiert und mit Energie aufgefüllt. Man erlebt ein wohltuendes Strömen, eine Revitalisierung, eine Tiefenentspannung, ein Glücksgefühl, inneren Frieden u.v.m. Tibetan Pulsing kann für alle Symptomenkomplexe des Körpers sowie für die Bereiche der Emotionen und der geistigen Verstrickungen des Verstandes angewendet werden.
Im Tibetan Pulsing arbeiten wir mit dem Energiesystem des Körpers, um ihn bei der Selbstheilung zu unterstützen. So kann die natürliche Balance wiederhergestellt und der energetische Zustand eines Menschen angehoben werden.

Am Ende jedes einzelnen Organkapitels im Hauptteil des Buches finden Sie einfache **Übungen zum Heilströmen** sowie eine **Mudra-Meditation,** mit der Sie gezielt am jeweiligen Organ arbeiten können. Sie nutzen dabei die Visualisierung von Farben und bilden die Töne der entsprechenden Organe. Tönen Sie die Buchstaben immer in der englischen Aussprache, z. B. B als /bi:/ oder Q als /kju:/. Das intensiviert Ihre nach innen gerichtete Aufmerksamkeit. Mit dem Tönen wird das Organ in seiner Schwingung unterstützt und angeregt.
Alle diese Übungen sollen Ihnen einen Einblick in die komplexe Arbeit des Tibetan Pulsing vermitteln, die nur in einer entsprechenden Ausbildung erlernt werden kann. Tibetan Pulsing arbeitet mit einer **einzigartigen Landkarte der menschlichen Psyche,** die auf den vierundzwanzig inneren Organen des Körpers basiert. Diese Landkarte enthüllt emotionale, psychische und physische Themen, die entstehen, wenn ein energetisches Ungleichgewicht oder eine Blockade in einem oder mehreren inneren Organen vorhanden ist. Diese zu erforschen, gibt uns einen Einblick in die Psyche, in unsere Emotionen, unsere unbewussten Verhaltensmuster und unsere Reaktionen. Wir beginnen, uns selbst und andere auf einer tieferen Ebene zu verstehen. Die Verbindung von Körper, Geist und Emotionen wird auf präzise Weise hergestellt.

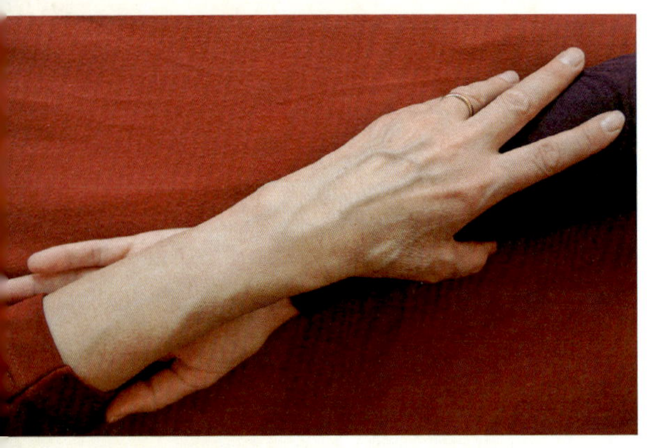

Dies möchte ich Ihnen an einem Beispiel erläutern: Eine Energieblockade in den Nieren verhindert, dass wir Angst fühlen und durchlassen. Statt empfänglich für diese Emotionen zu sein, verhindern wir sie, indem wir uns und die Nieren »hart machen«, über die Angst hinweggehen oder sie einfach wegdrücken. Dieser geistige Eingriff erzeugt aber noch mehr Angst, die wiederum unterdrückt werden muss. Ein unheilvoller Kreislauf beginnt, der uns mehr schadet als nützt. In der Körperarbeit werden die Punkte, die den Nieren zugeordnet sind, berührt und pulsiert. Das ermöglicht einen energetischen Durchfluss und unterstützt das Loslassen von Verhärtungen in diesem Bereich. Die anhaltende Berührung und Zuwendung schafft einen Raum, der Nähe zu sich selbst wieder möglich macht.

In der praktischen Arbeit beim Tibetan Pulsing werden immer zwei Punkte gehalten, so, wie Sie es in den Abbildungen bei den jeweiligen Übungen sehen. **Zuerst werden die Kopfpunkte zusammen mit den Punkten im Gesicht gehalten.** Der Kontakt wird meist mit dem Zeige- und dem Mittelfinger hergestellt, manchmal aber auch nur mit einem Finger. Das kommt ganz auf die Größe der Finger und die Stelle an, die berührt wird. Neben der Nase oder am Ohr braucht es nur einen Finger, Berührungen am Becken oder an der Hüfte sollten mit mehreren Fingern ausgeführt werden. Mit der Zeit findet hier jeder seinen Weg, die Energie fließen zu lassen. Ein sanfter und stetiger Druck sowie eine offene und entspannte Haltung des aktiven, gebenden Partners machen es möglich, den Puls an den jeweiligen Berührungspunkten zu fühlen. **Das ist der rote Faden.** An ihm entlang fühlen wir, ob wir Druck nachlassen oder verstärken können. Die Intention ist, eine harmonische Schwingung zwischen den beiden Punkten zu erzeugen. Dies geschieht von selbst, wenn wir aufmerksam und präsent bleiben.
Mit Ihrer Präsenz und Feinfühligkeit geben Sie je nach Gefühl etwas mehr oder etwas weniger Druck, bis es zu einem harmonischen Pulsschlag in beiden Punkten kommt. Es ist, als würde man das Stromkabel einer Lampe in eine Steckdose stecken und das Licht anknipsen. Es braucht das Kabel und die Steckdose, also zwei Punkte, die zusammengebracht werden. So können Sie sich die Verbindung der beiden Punkte vorstellen. Ist der Punkt nicht wirklich gut getroffen, fließt keine Energie und ist kein Puls spürbar. Sie können dann millimeterweise die Berührung des Punktes verändern, bis Sie eine Wirkung bzw. den Pulsschlag im Punkt fühlen.

Ihr rezeptiver, empfangender Partner wird Ihnen eine Rückmeldung geben können, ob sich die Verbindung einstellt und er eine Wirkung in sich spüren kann.

Nach etwa 10 Minuten wechselt der gebende Partner die Position und hält nun die Punkte am Oberkörper und an den Extremitäten oder am Becken. Hier braucht es erfahrungsgemäß einen etwas stärkeren Druck als am Kopf und im Gesicht. Die Frequenz im unteren Körperbereich ist ein wenig langsamer und schwerfälliger als im Kopfbereich. Sie können mehr Druck geben und Ihren Partner wieder um eine Rückmeldung bitten. Zum Ende des Heilströmens lassen Sie Ihren Partner noch ein paar Minuten ruhen, und danach tauschen Sie sich aus.

Für Menschen, die noch nie eine Form der Körper- und Energiearbeit kennengelernt haben, kann es schwierig sein, sich diesem System mittels eines Buches anzunähern. Für sie ist es unerlässlich, eine eigene Erfahrung in einer professionell begleiteten Gruppe zu machen.
Die hier abgebildeten Punkte sind ein Ausschnitt und Teil der weitaus komplexeren Körper- und Energiearbeit der Tibetan-Pulsing-Heilkunst. Die Körperpositionen, bei denen der Therapeut mit seinen Füßen und dem Einsatz seines ganzen Körpers arbeitet, sind nicht für eine Selbstanwendung gedacht, sondern nur nach einer Einführung in einem Tibetan-Pulsing-Seminar anzuwenden. Die Abbildungen zeigen jeweils eine der möglichen Grundpositionen – das Pulsen wird durch eine Auf- und Abbewegung des Beckens vom Therapeuten ausgeführt. **Diese besonderen Übungen richten sich explizit an Fortgeschrittene,** bei Anfängern sollen die Beschreibungen und Bilder die Neugier wecken, die Arbeit bei einem Tibetan-Pulsing-Therapeuten einmal kennenzulernen.
Das Heilströmen und die Arbeit mit den Punkten, die mit dem jeweiligen Organ korrespondieren, die auf den Abbildungen gezeigt wird, kann einfühlsam angewendet werden – an sich selbst oder mit einem Freund oder einer Freundin. Beides ist auch für Anfänger geeignet und führt in die Welt des Tibetan Pulsing ein. Im feinen Hinspüren ist es möglich, ein inneres Strömen, ein Pulsieren oder ein Gefühl von Entspannung wahrzunehmen. Die anhaltende Berührung der Punkte kann verschiedene Empfindungen wachrufen: ein Loslassen von Gedanken und Emotionen, ein Entspannen der Muskulatur, ein Aufsteigen von Emotionen oder Gedanken, die klärender Natur sind, ein Bewusstwerden essenzieller Themen und das Wiederspüren von zuvor tauben oder blockierten Bereichen im Körper. Die Konzentration auf das feine Erspüren bringt die Aufmerksamkeit von außen nach innen. **Dies bewirkt eine Regeneration der Selbstheilungskräfte, einen Moment Auszeit vom Rad der Gedanken, Gefühle und Handlungen und schenkt eine Herzensberührung mit sich selbst.**

Die vierundzwanzig inneren Organe finden sich auch in den einzelnen Wirbeln der Wirbelsäule wieder, weshalb beim Tibetan Pulsing oft auch über die Berührung der Wirbelsäule gearbeitet wird. Zwischen den Organen, Körperteilen und den Wirbeln bestehen nervliche Verbindungen. Dieses Wissen wird z. B. auch in der Osteopathie genutzt.
In der Körper- und Energiearbeit des Tibetan Pulsing können die einzelnen Wirbel in Kombination mit den Organpunkten berührt werden. Es ist auch möglich, einen kleinen Jonglierball unter den entsprechenden Wirbel zu legen, sowohl während der intensiven Körperarbeit als auch in Verbindung mit dem Heilströmen, vorausgesetzt, dass das Tibetan Pulsing in einer liegenden Position ausgeübt wird.

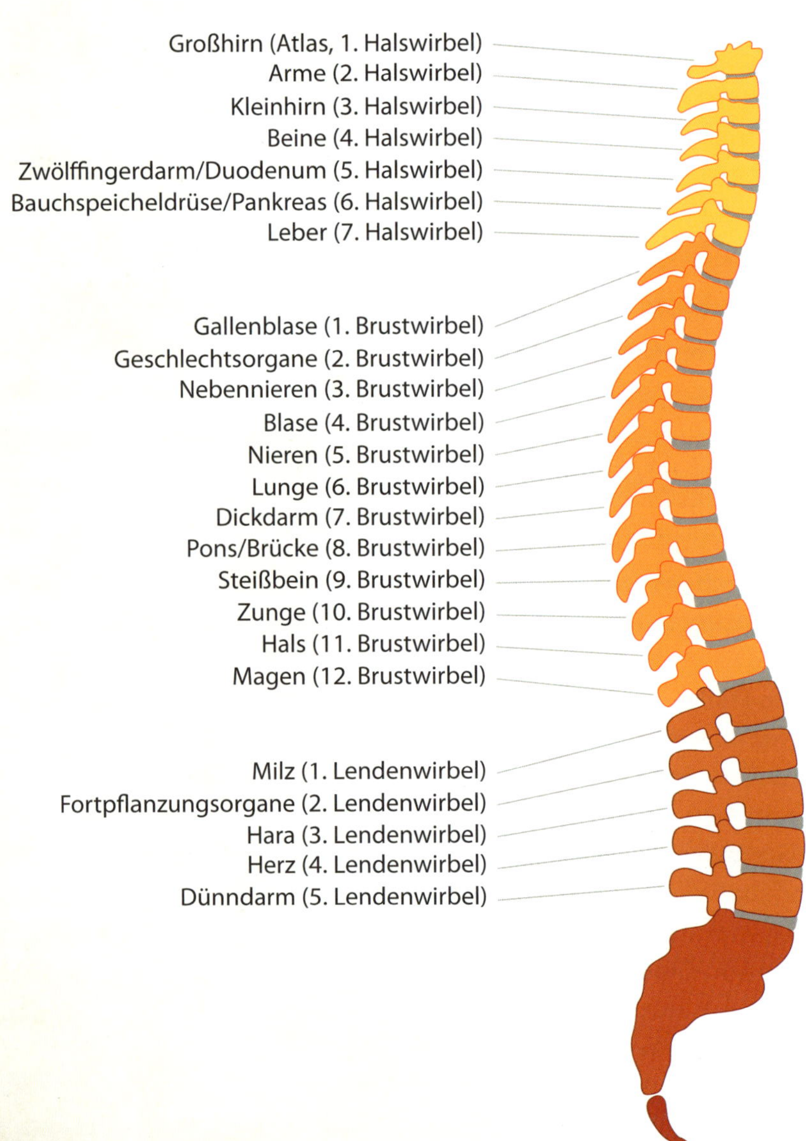

Die Augen als Spiegel der Seele – ganzheitliches Augenlesen als Diagnoseform beim Tibetan Pulsing

In einem Interview erklärte Shantam Dheeraj, der Begründer des Tibetan Pulsing, den Unterschied zwischen seinem System des Augenlesens und der klassischen Irisdiagnostik wie folgt: »Grundsätzlich gesehen werden mit der Irisdiagnose die biochemischen Abläufe des Nervensystems gelesen. Damit ist es möglich, Auswirkungen bestimmter Reize, hervorgerufen durch eine bestimmte Ursache, zu erkennen. Aber auf dieser Ebene liest du das chemische Resultat eines Prozesses, der elektrisch entstanden ist. Deshalb ist das, was du liest, die Auswirkung und nicht die Ursache. Was dabei herauskommt, ist ein Verständnis der Symptome und nicht die Ursache dieser Symptome. Um Chemikalien zu produzieren bzw. sie auszulösen, bedarf es der Hormonausschüttung, und die wiederum braucht die Anregung des Nervensystems. Und das Nervensystem ist bioelektrisch. Was diese Arbeit des Augenlesens im Tibetan Pulsing ausmacht, ist das Lesen der elektrischen Auswirkungen. Dann ist es möglich, die psychologischen Auslöser und die organischen Ursachen zu bestimmen. Das Nervensystem zu kennen, bedeutet, die persönliche Entwicklung besser zu verstehen, wovon die physische Gesundheit ein Teil ist und die psychologische Gesundheit ein anderer. Die emotionale Gesundheit ist ein weiterer Teil und die spirituelle Gesundheit wieder ein anderes Element. Unser Interesse liegt darin, alle diese verschiedenen Elemente zu lesen und nicht nur etwas über die physische Kondition der Organe auszusagen. Um ein Problem des Körpers zu transformieren oder zu heilen, ist es nötig, den genauen Grund herauszufinden. Indem die Ursache transformiert wird, ist das gesamte Problem gelöst.«

Die Augen reagieren auf visuelle Reize, die vom Gehirn entsprechend seiner Programmierung eingeordnet und interpretiert werden. Im Auge tritt als einzigem Körperteil das Gehirn an die sichtbare Oberfläche. Augapfel und Augenhäute sind aus demselben embryonalen Gewebe, aus dem innersten Keimblatt, wie das Gehirn gebildet, sodass man sich vereinfacht den Augapfel als ein nach außen gestülptes Gehirngewebe und die Augenhäute als Fortführung der Hirnhäute vorstellen kann. So vereinigen sich in unseren Augen überaus sensible Nervenknoten, die mit dem Nervensystem im Körper in Verbindung stehen. Die fibrinöse und aderreiche Iris des Auges hat die wunderbare Eigenschaft, alles, was unserem Nervensystem Schaden zugefügt hat, als Markierung abzubilden. Beim ganzheitlichen Augenlesen wird die Iris mit einer Lupe in 7-facher Vergrößerung betrachtet. Auf diese Weise ist es möglich, **den gegenwärtigen Zustand und die traumatischen Erlebnisse,** die im Leben geschehen sind, zu sehen. Jeder Schock, ob physischer, emotionaler oder psychischer Natur, bildet im Nervensystem eine Narbe oder Blockierung, durch die elektrische Nervenströme nicht mehr ungehindert fließen können. Diese Narbe zeigt sich in der Iris als Fleck, Schatten, Strich oder andere Markierung. Mithilfe des ganzheitlichen Augenlesens ist es möglich, die Schäden zu differenzieren und deren Ursachen herauszufinden. Es geht dabei nicht nur um den ursächlichen Schock, sondern vielmehr darum, wie dieser traumatisierende Moment das aktuelle Leben noch immer bestimmt. Jedes schockierende Ereignis, das zu einer Markierung im Auge geführt hat, ist durch einen kompetenten Therapeuten zu erkennen. Manchmal ist es sogar möglich, die Vorboten eines solchen Schocks zu ermitteln. Mithilfe der Körper- und Energiearbeit am Nervensystem, dem Tibetan Pulsing, können diese Blockierungen aufgelöst werden, sodass diese Stellen wieder ein Teil des natürlichen Energieflusses werden können.

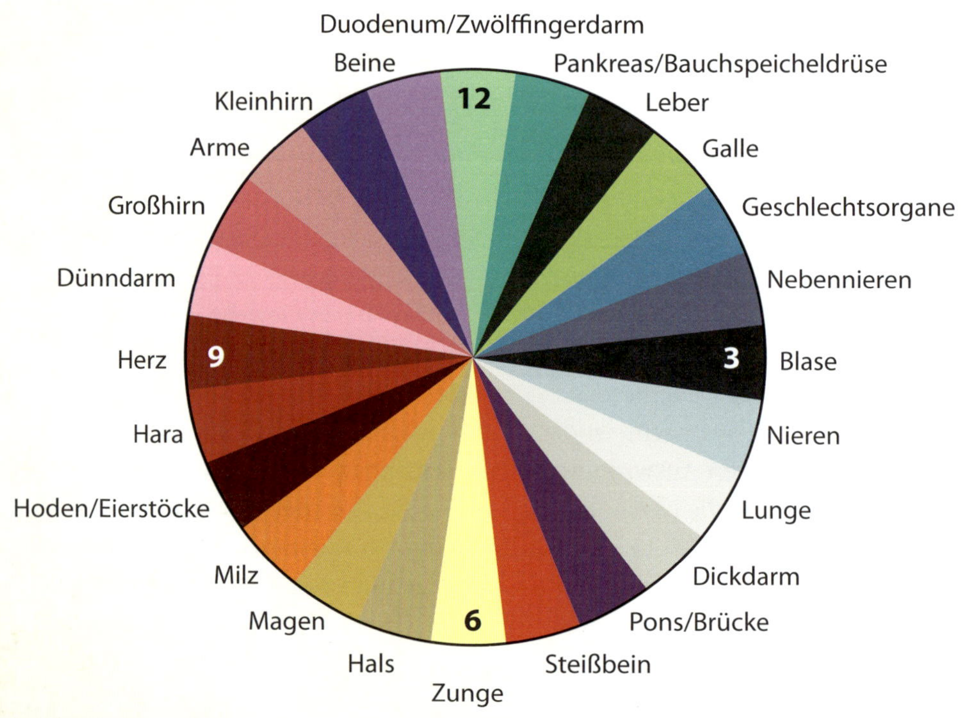

Die Iris ist im ganzheitlichen Augenlesen in vierundzwanzig Strahlen aufgefächert, wobei jeder Strahl einem Organbereich zugeordnet ist. Die einzelnen Strahlen verlaufen von der Pupille zum Außenrand der Iris. Die zirkuläre Einteilung der Strahlen ist am besten mit einer Uhr vergleichbar: Auf 12 Uhr ist der Zwölffingerdarm, auch Duodenum genannt, auf 3 Uhr die Blase, auf 6 Uhr die Zunge und auf 9 Uhr das Herz. Dazwischen liegen jeweils fünf Organe.
In der linearen Einteilung der Strahlen erkennen wir auch die Zeit- oder Lebensachse eines Menschen. Diese zeitliche Linie wird in vier Abschnitte eingeteilt. Der erste Abschnitt beginnt mit der Geburt (direkt nach der Pupille) und dauert bis zum 7. Lebensjahr (ein Viertel des gesamten Strahls). Der zweite Abschnitt beinhaltet die Zeit vom 7. bis zum 14. Lebensjahr, der dritte Abschnitt die Zeit vom 14. bis zum 21. Lebensjahr und der vierte Abschnitt die Zeit vom 21. bis zum 28. Lebensjahr. Danach beginnt die Einteilung wieder von vorn: der erste Abschnitt ist die Zeit vom 28. bis zum 35. Lebensjahr und so weiter.
Die 7er-Schritte im menschlichen Leben sind sehr bedeutsam. Angenommen, wir haben mit 4 Jahren einen Trennungsschock erlebt. 7 Jahre später, also mit 11 Jahren, machen wir etwas Ähnliches durch, und wieder 7 Jahre später, mit 18 Jahren, verlässt uns vielleicht unsere erste große Liebe. Diese Dinge wiederholen sich aus einem guten Grund: Wir werden aufgefordert, uns immer wieder dem Schmerz zu stellen und ihn auf das ursprüngliche Gefühl der Ohnmacht zurückzuführen, um diesen primären Schock wirklich zu lösen. Ich halte Retraumatisierung, so der Fachbegriff, weder für gut noch für schlecht, sie kann als ein Signal dienen und zur Heilung genutzt werden.
Die lineare Achse gibt uns zusätzlich einen Einblick in die vier Ebenen des Bewusstseins: Unisono oder Einheitsebene im ersten Abschnitt (direkt nach der Pupille), mentale Ebene im zweiten Abschnitt, emotionale Ebene im dritten Abschnitt und die körperliche Ebene im vierten Abschnitt. Je nachdem, wo eine Markierung sich befindet, können wir einen Rückschluss darauf ziehen, ob wir es mit einer Verletzung körperlicher, psychischer, emotionaler oder seelischer Art zu tun haben.

Auch die **Farbe der Iris** hat eine besondere Bedeutung. Menschen mit braunen Augen sind sensorisch, ihre Aufmerksamkeit ist hauptsächlich auf physische Empfindungen gerichtet. Sie sind eher logisch, maskulin und bestimmend und haben einen guten Zugang zu ihren eigenen Bewegungen sowie den Bewegungen anderer Menschen. Menschen, die aus dem Mittleren und Nahen Osten stammen, haben braune Augen, Inder beispielsweise können sich bestens in dichtestem Straßenverkehr zurechtfinden.

Menschen mit blauen Augen sind stärker auf Gefühle und Emotionen ausgerichtet, sie nehmen elektromagnetische Vibrationen wahr und stimmen sich auf die Gefühle und das elektromagnetische Feld um sie herum ein. Sie sind eher rezeptiv und fein und nehmen ihre Gefühle in Bezug auf andere Menschen wahr.
Menschen mit grünen Augen sind stark auf sich selbst bezogen und können sich grundsätzlich gut abgrenzen. Sie sind eher meditativ orientiert, können andere gut durchschauen. Anders als Menschen mit blauen Augen gehen sie nicht so schnell in Beziehung zu Dingen oder Personen.

Es gibt eine Vielzahl von **Markierungen im Auge.** Mit der folgenden Auflistung möchte ich Ihnen die wichtigsten deuten:

1. **Rötlich-bräunliche Flecken,** auch Juwelen genannt, haben immer eine physische Ursache, z. B. Verletzungen, Schläge, Gewalt, Unfälle oder Stürze. Hat sich ein Fleck gebildet, bedeckt er etwas, was ursprünglich darunterliegt. Er wirkt sich für diesen Menschen wie eine unsichtbare Wand aus, eine Identifikation mit einem mentalen Glaubenssatz.

2. **Rundliche Schatten,** auch Seen genannt, sind durch einen emotionalen Schock entstanden, z. B. Trennung der Eltern oder vom Partner, Gefühle von Verlassenheit, emotionale Vernachlässigung oder Liebesentzug. Je dunkler der Schatten ist, desto größer ist meist der Schmerz, der darin verborgen liegt.

3. **Eckige Schatten** zeigen, dass zusätzlich eine emotionale Aufladung von Ärger enthalten ist, z. B. passive Aggression und Hass gegenüber dem Menschen, von dem wir uns verletzt oder verlassen fühlen.

4. Trifft ein **Juwel mit einem Schatten** an einer Stelle zusammen, ist das ein Hinweis auf einen doppelten Schock: körperlich und emotional. Hierbei ist darauf zu achten, dass sich keine chronische Erkrankung entwickelt. Ein Beispiel dafür wäre ein Unfall, der im Zusammenhang mit einer emotionalen Auseinandersetzung oder nach einer emotional erlebten Verletzung geschieht.

5. **Kleine, eckige, dunkle Markierungen,** von denen oft mehrere nebeneinander auftreten und die auch Irrationals genannt werden, zeigen eine ambivalente Tendenz. Dieser Mensch kann sich nicht zwischen mehreren Optionen entscheiden. Es geht immer hin und her, aber nicht voran. Irrationals können auch mit Ärgernissen, die nicht ausgedrückt wurden, in Zusammenhang stehen.

6. **Dünne dunkle Striche** deuten auf schlechte Gewohnheiten hin, z. B. ein negatives Glaubensmuster, eine fixierte Einstellung. Dies führt oft zu automatischen, unbewussten Handlungen, z. B. Suchttendenzen.

7. **Querlaufende Fasern und dicke weiße Stränge** beruhen auf emotionalen oder psychischen Verletzungen. Sie zeigen eine Art Schutzwall an, den dieser Mensch aufgebaut hat.

8. **Helle, unscharf umrissene Flecken am äußeren Rand der Iris,** auch Puffballs oder Wattebäusche genannt, zeigen eine spielerische Tendenz des Menschen auf. Er tritt gern in Kontakt mit anderen Menschen durch Tanzen, Singen und Feiern.

9. **Der Ring um die Pupille** wird Compassion-Ring genannt. Es ist meist ein dünner brauner oder rötlicher Kreis, der von Nahem betrachtet wie Schokoladenstückchen auf einer Kette aufgereiht aussieht. Dieser Ring zeigt das tiefe Mitgefühl mit allem, was ist, an. Ist er nur teilweise ausgebildet, hat dieser Mensch Mitgefühl in einigen Aspekten, aber in anderen nicht.

10. **Der Ausdrucksring,** auch Expression-Ring genannt, entspricht von der Größe her ungefähr einem Viertel der Iris in ihrem ersten linearen Abschnitt. Er sagt viel über unsere frühesten Prägungen aus und darüber, ob wir eher introvertiert oder extrovertiert sind. Der Ring kann variieren und sagt auf spezifische Weise, was wir leicht und was wir schwer ausdrücken können. Er ist oft deutlich sichtbar durch eine Färbung, die sich von der restlichen Augenfarbe abhebt, und hat eine zackige bis ausgefranste Struktur. Ein kleiner Ausdrucksring zeigt den introvertierten Menschen an. Für ihn ist es nicht leicht, sich auszudrücken. Er hat Potenziale und Talente, behält diese aber eher für sich. Ein großer Ausdrucksring verweist auf einen extrovertierten Charakter. Dieser Mensch kann seine Potenziale und Talente leicht im Außen zeigen, vorausgesetzt, es ist kein Balken davor. Ist ein solcher vorhanden, bleibt der Ausdruck gehemmt und ist erst frei, wenn dieser Mensch Vertrauen in seine Umgebung gefasst hat.

Grundsätzlich ist das rechte Auge der **männlichen Seite** in uns zugeordnet, das linke Auge der **weiblichen Seite.** Was bedeutet das in Bezug auf das ganzheitliche Augenlesen der Iris?
Das rechte Auge zeigt Blockaden im Nervensystem, die mit gewohnheitsmäßigen Gedankenmustern, Einstellungen und Verhaltensweisen zu tun haben, das linke Auge eine gewohnheitsmäßig aufgeladene Welt der Emotionalität und deren Auswirkungen. Keins ist besser oder schlechter. Im rechten Auge sehen wir die Schatten unseres männlichen Egos, im linken Auge die Schatten unseres weiblichen Egos.

All diese Zusammenhänge möchte ich Ihnen an zwei Beispielen in Ansätzen deuten. Sie erkennen daran ganz deutlich, welches Potenzial das Augenlesen und auch die Heilarbeit des Tibetan Pulsing haben.
Die Iris des ersten Augenpaares zeigen eine Mischung von Farben, Grünlich-Blau und Rötlich-Braun. Bei der rechten Iris fällt auf, dass im oberen rechten Quadranten die größte Färbung ist – eine wolkige Beschaffenheit mit Schatten und Markierungen. Sie beginnt bei 12 Uhr, beim Zwölffingerdarm (Duodenum), und wird zunehmend größer und dunkler im Bereich der Beine und des Kleinhirns bis hinein in die Arme. In der Zeit zwischen 14 und 21 Jahren ist diesem Menschen vermutlich etwas widerfahren, was trennender Natur war (Beine), Hilflosigkeit (Arme) und eine hysterische Reaktion (Kleinhirn) ausgelöst haben kann. Im Bereich der Milz, auf 16:30 Uhr, sehen wir einen dunkelbraunen Fleck im Unisono-Bereich, direkt in der Zeit zwischen Geburt und dem fünften Lebensjahr. Da die Milz mit dem grundlegenden Gefühl von Unterstützung zu tun hat, muss hier etwas geschehen sein, was dieses Gefühl massiv gestört hat.
In der linken Iris bekommen wir einen anderen Eindruck. An den Stellen, an denen in der rechten Iris dicke Markierungen sind, fehlen diese hier oder sind von anderer Art. Alles wirkt insgesamt gleichmäßiger, was darauf hinweisen könnte, dass die weibliche Seite in diesem Menschen ausgeglichener ist. Am meisten fallen die Schatten im Bereich der Zunge auf 6 Uhr und im Bereich von Herz, Dünndarm und Armen auf. Sie sind zwar klein, doch bedeutsam. Im Herzen sehen wir sogar einen Schatten und einen Fleck im äußeren Bereich der Iris, also auf der körperlichen Ebene. Das könnte ein Schlag auf den Kopf gewesen sein (Fleck) in Zusammenhang mit einer emotionalen Verletzung (Schatten).

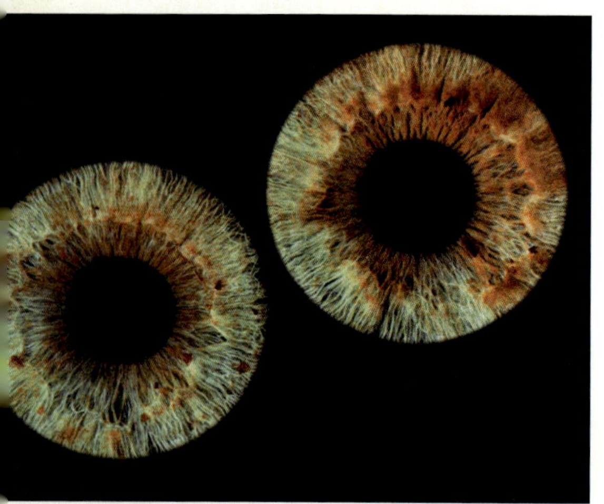

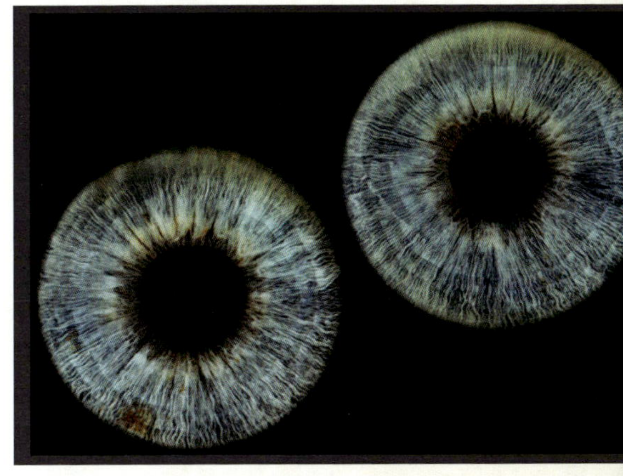

Im zweiten Augenpaar, deren Iris eine deutlich hellblaue Farbe mit lichten Elementen aufweisen, haben wir es mit einem sehr sensiblen Menschen zu tun, der auf das reagiert, was ihm entgegenkommt. Wir sehen einen gleichmäßigen Ausdrucksring in beiden Augen, im linken Auge sehr viel Helligkeit um den Ausdrucksring herum, was auf ein lichtes, freundliches Wesen hindeutet. In der rechten Iris fällt uns ein Schatten auf, der im Bereich vom Herzen und vor allem im Hara sichtbar ist. Dieser Schatten zieht sich ab einem Alter von etwa fünf oder sechs Jahren bis zum Alter von achtundzwanzig Jahren durch. Es könnte eine Liebesenttäuschung gewesen sein (Herz), die sich ins Bauchzentrum verlagert hat und wahrscheinlich durch den Vater (Hara) ausgelöst wurde.
In der linken Iris gibt es dünne, strichartige Markierungen, die auf Glaubenssätze hindeuten, und einen leicht schattigen, nicht umrissenen Bereich innen, der die Organe Blase und Nieren betrifft. Auffallend ist hier noch ein bräunlicher Fleck im Hals-Magen-Bereich. Er kann eine körperliche Schwäche, z. B. eine Verdauungsproblematik, oder eine Erkrankung andeuten, z. B. an der Schilddrüse.

Die Arbeit am Nervensystem und das Lösen traumatisierender Erfahrungen verändern auf lange Sicht auch die Markierungen in der Iris. Die Schatten verschwinden dabei nicht einfach, sondern sie werden erhellt. Es kann unterschiedlich lange dauern, bis sich positive Veränderungen in der Iris zeigen. Das liegt daran, dass Heilung nicht sofort sichtbar wird, sondern einem Prozess unterliegt. Wenn eine Veränderung erkennbar ist, sieht es in einem blauen Auge so aus, dass ein Schatten von einer weißen seidenen Schicht überzogen wird. Diese »Seide« sind helle Fasern, die einen Schatten überlagern und das kühle Feuer der Bewusstheit genannt werden. Dieses Feuer ist rezeptiv und feminin. In einem braunen Auge werden Schatten von einer samtigen goldenen Farbe überzogen, das ein eher maskulines und warmes Feuer ist. In einem grünen Auge können beide Varianten auftreten.

Erfahrungsbericht eines Teilnehmers während der Tibetan-Pulsing-Ausbildung:

»Meine Erfahrungen während der Tibetan-Pulsing-Intensiv-Ausbildung sind vielfältig. Das Augenlesen in der Gruppe finde ich besonders wertvoll, wenn es auch immer wieder Mut braucht, mir mit Unterstützung der Gruppe ›ins Auge fühlen zu lassen‹. Weil das Bild meiner Iris auf die Wand projiziert ist, ich an den entsprechenden Punkten am Körper gehalten werde und der Herzschlag so im ganzen Körper pulsiert, findet die Erforschung der körperlichen und emotionalen Schocks und Verletzungen, die sich in der Zeichnung in dem entsprechenden Organ zeigen, in einem sehr offenen und zugleich intimen Raum statt. Dadurch bekomme ich auch einen lebendigen Zugang zu den Erfahrungen, die ich vor allem in meiner Kindheit gemacht habe, und kann mich gut von den Fragen Elviras und der anderen tiefer führen lassen. Beim letzten Augenlesen zu meiner Leber hat sich am Ende ein Satz gezeigt, der die tiefe Überzeugung meines religiös geprägten Geistes zeigt: Je größer das Leid, desto größer der Lohn (im Himmel). Ich bin diesem Glaubenssatz in mir schon öfter begegnet, doch wurde mir dieses Mal die Absurdität einer solchen Überzeugung schmerzlich bewusst.«

Nun möchte ich Sie einladen, sich auf die Themen, die Tonschwingungen, die Farben und das Hand-Mudra der einzelnen Organe einzulassen und erste Erfahrungen in der Selbstanwendung mit den Punkten am Körper zu machen. Ich empfehle Ihnen, mit dem ersten Kapitel, dem Hara, zu beginnen. Das Hara korrespondiert nicht nur mit dem ersten Buchstaben im Alphabet, es ist auch grundlegend wichtig für unsere Gesundheit, im Speziellen für unser Immunsystem, und markiert den Beginn eines neuen Jahres im tibetischen Kalender am 22. Juni.

Wenn Sie auf den Geschmack gekommen sind, stöbern Sie frei in den Kapiteln oder widmen Sie sich gezielt dem Organ, das in der aktuellen Zeit vorherrschend ist. Sie werden die inneren Zusammenhänge sehen und spüren.

Ich wünsche Ihnen nun viel Freude beim Lesen und Erforschen!

Elvira Schneider

Die 24 inneren **Organe**

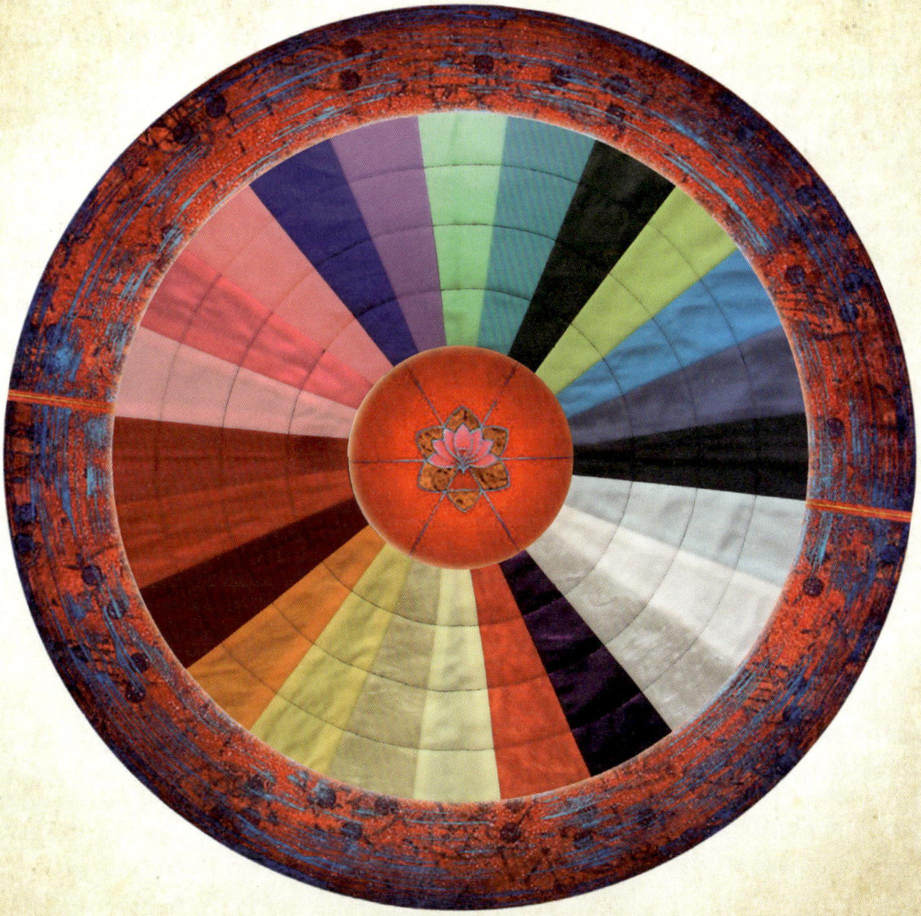

Das Hara

ENTFALTUNG VON STÄRKE

22. Juni bis 6. Juli

Die Hara-Zeit läutet jedes Jahr den Beginn des tibetischen Kalenders ein. Das Hara schwingt in der Tonfrequenz A, dem ersten Buchstaben im Alphabet. Das Zeichen für Alpha A, den ersten Buchstaben im griechischen Alphabet, ist das Symbol für den Anfang, Omega Ω das Symbol für das Ende. Das Hara steht für das Umfassende, für Gott und insbesondere für Christus als den Ersten und Letzten. Ein Mensch mit einem starken und durchlässigen Hara ist sich seines göttlichen Wesens bewusst.

Die körperliche Ebene des Hara

Das Hara liegt 3–4 Fingerbreit unter dem Bauchnabel und ist der energetische Mittelpunkt des Bauches. In diesem Energiezentrum konzentriert sich unsere Lebenskraft. Durch das Hara erleben wir die Schwerkraft, die uns auf der Erde hält und durch die wir unseren Körper auf der Erdoberfläche bewegen können. Das Hara ist ein Ort der Kraft und des instinktiven Handelns. Es ist auch der Sitz des Immunsystems. Ein gesundes und gut entwickeltes Hara gibt uns einen natürlichen Schutz vor schädlichen äußeren Einflüssen, z. B. Pollen, Bakterien und Viren. Ist die Kraft im Hara geschwächt, kann jeder Erreger zur Gefahr werden, und Infektionen haben es leicht, Einzug in den Körper zu halten. Allergien, insbesondere Heuschnupfen, sind Ausdruck einer gestauten Hara-Energie, und bei einem blockierten Hara ist zudem die Verdauung beeinträchtigt.

Buchstabe und Tonfrequenz des Hara: A (/eɪ/)

Farbschwingung des Hara: Kräftiges, helles Rot

Wirbelentsprechung für das Hara:
3. Lendenwirbel

Tiere, die dem Hara zugeordnet werden:
Gorilla, schwarzer Panther und Drache

Land, das in der Frequenz des Hara schwingt: Japan

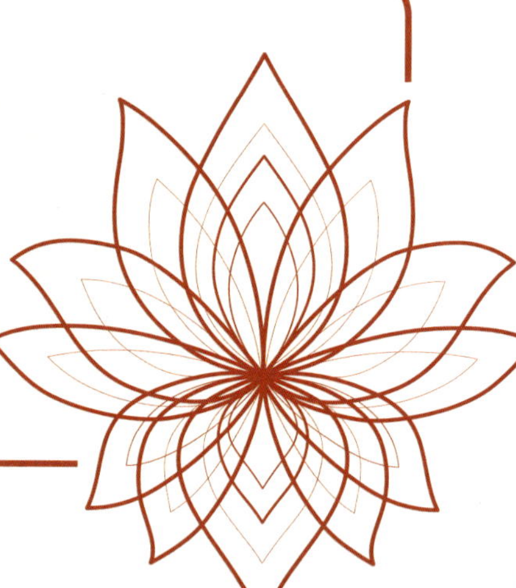

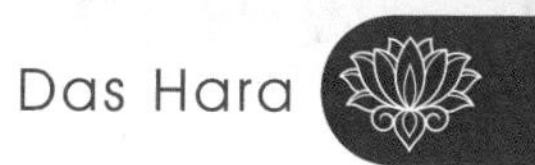

Disbalancen aufgrund eines geschwächten Hara

Menschen, die über längere Zeit Medikamente einnehmen, die das Immunsystem unterdrücken, haben ein geschwächtes Hara. Das natürliche Abwehrsystem wird außer Kraft gesetzt, das Immunsystem geradezu demoliert (z. B. durch Antibiotika, Chemotherapie, Impfungen und andere Immunsuppressiva).
Candida ist ein Pilz, der – vor allem bei Frauen – in den Verdauungs- und den Geschlechtsorganen vorkommen kann und sich bei einem schwachen Immunsystem ungehemmt ausbreitet. Körperliche Symptome sind ein stark aufgeblähter Bauch, eine schlechte Immunabwehr und Scheideninfektionen. Psychosomatisch gesehen, lehnen Frauen, die Candida entwickeln, das Männliche, das sie als unterdrückend erlebt haben, ab. Das Hara einer Frau lädt sich negativ auf, wenn sie unsensibles oder aggressives Eindringen durch den Mann beim Sex zulässt. Durch die körpertherapeutische Arbeit am Hara löst sich die im Körper gespeicherte negative Prägung auf, sodass sich in vielen Fällen die Symptome von Candida zurückbilden konnten. Beim Mann kann es eine negative Aufladung und Ärger erzeugen, wenn die Frau sich mitten im sexuellen Akt zurückzieht und diesen abbricht. Er wird in seiner Energie unterbrochen und gebremst.
Auch rheumatische Erkrankungen können mit einem blockierten Hara zusammenhängen. Spontane Impulse, sich zur Wehr zu setzen oder sich abzugrenzen, werden unterdrückt (z. B. aus dem Grund, dass man ein »guter« Mensch sein will). Diese Unterdrückung vitaler Impulse kann auf Dauer gesehen zu Entzündungen in Gelenken und Knochen führen neben schädigenden Einflüssen von Fehlernährung oder Belastung durch Umweltfaktoren wie z. B. Schwermetalle.
Dem Hara kommt eine zentrale Bedeutung für unsere körperliche und seelische Gesundheit zu. Wenn wir die Verbindung zum eigenen Hara verlieren, macht uns das dauerhaft müde und führt in chronische Schwächezustände.

Ausgeglichenes Hara

Ein Mensch mit einem ausgeglichenen Hara kann sich gut abgrenzen, ruht in seiner Mitte und handelt nach seinem Bauchgefühl. Er fühlt sich meist kraftvoll und hat kein Problem damit, auch einmal schwach zu sein. Er kann sich klar und deutlich ausdrücken und wird gehört und respektiert. Ist er zornig, lässt er dieses Gefühl zu und drückt es aus, ohne anderen zu schaden. Er ist geschmeidig in seinen Bewegungen, spürt, was sein Körper an gesunder Nahrung, Bewegung und Ruhe braucht, und gibt es ihm.

In der Hara-Zeit ist es hilfreich, Altes, das hinderlich geworden ist, abzuschließen und Neues zu wagen. Diese Zeit unterstützt uns dabei, tatkräftig und zielgerichtet zu handeln und den Impulsen aus unserem Bauch zu folgen. Achten Sie nun

besonders darauf, genügend Pausen einzulegen, für ausreichend Schlaf zu sorgen und sich gut abzugrenzen. Sagen Sie auch einmal Nein in Situationen, in denen Sie sonst Ja sagen würden, oder wenn Sie eher ein Nein-Sager sind, sagen Sie einmal Ja. Falls Sie sich erschöpft und müde fühlen – dies gilt auch außerhalb der Hara-Zeit –, können Sie die Übungen am Ende dieses Kapitels machen.
»Aufrecht, standfest und gesammelt – das sind die drei Zeichen der Haltung, die für den Japaner, der in seinem Sinne richtig steht, charakteristisch ist und die als Ganzes der Ausdruck für das Dasein von Hara ist. Ein Mensch, der wirklich Hara hat, hat mehr als nur körperliche Kraft, er siegt mit einer ganz anderen Kraft.« So beschreibt Karlfried Graf Dürckheim in seinem Buch »Hara – die Erdmitte des Menschen« die Stärke, die von einem ausgeglichenen Hara ausgeht. Im weiteren Text schildert er einen Kampf zweier Meister, von denen der eine seinen Gegner fast ohne Berührung und ohne Anwendung sichtbarer Kraft besiegt. Die geheimnisvolle Hara-Kraft befähigt einen Menschen zu ungewöhnlichen Leistungen.
Es ist dieselbe Kraft, die in der Meditationshaltung ein tiefes Ruhen in der Mitte ermöglicht.

Wie kommt es zu einer Unterdrückung im Hara?

Jeder Mensch hat in seiner Kindheit Gefühle von Machtlosigkeit und Ohnmacht erlebt, wenn er nicht bekam, was er wollte, oder bestraft wurde für Dinge, die er getan hatte, meist seitens der Eltern, der Lehrer oder anderer Autoritätspersonen. Kinder versuchen zuerst, dagegen zu rebellieren, mit mehr oder weniger Erfolg, und werden in ihre Grenzen verwiesen. Die Reaktionen auf dieses Aufzeigen von Grenzen sind sehr unterschiedlich. Für manche Kinder ist es schwer, Grenzen oder Verbote zu akzeptieren. Sie fühlen sich kleingemacht und derart eingeschränkt, als ob sie ihrer Kraft und ihres Willens beraubt werden. Sie glauben, dass mit ihrem Wesen etwas nicht in Ordnung ist, dass sie böse sind, und können nicht unterscheiden zwischen der vermeintlich schlechten Tat und sich selbst.

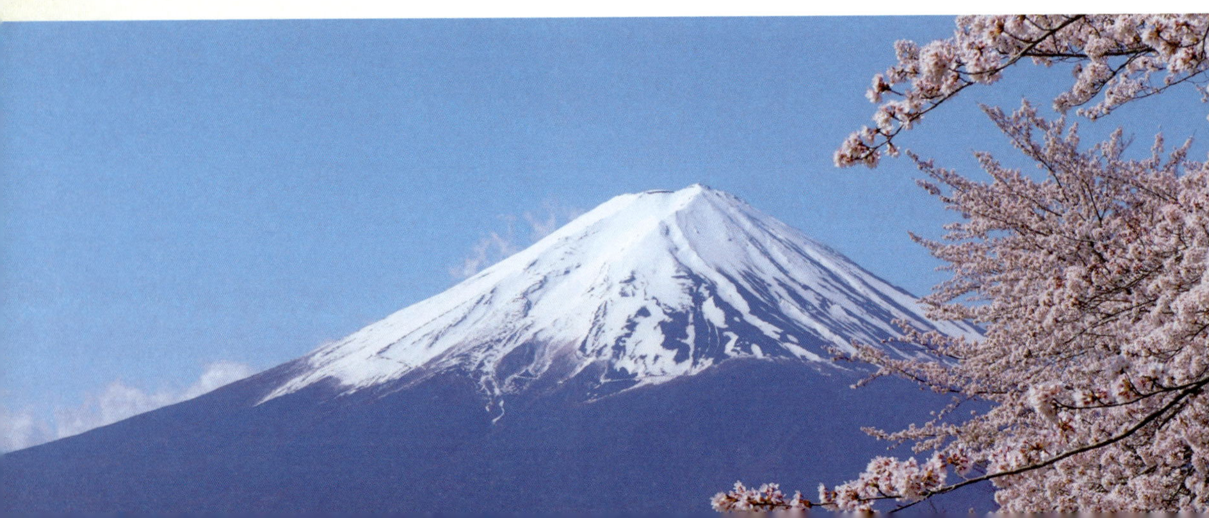

Eine andere Strategie, auf die Grenzen zu reagieren, ist folgende: Jetzt bin ich mal besonders lieb, passe mich an, bleibe still und unterdrücke meine Impulse. Als Erwachsene werden diese Kinder zu sogenannten Gut-Menschen. Die Energie ihres Hara wird abgespalten und lebt ein Schattendasein. Das schwächt ihre Handlungskraft und ihren Willen, sich durchzusetzen, sich abzugrenzen und ihren Impulsen aus dem Bauch zu folgen. Sie verlieren den Zugang dazu und wissen nicht mehr, was sie wirklich wollen. Sie fühlen sich innerlich schlecht, ihr Potenzial bleibt ungelebt. Im Versuch, sich besser zu fühlen, strengen sie sich noch mehr an und gehen dabei noch weiter über ihre Grenzen. Doch irgendwann bricht der Dämon im Bauch unvorhergesehen und plötzlich durch in Form eines jähzornigen Ausbruchs, der sich entlädt, oder zerstörerischer Handlungen sich selbst oder anderen gegenüber. Die Hara-Kraft wird negativ ausgelebt. Das innere Gesetz dazu lautet: Je mehr Ärger wir angesammelt haben, desto weniger Kraft steht uns tatsächlich zur Verfügung.

Wie lässt sich das Hara stärken?

Wenn wir die Energie von Kopf, Herz und Bauch vergleichen, dann ist die Frequenz im Kopf rasend schnell (ca. 60 000 Gedanken am Tag), die Frequenz des Herzens ist nur halb so schnell, und der Zugang zum Hara erschließt sich nur in Verlangsamung und Meditation. Im Hara zentriert zu sein, bedeutet, ein Leben in Würde zu führen. Das Hara regeneriert sich in tiefer Meditation und auch während des Schlafes. Dann wird es optimal genährt und von Energie durchflutet. Alle Wirbel der gesamten Wirbelsäule können sich entspannen, der Denkapparat hat Ruhe. Ein Zustand von urteilsfreiem Sein, von Göttlichkeit tritt ein. Buddhas und Meditierende sitzen in aufrechter Haltung, damit der Bauch sich nach vorn und zu allen Seiten ausdehnen kann. Der Atem fließt gleichmäßig bis in das Hara hinunter, die Aufmerksamkeit geht vom Kopf in den Bauch.
Auch ostasiatische Kampfkunsttechniken basieren auf einem Ausgleich zwischen der Yin- und der Yang-Kraft und stärken das Hara. Im Tai Chi, einer meditativen Bewegungskunst, wird das Hara Tan-t‘ien oder Dantian genannt. Es gilt als Sammelbecken der Lebensenergie Chi und als Mittelpunkt, aus dem heraus Bewegungen entstehen. Wenn wir uns von dort aus bewegen, sind wir verbunden mit einem Kraftfeld, unserer Vitalkraft. Ich habe in den Anfängen meines spirituellen Weges intensiv Tai Chi praktiziert und kann mich nicht erinnern, in all den Jahren krank gewesen zu sein. Es war für mich eine Praxis, die mich während der Ausführung langsamer Bewegungsabläufe in die Stille brachte. Erst später konnte ich über längere Zeit still sitzend meditieren.

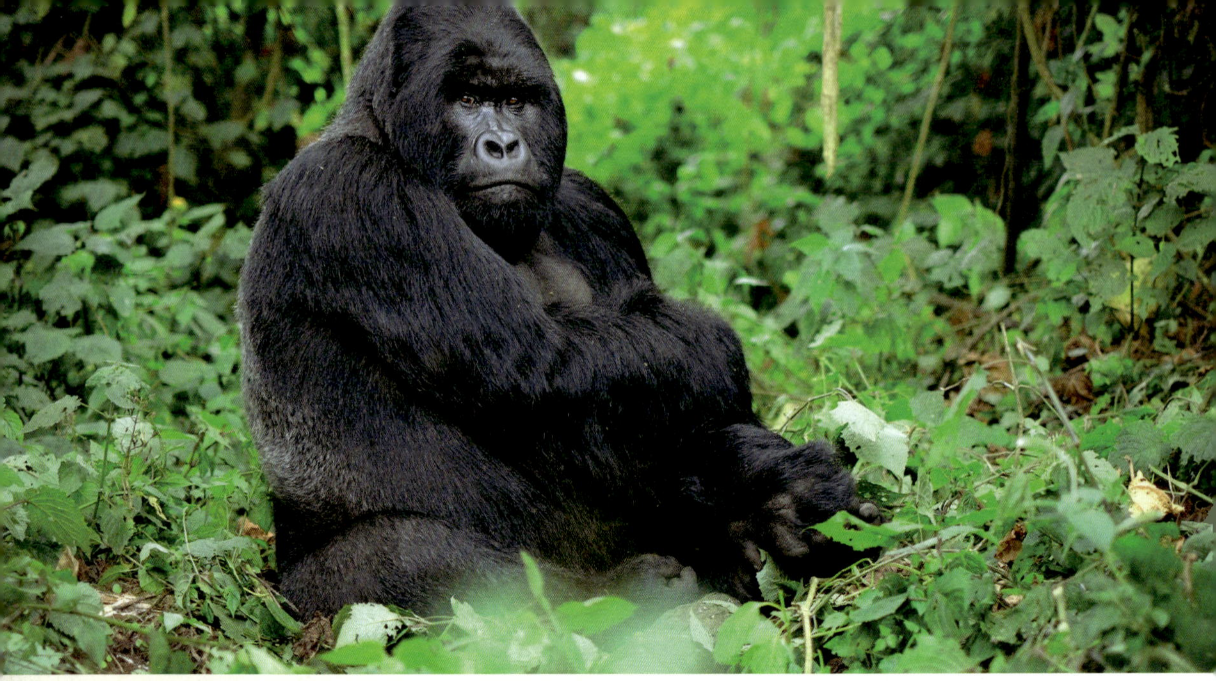

Gorilla, schwarzer Panther und Drache – die Tiere des Hara

Die Gorillas sind die größten lebenden Primaten. Sie haben ein schwarzgraues Fell und leben in der Wiege der Menschheit, in den mittleren Teilen Afrikas. Sie drücken sich durch Laute, Gesichtsausdrücke, Körperhaltungen und Kraftdemonstrationen aus. Dabei kommunizieren sie über Grunz- und Knurrlaute, auch mit geöffnetem Mund und gefletschten Zähnen. Zur Einschüchterung schütteln sie an Ästen, reißen Pflanzen aus und werfen diese in Richtung ihres Gegners, schlagen dabei auch auf den Boden. King Kong verkörpert als Mythos die aggressivsten Seiten des Menschen. In Zaire werden Gorillas aber als Freund des Menschen angesehen, der ihm zeigt, welche Früchte essbar sind. In dem bekannten Film »Gorillas im Nebel«, der auf der wahren Geschichte der Zoologin und Verhaltensforscherin Dian Fossey basiert, sehen wir auf umfassende Weise in die Seele der Gorillas.

Schwarze Panther gelten als besonders gefährlich, wild und blutrünstig. Sie führen ein Leben im Verborgenen. Am Tag ruhen sie auf einer Anhöhe, von der aus sie alles überblicken können. In der Dämmerung werden sie dann munter und sind fast ausschließlich nachts aktiv. Sie brüllen sehr laut und beobachten alles äußerst exakt mit ihren sehr scharfen Augen, deren Pupillen kreisförmig sind. Nach einer großen Mahlzeit schlafen schwarze Panther drei Tage lang, um danach wieder aufzustehen, weshalb sie als Symbol für Christus gelten. Außerdem heißt es, dass der Wohlgeruch aus dem Maul andere Tiere anlockt, die sich um die Panther versammeln, und dass ein schwarzer Panther ein gerechter Führer sei. Nur der Drache soll sich vor ihm verstecken. Schwarze Panther zeigen uns, wie wir am

besten mit unserer Energie umgehen und wie wir mit wenig Kraftaufwand das Höchste erreichen. Sie sind auch Meister der Meditation, sie rühren sich nicht, nehmen jedoch alles um sich herum wahr.
Drachen stehen für Stärke, Einweihung und dynamische Kraft. Eine der frühesten Beschreibungen von einem Drachen aus dem »Buch Hiob« ist Folgende: »Aus seinem Mund kommen Flammen und Funkenregen.« Im Christentum sind Drachen mit dem Bösen assoziiert und werden als Feuer speiende Biester der Verwüstung und des Todes angesehen, als Satan. Christliche Helden und Heilige fochten Kämpfe mit Drachen aus und besiegten sie ruhmreich. In der griechischen Mythologie galten Drachen als Hindernis für Reichtum und Wissen, aber auch als Wächter von geheimen Plätzen. In China hingegen haben Drachen eine positive Bedeutung. Sie sind das Symbol hoher Spiritualität, ein Bild für göttliche Macht und Transformation und repräsentieren das Yang, das männliche und aktive Prinzip. Darin ist der Bezug zum Hara eindeutig. Der Drache ist auch das nationale Wahrzeichen von Wales, das an die keltische Vergangenheit erinnert. Im Tibetan Pulsing ist der Drache das Symbol für die Übermittlung der Körperarbeit und die Transformation durch den Pulsschlag.

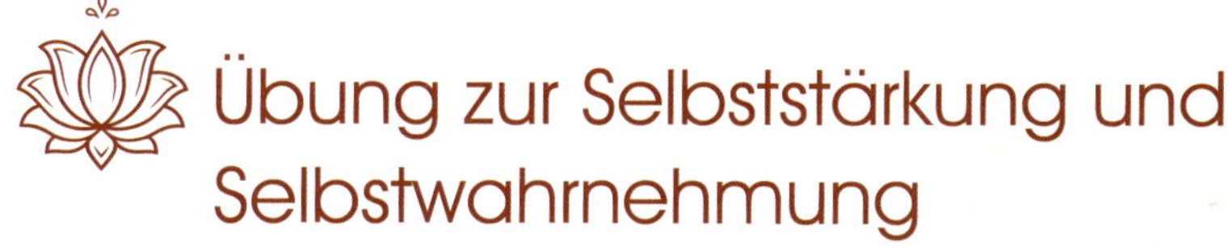

Übung zur Selbststärkung und Selbstwahrnehmung

Legen Sie sich auf den Bauch, halten Sie eine locker geballte Faust im Hara, also etwas unterhalb des Bauchnabels. Entspannen Sie sich vollständig, und lassen Sie Ihren Bauch in die Hand sinken. Spüren Sie das Pulsieren im Hara. Nun formen Sie einen tiefen Ton: Aaaah… Singen Sie den Ton – aus dem Hara kommend – 3-mal laut. Dann spüren Sie, was die Vibration des Tons in Ihrem Bauch bewirkt hat. Machen Sie diese Übung 10–30 Minuten lang.

Anmerkung: Wenn ein Schmerz auftaucht, atmen Sie sanft in den Schmerz hinein. Spüren Sie ihm nach. Der Schmerz wird sich in der Regel verändern und lösen. Der positive Effekt ist: Ihr gesamter Körper fällt in eine tiefe Entspannung, innere Stärke und Kraft werden regeneriert, und negative Ladungen lösen sich auf.

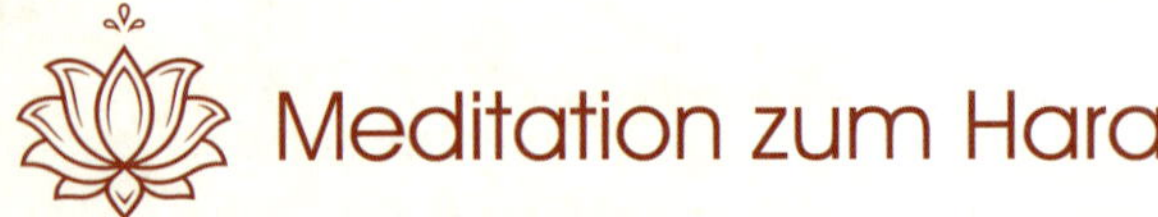

Meditation zum Hara

Nehmen Sie 2–3 tiefere Atemzüge. Entspannen Sie die Schultern nach hinten, und lassen Sie sich bis hinunter zum Hara weit werden. Stellen Sie sich eine Kugel in Ihrem Bauch, unterhalb des Nabels, vor. Sie besteht aus dem Material, das Ihnen spontan einfällt. Die Kugel sitzt in Ihrem Hara, ist frei beweglich und gibt Ihnen das Gefühl von Stärke. Sie ist weder hinderlich noch blockierend, sondern einfach ein Symbol Ihrer Stärke und auch Ihrer fließenden, beweglichen Kraft. Lassen Sie diese Kugel rotieren und in Bewegung kommen, z. B. bis zu Ihrer Wirbelsäule, zu den Seiten oder nach vorn und nach hinten. Und dort, wo Kanten, Wunden oder irgendetwas Dunkles ist, streift sie sanft entlang, glättet alles und nimmt es von Ihnen weg.

Lehnen Sie sich ein bisschen zurück, sodass Sie Ihre Wirbelsäule und Ihr Steißbein gut spüren können, ebenso die Sitzknochen, die Hüftgelenke, das ganze Becken und die Seiten des Beckens mit dem Kamm. Geben Sie den Eindrücken Raum, und spüren Sie die knochige Skelettstruktur in Ihrem Körper. Die Skelettstruktur mit den großen und kleinen Knochen wird vom Hara bewegt und von der Schwerkraft auf der Erde gehalten, sodass Sie sich auf der Erde fortbewegen können. Ihre Knochen brauchen sowohl Ruhephasen als auch Zeiten der Aktivität. Sie wollen bewegt und entspannt werden in einem angemessenen, guten Ausgleich. Wenn sie müde sind, wollen sie, dass Sie aufhören, etwas zu tun. Und wenn sie feurig sind und Bewegung brauchen, wollen sie, dass Sie ihren Impulsen folgen. Um dies wahrzunehmen und dem folgen zu können, müssen Sie einen guten Kontakt zu Ihrem Hara haben. Vielleicht müssen Sie jemanden zurückweisen, der gerade etwas von Ihnen will – eventuell sogar sich selbst. Vielleicht müssen Sie einfach losgehen und handeln, ohne zu zögern. Das hält Sie in der Balance, das gibt Ihnen die Würde und die Stärke, die in jedem von uns vorhanden sind.

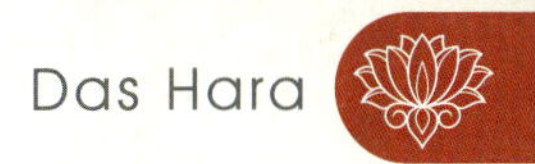

Mudra-Meditation für das Hara

Setzen Sie sich bequem und aufrecht in einer Meditationshaltung auf einen Stuhl oder ein Meditationskissen. Entspannen Sie Ihre Schultern, und bringen Sie beide Hände auf Höhe Ihres Herzens so zusammen, dass die Daumen und alle anderen Fingerspitzen einander berühren. Führen Sie nun alle Finger so zusammen, dass sie direkt aneinanderliegen und ein geschlossenes Ganzes bilden.

Richten Sie Ihre Aufmerksamkeit auf Ihr Bauchzentrum unterhalb des Nabels. Lassen Sie Ihren Atem bis in den Bauch hineinfließen, sodass sich die Bauchdecke beim Einatmen hebt und beim Ausatmen senkt. Atmen Sie auf diese Weise mehrere Male sehr bewusst. Nun schließen Sie die Augen, und visualisieren Sie das helle Rot feuriger Lava vor Ihrem inneren Auge. Mit Konzentration auf das Hara-Mudra tönen Sie »A« (/eɪ/). Sie können den Ton variieren, mal leiser, mal lauter werden. Lassen Sie den Ton aus Ihrem Bauch kommen, dann versetzt er das Hara in eine sanfte Vibration.

Nach etwa 5 Minuten lassen Sie den Ton ausklingen, lösen die Handhaltung auf und legen Ihre Hände entspannt auf die Oberschenkel. Spüren Sie, was die Handhaltung, das Tönen und das Visualisieren der Farbe in Ihnen ausgelöst haben. Wie ist jetzt Ihre innere Stimmung? Was empfinden Sie? Zum Abschluss der Übung legen Sie sich auf den Rücken und nehmen sich noch etwas Zeit zum Ruhen und Nachwirkenlassen.

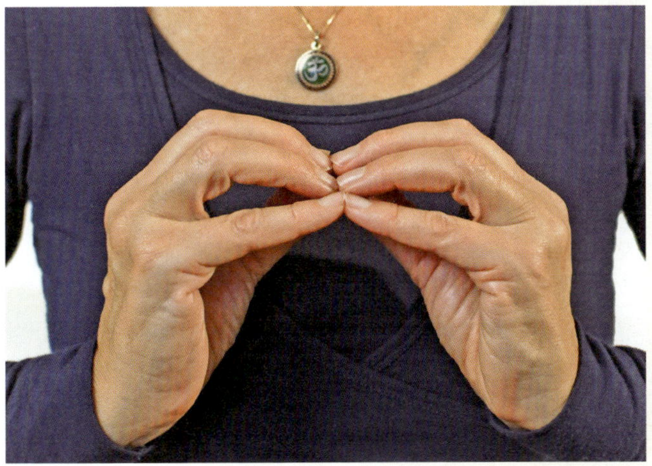

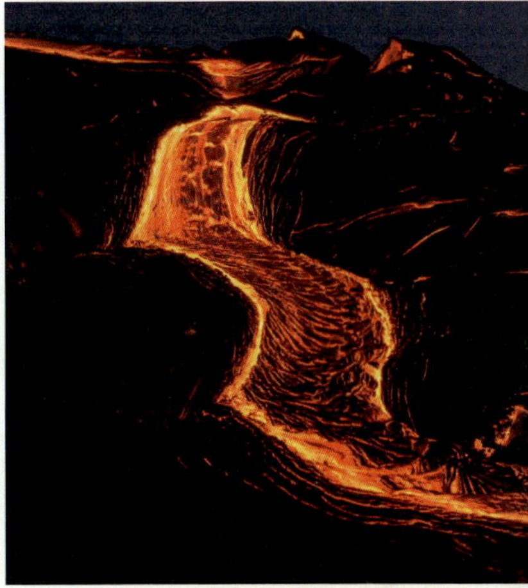

Heilströmen für das Hara

Der empfangende Partner liegt entspannt auf dem Rücken, seine Arme sind zur Seite ausgestreckt, und seine Beine sind leicht geöffnet.

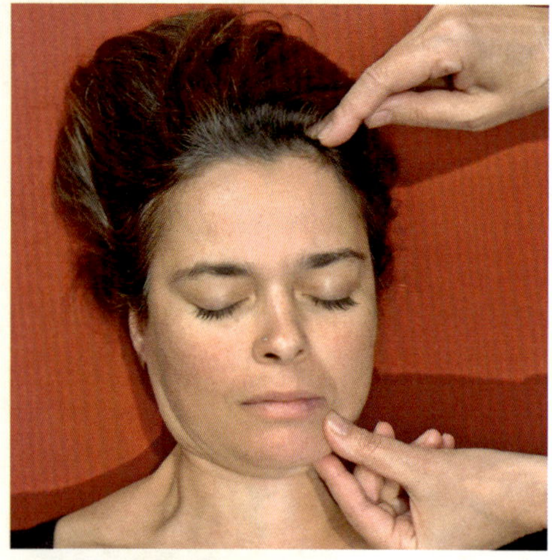

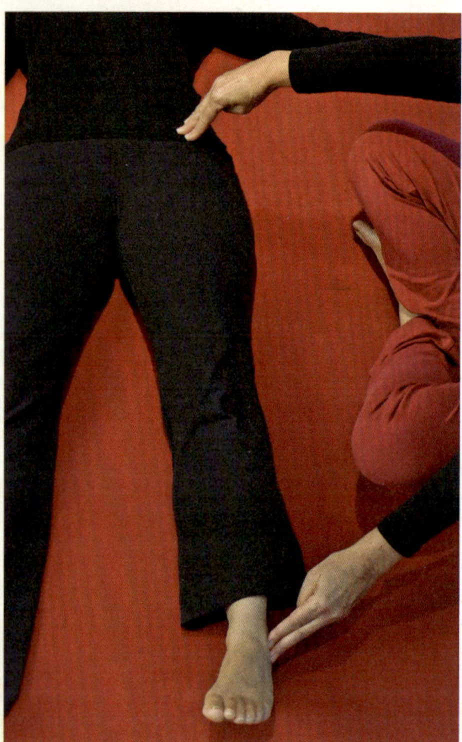

Als Gebender setzen Sie sich an der linken Kopfseite des empfangenden Partners bequem und aufrecht auf ein kleines festes Kissen oder auf den Boden.

Berühren Sie mit dem Zeige- und dem Mittelfinger Ihrer rechten Hand den Punkt auf der linken Kopfseite des Empfangenden, der direkt hinter der Haarlinie und etwa 3 Fingerbreit von der Mittellinie des Gesichts entfernt liegt. Suchen Sie mit der linken Hand den Punkt am Kinn, der auf einer gedachten Linie genau unter dem linken Mundwinkel liegt. Halten Sie diesen Punkt mit Ihrem Daumen und Ihrem Zeigefinger von oben und von unten wie eine Klammer.

Spüren Sie nun den Pulsschlag an beiden Kontaktstellen, indem Sie einen sanften Druck ausüben. Der Puls ist dann zu spüren, wenn der Druck weder zu leicht noch zu stark ist. Er entfaltet sich genau in der Mitte. Tönen Sie zusammen mit Ihrem Partner den Hara-Ton »A« (/eɪ/) mindestens 3-mal. Versuchen Sie, ganz präsent und achtsam für alles zu sein, was Sie wahrnehmen, und achten Sie darauf, dass Ihr Partner sich entspannen kann.

Nach 5–10 Minuten wechseln Sie zur zweiten Position an der linken Körperseite des empfangenden Partners. Berühren Sie mit dem Zeige- und

dem Mittelfinger Ihrer rechten Hand den herausstehenden linken Beckenknochen Ihres Partners. Als zweiten Punkt halten Sie mit dem Zeige- und dem Mittelfinger Ihrer linken Hand die Außenseite des linken Knöchels Ihres Partners. Nun spüren Sie wieder den Pulsschlag an beiden Kontaktstellen, indem Sie einen stärkeren Druck ausüben. Tönen Sie zusammen mit Ihrem Partner den Hara-Ton »A« (/eɪ/) mindestens 3-mal, und nehmen Sie wieder alles achtsam wahr.
Beenden Sie das Heilströmen nach weiteren 5–10 Minuten, und lassen Sie sich und Ihrem Partner noch etwas Zeit zum Nachspüren.

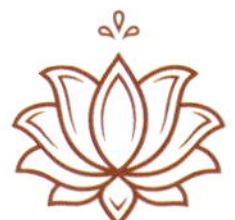

Intensive Körperarbeit mit einem Partner

Bitte setzen Sie diese Körperarbeit nur ein, wenn wenigstens einer von Ihnen (Sie oder Ihr Übungspartner) die Einweisung dazu von einem Tibetan-Pulsing-Therapeuten erhalten und diese Position unter Anleitung praktiziert hat.

Der empfangende Partner liegt auf dem Rücken, sein linker Arm ist zur Seite ausgestreckt, und sein linkes Bein ist leicht nach außen gelegt.

Hara 1: Als Gebender legen Sie sich an die linke Körperseite des empfangenden Partners, etwa in einem 90-Grad-Winkel zu ihm, sodass Sie den Punkt am linken Außenknöchel des Emp-

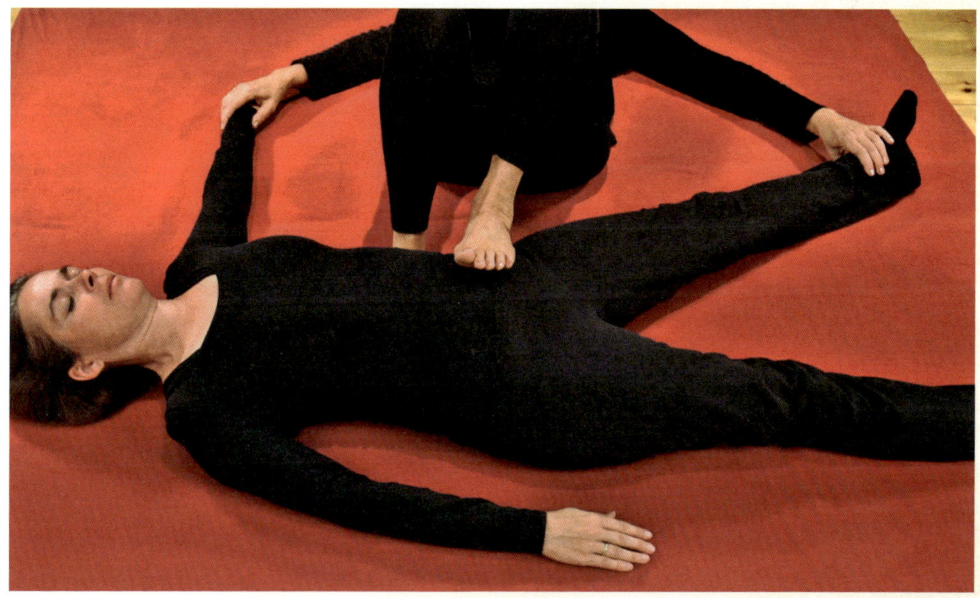

fangenden gut erreichen. Drücken Sie mit Ihrem linken Daumen direkt auf den Außenknöchel, und versuchen Sie, diesen Druck aufrechtzuerhalten, um den Puls zu erspüren. Mit Ihrer rechten Hand umfassen Sie das linke Handgelenk des Empfangenden und üben dort einen sanften Druck aus. Legen Sie Ihren rechten Fuß entspannt unter den 3. Lendenwirbel des Empfangenden – dieser Wirbel entspricht dem Hara. Ihr linker Mittelfuß kommt auf dem linken Beckenknochen Ihres Partners zum Liegen, dort wird stärkerer Druck ausgeübt.

Zur Einstimmung können Sie und Ihr Partner zusammen den Organ-Ton anklingen lassen. Atmen Sie tief ein, und tönen Sie mit dem Ausatmen 3-mal den Ton des Hara »A« (/eɪ/).

Als Nächstes geht es darum, dass Sie alle Berührungspunkte am Körper des Empfangenden spüren und dort einen anhaltenden sanften Druck sowie Ihre Präsenz an allen Punkten wahren. Heben Sie danach als Gebender Ihr Becken leicht an, sodass sich Ihr Gewicht auf den Beckenknochen des Empfangenden verlagert. Im Tibetan Pulsing nennen wir das Push. Halten Sie den Push 3–5 Minuten lang. Danach legen Sie das Becken wieder entspannt ab, sodass der Druck Ihres linken Fußes auf dem Beckenknochen geringer wird. Dieser Vorgang wird Pull genannt. Die Pull-Phase kann ebenso 3–5 Minuten dauern, dabei werden alle Punkte, die berührt werden, sanft gedrückt und gehalten. Der Wechsel zwischen Push und Pull wird mehrere Male angewendet – 3 Durchgänge sind sinnvoll.

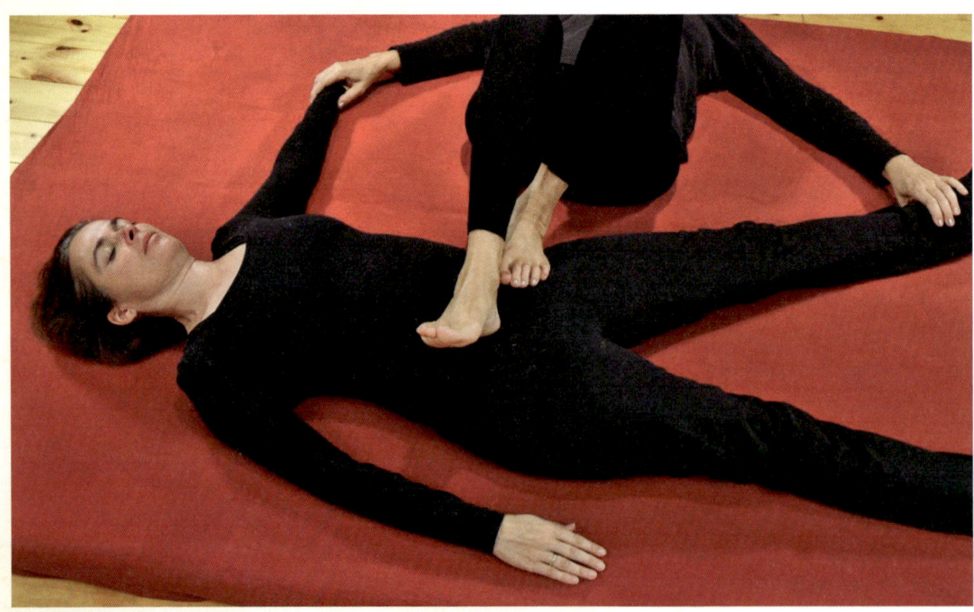

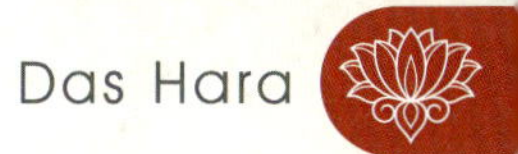

Der Wechsel zwischen Push und Pull aktiviert grundsätzlich den Energiefluss durch das Nervensystem. Push lässt sich auch als »eindringend« oder »penetrierend« beschreiben und Pull als »Raum gebend« und »lösend«.

Hara 2: Bei dieser zweiten Position lösen Sie als Gebender Ihren Fuß unterhalb des Hara-Wirbels und legen die Ferse vorsichtig und achtsam direkt in das Hara – 3–4 Fingerbreit unter dem Bauchnabel in der Körpermitte. Senken Sie die Ferse nur langsam tiefer ab. Ihr linker Fuß verbleibt am Beckenknochen.

Nun können Sie wieder den Wechsel zwischen Push und Pull anwenden. Auf dem Fuß, der auf dem Beckenknochen liegt, ruht weniger Gewicht als auf dem aktiven Fuß im Hara. Es kann sein, dass der Empfangende im Hara einen Schmerz verspürt, dann sollten Sie nicht über diese Grenze hinweggehen. Um den Schmerz an der Grenze aufzulösen, ist es ratsam, wenn der Empfangende in den Bauch hineinatmet und ihn auf diese Weise entspannt, sodass sich energetische Blockaden oder Knoten lösen können.

Zum Ende lösen Sie als Gebender alle Berührungspunkte und legen Ihre Beine etwa 5–10 Minuten lang über den Bauch des Empfangenden. In dieser Zeit entspannen Sie gemeinsam.

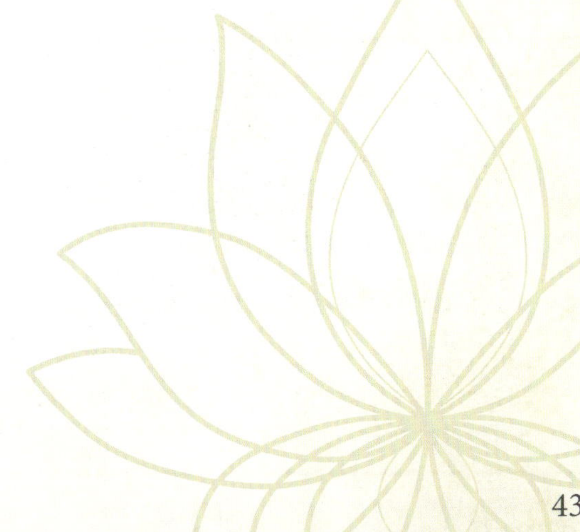

Das Herz

ENTFALTUNG VON LIEBE

7. bis 21. Juli

Organebene

Mit jedem Herzschlag wird Blut durch den Körper gepumpt, ein Vorgang des autonomen Nervensystems. Die Tätigkeit unseres Herzens transportiert Sauerstoff in alle Zellen, wodurch unser ganzer Körper lebendig erhalten wird. Das Herz besteht aus einer linken und einer rechten Herzkammer, und jede Kammer besitzt einen Vorhof. Der rechte Ventrikel versorgt die Lunge mit Blut, der linke Ventrikel den restlichen Körper. Zum Großteil findet man im Herz Muskelgewebe, zwischen Vorhof und Herzkammer liegt eine Trennschicht aus Bindegewebe: das Herzskelett. Vor einigen Jahren entdeckten Neurowissenschaftler, dass das menschliche Herz ein eigenes unabhängiges Nervensystem hat. Es ist sogar komplexer als das Gehirn. Das Herz ist der stärkste Sender für elektromagnetische Wellen im menschlichen Körper. Wir treffen Entscheidungen nicht nur mit dem Bauch- und dem Kopfzentrum, sondern auch mit unserer Herzintelligenz. Unser Herzrhythmus verändert sich sofort, wenn wir uns auf ihn fokussieren. Positive Emotionen verbessern die Herzfrequenz, und negative Emotionen lassen das Stresshormon Cortisol im Blut ansteigen. Dies geschieht durch das Zusammenspiel von Sympathikus und Parasympathikus. Zu viel Stress und Negativität können also krank machen: die Knochendichte reduziert sich, Gehirnzellen nehmen Schaden, und es kann zu Herzrhythmusstörungen kommen.

Buchstabe und Tonfrequenz des Herzens: B (/bi:/)

Farbschwingung des Herzens: Blutrot

Wirbelentsprechung für das Herz:
4. Lendenwirbel

Tier, das dem Herzen zugeordnet wird:
Koalabär

Land, das in der Frequenz des Herzens schwingt:
Frankreich

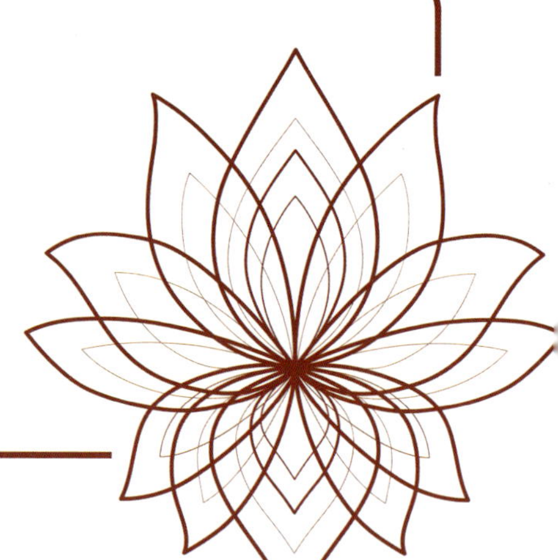

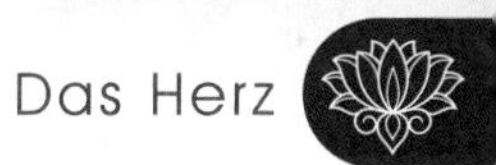

Disbalancen aufgrund eines geschwächten Herzens

Liebe ist wie ein Strom von Wasser – sie fließt, sie stellt keine Bedingungen, sie begegnet Schwierigkeiten und Hindernissen, lässt sich dadurch aber nicht von ihrer Bestimmung abhalten, weiterzulieben und sich mit dem Ozean zu vereinigen. Durch das Festhalten an Liebesenttäuschungen, Frustrationen und Bitterkeit wird der Fluss der Liebe gestört, er stagniert und sammelt Gifte an. Übertragen auf das Herz und den Blutkreislauf führt Verbitterung zu Übersäuerung, die immer mehr zunimmt. Das Blut wird dicker, verklumpt, und es gibt Ablagerungen an den Gefäßwänden. Dazu kommen Stress, Rauchen, eine schlechte Ernährung, Übergewicht und auch Bluthochdruck, die diesen Selbstvergiftungsprozess verstärken. Die häufigsten Herzerkrankungen sind Koronarstenosen (arteriosklerotische Verengungen der Herzkranzgefäße), Angina Pectoris, Herzklappendefekte, Herzinfarkt, Herzschwäche (Herzinsuffizienz), Herzmuskelerkrankungen, Herzrhythmusstörungen und Thrombosen. Augenerkrankungen gehören ebenfalls in den Bereich der körperlichen Disbalancen des Herzens, vor allem, wenn sie mit Austrocknung der Tränenflüssigkeit zu tun haben, und darüber hinaus auch Xanthelasmen um die Augen (Fettstoffwechselstörung) und Altersmelancholie.

Glück im Herzen

Eine der größten Qualitäten des Herzens ist das urteilslose Annehmen dessen, was ist – Freudiges wie Trauriges, Angenehmes wie Unangenehmes. Wenn wir nur das Gute und Angenehme wollen, spalten wir uns auf. Doch das Herz urteilt nicht in Gut und Böse. Urteilen kommt vom konditionierten Verstand, vom Ego. Unser Herz ist in seiner Essenz unschuldig, und sich diese Unschuld zu bewahren, ist der Schlüssel zu wahrem Glück. Mit einem offenen Herzen sind wir empathisch und voller Liebe für uns selbst und andere.

Versuchen Sie in der Zeit des Herzens, in einer liebevollen Haltung sich selbst und anderen Menschen gegenüber zu sein. Lassen Sie sich nicht von vorschnellen Urteilen dazu verleiten, Ihr Herz zu verschließen. Ein weites und offenes Herz ist die beste Voraussetzung, allem und jedem gegenüber tolerant zu sein. Das bedeutet nicht, blind zu vertrauen, sondern erst einmal, einen Vertrauensvorschuss zu geben. Liebe zu schenken, erfüllt das Herz, Liebe zu empfangen, besänftigt es.

Wie Geistesgifte das Herz verschließen

Das Herz ist das Zentrum der Liebe: der Liebe zum eigenen Selbst und der Liebe, die wir für andere Menschen empfinden. Es möchte sich verschenken. Diese bedingungslose Liebe wird durch das nach Bedeutung strebende Ich vergiftet. Wir wollen mehr sein, statt einfach nur zu sein, und verwechseln Liebe mit einem

Handel: Gebe ich Zuneigung und Liebe, will ich auch etwas dafür bekommen. Bedürftigkeit wird zu einer Forderung, die sich als Wunsch nach Liebe tarnt. Jeder möchte gern mit Liebe überschüttet werden, vor allem von seinen Liebsten. Dies entstammt einer kindlichen Vorstellungswelt. Es sind kindliche Bedürfnisse, die wir unter der Oberfläche eines scheinbar Erwachsenen mit uns herumtragen. Wir glauben, wenn wir uns nur genug anstrengen und immer Verständnis für die Probleme unserer Mitmenschen haben, immer zur Verfügung stehen, wenn wir gebraucht werden, dann müssten wir dasselbe und noch viel mehr zurückbekommen. Vielleicht tun wir auch so, als ob wir nichts wollen, und erscheinen für andere so, als ob wir viel geben. Aber wehe, es kommt nichts zurück!
Was ist der Unterschied zwischen einem Herzen, das sich verschenkt, und einem, das sich aufgibt? Sich zu verschenken, hat den Geschmack von Fülle, Würde und Respekt. Der Handel mit Liebe, der einem Aufgeben unseres Selbst gleichkommt, hinterlässt ein Gefühl von Leere, Frustration, Bitterkeit und Enttäuschung in uns. Wir kennen Redewendungen wie »sein Herz verlieren« oder »das gebrochene Herz« – alles Ausdruck desselben Missverständnisses: Der Liebeshandel hat nicht funktioniert. Das eigene Herz wurde verleugnet im Versuch, andere glücklich zu machen, um selbst glücklich zu werden. Wir können einen anderen Menschen aber niemals nach unseren Vorstellungen modellieren, damit wir die Liebe bekommen, die wir uns selbst verweigern.

»Liebe verbindet dich mit anderen Menschen.
Die Verbindung mit anderen Menschen ist ein Effekt der Liebe …
Ein Resultat der Liebe in Form eines Gefühls,
welches aus deiner Quelle kommt.
Liebe existiert nirgendwo anders.
Sie muss aus dir kommen,
andernfalls ist es einfach nur eine Polarisation.
Es liegt in deiner Verantwortung.«
Shantam Dheeraj: Woher kommt die Welt?

Ein weiteres Geistesgift ist der Neid. Neid basiert auf dem Vergleich mit anderen. Wir wollen etwas haben, was ein anderer bereits hat. Die göttliche Kraft hat uns aber nicht als Kopie geschaffen, sondern als einzigartiges Original. Neid ist ein starkes Gift, das uns von der Liebe zu uns selbst weit wegtragen kann. Sehen wir den Neid und können wir den Schmerz, den er verursacht, fühlen, sind wir uns nah und können ihn loslassen. Verbirgt sich der Neid aber vor uns selbst, ist es schwer, ihn zu fassen, und uns bleibt nichts anderes übrig, als seine leidvollen Auswirkungen zu durchleben.

Das Festhalten von Schmerz

Was geschieht, wenn die feinen Empfindungen im Herzen von Erwartungen, Bedingungen, Forderungen und Anklagen überlagert werden? Was geschieht mit der Liebe, die jedes Wesen von Beginn an in dieses Leben mitbringt? Wie verlieren wir die Verbindung zur Liebe des Herzens und werden zu Maschinen, die in der Lage sind, Dinge zu tun, die für ein fühlendes Herz unmöglich wären? Wie kommt es zu dieser Veränderung? Welche Gewalt müssen wir uns selbst antun, um gefühllos zu werden?

Wenn wir im Moment eines Liebesverlustes den Trennungsschmerz nicht vollständig fühlen wollen, schließt sich eine Tür in unserem Herzen. Nicht gefühlter Schmerz verdichtet sich zu einer festen Masse, die dafür sorgt, dass die verschlossene Tür zubleibt. Wenn viele Türen verschlossen sind, erkaltet das Herz, denn verschlossene Türen sind wie Eisringe, die um das Herz liegen. Verbitterung und Herzbeschwerden können sich daraus entwickeln. Anfallartiges starkes Herzklopfen kann eine Erinnerung daran sein, dass die stille Stimme des Herzens an die Tür klopft. Wenn wir die Türen öffnen, bedeutet dies, den Schmerz wieder zu erleben und im Mitgefühl mit uns selbst alles zu fühlen. Es ist wie mit den Herzkammern und den Vorhöfen. Was lassen wir gerade noch in den Vorhof, und was darf nicht mehr bis in die Herzkammer hineindringen? Jeder Mensch ist in der Lage, den Schmerz zu durchleben, der ihm geschieht. Unser Herz kann alle negativen Gefühle, die in uns sind, annehmen und transformieren. Und bereits William Shakespeare sagte: »Der Kummer, der nicht spricht, nagt leise an dem Herzen, bis es bricht.«

Die Entwicklung des Herzens im Mutterleib und in den ersten Kindheitsjahren

Während der Zeit im Mutterleib erfahren wir perfektes Glück, sind uns dessen aber nicht bewusst. Erlebt die Mutter tiefen Gram, fühlt sie sich ungeliebt oder ist einfach unglücklich mit ihrer Schwangerschaft, nimmt das Kind diese negativen Emotionen durch die Nabelschnur auf. Das ist wie ein Schock: Das Ungeborene erfährt während der gesamten Schwangerschaft so etwas wie Unglücklichsein. Es erlebt dies nicht bewusst, sondern auf energetischer Ebene, wie eine Vibration, eine Frequenz, die disharmonisch klingt, wie ein verstimmtes Musikinstrument. Der Embryo erkennt nicht, dass dieser Impuls von außen kommt, er ist ja eins mit der Mutter.

Wissenschaftler des Bochumer »Grönemeyer-Instituts für Mikrotherapie« haben einen auffälligen Gleichklang beim Herzschlag von Schwangeren und ihren ungeborenen Kindern beobachtet: Auf einen Herzschlag der Schwangeren folgen häufig zwei Herzschläge des Kindes. Es gibt auch andere Kombinationen, bei denen auf drei Herzschläge der Mutter fünf Herzschläge des Fötus kommen. Unklar ist, unter welchen Bedingungen sich die Herzschläge von Mutter und Kind aneinanderkoppeln. Vielleicht reagiert der Fötus auf mögliche Krisensituationen oder übt ganz einfach die Synchronisation von Körperfunktionen schon im Mutterleib. Diese Erkenntnisse aus der Wissenschaft sind in der Gruppenarbeit mit Tibetan Pulsing direkt erfahrbar. Halten sich mehrere Menschen in einem Kreis an den Händen und richten ihre Aufmerksamkeit auf den Pulsschlag, der darin spürbar wird, beginnt dieser, sich zu synchronisieren. Alle Teilnehmer entfalten denselben Rhythmus.

Die Geburt durch den Geburtskanal ist die erste und vielleicht stärkste Erfahrung von Schmerz und Überlebensdramatik, die ein Mensch erfahren kann. Für die Entwicklung von Mutter und Kind ist es elementar, diese Herausforderung von Schmerz, Lust, Geburt und Tod zu durchleben, die später für die Mutter-Kind-Bindung ein wichtiger Baustein ist. Das Herz kann alles annehmen, alles fühlen, alles ertragen. Die ersten Lebensmonate und -jahre sind für die Entwicklung der Bindungs- und Liebesfähigkeit entscheidend. Kinder sind noch in der Lage, Schmerz direkt auszudrücken und im nächsten Moment wieder zu lachen. Bleiben jedoch essenzielle Bedürfnisse wie Geborgenheit, Gehalten-, Berührt- und Liebkostwerden unerfüllt, erleben sie durch diesen Mangel Verlustängste und Schmerz. Eine zeitliche Unterbrechung der Mutter-Kind-Beziehung, zum Beispiel durch eine längere Abwesenheit der Mutter, kann sich traumatisierend auf das Kind auswirken. Kinder verlieren möglicherweise ihr Gefühl von Vertrauen darauf, dass sie von ihrer Umgebung gehalten werden. Indem sie den überwältigenden Schmerz abschneiden oder dissoziieren, versuchen sie, emotional zu überleben. Sie entwickeln Mechanismen, den Schmerz zu verdrängen und ihre Gefühle auszuschalten. Auf diese Weise verlieren sie teilweise den Zugang zum fühlenden Herzen und ihrem Vertrauen in die Liebe.

Bitterkeit und Selbsthass als Folgen von Liebesmangel

Ein Mensch, der kein Vertrauen in die Liebe hat, hält sich nicht mehr im Herzzentrum auf, sondern im Kopf. Das Verlassen des Herzraums hinterlässt ein Gefühl von Leere in uns. Die Selbstliebe schrumpft, gleichzeitig wächst die Abneigung gegen das fühlende Herz, die sich bis zum Selbsthass entwickeln kann. Wir sprechen darüber, was uns Schlimmes widerfahren ist, suchen Bestätigung bei Freunden – Verbündeten im Schmerz. Wir versuchen damit, die direkte Erfahrung von Schmerz zu umgehen, und glauben, wenn wir tiefen Schmerz zulassen, würden wir im bodenlosen Abgrund versinken. Doch das Gegenteil könnte der Fall sein. Werden Schmerz und Trauer unterdrückt, werden diese Gefühle immer weiter ins Unterbewusstsein verdrängt. Das Herz erkaltet und wird gefühllos. Es ist so, als würde sich ein Ring aus Eis darumlegen, damit die Hitze des Schmerzes es nicht erreicht. Jedes Mal, wenn wir das Fühlen abschneiden, legt sich ein weiterer Eisring um unser Herz. Auf diese Weise verlieren wir die Fähigkeit, uns selbst zu fühlen. Das initiiert die Suche nach einem Menschen, der uns liebt, uns Zuwendung schenkt, der uns glauben macht, liebenswert zu sein, weil wir selbst den Zugang dazu verloren haben. Der Glaube, abhängig von der Liebe einer anderen Person zu sein, verwickelt uns jedoch in Leid und bringt uns weg von der Liebe, die sich selbst entspringt und die wir nicht kontrollieren, bestimmen oder manipulieren können. Liebe ist wie Wasser, Leiden ist wie Stein. Neben Licht ist Wasser die mächtigste Substanz, weil es die Fähigkeit hat, sich zu verwandeln, und weil es den größten Raum auf dem Planeten Erde und im Menschen einnimmt.

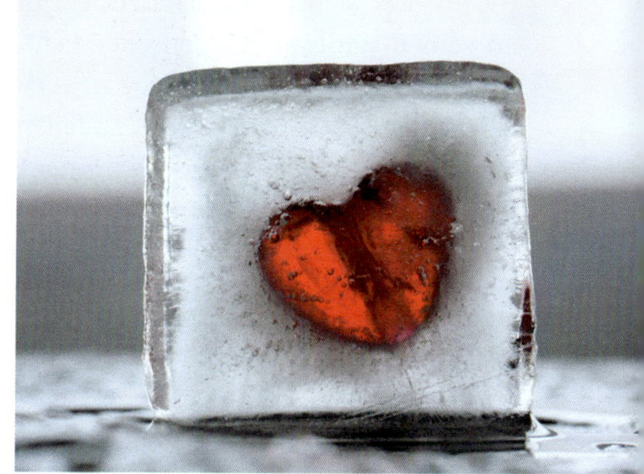

Die Illusion des Anderen

Das Sprichwort »Liebe macht blind« wird schmunzelnd und manchmal auch abwertend benutzt. Verliebtheit setzt die Ratio außer Kraft und die Welt, wie wir sie normalerweise wahrnehmen. Die Welt verwandelt sich in Schönheit, in Zartheit, schimmert in gänzlich neuen Farben, und in allem und jedem können wir Liebe erkennen. Etwas Bezauberndes strahlt aus unserem Inneren hinaus und betört jeden, der vorübergeht. Absichtslos verwandelt sich der Mensch in ein liebevolles Wesen. Das ist seine Natur. Wir haben es nur vergessen.

Wir sind der Illusion verfallen, dass wir die Liebe von außen brauchen und dadurch bekommen, was uns im Inneren scheinbar fehlt. Liebe wird vollständig auf eine andere Person projiziert, während sich im Inneren sich ein schleichendes Gefühl von Minderwert und Mangel breitmacht. Fragen tauchen auf: Bin ich liebenswert? Liebst du mich? Bin ich wirklich gemeint? Mit diesen Fragen gehen wir weg von uns selbst, von einer natürlichen Verbundenheit mit uns. Doch wir können zurückkehren, indem wir bewusst Zeit mit uns verbringen und uns fragen: Bin ich es mir wert? Liebe ich mich? Meine ich mich wirklich?

In der Sexualität ist das gegenseitige Fühlen und Sich-Verbinden im Herzraum wesentlich. Sexualität ohne Herz hinterlässt einen schalen Beigeschmack. Wenn wir uns jedoch von der Person, durch die wir Erfüllung in der Sexualität erfahren, abhängig machen, haben wir die Liebe schon verlassen. Wenn uns dann dieser heiß geliebte Mensch verlässt, zerbricht unser Herz. Es verschließt sich, und wir leiden. Wir verlieren die Fähigkeit, Glück zu empfinden, denn wir haben vergessen, dass es die eigene Liebe ist, in Verbindung mit anderen Herzen, die Erfüllung bringt – sie ist unabhängig von einer bestimmten Person.

Das magnetische Feld von Liebe

Wenn zwei Menschen einander begegnen, verbindet sich ein magnetisches Feld mit einem anderen magnetischen Feld. Eine Verbindung herzustellen, heißt, mit anderen Menschen mehr Liebe zu verwirklichen. Dies meint, miteinander den Ursprung der Liebe, das Herz, zu teilen, zu geben und zu empfangen – im Wissen, dass wir alle in unserer Essenz immer Liebe sind und sein werden. Ist die Negativität im Herzen transformiert, leben wir glücklich, mitfühlend, erfüllt und empathisch. Wir lieben uns selbst und andere und fühlen uns mit allem verbunden.

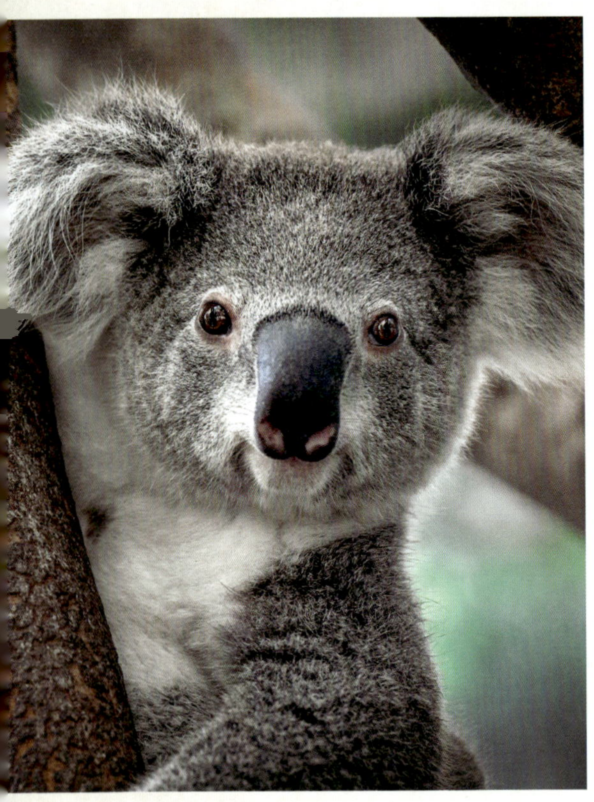

Koala – das Tier des Herzens

Koalas, die auch Koalabären genannt werden, gehören zur Gattung der Beuteltiere. Sie leben an der australischen Ostküste auf Bäumen und ernähren sich ausschließlich von Eukalyptusblättern. Das winzige Koalajunge wandert selbstständig vom Geburtskanal in den Beutel der Mutter, wo es gut fünf Monate bleibt. Erst danach öffnet es zum ersten Mal die Augen und verlässt den Beutel für kurze Zeit. Bis zu zwölf Monate wird es von der Mutter gesäugt und im Beutel oder auf dem Rücken getragen. Aufgrund seines niedlichen Aussehens mit den flauschigen Ohren und der großen Nase geht uns das Herz auf beim Anblick eines Koalas.

Mudra-Meditation für das Herz

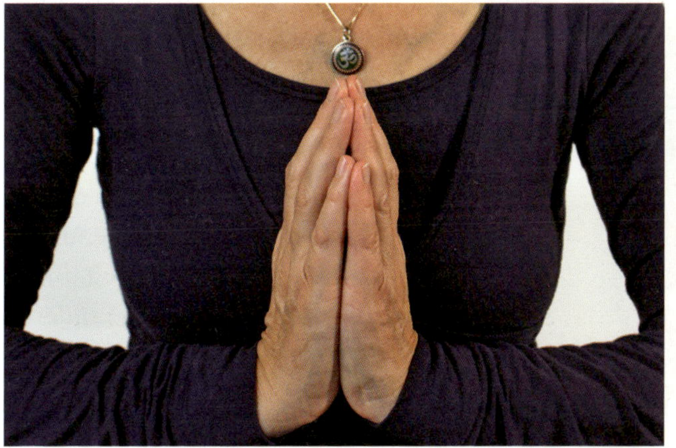

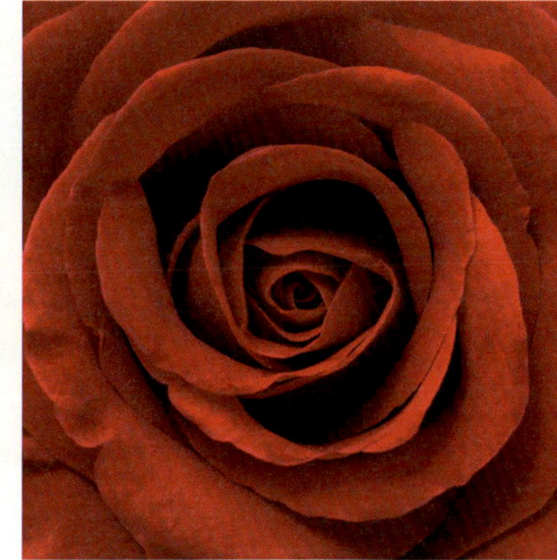

Setzen Sie sich bequem und aufrecht in einer Meditationshaltung auf einen Stuhl oder ein Meditationskissen. Entspannen Sie Ihre Schultern, und bringen Sie beide Hände auf Höhe Ihres Herzens wie zum Gebet zusammen.

Richten Sie Ihre Aufmerksamkeit auf Ihr Herzzentrum. Lassen Sie Ihren Atem bis in den Brustkorb hineinfließen, sodass sich dieser deutlich weitet. Atmen Sie auf diese Weise mehrere Male ganz bewusst. Nun schließen Sie die Augen, und visualisieren Sie das kräftige Rot einer Rose vor Ihrem inneren Auge. Versuchen Sie, in eine innere Haltung liebevoller Zuwendung zu kommen. Sie können dabei auch an jemanden denken, der Ihr Herz mit Liebe erfüllt. Fühlen Sie die Energie der Liebe in Ihrem Herzen pulsieren. Mit Konzentration auf das Herz-Mudra tönen Sie »B« (/bi:/). Sie können den Ton variieren, mal leiser, mal lauter werden. Lassen Sie den Ton aus Ihrem Herzen kommen, dann versetzt er es in eine sanfte Vibration.

Nach etwa 5 Minuten lassen Sie den Ton ausklingen, lösen die Handhaltung auf und legen Ihre Hände entspannt auf die Oberschenkel. Spüren Sie, was die Handhaltung, das Tönen und das Visualisieren der Farbe in Ihnen ausgelöst haben. Wie ist jetzt Ihre innere Stimmung? Was empfinden Sie? Zum Abschluss der Übung legen Sie sich auf den Rücken und nehmen sich noch etwas Zeit zum Ruhen und Nachwirkenlassen.

Heilströmen für das Herz

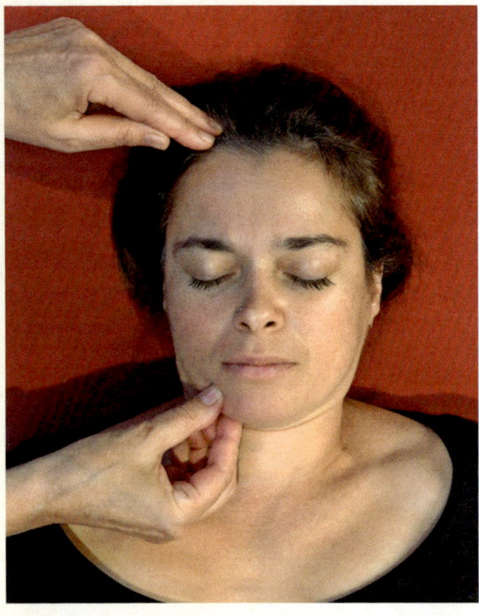

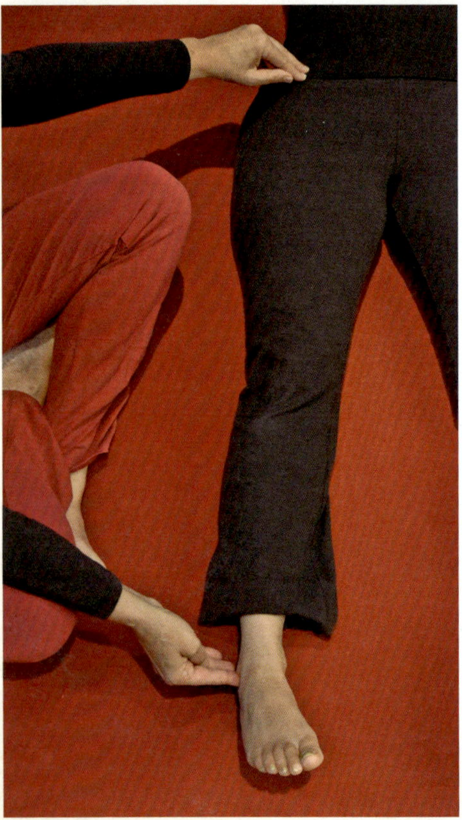

Der empfangende Partner liegt entspannt auf dem Rücken, seine Arme sind zur Seite ausgestreckt, und seine Beine sind leicht geöffnet.
Als Gebender setzen Sie sich an der rechten Kopfseite des empfangenden Partners bequem und aufrecht auf ein kleines festes Kissen oder auf den Boden.

Berühren Sie mit dem Zeige- und dem Mittelfinger Ihrer linken Hand den Punkt auf der rechten Kopfseite des Empfangenden, der direkt hinter der Haarlinie und etwa 3 Fingerbreit von der Mittellinie des Gesichts entfernt liegt. Gehen Sie mit der rechten Hand an den Punkt am Kinn, der auf einer gedachten Linie genau unter dem rechten Mundwinkel liegt. Halten Sie diesen Punkt mit Ihrem Daumen und Ihrem Zeigefinger von oben und von unten wie eine Klammer.

Spüren Sie nun den Pulsschlag an beiden Kontaktstellen, indem Sie einen sanften Druck ausüben. Der Puls ist dann zu spüren, wenn der Druck weder zu leicht noch zu stark ist. Er entfaltet sich genau in der Mitte. Tönen Sie zusammen mit Ihrem Partner den Herz-Ton »B« (/bi:/) mindestens 3-mal. Versuchen Sie, ganz präsent und achtsam für alles zu sein, was Sie wahrnehmen, und achten Sie darauf, dass Ihr Partner sich entspannen kann.

Nach 5–10 Minuten wechseln Sie zur zweiten Position an der rechten Körperseite des empfangenden Partners. Berühren Sie mit dem Zeige- und dem Mittelfinger Ihrer linken Hand den herausstehenden rechten Beckenknochen Ihres Partners. Als zweiten Punkt berühren Sie mit dem Zeige- und dem Mittelfinger Ihrer rechten Hand die Außenseite des rechten Knöchels Ihres Partners. Nun spüren Sie wieder den Pulsschlag an beiden Kontaktstellen, indem Sie einen stärkeren Druck ausüben. Tönen Sie zusammen mit Ihrem Partner den Herz-Ton »B« (/bi:/) mindestens 3-mal, und nehmen Sie wieder alles achtsam wahr.

Beenden Sie das Heilströmen nach weiteren 5–10 Minuten, und lassen Sie sich und Ihrem Partner noch etwas Zeit zum Nachspüren.

Intensive Körperarbeit mit einem Partner

Bitte setzen Sie diese Körperarbeit nur ein, wenn wenigstens einer von Ihnen (Sie oder Ihr Übungspartner) die Einweisung dazu von einem Tibetan-Pulsing-Therapeuten erhalten und diese Position unter Anleitung praktiziert hat.

Der empfangende Partner liegt auf dem Rücken, sein rechter Arm ist zur Seite ausgestreckt, und sein rechtes Bein ist leicht nach außen gelegt. Als Gebender legen Sie sich an die rechte Körperseite des empfangenden Partners, etwa in einem 90-Grad-

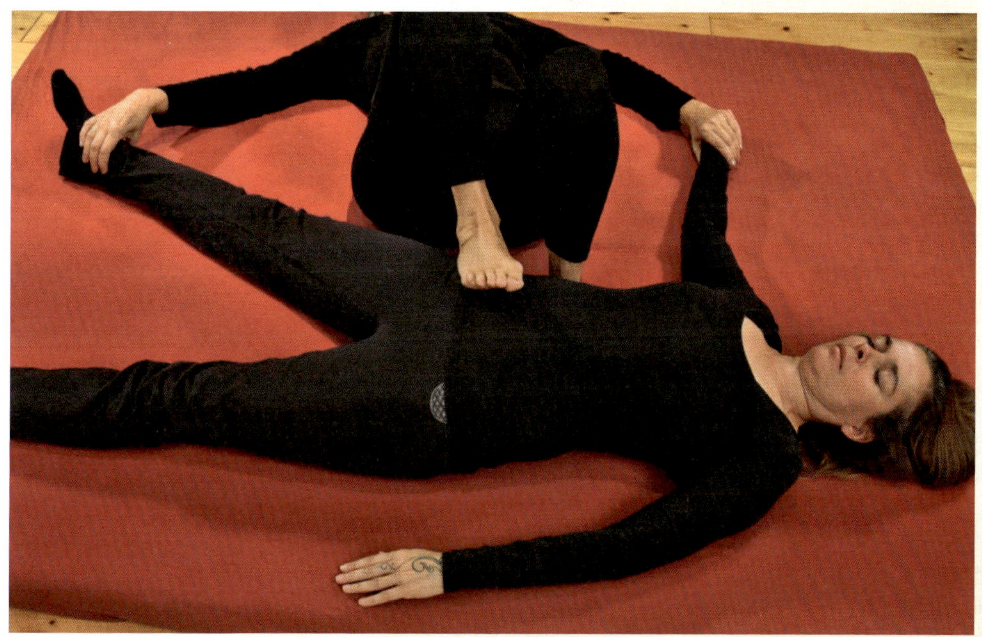

Winkel zu ihm, sodass Sie den Punkt am rechten Außenknöchel des Empfangenden gut erreichen. Drücken Sie mit Ihrem rechten Daumen direkt auf den Außenknöchel, und versuchen Sie, diesen Druck aufrechtzuerhalten, um den Puls zu erspüren. Mit Ihrer linken Hand umfassen Sie das rechte Handgelenk des Empfangenden und üben dort einen sanften Druck aus.
Legen Sie Ihren linken Fuß entspannt unter den 4. Lendenwirbel des Empfangenden – dieser Wirbel entspricht dem Herzen. Ihr rechter Mittelfuß kommt auf dem rechten Beckenknochen Ihres Partners zum Liegen, dort wird stärkerer Druck ausgeübt.
Zur Einstimmung können Sie und Ihr Partner zusammen den Organ-Ton anklingen lassen. Atmen Sie tief ein, und tönen Sie mit dem Ausatmen 3-mal den Ton des Herzens »B« (/bi:/).

Als Nächstes geht es darum, dass Sie alle Berührungspunkte am Körper des Empfangenden spüren und dort einen anhaltenden sanften Druck sowie Ihre Präsenz an allen Punkten wahren. Heben Sie danach als Gebender Ihr Becken leicht an, sodass sich Ihr Gewicht auf den Beckenknochen des Empfangenden verlagert. Halten Sie den Push 3–5 Minuten lang. Danach legen Sie das Becken wieder entspannt ab, sodass der Druck Ihres rechten Fußes auf dem Beckenknochen geringer wird. Diese Pull-Phase kann ebenso 3–5 Minuten dauern, dabei werden alle Punkte, die berührt werden, sanft gedrückt und gehalten. Der Wechsel zwischen Push und Pull wird mehrere Male angewendet – 3 Durchgänge sind sinnvoll. Er aktiviert grundsätzlich den Energiefluss durch das Nervensystem.

Zum Ende lösen Sie als Gebender alle Berührungspunkte und legen Ihre Beine etwa 5–10 Minuten lang über den Bauch des Empfangenden. In dieser Zeit entspannen Sie gemeinsam.

Das Großhirn

ENTFALTUNG VON INTEGRITÄT

22. Juli bis 6. August

Organebene

Das Gehirn ist die zentrale Verwaltungsabteilung des Körpers, in der alle Informationen gesammelt, ausgewertet und gespeichert werden. Im Großhirn als jüngstem Teil des Zentralnervensystems finden die »höheren« Funktionen statt – im Gegensatz zum Stammhirn mit seinen »niederen« Funktionen wie Instinkt und Vitalfunktionen. Das Großhirn wird grob in eine rechte und eine linke Hemisphäre eingeteilt. Der rechten Gehirnhälfte sind Körpersprache, Bildersprache, Intuition, Gefühl, Kreativität, Spontaneität, Neugier, Spielen, Risiko, Synthese, Überblick, Zusammenhänge, Raumempfinden und Ganzheitlichkeit zugeordnet. Der linken Hemisphäre hingegen Sprache, Lesen, Rechnen, Ratio, Logik, Regeln, Gesetze, Konzentration, Analyse, Wissenschaft, Einzelheiten, Zeitempfinden und schrittweises Vorankommen.

Das Gehirn ist der Sitz unseres Bewusstseins: aller bewussten Empfindungen, des bewussten Handelns, des Willens, der Kreativität und des Gedächtnisses – kurz, der menschlichen Fähigkeit zur Ich-Wahrnehmung. Die Entwicklung eines Bewusstseins gehört zu den noch unentschlüsselten Geheimnissen der Neurowissenschaften. Vieles spricht dafür, dass es keinen eng begrenzten Abschnitt im Gehirn gibt, der dem Bewusstsein zugeordnet wird. So befassen sich im menschlichen Gehirn allein 30 verschiedene Areale, die zum Teil räumlich weit auseinander liegen, mit der Verarbeitung visueller Informationen. Trotz moderner Bildge-

Buchstabe und Tonfrequenz des Großhirns: C (/si:/)

Farbschwingung des Großhirns: Zyklam (lilarot)

Wirbelentsprechung für das Großhirn: 1. Halswirbel (Atlas)

Tiere, die dem Großhirn zugeordnet werden:
Fuchs und Papagei

Land, das in der Frequenz des Großhirns schwingt:
Tibet (und Latein als Gelehrtensprache)

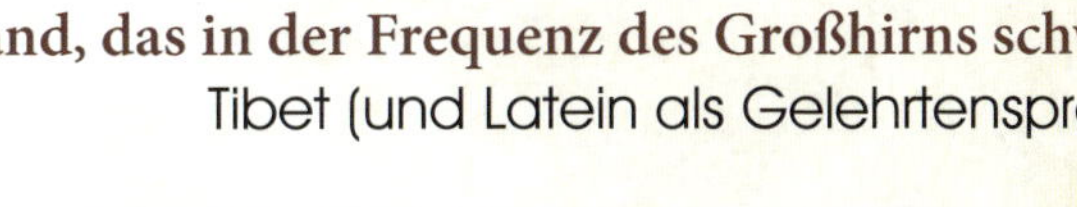

bungsverfahren können diese Prozesse im Gehirn nur unzureichend aufgeklärt und sichtbar gemacht werden.
Einen Erklärungsansatz zur Entwicklung des Bewusstseins liefert die Oszillationstheorie. Sie besagt, dass Nervenzellen des Gehirns, die im Gleichtakt schwingen, also oszillieren, auf diese Weise Bewusstsein erzeugen. Diese Erkenntnis würde somit das Prinzip der Wirkung von Tibetan Pulsing erklären. Wenn alle Punkte, die berührt und pulsiert werden, im Gleichtakt schwingen, erhellt und erweitert sich spürbar das Bewusstsein.

Disbalancen aufgrund eines geschwächten Großhirns

Eine Disbalance im Großhirn entsteht, wenn wir unser Gehirn ohne Einbeziehung des fühlenden Wesens benutzen. Wir verlieren uns dann in Argumenten und Theorien, und in Streitgesprächen geht es nur darum, recht zu behalten. Wir wirken dann überanalytisch, kalt und herzlos, und in uns existiert eine Angst vor dem Fühlen. Die rationale Herangehensweise gibt uns das Gefühl von Macht und Herrschaft. Diktatoren sind ganz bestimmt nicht mit ihrem Herzen verbunden – sie agieren, als hätten sie keins.
Ein geschwächtes Großhirn kann auch zu der Entstehung von Psychosen und anderen Geisteskrankheiten, also Störungen des Denkens und der Wahrnehmung, führen. Besonders charakteristisch bei Psychosen sind Wahnvorstellungen, z. B. Verfolgungs- oder Beziehungswahn, und Realitätsverlust mit Verwirrtheitszuständen und Gedächtnisstörungen.
Auf der körperlichen Ebene zeigen sich Disbalancen im Großhirn in Krankheiten, die es direkt betreffen: z. B. Hirntumoren, Morbus Parkinson, Demenz, Alzheimer, ALS, Hydrozephalus, Enzephalitis, Gehirnerschütterung, Hirnblutungen, Schädel-Hirn-Trauma, Aphasie, Amnesie oder Fazialisparese, aber auch im Schlaganfall.

Unterscheidung: Rationale Vernunft und Intelligenz

In der Zeit des Großhirns befinden wir uns in der Polarität zwischen Ratio und Bewusstsein. Das für Höchstleistung entwickelte Großhirn hat viele Fähigkeiten, allen voran den logischen Verstand, der vor allem seit der Zeit der Aufklärung einen besonderen Stellenwert einnimmt. Er kann unabhängig von Herz- und Bauchgefühl agieren, was dazu führt, dass Dinge auf der Welt geschehen, die unbewusst bis grausam sind. Der Größenwahn tyrannischer Herrscher, die Ausbeutung der Erde, das Abschlachten von Tieren … all dies ist der Überhöhung des Verstandes über die fühlende Intelligenz des Herzens geschuldet. Diese Intelligenz entsteht allein in der Verbindung aller drei Zentren: des Kopf, des Herz- und des Bauchzentrums, sprich der Integration der drei Gehirne. Dies meint die Synthese aus dem Stammhirn, das sich in der Gebärmutter entwickelt, dem emotionalen Gehirn mit dem limbischen System, das mit der Erfahrung eines Kindes in den ersten sechs Lebensjahren reift, und dem rationalen Gehirn mit dem Neokortex.

Die Zeit des Großhirns lädt uns dazu ein, uns bewusst zu werden, wer wir sind – ausgestattet mit einem menschlichen Bewusstsein. Achten Sie darauf, sich nicht ausschließlich auf Ihre Ratio zu verlassen. Verfangen Sie sich nicht in endlosen Argumentationen, die darauf abzielen, recht zu bekommen oder zu behalten. Die Welt des Verstandes, getrennt vom fühlenden Wesen, ist eine kalte Welt ohne Herz. Intelligent sein bedeutet, den Verstand optimal zu nutzen, um der inneren Stimme des Herzens zu folgen.

Polaritäten

Eine schöne Metapher für die zwei Hemisphären des Gehirns ist ein Vogel mit seinen Flügeln. Damit der Vogel sich in die Luft erheben und fliegen kann, braucht er beide Flügel. Hängt ein Flügel zu sehr herab oder fehlt er, kann der Vogel nicht fliegen. Auch wir Menschen brauchen beide Gehirnhälften, die harmonisch zusammenarbeiten, um uns ganz zu fühlen, Intelligenz zu entwickeln und kommunizieren zu können. Die linke Gehirnhälfte, die mit der rechten Körperseite korrespondiert, bildet Qualitäten aus, die männlichen Attributen zugeordnet werden und sich durch Sprache ausdrücken. Die rechte, weibliche Seite, die mit der linken Körperseite korrespondiert, verarbeitet Sinneseindrücke wie Gerüche, Geschmack, Form und Tonqualität.
Kehren wir zum Bild des Vogels zurück: Die Flügel stehen stellvertretend für die Polaritäten in unserem Leben. So haben wir mit der Entwicklung des Großhirns gelernt, in Ja und Nein, in Hell und Dunkel, in Weiblich und Männlich, aber auch in Richtig und Falsch, in Gut und Böse einzuteilen. Die Wahrnehmung der Realität hängt von unseren Konditionierungen ab, die geprägt sind vom sozialen Umfeld, von der Religion, mit der wir aufwachsen, von der Kultur, von Erziehungsmethoden, von Wertvorstellungen unserer Umgebung und vielem mehr.

Wir lernen, Dinge zu benennen, damit wir kommunizieren können. Durch die Benennung eines Wesens, einer Pflanze, eines Tiers oder eines Gegenstandes sind wir in der Lage, uns zu verständigen. Das menschliche Gehirn hat zudem die große Fähigkeit, sich zu erinnern. Das nennen wir Gedächtnis. Wir haben ein Kurz- und ein Langzeitgedächtnis, und unser Gehirn entscheidet, was nur kurz gespeichert und was im Langzeitspeicher abgelegt wird. Diese selektiven Fähigkeiten erlauben es uns aber auch, in Polaritäten zu denken, in Gut und Schlecht zu

unterteilen. Das schärft einerseits unser Urteilsvermögen, schränkt aber auch unsere Wahrnehmung ein. Lernen wir etwa, dass eine schwarze Hautfarbe schlechter ist als eine weiße, halten wir Afrikaner für Menschen zweiter Klasse. Das Leben in Polaritäten, im Schwarz-weiß-Denken oder mit dem Fokus auf Entweder-oder, schafft Trennung und Enge in uns. Das Wort »oder« ist polarisierend, das Wort »und« bringt zusammen und verbindet. Intelligenz bewegt sich in der Mitte, auf dem Grat zwischen den »Flügeln«. Von dort aus betrachten wir die Welt zu allen Seiten und weiten unseren Blick. Sind wir in Balance, können wir fliegen.
Ist der Verstand frei von Urteilen und Bewertungen, erleben wir inneren Frieden, Gleichmut und wahres Glück. Dann können wir unser Großhirn effizient für uns arbeiten lassen. Wenn wir zu einer Seite tendieren, polarisieren wir. Polarisieren bedeutet »Gegensätze erschaffen« oder »trennen«. In der Politik wird Polarisierung benutzt, um sich die fanatische Unterstützung eines Teils der Bevölkerung zu sichern, gegen einen anderen Teil der Bevölkerung. Dies spaltet eine Gemeinschaft in zwei Lager.

»Willst du eine unerwünschte geistige Schwingung beseitigen, wende das Prinzip der Polarität an, und konzentriere dich auf den entgegengesetzten Pol dessen, was du zu unterdrücken wünschst. Vernichte das Unerwünschte, indem du seine Polarität änderst.« Nach diesem Prinzip aus dem »Kybalion« arbeiten unter anderem Psychologen. Wenn Patienten Angst haben, ergibt es keinen Sinn, die Angst zu bekämpfen. Das erzeugt nur noch mehr Angst. Es ist aber hilfreich, den Mut zu fördern und so dem Patienten zu zeigen, wie er mit (meist) selbst erzeugter Angst umgehen kann.
Haben Sie also etwas, was Sie loswerden wollen, kümmern Sie sich nicht darum, es zu bekämpfen, sondern kümmern Sie sich lieber um den anderen Pol – auf diese Weise können Sie Ihre Probleme lösen. Sie orientieren sich an dem für Sie positiven Pol und lassen den negativen Pol hinter sich. Nur wer es schafft, die eigene Polarität zu ändern, kann auch Einfluss auf seine Umgebung nehmen. Üben Sie, Ihre eigene Polarität zu ändern, dann sind Sie auch in der Lage, die Polarität anderer Menschen zu ändern, und können als Geistheiler wirken. Aber wie lässt sich die Polarität ändern? Nehmen wir einmal an, Sie spüren öfter eine Gewaltbereitschaft in sich, weil Sie z. B. daran denken, jemanden zu bestrafen, und dies vielleicht sogar durchführen würden. Oder Sie gehören zu den Menschen, die sich oft sagen, dass jemand Bestimmtes ins Gefängnis gehört. Damit haben Sie bereits ein Urteil gefällt. Wenn Sie diese Gedanken in sich beenden möchten, konzentrieren Sie sich auf Ihren negativen Pol, z. B. die Gewalt, und fügen Sie das Gegenteil hinzu. Das kann z. B. die Liebe sein. Denken Sie an den negativen Pol, und konzentrieren Sie sich so lange auf die Liebe, bis Sie das Gefühl haben,

dass es reicht. Auf diese Weise lösen Sie Ihre Gewaltbereitschaft mit Ihrer Liebe auf. Sie kommen bei dieser Polarität in die Neutralität, d. h. auch, dass Sie von Gedanken an Gewalt nicht mehr belästigt werden. Diese Übung müssen Sie meist nicht lange machen – ein paar Minuten reichen schon aus. Es braucht jedoch eine fortgesetzte Praxis, denn der denkende Geist gibt sich nicht so schnell geschlagen. Achtsamkeit und Üben, den inneren Gegner im Auge behalten, sind grundlegende Werkzeuge, wenn wir uns eine dauerhafte Änderung wünschen. Sie kommen leicht in die Liebe, wenn Sie die Gedanken hinter sich lassen, denn die Liebe versteckt sich hinter einem Vorhang aus Gedanken. Sie sind in der Liebe, wenn Ego und denkender Geist überwunden sind und Sie in Ihrer Mitte leben.

Die Macht des Denkens: Ich denke – also bin ich!

Mit der evolutionären Entwicklung des Großhirns lernte der Mensch, in Abstraktionen zu denken, zu analysieren und Dinge zu begreifen. Das Gehirn ist wie ein Computer: Es speichert Daten, kann sie vernetzen und abrufen. Die größte elektrische Ladung ist da, wo auf kleinstem Raum unzählig viele Nervenverbindungen existieren. Ab und zu muss der Computer heruntergefahren werden, ab und zu müssen auch wir eine Pause machen und uns von konzentrierten Denkvorgängen entspannen und dem Mysterium des Lebens Platz einräumen; denn der Verstand ist nicht in der Lage, zu begreifen, was über ihn hinausgeht. Die Wissenschaft wird nicht müde, das Leben, den Menschen, das Universum und die Materie zu erforschen. Jede neue Entdeckung wirft neue Fragen auf, und jedes Mal bleibt ein Körnchen Ungeklärtes übrig. Zum Beispiel gibt es neue Erkenntnisse über das Wassermolekül. Es verhält sich dermaßen unlogisch, dass alle Bemühungen, einen Sinn darin zu finden, bisher scheitern.

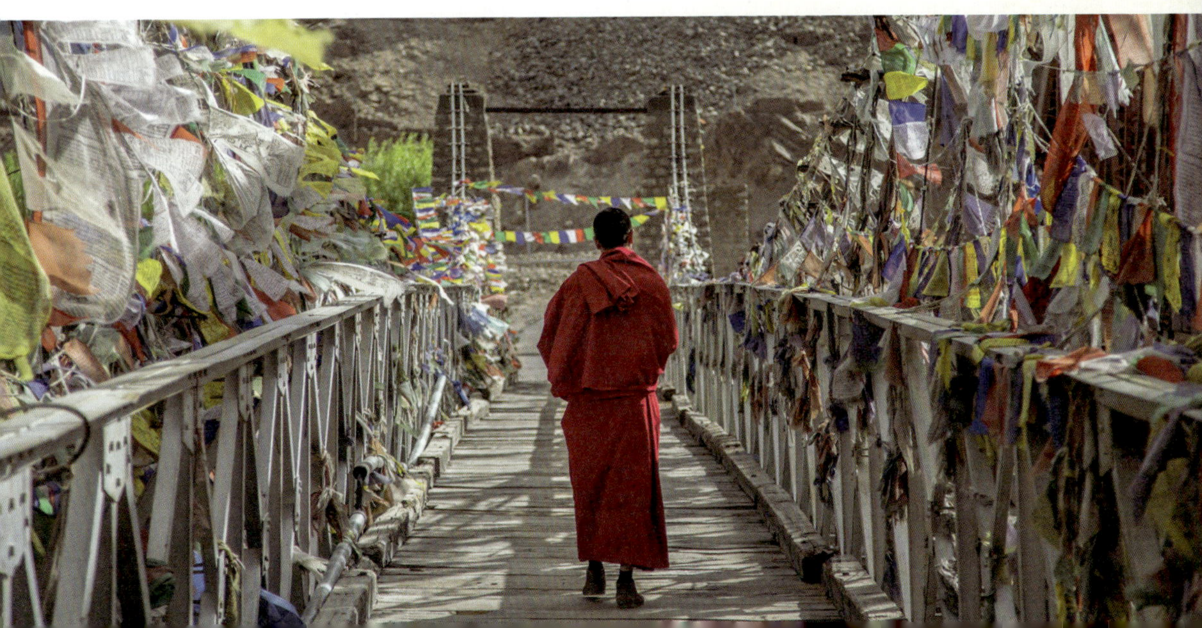

Der Versuch, das Mysterium des Lebens zu begreifen, führt dazu, dass immer wieder neue Mysterien aufgedeckt werden. Der Verstand kann die Ewigkeit nicht denken, es ist unmöglich. Aber auch Endlichkeit macht uns Angst. Um diese Angst nicht zu fühlen, versuchen wir, das Mysteriöse zu entmystifizieren, das Unfassbare zu greifen, Geheimnisse zu entschlüsseln und Einfluss zu nehmen, wo wir machtlos sind. Der Versuch, das Leben und den Tod unter Kontrolle zu bringen, entspringt dem Wunsch, der Ungewissheit und der Ohnmacht zu entkommen, der wir im Angesicht des Todes und der Vergänglichkeit unweigerlich begegnen müssen.

Das Gehirn – ein Datenspeicher

Es gibt eine wahre Geschichte, die verdeutlicht, dass das Gehirn nur das erkennen kann, was es gelernt und erfahren hat: Als Aborigines zum ersten Mal ein Schiff sahen, war es für sie kein Schiff, sondern sie sahen darin eine starke Luftbewegung am Horizont. Sie bemerkten es, gingen aber ihren alltäglichen Dingen nach. Kurze Zeit später wurden sie von unbekannten Menschen übermannt, denn das Schiff war inzwischen am Ufer gelandet. Erst als die fremden Menschen vor den Ureinwohnern Australiens standen, haben diese sie wahrgenommen. Ein Schiff war ihnen bis dahin vollständig fremd, und sie konnten es daher nicht identifizieren und sich auch nicht davor schützen.

Das Gehirn hat die Funktion, Erfahrungen zu speichern. Die Erlebnisse, die schmerzhaft waren, sollen in Zukunft vermieden werden. Doch wir wissen nicht, wie es wäre, einer ähnlichen Situation vollständig neu zu begegnen, eben nicht aus der Erinnerung heraus. Der Verstand klammert sich an das Alte und entwickelt Furcht davor, dass etwas Schlimmes noch einmal passieren könnte. Er »übersieht«, dass das, wovor er Angst hat, längst geschehen ist und niemals wieder genauso eintreten wird. Die Angst vor einer Wiederholung, geschmückt mit Vorstellungen und Bildern von noch schlimmeren Situationen, lässt uns innerlich eng werden und macht uns noch mehr Angst, und so errichten wir einen Schutzwall gegen die imaginäre Bedrohung von außen. Je mehr wir unserem Verstand erlauben, diesen Horrorszenarien, die er selbst erzeugt, zu glauben, desto weniger sind wir in Kontakt mit dem jetzigen Moment, dem Wahrnehmen des Körpers und den momentanen Empfindungen. Die gesamte Aufmerksamkeit ist im Kopf und im Denken, bei einem Gemisch aus Erinnerungen und Bildern, die auf die Zukunft projiziert und ausgeschmückt werden.

Entstehung von Psychosen und anderen Geisteskrankheiten

Infolge dieser Überaktivierung des Denkens (aus Angst vor der Angst) spannt sich die Muskulatur im Nacken und in der Wirbelsäule so stark an, dass der energetische Durchfluss der Nerven vom Kopf zum Körper und vom Körper zum Kopf stark vermindert ist. Die elektrische Ladung im Gehirn steigert sich gleichsam mit der Angst und der Abtrennung vom Fühlen. Das emotionale Fühlen ist eingeschränkt, die Körperwahrnehmung stark vermindert. Hält dieser Zustand über viele Jahre an, kann er zu einem Nährboden für Geisteskrankheiten, Größenwahn, Psychosen und Schizophrenie werden. Der Größenwahn unseres Verstandes ist die Einbildung, sich über alles erheben zu können, Macht über die Natur, das Leben, das fühlende Wesen und andere Menschen zu haben. Die absolute Kontrolle des Verstandes über Herz und Körper. Ein Herrscher kann die Macht zum Wohle seines Volkes nutzen oder zu einem Tyrannen werden.
Schamanische Heiler sagen zu Geisteskrankheiten Folgendes: Zum einen kann ein Mensch verrückt werden, wenn seine Seele oder ein Teil davon verloren gegangen ist, zum anderen, wenn eine fremde Macht Besitz von ihm ergriffen hat. In ihrer Heilarbeit versuchen Schamanen, die Seele wieder in den Körper zurückzuholen oder die fremde Macht auszutreiben.

Transzendenz des Großhirns

Die Kapazität des Gehirns kann dafür genutzt werden, wofür es gemacht ist: logisches Denken, wissenschaftliche Erforschungen, Kommunikation und Verarbeitung von Informationen. Seine größte Fähigkeit liegt aber wahrscheinlich in der Möglichkeit zur Transzendenz. Wir Menschen können uns als einziges Lebewesen selbst reflektieren. Unser Geist kann hinterfragt werden und über sich hinausgehen. Wir sind in der Lage, uns die größten Fragen des Lebens zu stellen und jenseits des Denkens Antworten zu empfangen.
Tibet und Indien haben eine spirituelle Tradition, in der der Geist seit jeher dazu eingesetzt wird, das Bewusstsein zum Höchsten zu entwickeln. Die Frage nach der Selbsterkenntnis, durch die der indische Guru Ramana Maharshi erwacht ist, heißt: »Wer bin ich«?

»›Man sagt, der Geist komme aus dem Gehirn.‹
Ramana Maharshi antwortete: ›Wo ist das Gehirn? Es ist im Körper.
Ich sage, dass der Körper nur eine Projektion des Geistes ist …
Es ist der Geist, der den Körper mit dem Gehirn darin erschafft
und dann feststellt, dass das Gehirn der Sitz des Geistes ist.‹«
OM C. Parkin: Intelligenz des Erwachens.
Die spirituelle Neugeburt des Menschen

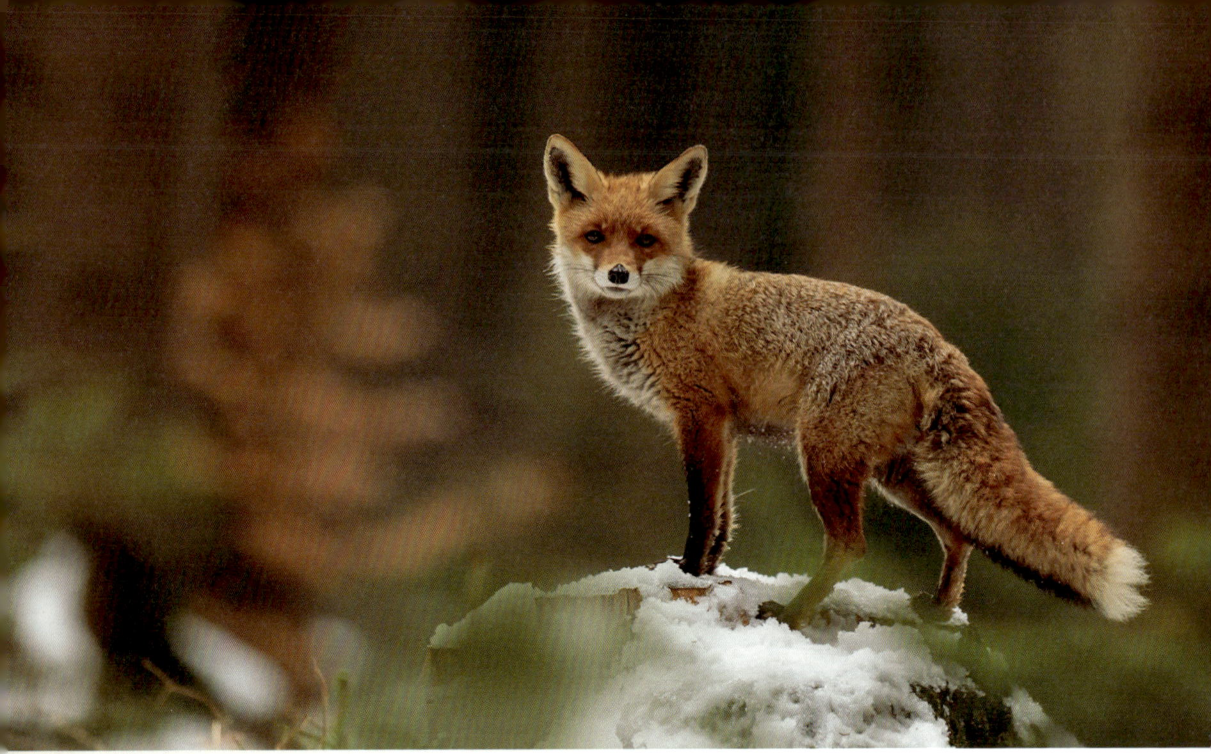

Fuchs und Papagei – die Tiere des Großhirns

Füchse sind Einzelgänger. Mit ihren dreieckigen, aufgestellten Ohren, die sie in fast alle Richtungen drehen können, sind sie Meister darin, Geräusche wahrzunehmen und zu lokalisieren. Ihr Geruchssinn ist 400-mal besser als der von Menschen. Füchse sind bekannt für ihre List und Tücke, und sie sind auch Meister der Tarnung. Bei den Runen werden Füchse der Rune Dagaz zugeordnet und stehen somit für vollkommenes Erwachen, die Verbindung von Licht und Polarität sowie die Vereinigung verschiedener Elemente (Synthese).

Es gibt über 300 verschiedene Papageienarten, am bekanntesten sind die Familien der Kakadus und der eigentlichen Papageien. Papageien gehören neben den Rabenvögeln zu den intelligentesten Vögeln im Tierreich. Sie können nicht nur nachplappern, was sie hören, sondern auch bereits gelernte Laute zu neuen Wörtern kombinieren. Außerdem sind sie sehr gesellig und können eine enge Beziehung zu ihrem Partner oder zu Menschen aufbauen. Papageien stehen symbolisch für Grenzüberschreitungen und dafür, dass Probleme, die jenseits einer Grenze liegen, verhandelt werden müssen. Als fliegende Wesen erinnern sie an die Engel, das Göttliche und die Transzendenz.

Mudra-Meditation für das Großhirn

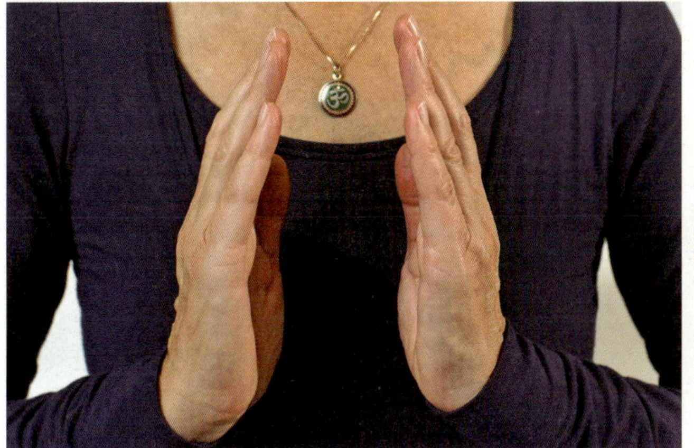

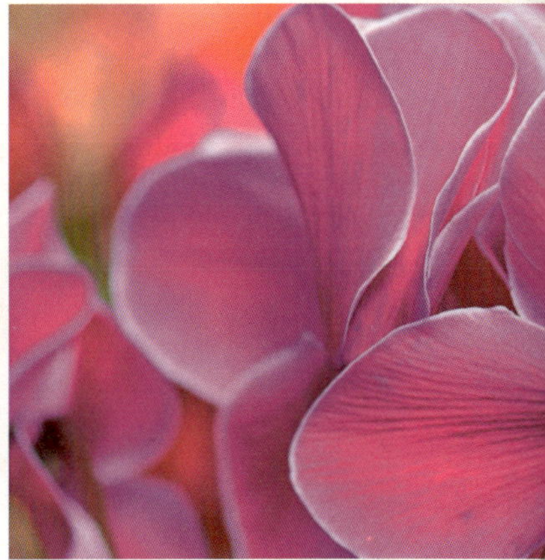

Setzen Sie sich bequem und aufrecht in einer Meditationshaltung auf einen Stuhl oder ein Meditationskissen. Entspannen Sie Ihre Schultern, und halten Sie beide Hände mit den Innenflächen zueinander auf Höhe Ihres Herzens, ohne dass sie einander berühren. Der Abstand zwischen Ihren Händen sollte etwa 10 Zentimeter betragen.

Richten Sie Ihre Aufmerksamkeit auf Ihr Kopfzentrum. Lassen Sie Ihren Atem entspannt in Herz und Bauch hineinfließen. Atmen Sie auf diese Weise mehrere Male ganz bewusst. Nun schließen Sie die Augen, und visualisieren Sie ein leuchtendes Rotlila wie das eines Alpenveilchens vor Ihrem inneren Auge. Mit Konzentration auf das Großhirn-Mudra tönen Sie »C« (/si:/). Sie können den Ton variieren, mal leiser, mal lauter werden. Lassen Sie den Ton aus Ihrem Kopf kommen, dann versetzt er Ihr Großhirn in eine sanfte Vibration.

Nach etwa 5 Minuten lassen Sie den Ton ausklingen, lösen die Handhaltung auf und legen Ihre Hände entspannt auf die Oberschenkel. Spüren Sie, was die Handhaltung, das Tönen und das Visualisieren der Farbe in Ihnen ausgelöst haben. Lassen Sie alle Gedanken, Gefühle und Empfindungen in Ihnen zu, ohne an ihnen festzuhalten. Die Gedankenspiralen kommen zur Ruhe. Zum Abschluss der Übung legen Sie Ihre Hände in den Schoß und verweilen noch einen Augenblick, ohne sich zu bewegen. Sie können auch auf dem Rücken liegend ruhen.

Heilströmen für das Großhirn

Der empfangende Partner liegt entspannt auf dem Rücken, seine Arme sind zur Seite ausgestreckt, und seine Beine sind leicht geöffnet.

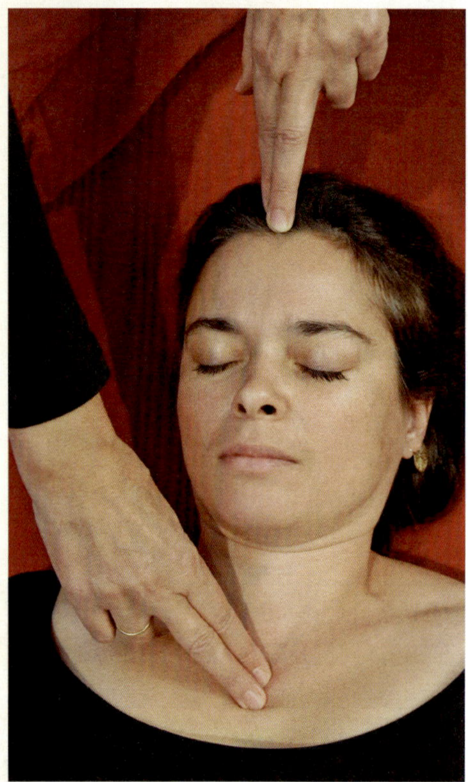

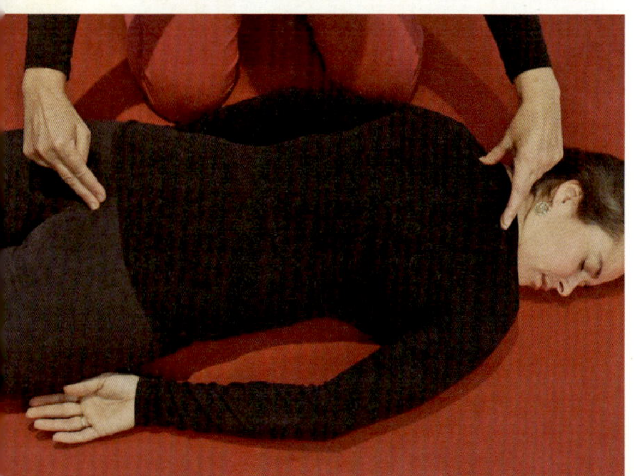

Als Gebender setzen Sie sich an der rechten Kopfseite des empfangenden Partners bequem und aufrecht auf ein kleines festes Kissen oder auf den Boden.

Berühren Sie mit dem Zeige- und dem Mittelfinger Ihrer linken Hand den Punkt in der Mitte des Scheitels direkt an der Haarlinie. Mit dem Zeige- und dem Mittelfinger Ihrer rechten Hand berühren Sie die Drosselgrube, die kleine Vertiefung direkt über dem Brustbein.

Spüren Sie nun den Pulsschlag an beiden Kontaktstellen, indem Sie einen sanften Druck ausüben. Der Puls ist dann zu spüren, wenn der Druck weder zu leicht noch zu stark ist. Er entfaltet sich genau in der Mitte. Tönen Sie zusammen mit Ihrem Partner den Ton des Großhirns »C« (/si:/) mindestens 3-mal. Versuchen Sie, ganz präsent und achtsam für alles zu sein, was Sie wahrnehmen, und achten Sie darauf, dass Ihr Partner sich entspannen kann.

Nach 5–10 Minuten wechseln Sie zur zweiten Position. Ihr Partner dreht sich auf den Bauch, und Sie sitzen an seiner linken Körperseite. Berühren Sie mit dem Daumen und dem Mittelfinger Ihrer linken Hand jeweils einen Punkt seitlich der Wirbelsäule, der etwa 3 Fingerbreit oberhalb der inneren Spitze der Schulterblätter liegt. Der Zeige- und der Mittelfinger Ihrer rechten Hand berühren das Steißbein des empfangenden Partners. Nun spüren Sie wieder den Pulsschlag an beiden Kontaktstellen, indem Sie einen stärkeren Druck ausüben. Tönen Sie zusammen mit Ihrem Partner den Ton des Großhirns »C« (/si:/) mindestens 3-mal, und nehmen Sie wieder alles achtsam wahr.

Beenden Sie das Heilströmen nach weiteren 5–10 Minuten, und lassen Sie sich und Ihrem Partner noch etwas Zeit zum Nachspüren.

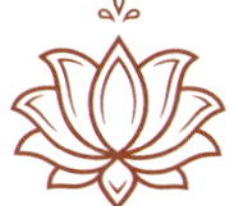

Intensive Körperarbeit mit einem Partner

Bitte setzen Sie diese Körperarbeit nur ein, wenn wenigstens einer von Ihnen (Sie oder Ihr Übungspartner) die Einweisung dazu von einem Tibetan-Pulsing-Therapeuten erhalten und diese Position unter Anleitung praktiziert hat.

Der empfangende Partner liegt auf dem Bauch, seine Arme sind zur Seite ausgestreckt, und sein Kopf ist zu einer Seite gedreht.
Als Gebender legen Sie sich mit Ihrer Rückseite auf den Partner. Ihr Kopf sollte zwischen den Beinen Ihres Partners auf einem nicht zu hohen Kissen ruhen. Ihr Becken liegt auf dem Steißbein des Partners, und Ihre Füße

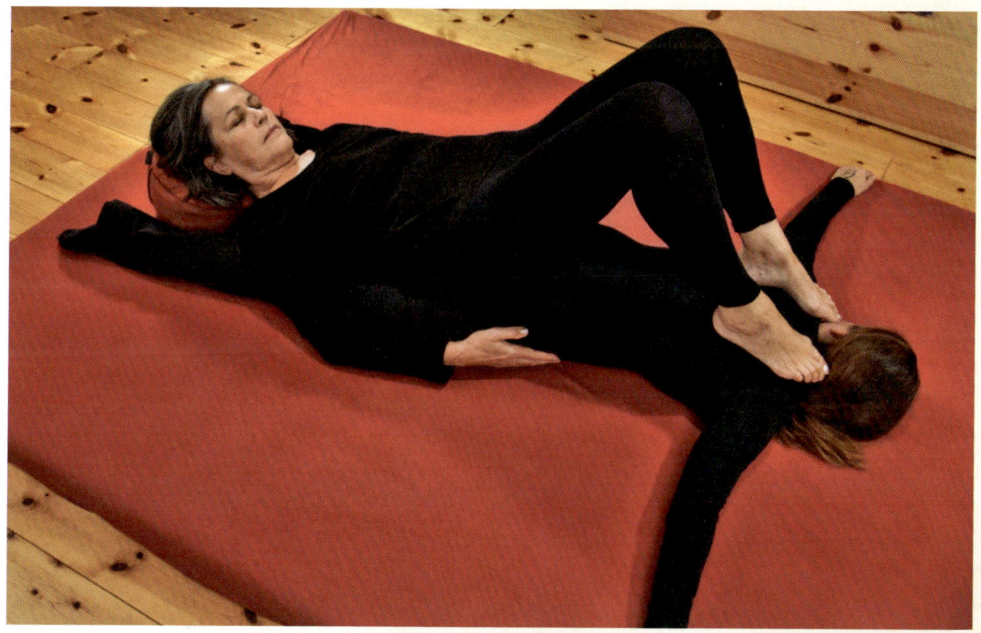

sind jeweils auf dem oberen Abschnitt seiner Schulterblätter platziert. Legen Sie Ihre Hände an die Hüften Ihres Partners.
Zur Einstimmung können Sie und Ihr Partner zusammen den Organ-Ton anklingen lassen. Atmen Sie tief ein, und tönen Sie mit dem Ausatmen 3-mal den Ton des Großhirns »C« (/si:/).

Kippen Sie als Gebender Ihr Becken leicht an, dadurch verlagern Sie mehr Gewicht auf Ihre Füße und die Schulterblätter des Empfangenden. Halten Sie den Push 3–5 Minuten lang (oder auch kürzer). Danach legen Sie das Becken wieder entspannt in das Steißbein des Partners zurück, dadurch wird der Druck auf die Schulterblätter automatisch geringer. Diese Pull-Phase kann ebenso 3–5 Minuten dauern. Der Wechsel zwischen Push und Pull wird mehrere Male angewendet – 3 Durchgänge sind sinnvoll.

Es ist möglich, hier eine rhythmische Auf- und Abbewegung des Beckens einzubauen, sodass die Schulterblätter durchgepumpt werden und sich tiefere Schichten von Verspannungen lösen können.

Zum Ende strecken Sie als Gebender Ihre Beine über die Schultern des Partners aus. Es ist wichtig, dass Sie Ihren gesamten Körper und Ihre Wirbelsäule dabei entspannen. Bleiben Sie etwa 5–10 Minuten gemeinsam in dieser Entspannungsposition liegen. Rollen Sie sich dann behutsam vom Körper des Empfangenden herunter.

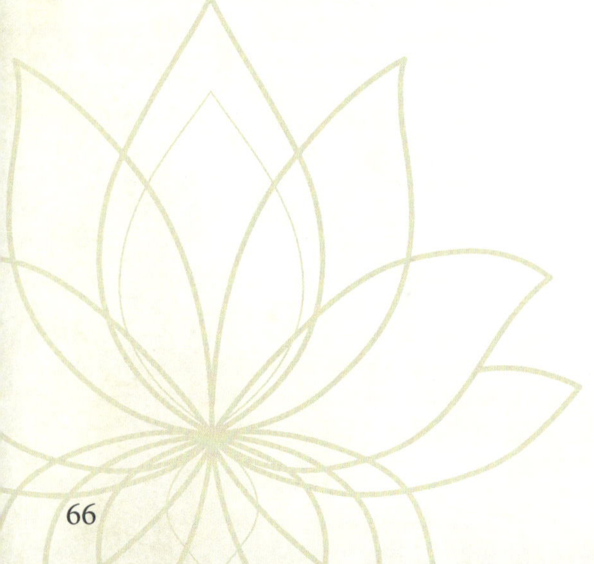

Der Hals

ENTFALTUNG VON AUTHENTIZITÄT

7. bis 22. August

Organebene

Der Hals ist die Schnittstelle zwischen Kopf und Körper. Durch diese Passage atmen wir Luft ein (Luftröhre) und nehmen Nahrung auf (Speiseröhre). Der Schluckreflex im Hals verhindert, dass Nahrung in die Luftröhre gelangt, und mit dem Kehlkopf und den Stimmbändern bilden wir Töne. Auch die lebensnotwendige Schilddrüse und die Nebenschilddrüse befinden sich im Hals. Der Hals ist wie eine Pforte, die den Übergang vom Bewussten ins Unbewusste bildet. Sobald wir Nahrung hinuntergeschluckt haben, entzieht sie sich unserer bewussten Kontrolle. Der Verdauungsprozess ist ein autonomes Geschehen, das ohne unser Zutun funktioniert. Das wiederum, was wir innerlich empfinden, wird durch den Hals in Form von Tönen und Sprache nach außen transportiert.

Disbalancen aufgrund eines geschwächten Halses

Im Hals haben wir es mit verschiedenen Formen von Ausdrucksbehinderung zu tun. Ein Grund dafür kann sein, dass wir Gefühle und Impulse herunterschlucken. Stottern, Verstummen und dauerndes Entschuldigen sind Ausdruck von Selbstzweifel. Die vollständige Abschottung und die Unfähigkeit, sich auf natürliche Weise mitzuteilen, führen zu Autismus (einer tiefgreifenden Entwicklungsstörung, die mit Problemen im sozialen Kontakt, mit Kommunikation und Sprache einhergeht), dem etwas milderen Asperger-Syndrom (einer Kommunikations-

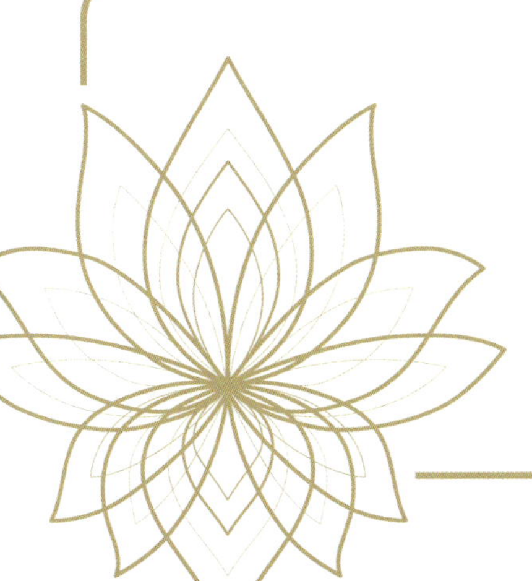

Buchstabe und Tonfrequenz des Halses: D (/di:/)

Farbschwingung des Halses: Gold

Wirbelentsprechung für den Hals:
11. Brustwirbel

Tiere, die dem Hals zugeordnet werden:
Biene, Giraffe und Eichhörnchen

Land, das in der Frequenz des Halses schwingt:
England

und Kontaktstörung) und Aphasie (einer Störung des Verstehens und der Kommunikation aufgrund einer Schädigung oder Verletzung des Gehirns).
Auf der körperlichen Ebene haben wir es im Hals mit chronischen Halsschmerzen, Diphtherie, Angina, Tonsillitis (Mandelentzündungen), Schilddrüsenerkrankungen, Pharyngitis, Laryngitis, HWS-Syndrom, also Schmerzen in der Halswirbelsäule, und Gaumenspalte zu tun. Im schlimmsten Fall kommt es zu Arten von Kehlkopfkrebs oder Halskrebs, einer Reihe bösartiger Tumoren, die die Schleimhäute befallen und meist lange Zeit unbemerkt wachsen.

Selbstwert und Selbstausdruck

In der Zeit des Halses geht es vor allem um den Selbstausdruck und den Selbstwert. Folgen Sie Ihrer inneren Führung, und seien Sie authentisch im Ausdruck dessen, was Sie als wahr erkennen. Selbstvertrauen und Selbstvergebung sind die Stärken, die Sie in sich wahrnehmen können. Trauen Sie sich, etwas auszusprechen, was Sie normalerweise herunterschlucken würden, weil Sie Vertrauen haben in das, was Sie fühlen. Gehen Sie auch einmal das Risiko ein, nicht verstanden zu werden, und halten Sie das unangenehme Gefühl von Widerspruch aus. Stehen Sie zu Ihrer eigenen Wahrnehmung. Sprechen Sie langsam, und fühlen Sie bei jedem Wort, was Sie sagen. Ist Ihr Hals frei von Blockaden, können Sie Wahrheit ausdrücken. Spirituelle Lehrer und Meister haben alle Einschränkungen des Halschakras transformiert und sind ein Kanal für das göttliche Wort.

Kommunikation und das gesprochene Wort

Die Kehle ist das Organ für Kommunikation. Mit ihr drücken wir aus, was wir wahrnehmen. Vibration und Klang einer Stimme erzeugen eine Resonanz, die ihre Wirkung nach innen und nach außen entfaltet. Es kommt darauf an, wie Worte gesprochen werden, wie die Stimmlage und der Ausdruck des Menschen sind – ganz anders beim geschriebenen Wort. Wenn wir einer Stimme lauschen und nichts verstehen, weil die Sprache uns fremd ist, bekommen wir ein Gefühl für den Sprecher, hören mehr auf den Klang seiner Stimme und darauf, was sie transportiert.
Der Klang eines Wortes, der Schrei eines Kindes, die zarte Schwingung im Flüstern von Verliebten, die zornige Stimme des Verärgerten, der sorgende Unterton einer Mutter, das Geschrei vieler Menschen auf einem Jahrmarkt, die Stille eines Klosters oder das gesprochene Wort der Wahrheit berühren uns auf vielfältige Weise. Nach der Geburt verschiebt sich die Kommunikation unserer Bedürfnisse von der Nabelschnur auf die Kehle. Babys drücken sich durch Schreien, Weinen oder Lachen aus. Später lernen Kinder, mit Worten zu kommunizieren. Sie lernen Sätze wie: »Was sagt man? Danke.« – »Wie fragt man? Bitte.« – »Wie heißt du? Ich heiße …«

Auch das soziale Verhalten lernen sie in Form von Geboten oder Verboten: »Du wartest, bis du dran bist mit Sprechen.« – »Jetzt nicht!« – »Wenn Erwachsene sprechen, müssen Kinder still sein!« – »Dass du das bloß niemandem erzählst!« – »Halt den Mund!« Von Anfang an werden dem Heranwachsenden Ausdrucksformen beigebracht, die in der jeweiligen Gesellschaft, in der sie leben, wichtig sind. Kinder erfahren die ganze Bandbreite menschlicher Gefühle durch ihren Ausdruck und die Reaktionen darauf. Sie können entweder unterstützt, bestätigt, gehört oder ausgelacht, demaskiert, kritisiert, unterbrochen, zum Schweigen gebracht, verunsichert oder verurteilt werden. Manche Kinder erleben einen Mangel an Ansprache. Aus Unwissenheit behandeln Eltern ihre kleinen Kinder so, dass sie sie ignorieren oder nicht mit ihnen sprechen, weil sie denken, dass Babys die Worte sowieso noch nicht verstehen. Doch das ist nicht der Fall. Kinder brauchen eine direkte Ansprache, auch wenn sie selbst noch nicht sprechen können. Sie hören vor allem den Klang einer Stimme, sie achten auf Gestik und Mimik der Mutter und orientieren sich daran. Sie brauchen das Gefühl, angesprochen zu werden, sie wollen verstehen, lernen, sie wollen in Kommunikation treten, damit sie sich in ihrem Selbstausdruck gut entwickeln und ihm vertrauen können.

Ein Kind, das seine ersten Worte spricht, erntet großen Beifall. Das Lernen von Sätzen und Inhalten wird unterstützt, und Leistungen werden anerkannt. Jedes Kind freut sich, wenn es etwas geschafft hat und dafür gelobt wird. Es ist sehr wichtig, dass Eltern mit ihren Kindern sprechen und auf all die Fragen eingehen, die ihr Kind stellt. Auch wenn sie keine Antwort wissen! Natürlich lernt das Kind die Realitätssicht der Eltern, die es erst einmal annehmen muss. Später können diese Lehrsätze überprüft und hinterfragt werden. In der Schule sind es die Lehrer, die die Aufgabe des Lobens oder Anerkennens übernehmen. Sie benoten die Leistungen der Schüler. In unserer Gesellschaft lernen wir ein System von Belohnung/Anerkennung und Bestrafung/Zurückweisung. Das kann sowohl ein Ansporn sein, es besser zu machen, als auch das Gegenteil auslösen. Aus lauter Angst, etwas falsch zu machen oder etwas Falsches zu sagen, trauen wir uns dann nicht mehr, den Mund aufzumachen.
Das, was wir nicht verbalisieren, findet andere Wege des Ausdrucks, z. B. durch die Mimik im Gesicht, über die Augen oder die Gestik des Körpers. Ein einfaches Beispiel: Ein Jugendlicher, der sich zum ersten Mal in ein Mädchen verliebt hat, hat nicht den leisesten Schimmer, wie er das ausdrücken soll. Diese Gefühle sind für ihn absolut neu und überwältigend, und er hat nicht gelernt, sie zu kommunizieren. Er wird seine Angebetete anstarren oder verstohlen anlächeln, vielleicht irgendetwas stottern oder in sich hineinmurmeln. Und sie wird ihre Gefühle genauso wenig zeigen und vermutlich so tun, als ob sie nicht interessiert wäre, ihn

dann aber genau fixieren in dem Augenblick, in dem er nicht zu ihr hinschaut. Wenn sie mutig ist, wird sie ihn direkt anschauen und dabei all ihre Sehnsucht in diesen Augen-Blick legen. Vielleicht erstarrt ihr Gesicht auch zu einer Maske, hinter der sie ihre Gefühle versteckt. Bis zu diesem Zeitpunkt wurde wahrscheinlich noch nicht gesprochen.
Wir kennen diese Art der Kommunikation und verstehen sie. Es ist der Versuch, etwas auszudrücken, was uns verunsichert und von dem wir noch nicht wissen, wie wir es verbal kommunizieren können. Indem wir versuchen, das, was uns wirklich bewegt, zu verstecken, lernen wir, Masken aufzusetzen und unsere Stimme zu verändern, um weniger direkt und ehrlich sein zu müssen. Das kann dazu führen, dass Stimme und Mimik unecht wirken, maskenhaft oder hohl. Wir müssen lernen, den echten von einem falschen Klang in einer Stimme zu unterscheiden. Oft sind es die Gesten, die Mimik, der Klang, der uns verrät, was unser Gegenüber wirklich denkt und fühlt, und nicht so sehr seine Worte. Worte sind authentisch, wenn das, was transportiert wird, übereinstimmt mit dem, was innen ist.

Zweifel und Realität

Zweifeln wir an dem, was wir ausdrücken? Woher kommen diese Selbstzweifel? Warum sind wir uns nicht sicher in dem, was wir ausdrücken? Selbstzweifel entstehen durch Verunsicherung. Sich selbst nicht über den Weg zu trauen, rührt aus der Angst, falsch zu sein. In jedem von uns gibt es einen starken Wunsch nach Gewissheit. Wir glauben z. B., zu wissen, dass wir die Tochter oder der Sohn unserer Eltern sind. Doch plötzlich deckt jemand aus der Familie ein Geheimnis auf, ein sogenanntes Familiengeheimnis, das diese Realität infrage stellt. Das ist wie ein Schock. Wir können es als einen heilsamen Schock sehen, denn etwas ist aus dem Verborgenen ans Licht gekommen und wir kennen nun unseren Ursprung. Zweifel werden von unserem Verstand dazu benutzt, uns zu verunsichern in dem, was wir fühlen.

»Zweifle an dem, was du denkst, aber nicht an dem, was du fühlst.«
OM C. Parkin

Wer oder was gibt mir Gewissheit über das Leben? Woher komme ich? Was ist meine Lebensaufgabe, und was geschieht mit mir, wenn ich sterbe? Wer bin ich wirklich? Diese Fragen sind in uns, und wir suchen nach Antworten jenseits dessen, was sichtbar ist. Die Fragen, die alle Sinnsuchenden stellen, sind: Wer oder was bin ich jenseits der Identität, die ich mir angeeignet habe? Wer bin ich, wenn ich nicht die Gedanken bin, die mich zu beherrschen scheinen? Wenn ich nicht dieser Körper bin, der mir Lust verschafft oder mich plagt? Wer bin ich, wenn ich nicht dieses Gefühl bin, das mich wütend oder traurig macht? Bin ich etwas davon?

Im Hals erforschen wir, was real ist und was nicht. Wir müssen unsere Ideen, Meinungen und Urteile überprüfen, indem wir das, was wir sagen und hören, infrage stellen. Hier ist der Zweifel angebracht. Wir prüfen innerlich, was sich richtig anfühlt. Dazu müssen wir empfangsbereit sein, wirklich hinhören und nach innen lauschen. Ist es wahr, was ich höre? Was empfinde ich dabei? Im Hals lausche ich dem Klang einer Stimme, höre auf die Schwingung zwischen den Wörtern, die Wahrheit zwischen den Zeilen. Wenn wir unserem Gefühl vertrauen, hören wir, was richtig und was falsch ist. Wie hört es sich für uns selbst an, wenn wir sprechen? Sind wir dabei in Kontakt mit unserem Gefühl? Legen wir die Aufmerksamkeit auf diese Feinheit in der Wahrnehmung, sind wir authentisch, weil wir unser Sprechen mit dem verbinden, was wir wirklich fühlen. Der transformierte und höchste Zustand des Halschakras ist das Lehren durch Stille, so, wie es von Weisen übermittelt wird.

Biene, Giraffe und Eichhörnchen – die Tiere des Halses

Bienen kommunizieren ohne Laute in Form von verschiedenen Tänzen miteinander, um einander z. B. die Lage einer gefundenen Futterquelle mitzuteilen. Als Menschen nehmen wir vor allem das laute Brummen durch den Flug der Bienen am Stock oder an blühenden Bäumen wahr. Ein Bienenstich im Hals kann lebensbedrohlich sein.

Der Hals von Giraffen ist außergewöhnlich lang. Als Zeichen für Kommunikationsfähigkeit sind Giraffen Krafttiere, die uns auf Botschaften und Nachrichten anderer Menschen und Wesen aufmerksam machen. Sie gelten als Symbol des friedvollen und gewaltfreien Austausches zwischen zwei Herzen und zwischen Himmel und Erde.

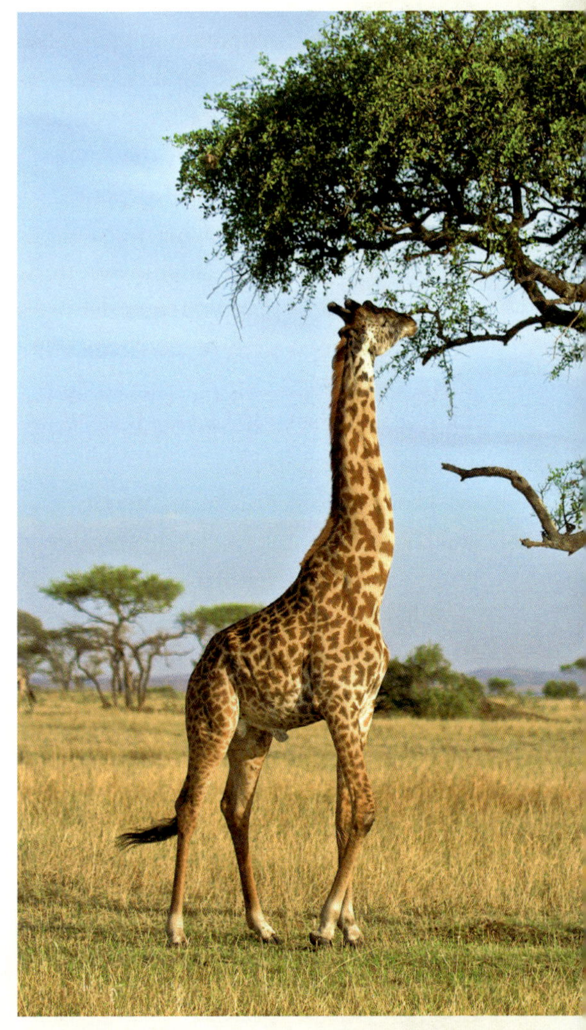

Eichhörnchen kommunizieren über eine Kombination aus Bewegung und Lauten: »Tjuck-tjuck-tjuck« bei Aufregung und »wuck-wuck« bei Familienausflügen. Eine Begegnung mit dem scheuen Eichhörnchen warnt uns davor, Problemen und Auseinandersetzungen aus dem Weg zu gehen. Sie teilen uns mit, dass es Zeit ist, den Dingen auf den Grund zu gehen, sprichwörtlich die Nuss zu knacken.

Übung zur Reinigung des Halschakras

Zur Reinigung des Halschakras empfehle ich die »Nadabrahma-Meditation« von Osho und die »Bhramari-Meditation« (»Bhramar« bedeutet »Biene«).

Für die Bhramari-Meditation setzen Sie sich in eine entspannte Meditationshaltung und lassen Ihre Hände auf den Knien ruhen. Schließen Sie die Augen, und entspannen Sie Ihren Körper. Lassen Sie den Kiefer locker werden, Ihre Lippen sind sanft geschlossen und die Zahnreihen leicht voneinander getrennt. Heben Sie nun die Arme seitlich an, führen Sie Ihre Hände zu den Ohren, und verschließen Sie diese sanft mit den Zeigefingern.

Richten Sie Ihre Aufmerksamkeit auf die Mitte Ihres Kopfes hinter den Punkt zwischen den Augenbrauen, und halten Sie völlig still. Atmen Sie durch die Nase ein. Erzeugen Sie mit dem langsamen und kontrollierten Ausatmen einen tiefen, gleichmäßigen Summton. Nehmen Sie den Ton innerhalb Ihres Kopfes wahr – das Summen sollte bis zum Schluss weich und ausgeglichen sein.

Wiederholen Sie das Ganze 11 Atemrunden, also etwa 5–7 Minuten lang. Falls Ihre Arme zu schwer werden, legen Sie sie auf die Knie zurück, um sie für die nächste Runde wieder anzuheben. Mit dieser Meditation können Sie Halserkrankungen lindern, außerdem beruhigt sie das Nervensystem und den Geist und wirkt schlaf- und konzentrationsfördernd.

Mudra-Meditation für den Hals

Setzen Sie sich bequem und aufrecht in einer Meditationshaltung auf einen Stuhl oder ein Meditationskissen. Entspannen Sie Ihre Schultern, und bringen Sie die Fingerspitzen von Ringfinger und kleinem Finger beider Hände auf Höhe des Herzens oder auch direkt vor Ihrem Hals zusammen. Die restlichen Finger berühren einander nicht.

Richten Sie Ihre Aufmerksamkeit auf Ihr Halschakra. Lassen Sie Ihren Atem entspannt in Herz und Bauch hineinfließen. Atmen Sie auf diese Weise mehrere Male ganz bewusst. Nun schließen Sie die Augen, und visualisieren Sie eine schimmernde Krone aus Gold vor Ihrem inneren Auge. Mit Konzentration auf das Hals-Mudra tönen Sie »D« (/di:/). Sie können den Ton variieren, mal leiser, mal lauter werden. Lassen Sie den Ton aus Ihrem Hals kommen, dann versetzt er diesen in eine sanfte Vibration.

Nach etwa 5 Minuten lassen Sie den Ton ausklingen, lösen die Handhaltung auf und legen Ihre Hände entspannt auf die Oberschenkel. Spüren Sie, was die Handhaltung, das Tönen und das Visualisieren der Farbe in Ihnen ausgelöst haben. Lassen Sie alle Gedanken, Gefühle und Empfindungen in Ihnen zu, ohne an ihnen festzuhalten. Zum Abschluss der Übung legen Sie Ihre Hände in den Schoß und verweilen noch einen Augenblick, ohne sich zu bewegen. Sie können auch auf dem Rücken liegend ruhen.

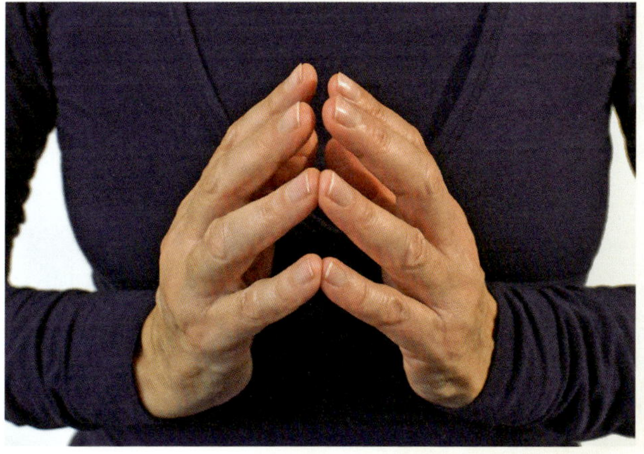

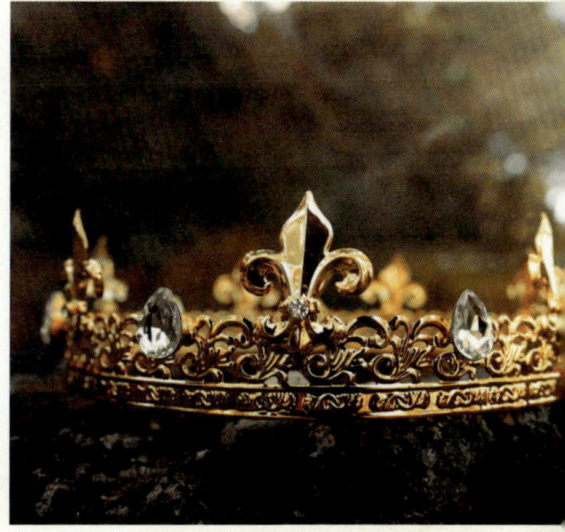

Heilströmen für den Hals

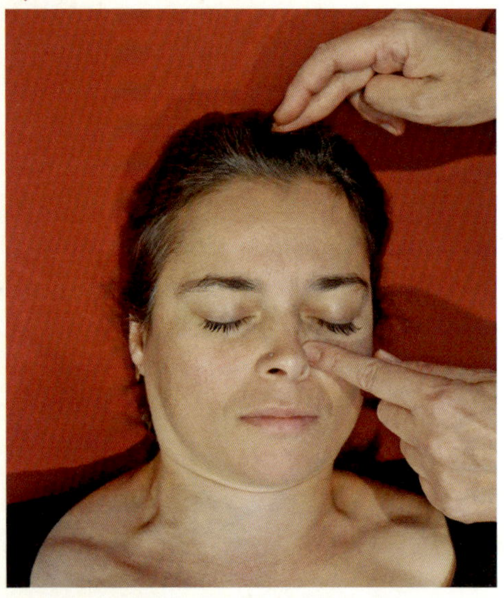

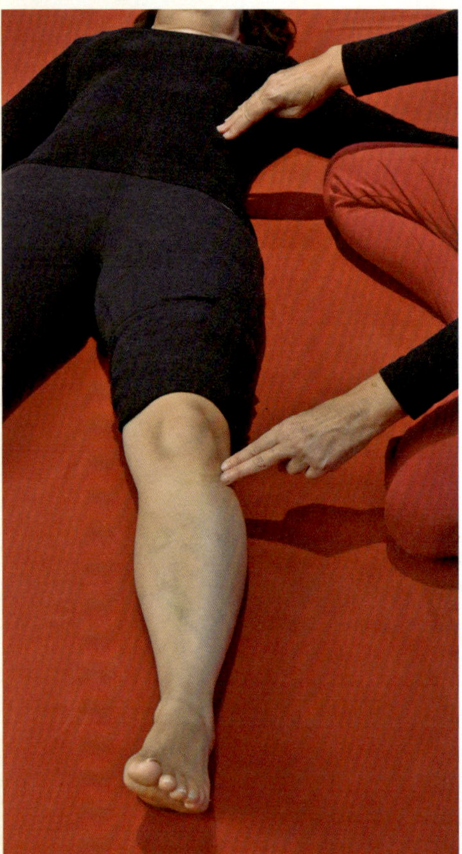

Der empfangende Partner liegt entspannt auf dem Rücken, seine Arme sind zur Seite ausgestreckt, und seine Beine sind leicht geöffnet.
Als Gebender setzen Sie sich an der linken Kopfseite des empfangenden Partners bequem und aufrecht auf ein kleines festes Kissen oder auf den Boden.

Berühren Sie mit dem Zeige- und dem Mittelfinger Ihrer rechten Hand den Punkt in der Mitte des Kopfes Ihres Partners, der 1 Fingerbreit nach links von der Mittellinie und 3 Fingerbreit vom Haaransatz entfernt liegt. Halten Sie mit dem Zeigefinger Ihrer linken Hand den Punkt neben dem linken Nasenflügel des Partners. An diesem Punkt fühlen Sie die Knochenstruktur des Nasenbeins.

Spüren Sie nun den Pulsschlag an beiden Kontaktstellen, indem Sie einen sanften Druck ausüben. Der Puls ist dann zu spüren, wenn der Druck weder zu leicht noch zu stark ist. Er entfaltet sich genau in der Mitte. Tönen Sie zusammen mit Ihrem Partner den Hals-Ton »D« (/di:/) mindestens 3-mal. Versuchen Sie, ganz präsent und achtsam für alles zu sein, was Sie wahrnehmen, und achten Sie darauf, dass Ihr Partner sich entspannen kann.

Nach 5–10 Minuten wechseln Sie zur zweiten Position. Berühren Sie mit dem Zeige- und dem Mittelfinger Ihrer rechten Hand den Punkt, der sich außen an der linken Körperseite Ihres Partners zwischen seiner vorletzten und seiner letzten Rippe befindet. Als zweiten Punkt halten Sie mit dem Zeige- und dem Mittelfinger Ihrer linken Hand einen Punkt, den Sie an der Außenseite des linken Unterschenkels Ihres Partners etwa 4 Fingerbreit unterhalb der Kniescheibe finden.

Nun spüren Sie wieder den Pulsschlag an beiden Kontaktstellen, indem Sie einen stärkeren Druck ausüben. Tönen Sie zusammen mit Ihrem Partner den Hals-Ton »D« (/di:/) mindestens 3-mal, und nehmen Sie wieder alles achtsam wahr.

Beenden Sie das Heilströmen nach weiteren 5–10 Minuten, und lassen Sie sich und Ihrem Partner noch etwas Zeit zum Nachspüren.

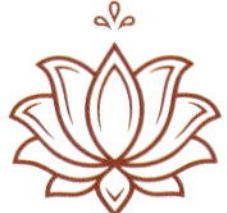

Intensive Körperarbeit mit einem Partner

Bitte setzen Sie diese Körperarbeit nur ein, wenn wenigstens einer von Ihnen (Sie oder Ihr Übungspartner) die Einweisung dazu von einem Tibetan-Pulsing-Therapeuten erhalten und diese Position unter Anleitung praktiziert hat.

Der empfangende Partner liegt auf dem Rücken, sein linker Arm ist zur Seite ausgestreckt, und sein linkes Bein ist leicht nach außen gelegt.
Als Gebender legen Sie sich an die linke Körperseite des empfangenden Partners, etwa in einem 90-Grad-Win-

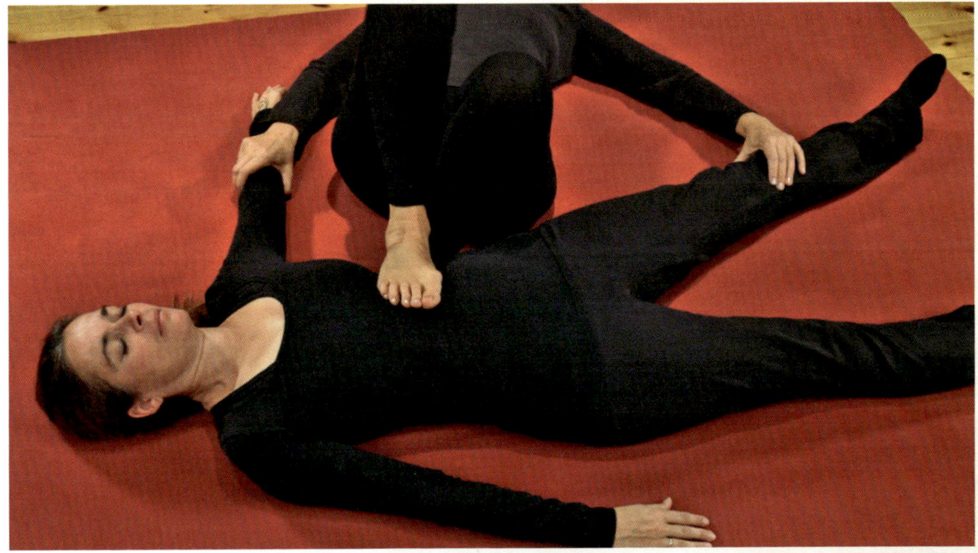

kel zu ihm. Fassen Sie mit der linken Hand an den äußeren Punkt etwa 4 Fingerbreit unterhalb der Kniescheibe und mit der rechten Hand an den Punkt unterhalb des Ellbogens etwa auf derselben Höhe wie am Bein. Üben Sie an beiden Punkten einen sanften Druck aus, um den Puls zu erspüren. Legen Sie Ihren linken Fuß entspannt unter den 11. Brustwirbel des Empfangenden – dieser Wirbel entspricht dem Hals. Der Abstand zum Körper soll so gewählt sein, dass Sie Ihr Bein stark angewinkelt haben. Ihr rechter Fuß kommt auf dem linken Rippenbogen Ihres Partners so zum Liegen, dass der Mittelfuß die knöcherne Struktur der Rippen fest unter sich hat.
Zur Einstimmung können Sie und Ihr Partner zusammen den Organ-Ton anklingen lassen. Atmen Sie tief ein, und tönen Sie mit dem Ausatmen 3-mal den Ton des Halses »D« (/di:/).

Als Nächstes geht es darum, dass Sie alle Berührungspunkte am Körper des Empfangenden spüren und dort einen anhaltenden sanften Druck an allen Punkten wahren. Heben Sie danach als Gebender Ihr Becken leicht an, sodass sich Ihr Gewicht auf den Fuß am Rippenpunkt des Empfangenden verlagert. Halten Sie den Push 3–5 Minuten lang. Danach legen Sie das Becken wieder entspannt ab, sodass der Druck Ihres linken Fußes auf den Rippen geringer wird. Diese Pull-Phase kann ebenso 3–5 Minuten dauern, dabei werden alle Punkte, die berührt werden, sanft gedrückt und gehalten. Der Wechsel zwischen Push und Pull wird mehrere Male angewendet – 3 Durchgänge sind sinnvoll. Er aktiviert grundsätzlich den Energiefluss durch das Nervensystem.

Zum Ende lösen Sie als Gebender alle Berührungspunkte und legen Ihre Beine etwa 5–10 Minuten lang über die Rippen und den Oberbauch des Empfangenden. In dieser Zeit entspannen Sie gemeinsam.

Die Zunge

ENTFALTUNG VON WAHRHEIT

23. August bis 6. September

Organebene

Die Zunge ist ein Muskel, der aktiv am Schluckvorgang beteiligt ist. Auf der Zunge befinden sich die Geschmacksknospen, die zwischen gut, lecker, angenehm, scharf, süß, sauer, bitter, salzig oder ungenießbar, eklig und verdorben unterscheiden können. Ist das, was wir schmecken, genießbar, schlucken wir es hinunter. Die Zunge bildet in Zusammenarbeit mit dem Hals Laute und Töne.

Disbalancen aufgrund einer geschwächten Zunge

Da die Zunge ein Organ ist, mit dem Wahrheit und Wünsche ausgedrückt werden, haben wir es bei einer Schwächung dieses Organs mit notorischen Lügnern zu tun, mit Unaufrichtigkeit, mit einer Unfähigkeit, Wünsche auszudrücken, oder mit der Gier nach mehr, als angemessen ist. Die Blutsaugermanier eines Vampirs ist ein drastisches Bild für diese Gier.

Menschen, die alles übergenau und detailgenau machen, sind Perfektionisten. Unter dieser Sucht nach Perfektion liegt oft eine latente Unzufriedenheit oder ein Selbstbetrug über die eigene Motivation verborgen, z. B. alles unter Kontrolle halten zu wollen aus Angst, einer Aufgabe nicht gewachsen zu sein. Kokain ist die Droge, die stellvertretend für die Gier, den Größenwahn und den Selbstbetrug steht.

Buchstabe und Tonfrequenz der Zunge: E (/i:/)

Farbschwingung der Zunge: Zitronengelb

Wirbelentsprechung für die Zunge:
10. Brustwirbel

Tiere, die der Zunge zugeordnet werden:
Ameisenbär und Maus

Land, das in der Frequenz der Zunge schwingt: Polen

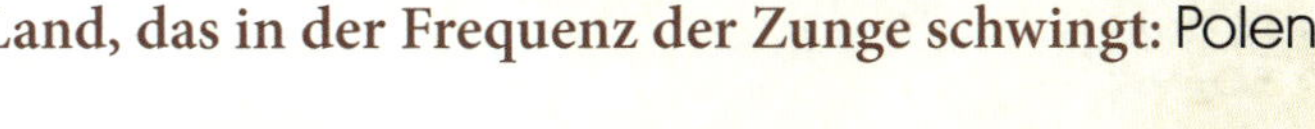

Auf der körperlichen Ebene kommt es oft zu Geschmacksverlust, der durch starke Erkältungen des Nasen-Rachen-Bereichs hervorgerufen wird. Aus dem psychiatrischen Bereich kennen wir das Münchhausen-Syndrom, also ein Vortäuschen körperlicher oder psychiatrischer Symptome, das sogar so weit gehen kann, dass sich körperliche Symptome zeigen, obwohl für sie keine Ursache erkennbar ist. Weitere körperliche Krankheiten aufgrund einer geschwächten Zunge sind Zungenkrebs, Zungenpilz (Candinda), Mundfäule oder eine Makroglossie beim Beckwith-Wiedemann-Syndrom, einem genetisch bedingten Großwuchs der Zunge und anderer Körperteile im frühen Kindesalter.

Wahrheit des gesprochenen Wortes

In der Zunge entwickeln wir einen Sinn dafür, wie das, was in uns ist, ausgedrückt werden will. Wir machen Erfahrungen, wie es sich anfühlt, wenn wir etwas vortäuschen, was nicht unserem inneren Gefühl entspricht, und wenn uns eine Lüge aufgetischt wird. Die Wahrheit wird uns so wichtig, dass wir wissen wollen, wie wir Wahrheit von Unwahrheit unterscheiden können. Wir werden zu Wahrheitssuchern. Unsere Antennen sind fein eingestimmt auf Lügengeschichten. Wir spüren, wenn jemand nicht die Wahrheit sagt. Auch die Beziehung zu unseren Wünschen und Bedürfnissen kommt in dieser Zeit stärker in unser Bewusstsein. Sich Wünsche erlauben ist wahr, aber dafür bereit sein, dass sie nicht erfüllt werden – das ist weise. Mit Wünschen verhält es sich so: Ist ein Wunsch befriedigt oder gerade im Begriff, sich zu erfüllen, haben wir schon den nächsten Wunsch kreiert und noch einen und wieder einen. Das Erzeugen von Wünschen ist unendlich. Im Positiven motivieren sie uns, in Bewegung zu kommen, im Negativen halten sie uns davon ab, dem, was uns wirklich wichtig ist, konsequent zu folgen.

Versuchen Sie in der Zeit der Zunge, einem Bedürfnis, das Ihnen in den Sinn kommt, auf den Grund zu gehen. Fragen Sie sich: Ist die kurzfristige Befriedigung dieses Wunsches wirklich wichtig? Was ist mein darunterliegendes Bedürfnis? Was geschieht, wenn ich einmal bewusst auf das erste Bedürfnis verzichte? Wie fühlt sich das an? Was brauche ich wirklich? Was ist mein wahres Bedürfnis? Kann ich alles in Bewegung setzen, um diesen wahren Wunsch zu verfolgen? Was will durch mich ausgedrückt werden?

Ohne Zunge kein gesprochenes Wort. »Im Anfang war das Wort«, heißt es in der »Bibel«. Es gibt aber auch die Übersetzung: Am Anfang war Klang, der Ton des Universums »AUM«. Nach der hinduistischen Tradition ist Atman, die Seele, das, was bereits vor allem existierte. Der indische Meister Osho spricht in seinem Kommentar der »Upanishaden« vom Atman, dem höchsten spirituellen Element, das wir selbst sind und aus dem wir bestehen. Es schwingt so hoch, dass es von unserer instinktiven und unserer sinnlichen Wahrnehmung nicht mehr erkannt werden kann. Es war schon vor dem Körper da und auch vor dem Verstand. Die hinduistische Tradition besagt, dass im Moment, in dem der Samen des Vaters sich mit dem Ei der Mutter verbindet, Atman in den Körper eintritt. Das ist die Wahrheit: etwas, was sich niemals bewegt, was sich niemals verändert, was immer bleibt, was immer vollständig und perfekt ist. Als Säugling sind wir noch mit dem Buddha-Bewusstsein verbunden, in tiefer Entspannung und in Kontakt mit dem ursprünglichen Selbst, ohne die Identifikation eines Ichs, aber auch ohne bewusste Reflexion unseres Selbst.

Bedürfnisse und ihre Befriedigung

Ein Säugling drückt ein Bedürfnis direkt aus, z. B., wenn er Hunger oder Schmerz empfindet. Sein Nervensystem baut auf diese Weise Spannung ab. Auf sein Schreien reagiert die Mutter mit der Befriedigung seines Hungerbedürfnisses. So lernt das Baby, wie es durch Brüllen, Weinen oder andere Laute das bekommt, was es braucht. Es beginnt, diese Erfahrung bewusst für sich einzusetzen. Das Kind hat einen Wunsch und manipuliert seine Nerven so, dass sein Körper einen Ton produziert, um das zu bekommen, was es will.
Ein Kind hat sich z. B. in den Kopf gesetzt, Eiscreme haben zu wollen. Es beginnt, fürchterlich zu jammern und zu schreien, weil es erfahren hat, dass das so funktioniert. Die Mutter ist vielleicht sowieso schon genervt, will ihre Ruhe haben und kauft ihm das Eis. Schon bald nachdem das Eis aufgegessen ist, taucht das nächste Bedürfnis auf. Erneut versucht das Kind, dieses erfüllt zu bekommen – es hat ja ganz gut funktioniert. Wie wäre es nun mit dem schönen roten Ball im Schaufenster? Die Mutter wird zum Ball gezerrt, und das Spiel geht von vorn los. In vollen Supermärkten, wo viele Menschen Zeugen eines solchen Dramas sind, geben Eltern besonders schnell nach. Ihnen sind solche Situationen oft peinlich, denn die anderen könnten auf die Idee kommen, sie würden ihr Kind vernachlässigen oder sogar quälen. So erfüllen sie lieber den Wunsch ihres Kindes. Angenommen, die Mutter bleibt standhaft und es gibt keinen roten Ball: Der Wunsch des Kindes bleibt unerfüllt. Dies ist ein Moment von Frustration!

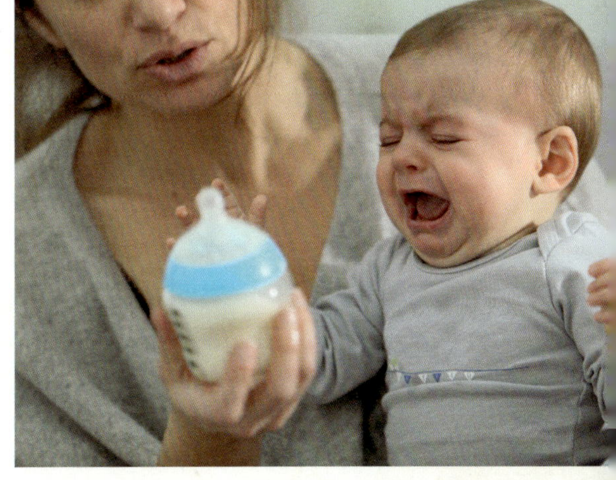

Warum hat es bei der Eiscreme funktioniert und beim Ball nicht? Das muss einen Grund haben, vielleicht muss die Strategie perfektioniert werden.
Im Laufe des Heranwachsens werden unterschiedliche Qualitäten in Jungen und Mädchen entwickelt. Meist wird bei Jungen alles unterstützt, was in Richtung Aktivität geht: Stärke beweisen, der Beste sein, im sportlichen Konkurrenzkampf siegen … Bei Mädchen geht es eher um Rezeptivität: schön aussehen, eine beneidenswerte Frisur, Figur und Kleidung, gute Ausstrahlung, Freundschaften, die man vorzeigen kann. Ein Beispiel dazu: Eine erwachsene Frau in den Vierzigern erinnert sich während einer Tibetan-Pulsing-Sitzung an eine Jugendfreundin, die sie eigentlich gar nicht mochte. Der einzige Grund dafür, dass sie damals diese Freundschaft aufrechterhielt, war, dass diese Freundin viele andere Mädchen kannte, die bei Jungen gut ankamen. Sie glaubte damals, dass sie ohne diese Freundin keine Jungen kennenlernen würde.

Diese Muster werden in Partnerschaften und in der Sexualität fortgeführt. Es wird immer schwieriger, sich selbst treu zu bleiben und ehrlich mit sich und anderen zu sein. Solange wir glauben, Strategien einsetzen zu müssen, um Bedürfnisse befriedigt zu bekommen, setzen wir sie ein. Angenommen, die Wahrheit der Frau wäre es, ihrem Jagdinstinkt – den Frauen durchaus in sich tragen – freien Lauf zu lassen, sich einen Mann zu schnappen und ihren Spaß zu haben. Aufgrund ihrer Konditionierung darf sie das aber nicht, sie muss ein braves Mädchen sein und Passivität vorspielen. Sie bekommt nicht, was sie wirklich will, etwas in ihr bleibt unbefriedigt. Wenn die Wahrheit des Mannes wäre, eher rezeptiv zu sein, er aber stattdessen gelernt hat, den Starken raushängen zu lassen, verliert er sich in Aktionismus und glaubt, dass es so richtig ist und er Frauen nur so gefällt.
Wir suchen immer exakt den Partner, der den Teil lebt, den wir innerlich unterdrücken. Wir suchen den perfekten Mann oder die perfekte Frau, der/die unsere Bedürfnisse bestmöglich erfüllt. Das funktioniert eine Weile ganz gut, dann aber kommt das zum Vorschein, was versteckt gehalten wurde: die Lüge über uns selbst. Was ist diese Lüge? Wir benutzen unseren Partner für die liebevolle Zuwendung, die wir uns selbst verweigern. Wir müssen die Lage unter Kontrolle halten, damit die kindlichen Bedürfnisse erfüllt werden. Aber wie können wir mit unseren kindlichen Bedürfnissen erwachsen umgehen? Als Erstes müssen wir sie erkennen und annehmen. Wir versuchen, die Finger davonzulassen, unsere Bedürfnisse nach außen zu projizieren auf der Suche nach Erfüllung. Beziehungen sind eine großartige Chance, sich die Wahrheit über die Motivation des eigenen Verhaltens einzugestehen. Dann können wir im Spiegel des anderen sehen, was wir tun, und das Vertrauen entwickeln, uns mit allem, auch mit dem Unperfekten und Unschönen, zu zeigen.

Die Zunge als Herrscher über unsere Motivationen

Der Energiekreislauf in der Zunge ist verantwortlich für die Umsetzung aller Bedürfnisse. Der innere Antrieb sagt: »Ich will es jetzt und gleich haben!« Dafür setzen wir uns in Bewegung. Mitten in der Nacht ist die Zigarettenschachtel leer oder die Schokolade aufgegessen. Der Süchtige geht zum nächsten Kiosk oder zur Tankstelle. Für die Bedürfnisbefriedigung wird Bequemlichkeit gern überwunden. Auch Langeweile darf nicht aufkommen. Abläufe, die sich wiederholen, Altes, Bekanntes, Statisches – ein Gräuel! Alles muss frisch und neu sein, und immer wieder kommen neue Bedürfnisse hinzu. Die Bedürfnisbefriedigung orientiert sich am Materiellen, am äußerlichen Leben – inneres Anhalten, Ruhe und Einkehr finden nicht statt. Manchmal geraten Menschen durch einen Unfall oder eine Krankheit in einen Zustand, der sie zwingt, anzuhalten und sich mit ihrer inneren Leere oder Unzufriedenheit auseinanderzusetzen. Doch in unserer Gesellschaft, die von Werbebotschaften dominiert ist, werden uns ständig Wünsche suggeriert, die gar nicht in uns existieren. Auch unser Alltag nimmt an Geschwindigkeit zu. Je mehr wir allem hinterherrennen, desto unerfüllter fühlen wir uns. Halten wir also an und schauen, was geschieht.

Perfektion

Mit dem Organ Zunge begegnen wir dem Zwang zur Perfektion. Das erste Problem ist, dass wir überhöhte Ansprüche haben; das zweite Problem, dass wir diese Ansprüche auf alles und jeden legen und den dringenden Wunsch nach Verbesserung hegen. Alles, was uns begegnet, wird unter die Lupe genommen. Wo ist der Fehler, und wie kann er behoben werden? Was verbirgt sich eigentlich hinter dem Streben nach Perfektion? Welcher Mangel in uns darf nicht zum Vorschein kommen? Wer sagt denn, dass alles perfekt sein muss? Es muss perfekt sein, weil uns das Sicherheit gibt. Wir wollen das Chaos der Welt in den Griff bekommen. Fehlerhaft zu sein, ist gekoppelt mit Bildern von Ausschluss und Verbannung. Wer fehlerhaft ist, wird isoliert. Ein dunkles Kapitel der Menschheit öffnet sich, in das wir nicht hineinfallen wollen. Keine Fehler machen zu dürfen, das ist ein enges Korsett. Die Erlaubnis von Fehlern eröffnet uns, was wahr ist: Das Leben wird nie perfekt sein, und in seiner Unvollkommenheit ist es vollständig und gut.

Sprache ist angewandte Magie in reinster Form!

Mittels Sprache wird uns Wissen und Wahrheit vermittelt. Der Klang einer Stimme kann uns verzaubern und unterschiedliche Gefühle hervorrufen. Der Ort in unserem Nervensystem, an dem wir erkennen, ob das, was jemand sagt, authentisch klingt, ist der emotionale Zungenpunkt (siehe dazu »Heilströmen für die Zunge« ab Seite 84). Dieser Punkt liegt in der Mitte des Solarplexus. Der Klang der Stimme und der Inhalt des gesprochenen Wortes müssen übereinstimmen, dann ist es wahr. Wir fühlen es in unserem Bauch. Wir hören es mit unserem Herzen. Können wir die Sprache unserer Seele hören und verstehen? Wie tief müssen wir vordringen, um Kontakt zur Seele zu bekommen? Tibetan Pulsing ist eine Möglichkeit, diese Ebene des Bewusstseins wirklich zu berühren. Shantam Dheeraj drückt dies im Kapitel zur Zunge in seinem Buch »Woher kommt die Welt« folgendermaßen aus: »Die Energie persönlicher Evolution in Richtung höheres Bewusstsein ist in der Tat in der elektrischen Kraft enthalten. Verantwortlich dafür ist die Zunge, oder auch Atman genannt, welches das chromosomale Muster, das in jeder Zelle enthalten ist, bestimmt. Um sich zu transformieren, ist es nötig, in die absolute Tiefe einzudringen. Mithilfe des Pulsschlags wird das möglich und sogar effizient dadurch, dass jede Körperzelle vom elektromagnetischen Puls durchdrungen werden kann.«

Ameisenbär und Maus – die Tiere der Zunge

Ein charakteristisches Merkmal der Ameisenbären ist ihre verlängerte, zahnlose und röhrenförmige Schnauze, die eine lange Zunge beherbergt und in einer kleinen Mundöffnung endet. Ameisenbären sind die Tiere mit der längsten Zunge. Sie brauchen sehr viel Zeit für die Nahrungsaufnahme, sind aber auch sehr fleißige Tiere. Mäuse gelten als Symbol der Heilkraft für Ohren, Magen und Zunge. Sie sind sehr reinlich, flink und geschickt. Obwohl sie furchtlose Entdecker sind, sagt man umgangssprachlich »ängstlich sein wie eine Maus«. Der hinduistische Gott Ganesha wird mit seinem Reittier, einer Maus, dargestellt. Die Maus steht für den Egoismus und die weltlichen Wünsche, worin die Ursache für all unser Leiden liegt. So, wie die Maus in der Dunkelheit lebt und stiehlt, so lebt unser Bewusstsein ebenfalls in Unwissenheit und ist immer mit dem materiellen Gewinn beschäftigt, was uns unseren inneren Frieden stiehlt. Ganesha beherrscht sein Reittier vollständig, er hat den Egoismus und die Wunschnatur überwunden.

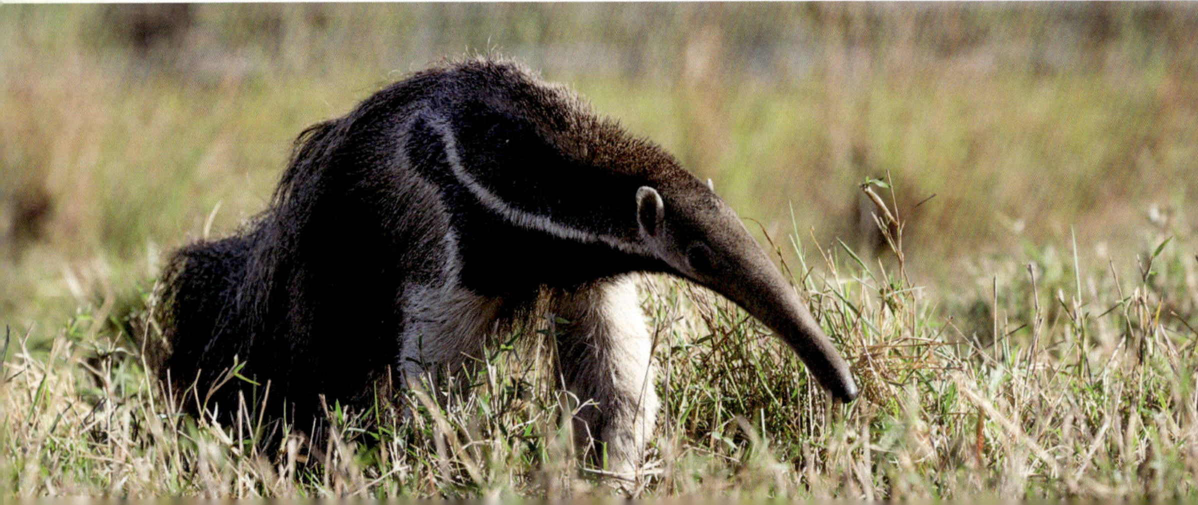

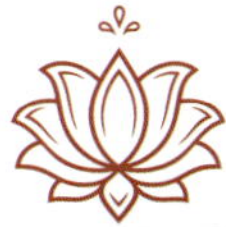

Mudra-Meditation für die Zunge

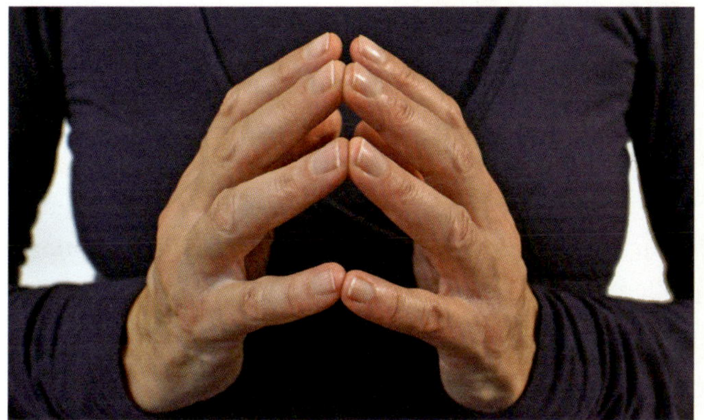

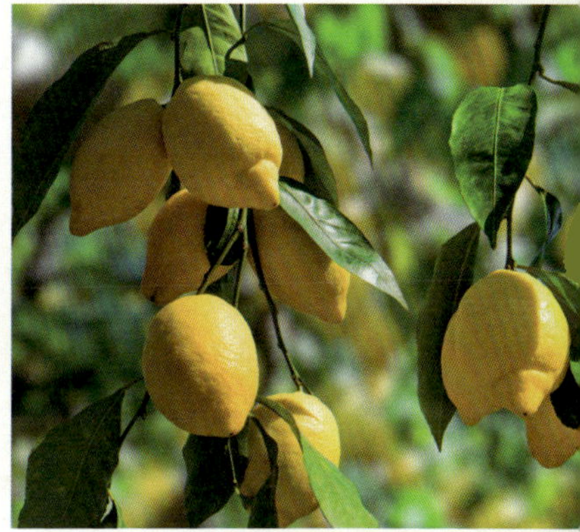

Setzen Sie sich bequem und aufrecht in einer Meditationshaltung auf einen Stuhl oder ein Meditationskissen. Entspannen Sie Ihre Schultern, und bringen Sie die Fingerspitzen von Mittelfinger, Ringfinger und kleinem Finger beider Hände auf Höhe des Herzens oder auch direkt vor Ihrem Solarplexus zusammen. Die restlichen Finger berühren einander nicht.

Richten Sie Ihre Aufmerksamkeit auf Ihre Zunge. Lassen Sie Ihren Atem entspannt in Herz und Bauch hineinfließen. Atmen Sie auf diese Weise mehrere Male ganz bewusst. Nun schließen Sie die Augen, und visualisieren Sie das spritzige Gelb einer frischen Zitrone vor Ihrem inneren Auge. Mit Konzentration auf das Zungen-Mudra tönen Sie »E« (/i:/). Sie können den Ton variieren, mal leiser, mal lauter werden. Lassen Sie den Ton aus Ihrer oberen Kehle, dem Zungengrund, kommen, dann versetzt er die Zunge in eine sanfte Vibration.

Nach etwa 5 Minuten lassen Sie den Ton ausklingen, lösen die Handhaltung auf und legen Ihre Hände entspannt auf die Oberschenkel. Spüren Sie, was die Handhaltung, das Tönen und das Visualisieren der Farbe in Ihnen ausgelöst haben. Lassen Sie alle Gedanken, Gefühle und Empfindungen in Ihnen zu, ohne an ihnen festzuhalten. Zum Abschluss der Übung legen Sie Ihre Hände in den Schoß und verweilen noch einen Augenblick, ohne sich zu bewegen. Sie können auch auf dem Rücken liegend ruhen.

Heilströmen für die Zunge

Der empfangende Partner liegt entspannt auf dem Rücken, seine Arme sind zur Seite ausgestreckt, und seine Beine sind leicht geöffnet.
Als Gebender setzen Sie sich an der Kopfseite des empfangenden Partners bequem und aufrecht auf ein kleines festes Kissen oder auf den Boden.

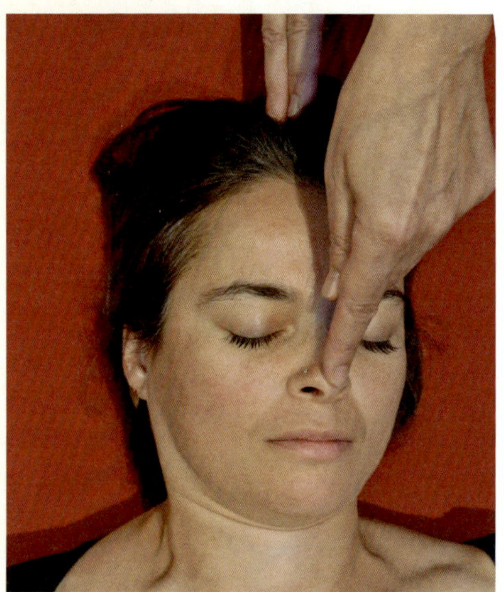

Berühren Sie mit dem Zeigefinger Ihrer linken Hand den Punkt direkt auf der Nasenspitze. Halten Sie mit dem Zeige- und dem Mittelfinger Ihrer rechten Hand den höchsten Punkt in der Mitte des Kopfes. Er liegt von der Haarlinie 1 Mittelfingerlänge entfernt.

Spüren Sie nun den Pulsschlag an beiden Kontaktstellen, indem Sie einen sanften Druck ausüben. Der Puls ist dann zu spüren, wenn der Druck weder zu leicht noch zu stark ist.
Er entfaltet sich genau in der Mitte.
Tönen Sie zusammen mit Ihrem Partner den Zungen-Ton »E« (/i:/) mindestens 3-mal. Versuchen Sie, ganz präsent und achtsam für alles zu sein, was Sie wahrnehmen, und achten Sie darauf, dass Ihr Partner sich entspannen kann.

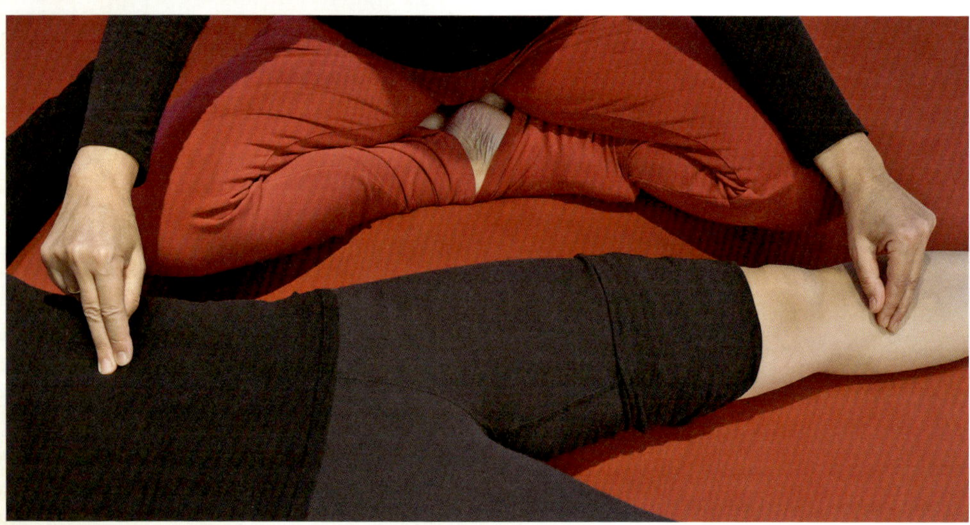

Nach 5–10 Minuten wechseln Sie zur zweiten Position an der linken Körperseite des empfangenden Partners. Berühren Sie mit dem Zeige- und dem Mittelfinger Ihrer rechten Hand den Punkt in der Mitte des Solarplexus – genau zwischen dem Ende des Brustbeins und dem Bauchnabel. Als zweiten Punkt halten Sie mit dem Zeige- und dem Mittelfinger Ihrer linken Hand einen Punkt, den Sie an der Innenseite des linken Unterschenkels Ihres Partners etwa 4 Fingerbreit unterhalb der Kniescheibe finden.

Nun spüren Sie wieder den Pulsschlag an beiden Kontaktstellen, indem Sie einen stärkeren Druck ausüben. Tönen Sie zusammen mit Ihrem Partner den Zungen-Ton »E« (/i:/) mindestens 3-mal, und nehmen Sie wieder alles achtsam wahr.

Beenden Sie das Heilströmen nach weiteren 5–10 Minuten, und lassen Sie sich und Ihrem Partner noch etwas Zeit zum Nachspüren.

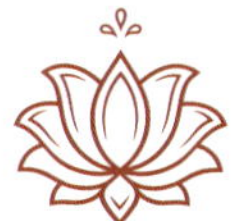

Intensive Körperarbeit mit einem Partner

Bitte setzen Sie diese Körperarbeit nur ein, wenn wenigstens einer von Ihnen (Sie oder Ihr Übungspartner) die Einweisung dazu von einem Tibetan-Pulsing-Therapeuten erhalten und diese Position unter Anleitung praktiziert hat.

Der empfangende Partner liegt auf dem Rücken, seine Arme sind zur Seite ausgestreckt, und seine Beine sind eher geschlossen und entspannt.
Als Gebender setzen Sie sich rittlings auf die Oberschenkel des Partners und winkeln Ihre Beine so nach hinten an,

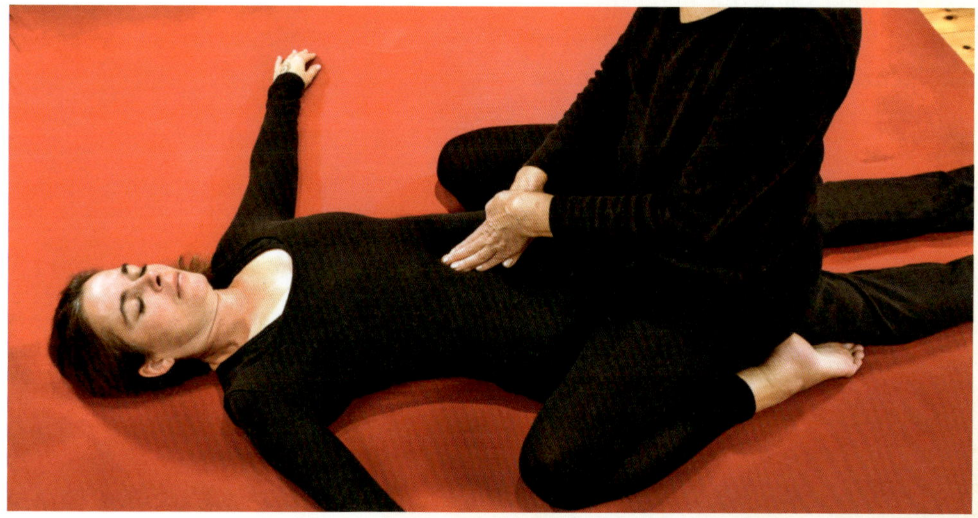

dass sie flach auf dem Boden liegen. Halten Sie Ihre Wirbelsäule aufgerichtet. Sie schauen in Richtung des Kopfes Ihres Partners. Geben Sie Ihr Gewicht auf die Oberschenkel ab, ohne sich zu schwer zu machen. Fügen Sie Ihre Hände wie zu einem Schwert zusammen. Die Handflächen liegen übereinander und zeigen nach unten. Gehen Sie mit Ihren Händen in den Zungenpunkt in der Mitte des Solarplexus – genau zwischen dem Ende des Brustbeins und dem Bauchnabel. Zur Einstimmung können Sie und Ihr Partner zusammen den Organ-Ton anklingen lassen. Atmen Sie tief ein, und tönen Sie mit dem Ausatmen 3-mal den Ton der Zunge »E« (/i:/).

Beugen Sie als Gebender Ihren Oberkörper leicht nach vorn, lösen Sie dabei das Gewicht von den Oberschenkeln des Empfangenden, und gehen Sie mit Ihren Händen etwas tiefer in den Zungenpunkt, ein sanfter Push. Dieser Punkt sollte mit Achtsamkeit berührt werden. Gehen Sie nicht über die Grenze Ihres Partners. Beugen Sie sich nach kurzer Zeit zurück, sodass Ihr Gewicht wieder stärker auf den Oberschenkeln des Empfangenden lagert, und lösen Sie den Druck im Solarplexus. Das ist die Pull-Phase.

Die Vor- und Rückwärtsbewegung kann sich auch mit seitlichen Bewegungen abwechseln, sodass Sie als Gebender kreisende Bewegungen ausführen. Durch die Gewichtsverlagerung gibt es einen organischen Wechsel von Push und Pull.
Machen Sie diese intensive Paararbeit 20–30 Minuten lang. Dann lösen Sie Ihre Hände aus dem Zungenpunkt und gehen behutsam von den Beinen Ihres Partners zu einer Körperseite herunter.

Legen Sie sich neben ihn, und legen Sie zum Ende ein Bein quer über seine Oberschenkel und das andere Bein über den Solarplexus. Bleiben Sie etwa 5–10 Minuten gemeinsam in dieser Entspannungsposition liegen.

Die Arme

ENTFALTUNG VON GLEICHGEWICHT

7. bis 22. September

Organebene

Die Hände sind unsere Sinnesorgane für das Tasten. Ein Gedanke reicht aus, um die Nerven im Gehirn so zu aktivieren, dass die Finger sich bewegen. Die Bewegungen der Arme sind Ausdruck verschiedener Impulse, die mittels des Gehirns ausgelöst werden. Ihre Haltung und ihre unterschiedlichen Funktionen werden in folgenden Beispielen deutlich: Mit den Unterarmen strecken wir die Hand nach etwas aus, was weiter weg ist. Wir setzen den Unterarm als Mittel des Kontakts ein. Mit den Ellbogen machen wir eine Grenze deutlich: Hier ist Schluss! – das demonstrieren wir mit weit ausladenden Ellbogen, die Hände in den Hüften aufgestützt. Um uns zu verteidigen, halten wir die Ellbogen und die Arme schützend vor unseren Körper. Im Oberarm liegen Stärke und Kapazität. Der Bizeps wird gezeigt, um Kraft zu demonstrieren. Beim Armdrücken versuchen wir, den Arm unseres Gegenübers auf dem Tisch niederzuringen – der Stärkere gewinnt. Vor der Brust verschränkte Arme zeigen eine innere Abwehrhaltung aus Angst, angegriffen oder verletzt zu werden. Es ist eine geschlossene Haltung, die Reserviertheit demonstriert. Wenn wir unsere Hände in den Taschen verstecken, wollen wir keine Fehler machen. Auch dies ist eine Abwehrhaltung: Lass mich in Ruhe, komm mir bloß nicht zu nah. Ähnlich ist es mit den Händen hinter dem Rücken. Der Brustraum ist dann scheinbar offen, doch etwas muss hinter dem Rücken versteckt werden. Handzeichen lernen wir schon in der Schule. Wenn wir sprechen wollen, heben wir die Hand. Wenn wir uns melden, wollen wir gesehen und gehört werden.

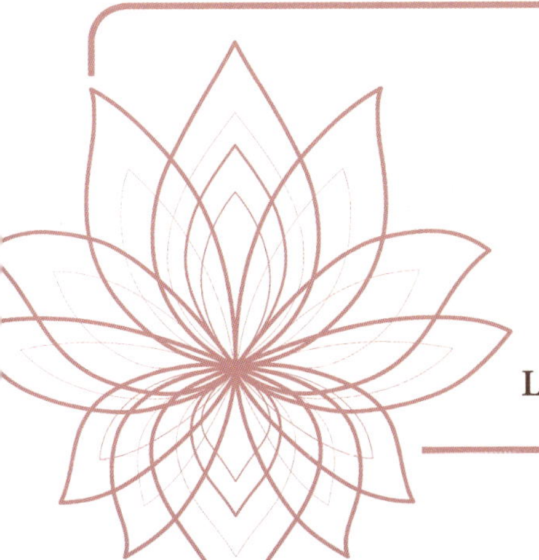

Buchstabe und Tonfrequenz der Arme: F (/ɛf/)

Farbschwingung der Arme: Altrosa

Wirbelentsprechung für die Arme: 2. Halswirbel

Tier, das den Armen zugeordnet wird: Affe

Land, das in der Frequenz der Arme schwingt: Israel

Disbalancen aufgrund geschwächter Arme

In den Armen sind viele Ängste gespeichert, allen voran die Angst vor Nähe und Beziehungen. Dahinter verbirgt sich die Angst vor Zurückweisung, vor Abhängigkeit, vor Hilflosigkeit: all die Befürchtungen, die eintreten könnten, wenn wir Nähe zulassen. Sie zu vermeiden, ist der Versuch, sich vor emotionalen oder körperlichen Verletzungen zu schützen. Wir finden im Bereich der Arme auch selbstzerstörerische Handlungen, mit denen wir uns Schmerzen zufügen, z. B. das Ritzen. Alle phobischen Ängste sind mit den Armen assoziiert, wie die Angst vor Enge in einem Fahrstuhl oder in Räumen mit vielen Menschen oder die Angst vor Weite … Diese Liste lässt sich noch sehr lange fortsetzen. Es gibt auch weniger bekannte Ängste, z. B. Nomophobie, die Angst, ohne Mobiltelefonkontakt zu sein, Spektrophobie, die Angst vor dem eigenen Spiegelbild, oder Ombrophobie, die Angst vor Regen. Es geht darum, sich dem ganzen Spektrum phobischer Ängste bewusst zu werden. Dabei wird deutlich, dass es kaum etwas gibt, was keine Ängste hervorruft. Wie ist es möglich, auf so etwas Harmloses wie Regen Angst zu projizieren? In der therapeutischen Arbeit ist es wichtig, immer weiter in die Tiefe vorzudringen, gerade bei Ängsten, bis sich eine Wurzelangst zeigt, eine Urangst.

Die Arme als Sprachrohr des Herzens

Die Arme geben uns ein Gefühl für Balance. Mit ihnen drücken wir Zuneigung aus, indem wir jemanden mit offenen Armen empfangen. Liebevolle Berührung mit den Händen, die Liebsten in die Arme schließen, mit den Armen halten und gehalten werden, die Hand auf dem Herzen, wenn wir innerlich berührt sind … das alles sind Gesten, die vom Herzen kommen. Erlauben Sie sich in dieser Zeit, Ihre Arme zu öffnen und von Herzen zu teilen. Halten Sie sich nicht zurück, wenn es darum geht, einem Herzenswunsch zu folgen. Bewegen Sie sich aus Ihrer Komfortzone hinaus, und gehen Sie ein Risiko ein.

Mit den Armen und Händen lassen wir unser Herz sprechen. Wir sind bereit, die Hand auszustrecken, wenn sie gebraucht wird, und erlauben uns genauso, liebevolle Hilfe anzunehmen. Liebe geschieht immer mit offenen Armen. Wenn wir unsere Arme vor der Liebe verschließen, werden wir am Ende nur noch uns selbst halten. Dann verkümmert die Liebe in uns, denn Liebe möchte geteilt werden. Das weiche Wiegen beim Tanz, der haltende Arm und die Freiheit der Bewegung in diesem Gehaltensein, all das lässt unser Herz höher schwingen. Beim Tanz lassen wir uns führen, wir geben uns hin. So, wie die Vögel, die Falter, die Schmetterlinge, wenn sie sich zum Flug erheben, durch die Bewegung ihrer Flügel getragen werden, getragen im luftigen Raum. Der Tänzer auf dem Seil hoch oben über der Manege balanciert mit einem Stab, der als Verlängerung seiner Arme dient. Auf diese Weise kann er sein Gleichgewicht halten.

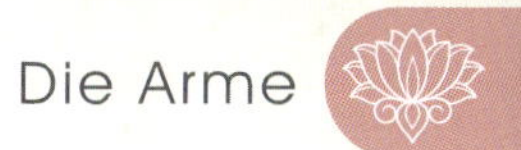

Die Welt der Phobien

Wenn wir unsere innere Balance verlieren, werden wir phobisch. Phobische Ängste sind das Ergebnis blockierter Energie in den Armen: die Angst, zu fallen, Angst vor Menschenansammlungen, vor Weite oder Enge, Angst, zu sprechen, zu schwimmen, Angst im Fahrstuhl oder Flugzeug, Angst davor, mit etwas nicht umgehen zu können, oder davor, Fehler zu machen.

Wenn wir Höhenangst (Akrophobie) haben, hilft uns die Hand eines anderen Menschen, uns zu stabilisieren. Die Energie, die durch die Hände fließt, entspannt das Nervensystem. Bei Flugangst beruhigt uns die Berührung einer Hand. Anspannungen der Arme und Hände können auf diese Weise gelindert werden. Ein Flugzeug macht uns deutlich, dass wir keine Kontrolle haben. Wir befinden uns in einem engen Raum in großer Höhe, ausgeliefert einem einzigen Menschen, dem Piloten. Agoraphobie ist die Angst vor Weite, auf öffentlichen Plätzen oder in der Natur, dort, wo die Sicherheit der schützenden vier Wände fehlt. Es gibt Menschen, die aus heiterem Himmel Panik davor bekommen, einer Situation nicht mehr gewachsen zu sein. Unvorhergesehen taucht diese Panik auf, z. B. bei einer öffentlichen Rede. Oft liegt diesen Ängsten eine traumatische Erfahrung zugrunde. Obwohl die Situation längst vorbei ist und wir sie gut überlebt haben, reagiert unser Unterbewusstsein immer noch so, als ob die Bedrohung gerade geschieht. Das Erlebnis ist sowohl im Nervensystem gespeichert als auch im Geist fixiert. Die Lösung im Nervensystem ist mithilfe von Trauma-Arbeit und Tibetan Pulsing gut möglich. Wenn wir bereit sind, die Erinnerung loszulassen, ist es möglich, zu erkennen, dass das schlimme Ereignis längst vorüber ist und wir vor etwas Angst haben, was real jetzt nicht stattfindet.

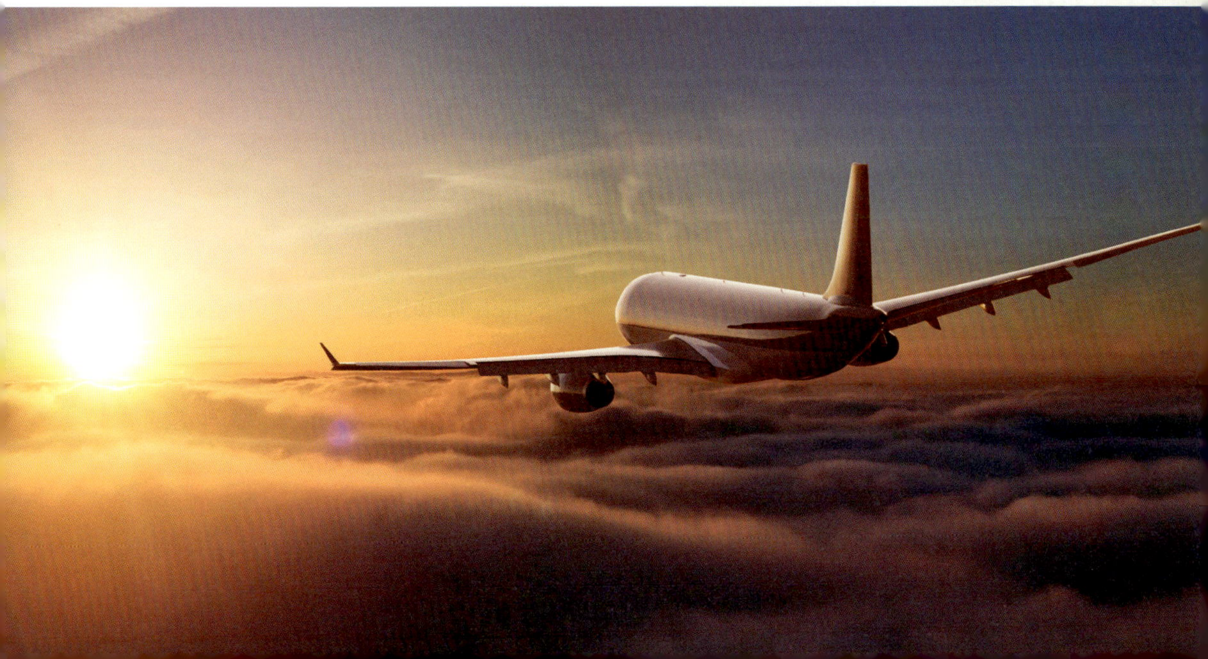

Menschen, die in einem gewalttätigen Elternhaus aufgewachsen sind, können viele Jahre später Ängste entwickeln, die ihre Lebensqualität stark einschränken, z. B. gehen sie aus Angst nicht mehr aus dem Haus in den Supermarkt. Gefangen in ihrer Angst, wird der Lebensraum sehr klein. Sie sehen an jeder Ecke eine Gefahr, gespeist aus alten Erinnerungen.
Gewalt wird mit den Armen ausgeübt, seltener mit den Beinen oder dem Kopf. Das bedeutet, dass gewalttätige Handlungen gegen andere oder sich selbst aus negativen elektrischen Ladungen der Arme kommen. Weil wir uns damals, als wir Gewalt erlebt haben, mit den Armen nicht schützen konnten, können wir uns jetzt nicht auf sie verlassen. Menschen, die sich ritzen, üben Gewalt gegen sich selbst aus. Dieser zwanghafte Akt, in dem das Bewusstsein teilweise ausgeschaltet ist, verschafft eine vorübergehende Erleichterung der Anspannung im Nervensystem. Grundsätzlich ist jede Form der Selbstzerstörung eine unaufgelöste Schädigung im energetischen Kreislauf der Arme.

Die Bedeutung von Mudras

Mit Händen und Armen können wir uns auf mannigfaltige Weise ausdrücken, und sie sind unersetzlich in der Kommunikation, vor allem bei Menschen, die weder hören noch sprechen können. Taubstumme unterhalten sich ausschließlich mithilfe von Gestik und Mimik.
Mudras sind symbolische Handgesten, die eine Aktivierung feinerer Bewusstseinsschichten bewirken. Das Hand-Mudra des Herzens ist ein gutes Beispiel: Es sind die vor der Brust aneinandergelegten Hände, eine Geste des Bittens, des Betens, der Wertschätzung des Selbst. In Indien wird diese Geste »Namaste« genannt, was bedeutet: »Ich grüße das Göttliche in dir.« In Indien gibt man sich nicht die Hand, sondern grüßt mit einem »Namaste« vor dem Herzen oder der Stirn. Der christliche Priester gibt seinen Segen, indem er seine Hand über den Kopf des Betenden hält. Das Hand-Mudra der Arme spiegelt eine offene Haltung wider (siehe dazu die »Mudra-Meditation« auf Seite 92).

Bildliche Darstellung absoluten Gleichgewichts

Die Königinnen im Tarot symbolisieren die Energie der Arme. Sie sind Manifestationen femininer, vollständig ausbalancierter Kraft – aktive und rezeptive Handlungen sind im Gleichgewicht. Im tibetischen Buddhismus repräsentieren die Taras die Qualitäten der Arme, die bekanntesten sind die Grüne Tara und die Weiße Tara. Die Weiße Tara ist in vollkommener Ruhe, Zentriertheit und Verinnerlichung, dargestellt in vollständiger Lotoshaltung, auf jeder Fuß- und Handfläche ein Auge sowie auf der Mitte der Stirn. Sie ist die Mutter aller Buddhas und symbolisiert die Liebe für alle fühlenden Wesen. Diese Tara kann mit Mutter Maria gleichgesetzt werden, der liebenden Mutter, puren Unschuld, reinen Präsenz, fühlendem Wesen – immerzu gebend und nährend, das Leiden der Menschen erkennend und lindernd. Die Grüne Tara, die auf Darstellungen immer ein Bein nach unten hält, zeigt an, dass sie jederzeit bereit ist, aufzuspringen und zur Hilfe zu eilen. Sie ist ein weiblicher Buddha, der für Handlungskraft steht.

Affe – das Tier der Arme

Affen bewegen sich durch Laufen, Springen, Klettern oder Schwingen fort. Sie sind neugierig, gesellig und wissbegierig, lernen schnell, erforschen ihre Umwelt und passen sich ihr auf geschickte Weise an. Im Fernen Osten gilt der Affe wegen seiner vielen Begabungen als Narr und zugleich als Sinnbild für Weisheit. Affen sind hochintelligente und scharfsinnige Tiere, die die Weisheit auf besondere Weise in sich tragen. Sie zeigen uns die Leichtigkeit des Seins und lösen starre und eingefahrene Muster auf unkonventionelle Weise auf. Ihre Botschaft an uns lautet: Alles ist zeitlich begrenzt, deshalb ist es wichtig, die Dinge nicht zu schwer zu nehmen.

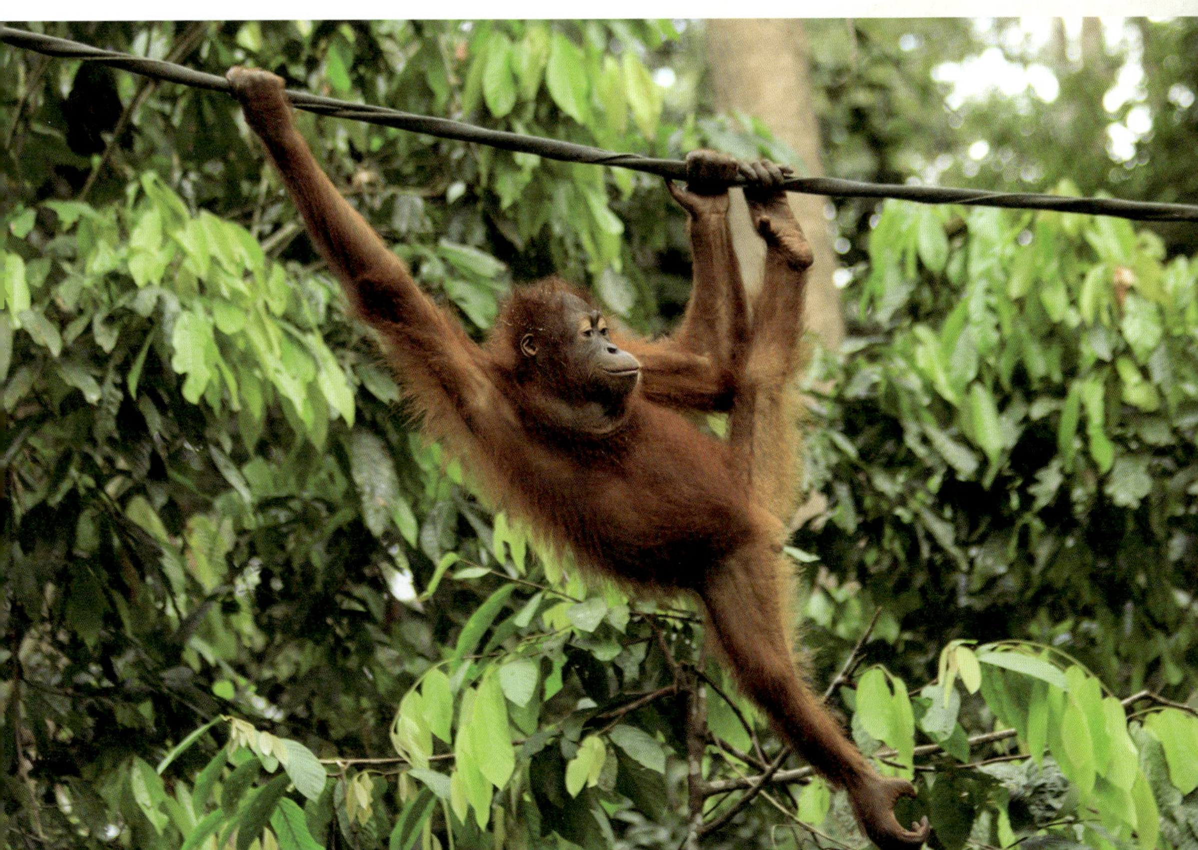

Mudra-Meditation für die Arme

Setzen Sie sich bequem und aufrecht in einer Meditationshaltung auf einen Stuhl oder ein Meditationskissen. Entspannen Sie Ihre Schultern, und halten Sie Ihre Hände etwa auf Schulterhöhe. Die Innenflächen der Hände zeigen zueinander und sind etwa 30 Zentimeter voneinander entfernt.

Richten Sie Ihre Aufmerksamkeit auf Ihre Arme. Lassen Sie Ihren Atem entspannt in das Herz hineinfließen. Atmen Sie auf diese Weise mehrere Male ganz bewusst. Nun schließen Sie die Augen, und visualisieren Sie einen altrosafarbenen Fliederbusch vor Ihrem inneren Auge. Mit Konzentration auf das Arme-Mudra tönen Sie »F« (/ɛf/). Sie können den Ton variieren, mal leiser, mal lauter werden. Lassen Sie den Ton aus dem Bereich der Arme und des Herzens kommen, dann versetzt er Ihre Arme in eine sanfte Vibration.

Nach etwa 5 Minuten lassen Sie den Ton ausklingen, lösen die Handhaltung auf und legen Ihre Hände entspannt auf die Oberschenkel. Spüren Sie, was die Handhaltung, das Tönen und das Visualisieren der Farbe in Ihnen ausgelöst haben. Lassen Sie alle Gedanken, Gefühle und Empfindungen in Ihnen zu, ohne an ihnen festzuhalten. Zum Abschluss der Übung legen Sie Ihre Hände in den Schoß und verweilen noch einen Augenblick, ohne sich zu bewegen. Sie können auch auf dem Rücken liegend ruhen.

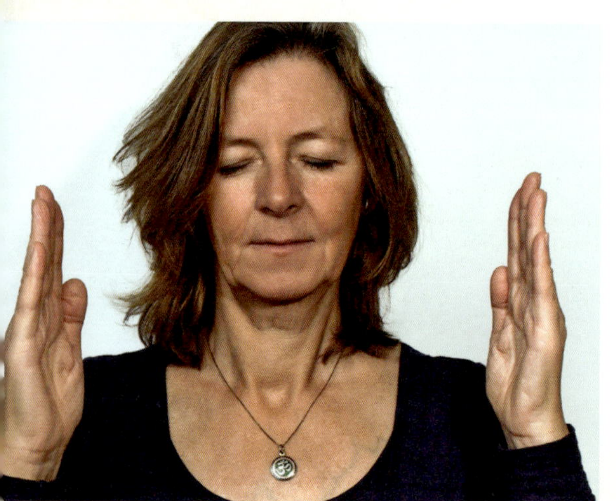

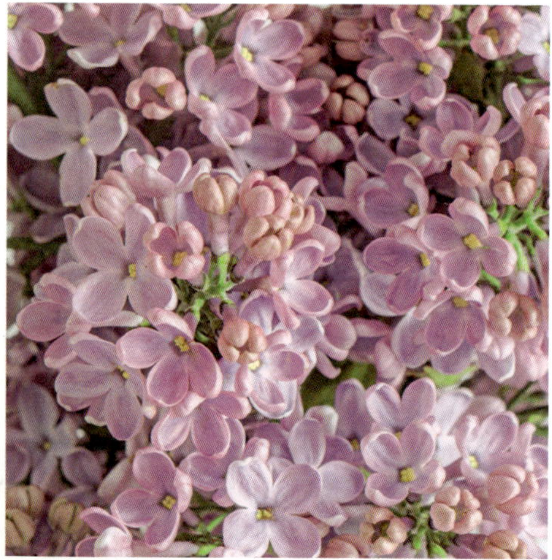

Heilströmen für die Arme

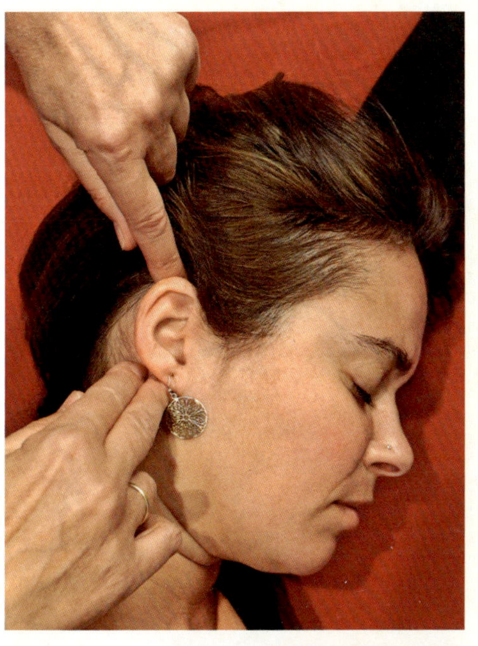

Der Empfangende liegt auf seiner linken Körperseite. Der linke Arm befindet sich unter dem Kopf oder vor dem Körper. Eventuell muss der Kopf mit einem Kissen gestützt werden. Als Gebender setzen Sie sich an der Kopfseite des empfangenden Partners bequem und aufrecht auf ein kleines festes Kissen oder auf den Boden.

Berühren Sie mit dem Zeigefinger Ihrer linken Hand den Punkt hinter der rechten Ohrmuschel Ihres Partners oben an der Knochenstruktur. Mit dem Zeige- und dem Mittelfinger Ihrer rechten Hand halten Sie den zweiten Punkt hinter der Ohrmuschel. Dieser befindet sich ebenfalls an der Knochenstruktur, aber dieses Mal unten.

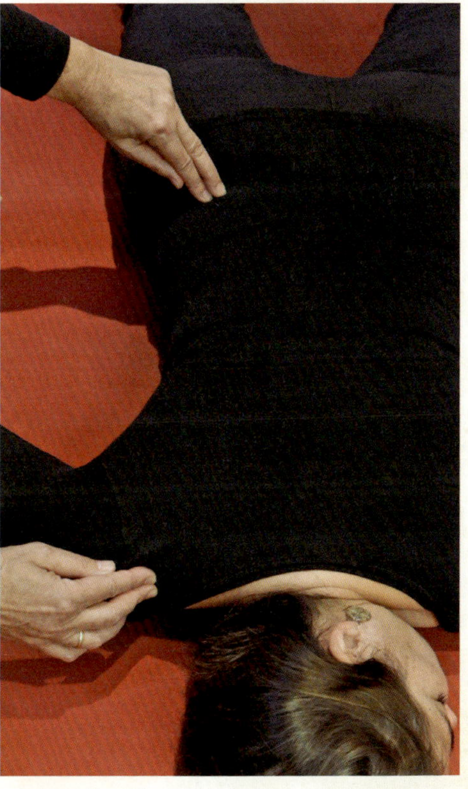

Spüren Sie nun den Pulsschlag an beiden Kontaktstellen, indem Sie einen sanften Druck ausüben. Der Puls ist dann zu spüren, wenn der Druck weder zu leicht noch zu stark ist. Er entfaltet sich genau in der Mitte. Tönen Sie zusammen mit Ihrem Partner den Ton der Arme »F« (/ɛf/) mindestens 3-mal. Versuchen Sie, ganz präsent und achtsam für alles zu sein, was Sie wahrnehmen, und achten Sie darauf, dass Ihr Partner sich entspannen kann.

Nach 5–10 Minuten wechseln Sie zur zweiten Position. Ihr Partner dreht sich auf den Bauch, und Sie sitzen an seiner rechten Körperseite. Berühren

Sie mit dem Zeige- und dem Mittelfinger Ihrer rechten Hand den Punkt auf dem rechten Rabenschnabelfortsatz. Der Rabenschnabelfortsatz ist ein großer hakenförmig nach vorn gebogener Knochenfortsatz vor dem äußeren Ende der Schulter. Halten Sie mit dem Zeige- und dem Mittelfinger Ihrer linken Hand den Punkt am Rand der rechten Beckenschaufel. Nun spüren Sie wieder den Pulsschlag an beiden Kontaktstellen, indem Sie einen stärkeren Druck ausüben. Tönen Sie zusammen mit Ihrem Partner den Ton der Arme »F« (/ɛf/) mindestens 3-mal, und nehmen Sie wieder alles achtsam wahr.

Beenden Sie das Heilströmen nach weiteren 5–10 Minuten, und lassen Sie sich und Ihrem Partner noch etwas Zeit zum Nachspüren.

Intensive Körperarbeit mit einem Partner

Bitte setzen Sie diese Körperarbeit nur ein, wenn wenigstens einer von Ihnen (Sie oder Ihr Übungspartner) die Einweisung dazu von einem Tibetan-Pulsing-Therapeuten erhalten und diese Position unter Anleitung praktiziert hat.

Der empfangende Partner liegt auf dem Rücken. Die Arme zeigen zu beiden Seiten so nach oben, dass die Ellbogen einen 90-Grad-Winkel bilden.
Als Gebender legen Sie sich an das Kopfende Ihres Partners und platzieren Ihre Füße auf seinen Schultern. Ihre Fersen berühren dabei den Boden. Der Empfangende soll den Druck auf die Schultern als angenehm empfinden. Greifen Sie mit den Händen die Handgelenke Ihres Partners.

Zur Einstimmung können Sie und Ihr Partner zusammen den Organ-Ton anklingen lassen. Atmen Sie tief ein, und tönen Sie mit dem Ausatmen 3-mal den Ton der Arme »F« (/ɛf/).

Als Nächstes heben Sie als Gebender Ihr Becken leicht an, sodass sich Ihr Gewicht auf die Füße verlagert und sich der Druck auf die Schultern des Partners automatisch erhöht. Halten Sie den Push 3–5 Minuten lang. Danach legen Sie das Becken wieder entspannt ab, sodass das Gewicht Ihrer Füße sich verringert. Diese Pull-Phase kann ebenso 3–5 Minuten dauern. Heben Sie Ihr Becken erneut minimal an. Der Wechsel zwischen Push und Pull wird mehrere Male angewendet – 3 Durchgänge sind sinnvoll, es ist aber auch möglich, es öfter zu machen. Er aktiviert grundsätzlich den Energiefluss durch das Nervensystem.

Es kann gut sein, dass die Arme des Empfangenden taub werden. Lassen Sie dies zu, das Taubheitsempfinden hört sofort auf, wenn die Arme wieder aus der Position gelöst werden.

Zum Ende lösen Sie als Gebender alle Berührungspunkte, schieben Ihre Arme nach unten und legen Ihre Beine etwa 5–10 Minuten lang über die Schultern des Empfangenden. In dieser Zeit entspannen Sie gemeinsam.

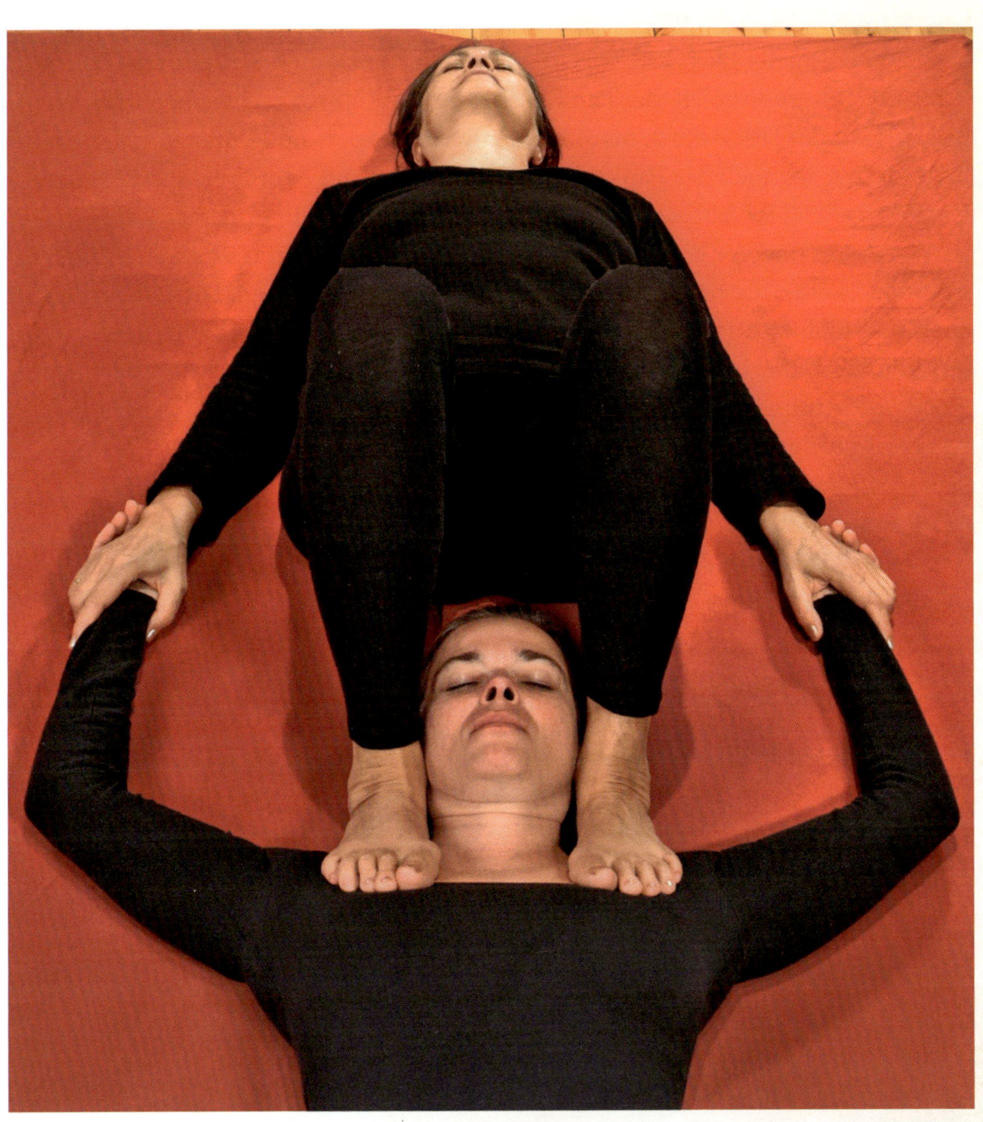

Die Bauchspeicheldrüse

ENTFALTUNG VON KREATIVITÄT

23. September bis 7. Oktober

Organebene

Die Bauchspeicheldrüse – auch Pankreas genannt – ist eine Verdauungsdrüse und liegt zwischen Magen und Wirbelsäule. Sie sieht aus wie eine große Zunge, ist etwa 20 Zentimeter lang und besteht aus einem Kopf, einem Körper und einem Schwanz. Ihr größter Teil, der Pankreaskopf, befindet sich rechts neben der Wirbelsäule auf der Höhe des 2. bis 3. Lendenwirbelkörpers in der Biegung des Zwölffingerdarms, wo auch der Pankreasgang zusammen mit dem Gallengang in den Darm mündet. Der Körper der Bauchspeicheldrüse liegt in etwa gleicher Höhe vor der Aorta und der linken Niere. Der Schwanz ist beweglicher, kann in seiner Form und Länge unterschiedlich sein und bis zur Milz reichen. Die Bauchspeicheldrüse gibt wichtige Verdauungssekrete in den Darm (exokrine Drüsenfunktion) und Hormone ins Blut ab (endokrine Drüsenfunktion). Die lebenswichtigen Hormone Insulin und Glukagon, die den Blutzuckerspiegel regeln, werden im Pankreas produziert.

Buchstabe und Tonfrequenz der Bauchspeicheldrüse: G (/d͡ʒiː/)

Farbschwingung der Bauchspeicheldrüse:
Petrol (ein kräftiges Blaugrün)

Wirbelentsprechung für die Bauchspeicheldrüse:
6. Halswirbel

Tiere, die der Bauchspeicheldrüse zugeordnet werden:
Frosch, Seeotter, Kamel und Gecko

Länder, die in der Frequenz der Bauchspeicheldrüse schwingen: Irland und Bali

Disbalancen aufgrund eines geschwächten Pankreas

Da die Bauchspeicheldrüse das lebenswichtige Insulin produziert – das einzige Hormon, das den Blutzuckerspiegel senken kann –, geht es hier um die Regulation der »Süße des Lebens«. Zucker und Kohlenhydrate sind bekanntlich in größeren Mengen gesundheitsschädlich und ersetzen keinesfalls die wirkliche Süße einer zärtlichen Berührung, einer intimen Begegnung oder der inneren Erfüllung durch eine kreative Arbeit. Disbalancen zeigen sich in Genusssucht (Alkohol, Drogen, Spiel, Sex), in Hedonismus, aber auch in Arbeitssucht und Fanatismus. Die Kehrseite davon sind die Puristen und die Märtyrer. Sie verweigern sich die Süße des Lebens und fühlen sich als Heilige, aber vielleicht sind sie eher Scheinheilige, die sich selbst Gewalt antun.
Auf der körperlichen Ebene haben wir es mit Diabetes mellitus und Mukoviszidose zu tun. Beim Typ-1-Diabetes sind die insulinproduzierenden Zellen der Bauchspeicheldrüse zerstört. Durch den daraus resultierenden Mangel an Insulin kann der Körper den Blutzuckerspiegel nicht mehr senken, denn nur mithilfe von Insulin können die Körperzellen den Zucker aus dem Blut aufnehmen. Beim Typ-2-Diabetes sprechen die Körperzellen nicht mehr ausreichend auf das Insulin an. Eine Entzündung der Bauchspeicheldrüse wird Pankreatitis genannt. Sie kann z. B. durch Gallensteine oder zu hohen Alkoholkonsum ausgelöst werden – Letzterer führt zu einer chronischen Entzündung, der Pankreatitis. Das Pankreaskarzinom ist besonders rasant in seiner Zerstörungskraft und kaum heilbar.

Kreativität und Heilung

Die Bauchspeicheldrüse ist das Organ für Kreativität und Heilung. In ausgeglichenem Zustand sind wir ein Kanal für kreative Ideen und nutzen diese Gabe für unser tägliches Leben. Wir lieben es, herauszufinden, wie Dinge funktionieren. Wir genießen die schönen Dinge des Lebens, ohne ihnen anzuhaften. Wir leben unsere Leidenschaften mit Herz und Verstand.

Nutzen Sie die Zeit der Bauchspeicheldrüse für die Umsetzung kreativer Impulse. Sie können Kreativität als Lebensart kultivieren und aus dem Potenzial schöpfen, das in Ihnen schlummert. Erfreuen Sie sich daran, Lösungen und originelle Ideen zu entwickeln. Jede Situation bietet eine neue Möglichkeit dazu.
Es ist auch eine besondere Zeit der Heilung. Die inneren Kanäle der selbstheilenden Kräfte sind aktiviert, und wir finden heraus, was uns und anderen Menschen guttut und für uns wahrhaft heilsam ist.

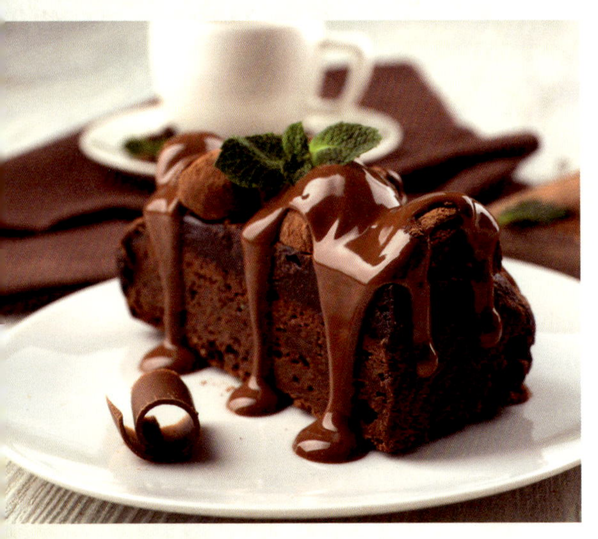

Die Süße des Lebens

Die Grenze zwischen Genuss und Genusssucht zu finden, ist nicht leicht. Wir kennen es alle: die Süße einer guten Schokolade, eines cremigen Kuchens, koffeinhaltige Limos, die auf der Zunge prickeln, den Schnaps nach einem opulenten Mahl, den genussvollen Sex am Ende einer Party … und den Blues danach. Die Bauchspeicheldrüse muss diese Genüsse verarbeiten und die Balance im Körper wiederherstellen. Die Kopfschmerzen nach einer durchzechten Nacht zeigen einen leichten bis schweren Vergiftungspegel an. Wenn wir auf unseren Körper hören, trinken wir viel Wasser, bewegen uns an der frischen Luft und verbringen den Tag ohne Zucker und Alkohol. Das erleichtert die Entgiftung. Wenn wir darauf keine Lust haben, gehen wir noch ein bisschen weiter über unsere Grenzen: Wir nehmen eine Kopfschmerztablette, trinken einen starken Espresso, schlafen eine zusätzliche Runde und nehmen ein Aufputschmittel, um zu schaffen, was wir uns vorgenommen haben. Am Ende des Tages sind wir wirklich k.o. Anstatt es gut sein zu lassen, früh ins Bett zu gehen und uns eine Entgiftungspause zu gönnen, nehmen wir im Restaurant ein üppiges Mahl und einen Drink zu uns. Jetzt fühlen wir uns fit für den Abend. Auf dem Nachhauseweg kommen wir an unserer Lieblingsbar vorbei. Noch einen Cocktail und, wer weiß, vielleicht ein nettes Date … Wir wollen dasselbe Gefühl der Befriedigung haben, immer wieder. Das nennt man Sucht. Wir machen uns vor, dass wir die Befriedigung in die Unendlichkeit ausdehnen können und sie uns endlich Erfüllung schenken wird, wenn wir von allem noch ein bisschen mehr haben können – noch einen Drink, noch ein Stück Kuchen, noch einmal Sex.

Diese Vorstellungen halten uns in einem leidvollen Kreislauf von Täuschung und Selbstzerstörung gefangen. Denn nach jeder durchfeierten Nacht, nach jedem Exzess entsteht ein Gefühl von Leere. Halten wir diese nicht aus, füllen wir sie mit dem nächsten Drink, dem nächsten heißen Date. Doch die Leere, das Loch in uns, wird immer größer. Die Spirale dreht sich nach unten. Ganz unten angekommen, gibt es nur einen Weg zurück: den radikalen Entzug. Wenn wir erst an diesem Punkt sind, ist es nicht mehr möglich, Häppchen zu genießen. Sie würden uns direkt wieder in die Abhängigkeit führen. Das ist der Weg eines Alkoholikers, eines Zuckersüchtigen, eines Drogenabhängigen und auch eines Arbeitssüchtigen. Es ist eine Haltung, bei der man sich zu viel von allem einverleibt. Das mittlere Maß ist gewöhnlich und deshalb unattraktiv. Viel spannender ist es doch, körperliche Grenzen zu ignorieren und nichts auszulassen. Dem vorübergehenden Spaß und der Glücksverheißung folgen Unglück und Schmerz.

Der Asket, der das hört, wird sich sagen: Dann verweigere ich mir jeglichen Genuss, denn er führt nicht zur Glückseligkeit. Ich will ein Märtyrer sein. Der Hedonist wird sich sagen: Besser jetzt alles auf einmal, bevor es zu spät ist. Süchtig sind sie beide, in seiner Mitte befindet sich keiner.

Echte Glückseligkeit entfaltet sich im inneren Raum und auf dem Weg der Mitte. Durch regelmäßige Meditation, Yoga oder andere innere Praktiken werden Hormone ausgeschüttet, die ein Wohlgefühl ohne Einnahme von Substanzen möglich machen, die natürliche Ausgeglichenheit und inneren Frieden hervorrufen. Heilung und Kreativität sind natürliche Bestandteile dieser inneren Ausrichtung. Das einfache Glück ist die Freude an dem, was ist, wer wir sind und was wir bewirken können. Wie können Gutes genießen im Bewusstsein, dass jedes Glück im Außen von vorübergehender Natur ist.

Kreativität – ein erfüllender Prozess

Es ist die Bauchspeicheldrüse in uns, die uns dazu anspornt, herauszufinden, wie etwas funktioniert. Kreativität ist ein erfüllender Prozess. Während wir kreativ sind, sind wir auf eine Weise genügsam, fühlen uns verbunden und erschaffen etwas, was unsere eigene Note hat und uns glücklich macht.

Shantam Dheeraj ist das beste Beispiel dafür. Er war ein Meister der Heilkunst, weil er durch die Hölle gegangen ist. Er heilte sich selbst vollständig von mehreren Pankreasentzündungen, verursacht durch ausgiebige Selbstzerstörungsprozesse. Er erzählte seine Geschichte ohne Hemmung, von den Phasen, in denen er nichts ausließ, exzessiv Alkohol trank und ein verschwenderisches Leben führte. Als die Ärzte ihn schließlich aufgaben, schloss er sich für einige Wochen zu Hause ein und machte einen kalten Entzug. Die Schmerzen, die er hatte, konnte er durch anhaltendes Drücken der Schmerzpunkte lindern. Gleichzeitig entdeckte er einen Ton für das schmerzende Organ. Wenn er das Organ mit seiner Stimme in Vibration versetzte und gleichzeitig die Schmerzpunkte hielt, hörte der Schmerz auf – dies war der Beginn der Heilarbeit Tibetan Pulsing. Seine Studien von Klängen, Frequenzen und deren Verbindung zu den Organen wurden immer effizienter. Er hatte zunehmend Visionen, gelangte zu Erkenntnissen und entwickelte ein enormes Potenzial an Kreativität. Sein weiteres Leben widmete er der Vervollkommnung und Verfeinerung dieser Methode und begeisterte viele Menschen. Er war überzeugt davon, dass diese Heilarbeit, wenn sie dauerhaft angewendet wird, den

Menschen zur vollständigen inneren Erfüllung und Verwirklichung seines Selbst führen kann. Seine Leidenschaft und sein Charisma waren außergewöhnlich. Shantam Dheeraj beschrieb seine Erfahrungen im Kapitel zum Pankreas in seinem Buch »Woher kommt die Welt« mit diesen Worten: »Für einige von uns dauert es sehr lange mit der Transformation. Ich bin hier, um Zeugnis abzulegen, dass ich mich heute früh so froh, so inspiriert, so glücklich fühle wie nie zuvor in meinem Leben. Wenn ich versuche, es näher zu erklären, muss ich sagen, dass es sich anfühlt wie nach einer frischen Ernte von Marihuana, und zwar einer guten Ernte. Wenn du dein Nervensystem zur Erfahrung voller Intensität wirklich beschädigt hast, ist das Gute daran, dass du es nicht nur reparieren kannst, sondern die gleiche Intensität wieder erleben kannst, ohne etwas tun zu müssen. Einfach nur ruhig dasitzen. Das Gras wächst ohne mein Zutun. Mit jeder Tasse Tee werde ich ein bisschen betrunken von göttlicher Ekstase. Unser System kann diese Zustände nicht nur ausleiten, sondern die gleichen Erfahrungen ständig reproduzieren, da die Nerven alle noch unbeschädigt sind. Es geht nur darum, die negativen Ladungen, die mit diesen Nerven verhaftet sind, aufzuheben, und sie beginnen wieder, zu fließen.«

Fanatismus und Märtyrertum

Schauen wir uns dieses Thema am Beispiel der Arbeitssucht an: Sie unterscheidet sich im Kern nicht von der Genusssucht. Ein Loch im Inneren muss gefüllt werden. Dieser Mangel mag in der Kindheit entstanden sein, als wir keine Zuwendung und Anerkennung vom Vater bekommen haben. Er war vielleicht auch schon ein Arbeitssüchtiger oder fast nie zu Hause. Als Kind versuchen wir dann, es dem Vater gleichzutun, und strengen uns an, etwas zu machen, was vielleicht doch seine Aufmerksamkeit erregt. Der Schmerz, der entsteht, wenn natürliche Bedürfnisse von Zuwendung und Zärtlichkeit nicht erfüllt werden, ist groß und lässt sich nicht leicht abwenden. Wir suchen nach Ersatzbefriedigung – auf der körperlichen, emotionalen oder mentalen Ebene. Natürliche Bedürfnisse werden immer mehr missachtet, z. B. vergessen wir, eine Pause einzulegen, auf die Bedürfnisse des Körpers zu achten, gesund zu essen, uns ausreichend zu bewegen, genug Schlaf zu bekommen … Wir entschuldigen diese Selbstvergessenheit damit, dass es gerade nicht passt, dass zu viel zu tun ist. Aber wenn wir schließlich nicht mehr können und der Körper schlappmacht, fühlen wir uns schlecht und haben keine Lust auf diese Schwäche. Ein Indianer kennt keinen Schmerz! Weiter geht's! Wir belügen uns damit, dass es für einen guten Zweck ist, z. B., um die Familie zu ernähren und abzusichern, die Welt zu retten, Missstände zu beseitigen – und schon ist der Märtyrer geboren, der sich aufopfert und dafür Anerkennung einfordert. Sogenannte Gut-Menschen, ob nun aggressive Nichtraucher, Arbeitssüchtige oder

Strenggläubige, die das Böse verteufeln, sind die Unterdrücker von Genuss. Sie haben sich genauso selbst vergessen wie der Genusssüchtige.

An einem Beispiel aus meiner Arbeit möchte ist diesen Zusammenhang verdeutlichen: Eine Klientin kam mit Schmerzen in der Bauchspeicheldrüse und Verdauungsproblemen zu mir. In ihrer Familie gab es schon zwei Menschen, die an Pankreaskrebs erkrankt und sehr schnell verstorben waren. Sie hatte verständlicherweise Angst, dasselbe Schicksal zu erleiden. Ich ließ sie die Lebenssituation ihrer Verwandtschaft beschreiben. Sie sagte, dass diese in ihrer Firma über alle Maßen arbeiteten, regelmäßig viele Überstunden machten und auch nach Feierabend nichts ausließen. Wir begannen mit der Körperarbeit, in deren Verlauf die Klientin sich innerlich von dem »Familienprogramm« erschüttern ließ, das in ihr wirkte. Sie fühlte nicht nur den eigenen Schmerz, sondern auch den Schmerz ihrer Familie. Der Zusammenhang, den ich ihr erklärte, ermöglichte ihr die Einsicht in eine tiefere Schicht von Leiden. Die Körper-Arbeit löste viel von diesem negativen Programm auf, und die Klientin konnte hindurchgehen, Ängste loslassen und Heilung geschehen lassen.

Shiva – Zerstörer und Erneuerer

Die Bauchspeicheldrüse hat sowohl zerstörerische als auch erneuernde Kräfte. In der hinduistischen Mythologie sind diese Kräfte dem Gott Shiva zugeordnet. Auf vulkanischen Inseln, z. B. den Kanaren, kann man die Kraft der Zerstörung hautnah spüren: große Gesteinsbrocken, die herumliegen, als wären sie gestern erst mit Gewalt aus der Erde gebrochen, aufgewühlte Vulkankrater, Erdgräben, wo feurige Lava sich einst ihren Weg gebahnt hatte. Gerade an diesen Orten ist eine starke Kraft der Transformation und Heilung zu spüren. Individuelle Heilungsprozesse werden durch das Feuer der Erde unterstützt. Es gibt wenig äußere Ablenkung, immer wieder schwarze, verwüstete Erde und inmitten davon zarte, grüne Pflanzen in vollständiger Trockenheit, benetzt nur vom Tau des Morgennebels. Tod und Neugeburt vereint.

Heilungspotenziale

Heilung geschieht, wenn wir Veränderung zulassen und bereit sind, uns zu entwickeln, auch wenn es schmerzt. Alles darf sein und möchte gesehen werden: verdrängte Gefühle, unerfüllte Wünsche, Selbstvergessenheit, Selbstzerstörung, Eigensinn, Eigennutz, Faulheit, Besitzansprüche … Wenn wir diese Schattenanteile im Mitgefühl für uns selbst annehmen, kann Transformation geschehen. Heilung ist vielschichtig – je tiefer wir einen Heilungsprozess zulassen, desto vollständiger ist er. Jeder Mensch durchlebt seinen individuellen Heilungsprozess. Wir wissen nicht, wie der Heilungsweg sich vollziehen möchte. Manchmal bedeutet das auch, dass eine körperliche Erkrankung unheilbar bleibt, wir aber im Frieden damit sind und innere Losgelöstheit erfahren.

Frosch, Seeotter, Kamel und Gecko – die Tiere des Pankreas

Allen Tieren des Pankreas ist gemeinsam, dass sie sich sehr kreativ und flexibel an ihre extremen Lebensbedingungen anpassen. Sei es der Ausgleich über ein extrem dickes Fell wie beim Seeotter oder die Tatsache, dass sie als wechselwarme Tiere wie Frosch und Gecko ihre Körpertemperatur der Umgebung angleichen, im Extremfall sogar in eine reversible Totenstarre fallen können.

Frösche sind schwanzlose Amphibien, die sowohl im Wasser als auch an Land leben. Sie durchlaufen in ihrer Entwicklung eine Metamorphose von Laich über Kaulquappe zum Frosch bzw. vom Wasser- zum Landtier. Einige Frösche produzieren Gift als Abwehr, das die Muskeln und die Atmung lähmt. Der Frosch ist das Krafttier von Heilern, Sehern und Zauberkundigen. Wir kennen ihn auch als Orakeltier und Wetterfrosch. Bei den Kelten war der Frosch ein Symbol der dreifaltigen Göttin. Frösche zeigen uns, dass wir jederzeit aus der Tiefe wieder an die Oberfläche zurückfinden können. Sie lehren uns auch, dass es zur körperlichen Heilung zunächst der emotionalen Heilung bedarf … und dass es um große Veränderungen geht.

Kamele sind Tiere der Wüste und symbolisieren Einfachheit. Als Reit- und Lasttier sind sie vertraute Begleiter der Menschen. Kamele können 100 Liter Wasser auf einmal trinken und es in einem Organ in der Nähe des Magens speichern. Symbolisch stehen sie für Würde und Ausdauer, Demut und Gehorsam und haben die Kraft, uraltes Wissen über lange Zeit zu bewahren. Kamelfell hat heilsame Wirkung bei Arthritis, Arthrose, Rheumatismus, Gicht, Osteochondrosis und Muskelkrankheiten.

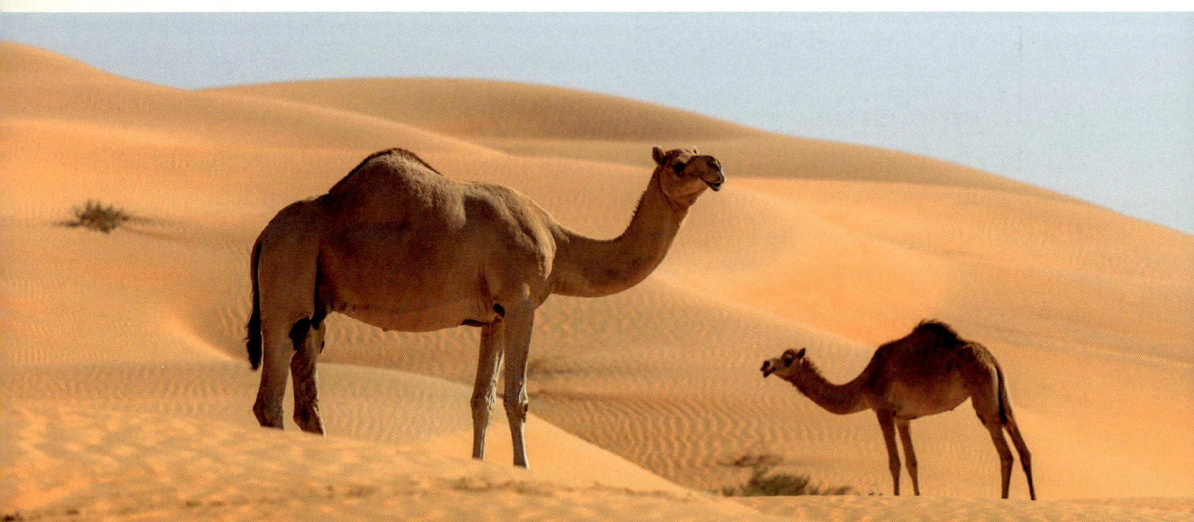

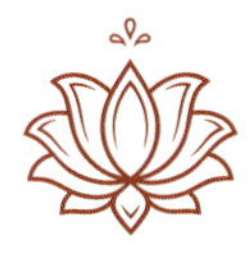

Mudra-Meditation für die Bauchspeicheldrüse

Setzen Sie sich bequem und aufrecht in einer Meditationshaltung auf einen Stuhl oder ein Meditationskissen. Entspannen Sie Ihre Schultern, und halten Sie den rechten Arm angewinkelt mit einer leichten Faust vor Ihren Körper. Die Faust zeigt nach oben, während Ihr linker Arm in einem 90-Grad-Winkel mit der offenen Hand den rechten Ellbogen umfasst.

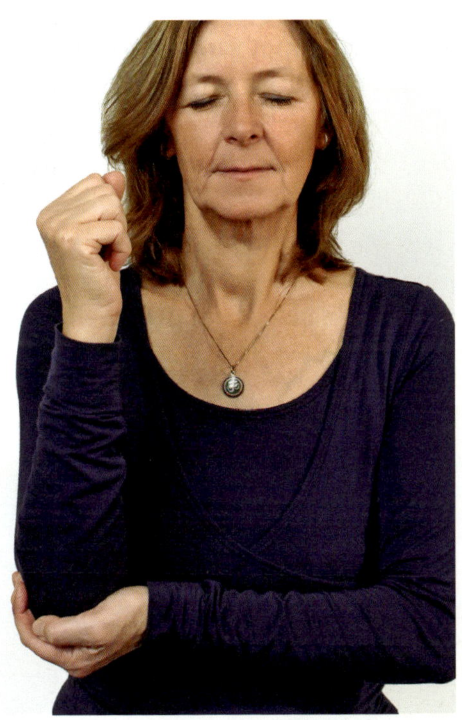

Richten Sie Ihre Aufmerksamkeit auf Ihren linken Oberbauch. Lassen Sie Ihren Atem entspannt in Ihre Bauchspeicheldrüse hineinfließen. Atmen Sie auf diese Weise mehrere Male ganz bewusst. Nun schließen Sie die Augen, und visualisieren Sie das Blaugrün von Algen vor Ihrem inneren Auge. Petrol ist eine beruhigende und kraftvolle Farbe. Mit Konzentration auf das Bauchspeicheldrüsen-Mudra tönen Sie »G« (/d͡ʒiː/). Sie können den Ton variieren, mal leiser, mal lauter werden. Lassen Sie den Ton aus dem Bereich der Bauchspeicheldrüse kommen, dann versetzt er das Organ in eine sanfte Vibration.

Nach etwa 5 Minuten lassen Sie den Ton ausklingen, lösen die Handhaltung auf und legen Ihre Hände entspannt auf die Oberschenkel. Spüren Sie, was die Handhaltung, das Tönen und das Visualisieren der Farbe in Ihnen ausgelöst haben.

Lassen Sie alle Gedanken, Gefühle und Empfindungen in Ihnen zu, ohne an ihnen festzuhalten. Zum Abschluss der Übung legen Sie Ihre Hände in den Schoß und verweilen noch einen Augenblick, ohne sich zu bewegen. Sie können auch auf dem Rücken liegend ruhen.

Heilströmen für die Bauchspeicheldrüse

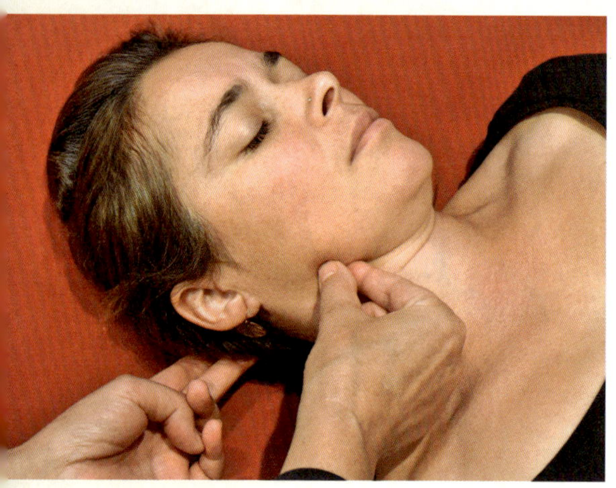

Der empfangende Partner liegt entspannt auf dem Rücken, seine Arme sind zur Seite ausgestreckt, und seine Beine sind leicht geöffnet.
Als Gebender setzen Sie sich an der rechten Kopfseite des empfangenden Partners bequem und aufrecht auf ein kleines festes Kissen oder auf den Boden.

Halten Sie mit dem Daumen und dem Zeigefinger Ihrer rechten Hand den Punkt in der äußeren Ecke des rechten Unterkiefers wie in einer Klammer. Mit dem Zeige- und dem Mittelfinger Ihrer linken Hand berühren Sie den Punkt am unteren Rand des Schädelknochens.

Spüren Sie nun den Pulsschlag an beiden Kontaktstellen, indem Sie einen sanften Druck ausüben. Der Puls ist dann zu spüren, wenn der Druck weder zu leicht noch zu stark ist. Er entfaltet sich genau in der Mitte. Tönen Sie zusammen mit Ihrem Partner den Ton für die Bauchspeicheldrüse »G« (/d͡ʒiː/) mindestens 3-mal. Versuchen Sie, ganz präsent und achtsam für alles zu sein, was Sie wahrnehmen, und achten Sie darauf, dass Ihr Partner sich entspannen kann.

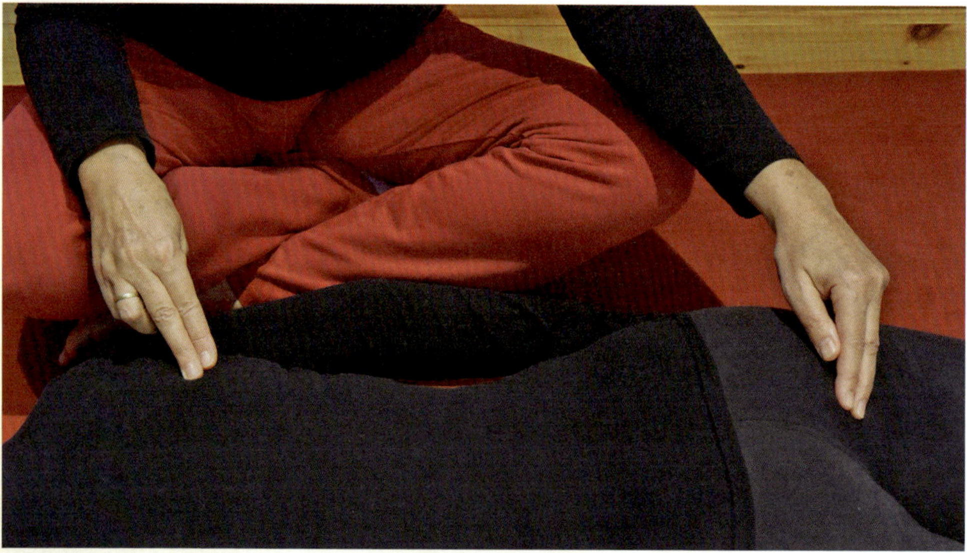

Nach 5–10 Minuten wechseln Sie zur zweiten Position. Ihr Partner dreht sich auf den Bauch, und Sie sitzen an seiner rechten Körperseite. Berühren Sie mit dem Zeige- und dem Mittelfinger Ihrer rechten Hand den Punkt am unteren Ende des rechten Schulterblatts. Als zweiten Punkt halten Sie mit dem Zeige- und dem Mittelfinger Ihrer linken Hand einen Punkt, den Sie am unteren Rand des rechten Sitzknochens finden. Nun spüren Sie wieder den Pulsschlag an beiden Kontaktstellen, indem Sie einen stärkeren Druck ausüben. Tönen Sie zusammen mit Ihrem Partner den Ton für die Bauchspeicheldrüse »G« (/d͡ʒiː/) mindestens 3-mal, und nehmen Sie wieder alles achtsam wahr.

Beenden Sie das Heilströmen nach weiteren 5–10 Minuten, und lassen Sie sich und Ihrem Partner noch etwas Zeit zum Nachspüren.

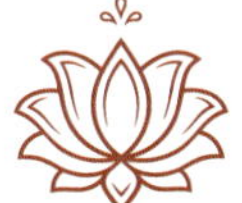

Intensive Körperarbeit mit einem Partner

Bitte setzen Sie diese Körperarbeit nur ein, wenn wenigstens einer von Ihnen (Sie oder Ihr Übungspartner) die Einweisung dazu von einem Tibetan-Pulsing-Therapeuten erhalten und diese Position unter Anleitung praktiziert hat.

Der empfangende Partner liegt auf dem Bauch, seine Arme sind zur Seite angewinkelt, und sein Kopf ist zu einer Seite gedreht.
Als Gebender setzen Sie sich rittlings behutsam auf das untere Drittel der Schulterblätter Ihres Partners und winkeln Ihre Beine nach hinten an. Legen

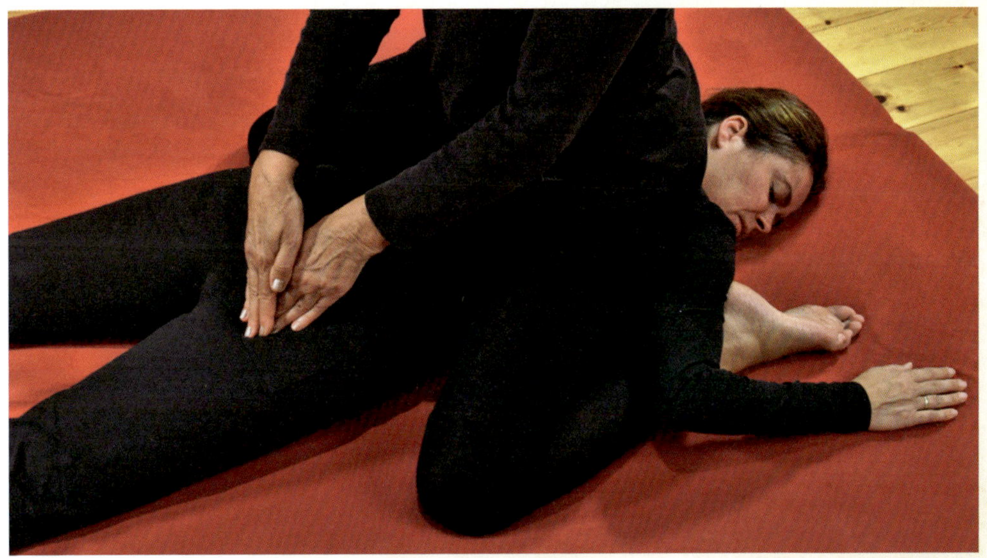

Sie Ihre Füße unter seine Oberarme. Sie schauen in Richtung seiner Füße. Fügen Sie Ihre Hände wie zu einem Schwert zusammen. Die Handflächen liegen übereinander und zeigen nach unten. Gehen Sie mit Ihren Händen zum rechten Sitzknochen bzw. dem unteren Drittel der rechten Gesäßhälfte. Zur Einstimmung können Sie und Ihr Partner zusammen den Organ-Ton anklingen lassen. Atmen Sie tief ein, und tönen Sie mit dem Ausatmen 3-mal den Ton des Pankreas »G« (/d͡ʒiː/).

Beugen Sie als Gebender Ihren Oberkörper leicht nach vorn, lösen Sie dabei das Gewicht von den Schulterblättern des Empfangenden, und gehen Sie mit Ihren Händen etwas tiefer in den Punkt am unteren Drittel des Gesäßes. Halten Sie die Push-Phase ein paar Minuten. Beugen Sie sich danach zurück, sodass Ihr Gewicht wieder stärker auf den Schulterblättern ruht, und lösen Sie den Druck am Gesäß. Das ist die Pull-Phase. Der Wechsel zwischen Push und Pull wird mehrere Male angewendet – 3 Durchgänge sind sinnvoll.
Es ist möglich, hier eine rhythmische Auf- und Abbewegung des Beckens einzubauen, sodass die Schulterblätter durchgepumpt werden und sich tiefere Schichten von Verspannungen lösen können.

Zum Ende lösen Sie sich als Gebender ganz vom Körper Ihres Partners. Legen Sie sich neben ihn, und legen Sie beide Beine quer über seine Schulterblätter. Bleiben Sie etwa 5–10 Minuten gemeinsam in dieser Entspannungsposition liegen. Alternativ kann sich Ihr Partner auch auf den Rücken drehen, und Sie legen Ihre Beine quer über die Bauchspeicheldrüse.

Die Blase

ENTFALTUNG VON GELASSENHEIT

7. bis 22. Oktober

Organebene

Die Harnblase ist ein dehnbares, muskuläres Hohlorgan. Sie sammelt und speichert den Harn aus den Harnleitern, bis er über die Harnröhre entleert wird. Harndrang empfinden wir ab einem gewissen Füllzustand der Harnblase. Funktion und Lage ihrer Schließmuskeln sind dafür verantwortlich, dass der Urin, der gebildet wird, kontrolliert entleert werden kann. Der untere Harnröhrenschließmuskel liegt im Beckenboden und reagiert willkürlich, unterliegt somit unserer Kontrolle. Der obere Verschluss, der aus Muskelschlingen und elastischen Netzen besteht, funktioniert unwillkürlich und wird über das vegetative Nervensystem gesteuert.

Disbalancen aufgrund einer geschwächten Blase

Eine Schwächung der Blase hat mit einem unkontrollierten Abgang von Urin, mit Einnässen oder Bettnässen zu tun. Bei Kindern, aber auch bei Erwachsenen, besonders bei älteren Menschen, funktionieren die Blasenmuskulatur und die Ein- und Ausgänge der Harnröhre noch nicht oder nicht mehr gut. Dieses Thema ist häufig mit großer Scham belegt und löst tiefe Emotionen von Minderwertigkeit oder Erniedrigung aus. Entweder, wir fühlen uns dadurch minderwertig und als Opfer, oder wir überhöhen uns und werden zu Snobs und Besserwissern. Shantam Dheeraj zufolge deuten Geheimratsecken bei Männern auf einen Hang zum Snobismus hin. Haarausfall ist immer auch ein Thema der Blase und der Nieren.

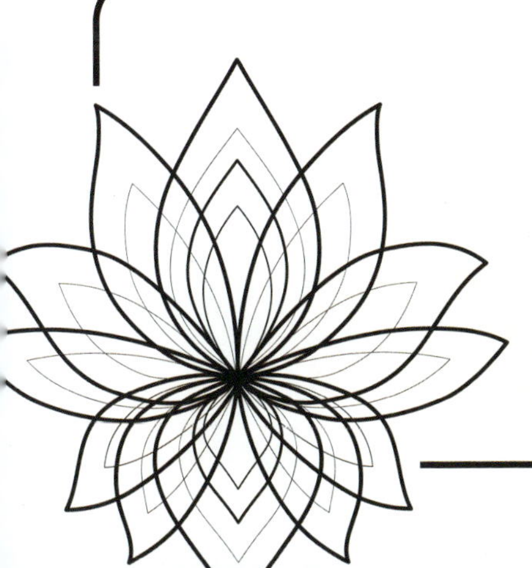

Buchstabe und Tonfrequenz der Blase: H (/eɪt͡ʃ/)

Farbschwingung der Blase: Dunkelblau

Wirbelentsprechung für die Blase:
4. Brustwirbel

Tiere, die der Blase zugeordnet werden:
Eule, Spinne, Krake und Flusspferd

Länder, die in der Frequenz der Blase schwingen:
Südafrika, Spanien und Schweden

Grundsätzlich führt eine Anspannung in der Blase zu Ungeduld, innerem Getriebensein, Druck, Hast und Eile. Es betrifft Menschen, die an der Ampel oder in einer Schlange warten müssen und plötzlich explodieren – wie das berühmte HB-Männchen aus der Werbung.

Die Emotion Hass wird der Blase zugeordnet, was sich in einer dauerhaften Blasenreizung zeigen kann. Inkontinenz, Blasensteine, Reizblase und Blasenentzündungen mit Auslösern verschiedener Art, z. B. Exposition gegenüber Kälte oder Geschlechtsverkehr, Infektionen mit Herpes, Chlamydien und dem Epstein-Barr-Virus gehören in den Bereich der Blasenerkrankungen. Aber auch Zwänge wie Waschzwang, also die Angst vor Bakterien und Schmutz, und Hypochondrie, die zwanghafte Einbildung, krank zu sein, sind Blasenthemen. Beim Mann kommen noch Ejaculatio praecox (vorzeitiger Samenerguss), Prostataprobleme und im schlimmsten Fall Prostatatumore sowie bei der Frau Blasentumore hinzu.

Gelassenheit üben

In einem ausgeglichenen Zustand der Blase erlauben wir uns, auch in Zeiten von Stress und engen Zeitplänen gelassen zu bleiben. Wir sind in der Lage, intensive Energien auszuhalten und so eine gesunde Selbstkontrolle zu gewinnen. Unter Druck können wir fokussiert und konzentriert bleiben. Wir entspannen uns, weil wir wissen, dass wir unser Bestes geben. Wir erlangen ein großes Maß an Selbstbeobachtung und werden weise.

Achten Sie in dieser Zeit besonders darauf, Ihre Blase immer dann zu entleeren, wenn sie sich bemerkbar macht, anstatt den Gang auf die Toilette hinauszuschieben. Nutzen Sie in stressigen Situationen geeignete Momente dafür, anzuhalten und geduldig zu warten, z. B. in einer langen Warteschlange oder an einer roten Ampel. Nehmen Sie Situationen, die Ärger erregen, mit Humor. Lachen Sie auch über sich selbst, über Ihre Fehler und Ihre Tollpatschigkeit. Gehen Sie nicht so hart mit sich selbst um. Das Beste, das wir geben können, ist immer genug!

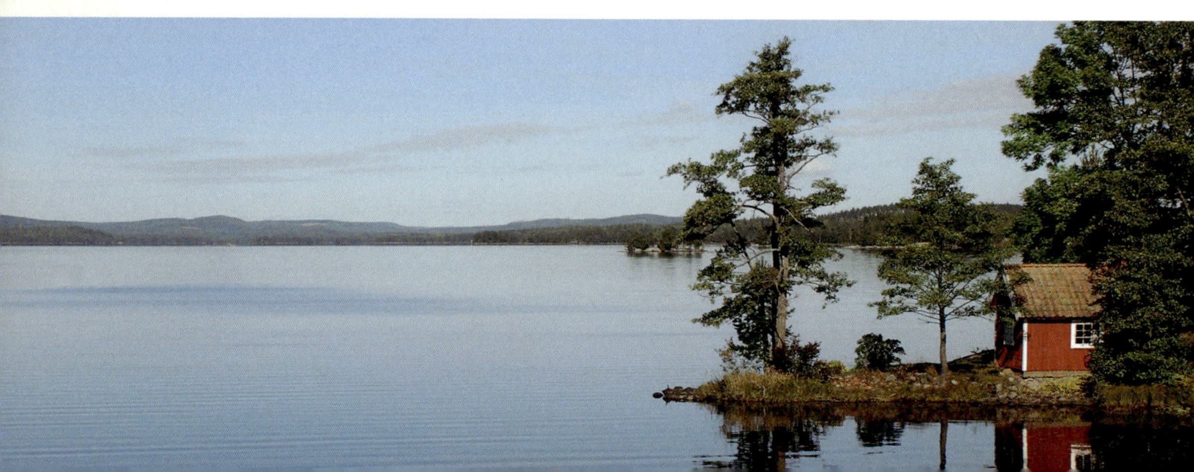

Mutter Erde – ein Wasserbehälter

Der Planet Erde ist unserer Blase sehr ähnlich – eine sphärische Form, die mit Wasser gefüllt ist. Wenn wir als Embryo in die Gebärmutter einer Frau eintreten, beginnt ihr Körper, diese sphärische Form anzunehmen, die uns umgibt und beschützt, solange wir uns in ihr auf unsere Kindheit vorbereiten. In der Gebärmutter sind wir über Monate hinweg in einem schwebenden, rollenden und strahlenden Zustand, umhüllt von Glückseligkeit. Plötzlich sind wir groß geworden. Wir sind gewachsen, bis dieser Schutzraum begann, uns einzuengen, und wir unsere erste Erfahrung von Stress erlebten. Ab einem gewissen Punkt sind wir zu groß, und dieselbe Umgebung, die uns bisher in unserer gesamten kurzen Lebensdauer unterstützt hat, belastet uns nun, übt einen Druck aus, der uns hinausbefördern soll. Shantam Dheeraj drückte dies folgendermaßen aus: »Ein neues Phänomen wird geboren, die Identifikation. ICH werde verdrängt, ICH werde zurückgewiesen, ICH muss leiden.«

Wenn wir in Stress und Druck geraten, scheint dieses alte Programm, das durch die Geburt initiiert wurde, zu greifen: Ich muss die Kontrolle behalten aus Angst, verdrängt zu werden. Als Kind erleben wir Stress, wenn wir zu bestimmten Zeiten Wasser lassen sollen, selbst wenn wir nicht müssen. Je nachdem, wie sensibel oder unsensibel die Eltern mit dem Toilettentraining umgegangen sind bzw. wie viel Stress sie mit dem Kind und sich selbst hatten, wenn das Kind einpullert oder im Schlaf einnässt, wird es beschimpft und bloßgestellt, die Mutter ist genervt, weil sie das Laken waschen muss. Dies löst starke Gefühle von Scham und Hilflosigkeit aus. Das Kind entwickelt ein schlechtes Gewissen, fühlt sich falsch und als Versager. Wenn wir älter werden, hören wir die Stimmen der Erwachsenen noch in uns – oftmals, ohne uns ihrer bewusst zu sein. Diese Stimme, die jetzt vom Über-Ich kommt, verurteilt und erniedrigt uns.

Während wir früher von außen hörten: »Schäm dich bloß!«, flüstert nun die innere Stimme: »Schäm dich bloß!« Dagegen rebelliert ein anderer Teil in uns. Nein, wir wollen uns nicht schämen! Wofür? Es ist einfach unangenehm, peinlich, leidvoll. Wieder die Stimme: »Ich hab es dir doch gesagt, du kriegst das einfach nicht hin, schäm dich!« Was tun mit der Gefangenschaft durch alte Programme? Die einen versuchen, besonders gut und brav zu sein und alles richtig zu machen, die anderen, in die Täterschaft zu gehen und selbst ein Erniedriger (für andere) zu werden. Das peinliche Erlebnis von damals und die tiefen Gefühle von Scham dürfen sich auf keinen Fall wiederholen.

Dazu möchte ich Ihnen ein Beispiel geben: Der dicke Hans wird in der Schule wegen seiner Körperfülle immer wieder gehänselt. Das tut weh. Er fühlt sich ausgeschlossen und versucht, diesen Schmerz irgendwie zu kompensieren. Vielleicht strengt er sich an, gute Noten zu bekommen, um anerkannt zu werden, oder verteilt großzügig seine Süßigkeiten und lässt sich von seinen Mitschülern ausnutzen. Vielleicht zieht er sich auch in sein Schneckenhaus zurück oder ist oft krank, um zu Hause bleiben und der Demütigung entgehen zu können. Eine Mischung aus Verletzung und Wut hinterlässt bei Hans die ersten Spuren von Hass, da er sich für andere verbiegen muss und etwas darstellt, was er nicht ist. Dieser Hass kann sich in plötzlichen gewalttätigen Ausbrüchen gegenüber anderen oder gegen sich selbst entladen.

In Tibet sagt man: »Wenn du als Amerikaner die Japaner hasst, hast du gute Chancen, im nächsten Leben als Japaner auf die Welt zu kommen.« Wer im Moment seines Todes voller Hass gegen eine Gruppe oder Kultur ist, wird im nächsten Leben in dieser Kultur wiedergeboren werden, um aus eigener Erfahrung Verständnis zu entwickeln.

Hypochondrie und Waschzwang

Hypochondrie ist eine psychische Störung, bei der die Betroffenen unter der Angst leiden, eine ernsthafte Erkrankung zu haben. Sie entwickeln körperliche Symptome, obwohl sie nicht krank sind. Alles, was sie über Krankheiten hören oder lesen, fühlen sie im nächsten Moment in sich. Neueste Erkenntnisse aus der Gehirnforschung belegen, dass ein Hypochonder Schmerz tatsächlich in einer größeren Intensität wahrnimmt. Die Schmerzübertragung innerhalb des Gehirns ist stärker, die Intensität des Schmerzes nimmt zu, anders als bei Menschen, die nicht hypochondrisch veranlagt sind. Die Frage stellt sich: Wieso hat ein Mensch diese Veranlagung und ein anderer nicht? Meiner Beobachtung zufolge liegt dem Wahn, von allen möglichen Bakterien, Viren oder anderen »Monstern« befallen werden zu können, die Angst zugrunde, die Kontrolle zu verlieren. Möglicherweise steht diese Angst in Zusammenhang mit einem frühen traumatischen Kontrollverlust.

Waschzwang kann die Folge einer solchen Wahnvorstellung sein. Sie ist gekennzeichnet von der Angst, sich zu infizieren. Schon eine Fahrt in der Straßenbahn kann das Gefühl von Verunreinigung auslösen. Die ganze Kleidung muss dann gewaschen werden, und häufig wird auch die Wohnung gereinigt, die ja mit der Kleidung und dem »unreinen Außen« in Berührung gekommen ist. Jede Türklinke muss abgewischt werden, bevor der Leidende sie anfassen kann. Dieses Verhalten ist der Versuch, jede Möglichkeit von ungeordnetem Leben abzuwehren, um zumindest das eigene kleine Leben unter Kontrolle zu halten. Innerlich fühlen sich Menschen, die unter Waschzwang leiden, falsch und unsauber und projizieren dieses ungute Gefühl nach außen.

Snobismus

Jeder Mensch hat das grundlegende Bedürfnis, sich willkommen zu fühlen, um sich entspannen zu können, gerade auch in einer fremden Umgebung oder in völlig neuen Situationen. Wir wollen so gesehen und angenommen werden, wie wir sind. Im Beispiel von Hans können wir uns vorstellen, dass er aufgrund seiner Leibesfülle und der Hänseleien dieses Grundgefühl nie empfunden hat. Was bleibt ihm übrig, wenn er als unbedeutender Junge, der zu dick ist und deswegen keinen Anschluss gefunden hat, nicht untergehen will? Er bemüht sich, etwas ganz Besonderes zu werden, und strengt sich unglaublich an. Er ist bereit, alles dafür zu tun – auch etwas, was gegen sein Gefühl geht. Er wird zum Spezialisten auf einem Gebiet, und endlich bekommt er die lang ersehnte Anerkennung – mit dem kleinen Unterschied: Er bekommt sie für das, was er leistet, nicht für das, was er ist! Er wird zum Snob, der sich allen anderen überlegen fühlt. Das unangenehme Gefühl, minderwertig und unterlegen zu sein, scheint damit erst einmal gebannt.

Snobs lassen jeden deutlich spüren, dass sie es geschafft haben, aus der Mittelmäßigkeit herauszukommen. Ihr Job und ihr Gehalt geben ihnen das Gefühl, etwas ganz Besonderes zu sein. Ihr Inneres Kind ist jedoch immer noch verletzt, gekränkt und voller Hass. Aus diesen unbewussten Anteilen heraus sind diese Menschen in der Lage, ihre Position auszunutzen, andere auszubeuten und sie zu unterdrücken. Das Land, in dem die Blase »schwingt«, ist Südafrika, das eine lange Geschichte von Unterdrückung und Ausbeutung kennt. Immer da, wo es leicht scheint, andere zu dominieren, finden sich auch Menschen, die ihre negative Hassenergie auf die Schwächeren abladen. Doch wer könnte sich dafür lieben, dass er andere zu Sklaven macht?

Ungeduld und Hast

Ein weiteres Thema der Blase ist die Hast. Es gibt Menschen, die immer in Eile sind – die glauben, keine Zeit zu haben. Jede rote Ampel, jede Warteschlange wird zum Ärgernis. Vor Wut über die unwillkommene Bremse schnaubend, stehen sie vor dem Hindernis. Wenn Sie sich darin wiedererkennen, ist es höchste Zeit, innezuhalten und langsamer zu werden. Die Zeit verrinnt, und je mehr wir uns beeilen, desto schneller scheint sie zu verfliegen.

Ich selbst erinnere mich an eine Situation in Köln, wo ich oft mit dem Fahrrad unterwegs war: Kess fahre ich über zwei rote Ampeln, winke noch einer Freundin zu, die brav an der Ampel stehen bleibt, und plötzlich werde ich von der Polizei angehalten, die alles genau beobachtet hat. Ich gebe zu, dass ich bei dieser blöden Ampelschaltung nie wirklich gewartet habe. Ich mache die Ampelschaltung für mein Verhalten verantwortlich. Das ist ein typischer Versuch, die eigene Ungeduld auf etwas zu schieben, was einem in die Quere kommt. Es kostete mich einiges, aber ich kam glimpflich davon. Seither habe ich es mir zur Aufgabe gemacht, an Ampeln zu warten (ausgenommen, wenn ich Fußgänger bin, dann treibt mich manchmal noch die Eile an), und ich muss feststellen, ich verliere keine Zeit, sondern gewinne an Geduld.

Anspannung in der Blase und die Auswirkung auf die Sexualität

Männer haben Angst, keine Erektion zu bekommen oder zu schnell zu ejakulieren. Frauen haben Stress damit, rechtzeitig für die Penetration offen zu sein, und schämen sich, wenn sie Zeit brauchen. Entspannte Zeit miteinander, der innige Ausdruck von Gefühlen und aufeinander abgestimmte Bedürfnisse tragen zur Erfüllung im sexuellen Austausch bei. Es ist eine große Herausforderung, in jedem Moment in sich und mit dem anderen anwesend zu sein. Der Australier Barry Long hat zu diesem Thema ein wunderbares Buch geschrieben: »Sexuelle Liebe auf göttliche Weise«. Dieses Buch enthält auch eine praktische Anleitung. Ich kann es sehr empfehlen.

Ein anderes Phänomen, das häufig bei Frauen auftritt, sind Blasenentzündungen nach dem Geschlechtsverkehr. Ich kannte eine Frau, die nach jedem sexuellen Kontakt Beschwerden hatte. Sie hatte Angst, sich Bazillen einzufangen, und achtete stark auf die hygienischen Verhältnisse rund um den sexuellen Akt. Dennoch oder gerade wegen dieser hypochondrischen Angst traten die Beschwerden auf. Eine andere Frau hatte ein ähnliches Problem. Sie hatte Schwierigkeiten, sich zu öffnen und ihr Herz mit einzubeziehen. Sie überging das Bedürfnis, sich viel Zeit zu nehmen, und war zu schnell bereit. Danach hasste sie sich dafür und wurde ärgerlich auf den Mann, weil er aus ihrer Sicht zu wenig auf ihre Bedürfnisse eingegangen war. Das Lösen des Traumas und der festgehaltenen Strukturen rund um die Blase ermöglicht hier eine Öffnung und eine Heilung. Die Muskulatur, an der die Blase »aufgehängt« ist, geht bis unter die Brust. Enge im Herzen, die einen verstärkten, schnellen und unregelmäßigen Herzschlag auslösen kann, hat nicht selten mit einer starken Anspannung in der Blase zu tun.

Auflösung und Heilung

Sind alle Anspannungen in der Blase gelöst, kann sich die Gabe entwickeln, Gedanken lesen zu können. Nichts ist mehr zwischen uns und dem anderen, keine Barriere, kein Urteil. Wenn wir uns urteilsfrei annehmen und zu unseren Gefühlen stehen, können andere Menschen uns ebenso annehmen und fühlen. Sie kennen das sicherlich im Zusammenhang mit einem vertrauten Menschen oder Ihrem Lebenspartner. Sie wissen, dass Sie so angenommen werden, wie Sie sind, und kennen die Gewohnheiten des anderen durch und durch. Sie können auch sehen, was er gerade denkt oder fühlt.

Eule, Spinne, Krake und Flusspferd – die Tiere der Blase

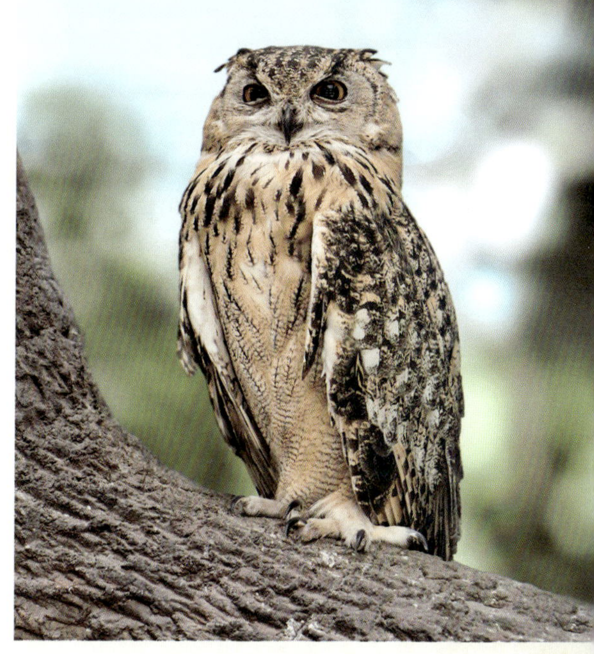

Alle Tiere der Blase haben gemeinsam, dass sie als Einzelgänger gelten und abends bzw. nachts aktiv werden. Flusspferdweibchen z. B. binden sich nur in der Zeit nach der Geburt an das Jungtier.
Eulen sind Weisheitstiere, die der griechischen Göttin Athene zugeordnet werden. Sie können ihren Kopf um fast 270 Grad drehen und auf diese Weise alles um sich herum sehen. Ihrem scharfen Blick entgeht nichts. Eulen können stundenlang regungslos dasitzen, sodass man sie leicht mit einem Aststumpf verwechseln könnte. Ihnen werden okkulte Kräfte zugesprochen. Sie führen andere sicher durch die Finsternis der Seele und offenbaren uns die Kraft, die in der Dunkelheit liegt. Sie fordern uns zur Innenschau auf.
Spinnen warten geduldig auf Beute, sie lehren uns Geduld und die Kunst des Abwartens. Ihr Netz ist das Gewebe, das Raum und Zeit zusammenhält. Spinnen stehen in vielen Mythologien für die weibliche Kraft und das Spinnennetz für die Plazenta. Der »große Weber« ist auch der Erschaffer, der aus seiner eigenen Substanz heraus den Faden des Lebens spinnt und alle Menschen durch diese Nabelschnur verbindet. Oft haben gerade Frauen hysterische Angst vor Spinnen. In Spinnen werden Begriffe hineinprojiziert wie: unberechenbar, dunkel, eklig, groß, haarig, hässlich. Sie stehen für vieles, was in der urweiblichen Seele abgelehnt wird.

Mudra-Meditation für die Blase

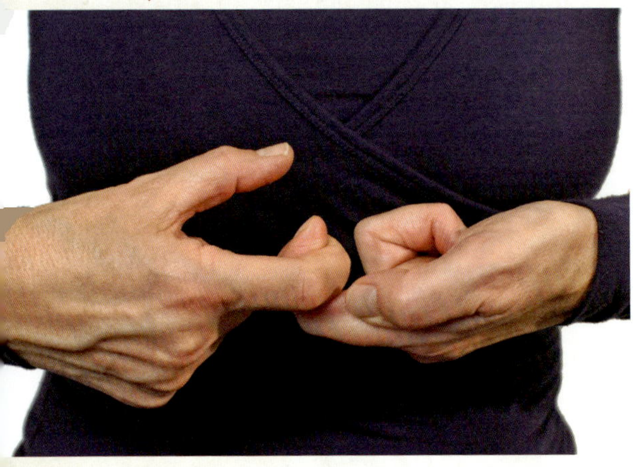

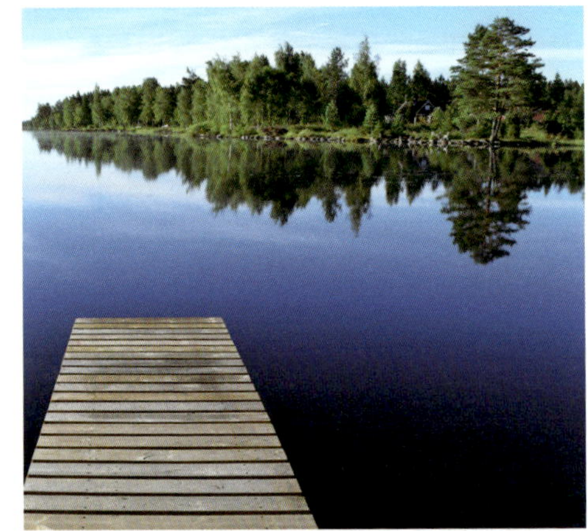

Setzen Sie sich bequem und aufrecht in einer Meditationshaltung auf einen Stuhl oder ein Meditationskissen. Entspannen Sie Ihre Schultern, und verhaken Sie Ihre Zeigefinger ineinander. Ziehen Sie leicht in beide Richtungen, so, als wollten sie die Hände auseinanderziehen. Halten Sie Ihre Hände auf der Höhe Ihres Solarplexus.

Richten Sie Ihre Aufmerksamkeit auf Ihre Blase. Lassen Sie Ihren Atem entspannt in den unteren Bauch hineinfließen. Atmen Sie auf diese Weise mehrere Male ganz bewusst. Schließen Sie nun die Augen, und visualisieren Sie das Dunkelblau eines tiefen, stillen Sees vor Ihrem inneren Auge. Mit Konzentration auf das Blasen-Mudra tönen Sie »H« (/eɪt͡ʃ/). Sie können den Ton variieren, mal leiser, mal lauter werden. Lassen Sie den Ton aus der Blase kommen, dann versetzt er sie in eine sanfte Vibration.

Nach etwa 5 Minuten lassen Sie den Ton ausklingen, lösen die Handhaltung auf und legen Ihre Hände entspannt auf die Oberschenkel. Spüren Sie, was die Handhaltung, das Tönen und das Visualisieren der Farbe in Ihnen ausgelöst haben. Lassen Sie alle Gedanken, Gefühle und Empfindungen in Ihnen zu, ohne an ihnen festzuhalten. Zum Abschluss der Übung legen Sie Ihre Hände in den Schoß und verweilen noch einen Augenblick, ohne sich zu bewegen. Sie können auch auf dem Rücken liegend ruhen.

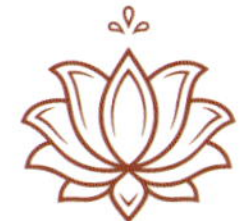

Heilströmen für die Blase

Der empfangende Partner liegt entspannt auf dem Rücken, seine Arme sind zur Seite ausgestreckt, und seine Beine sind leicht geöffnet.

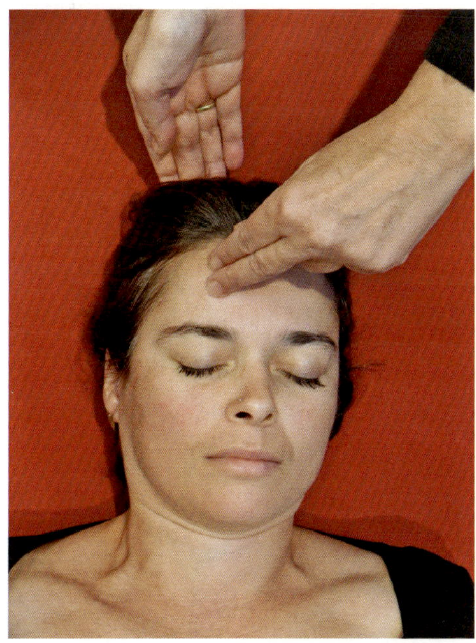

Als Gebender setzen Sie sich an der Kopfseite des empfangenden Partners bequem und aufrecht auf ein kleines festes Kissen oder auf den Boden.

Berühren Sie mit dem Zeige- und dem Mittelfinger Ihrer linken Hand den Punkt in der Mitte der rechten Stirnseite. Mit dem Zeige- und dem Mittelfinger Ihrer rechten Hand halten Sie den zweiten Punkt, den Sie am hinteren Ende der rechten Schädelhälfte finden. Um diesen Punkt leichter zu finden, gehen Sie eine gedachte Linie von der Stirn bis zum Kopfende hinunter.

Spüren Sie nun den Pulsschlag an beiden Kontaktstellen, indem Sie einen sanften Druck ausüben. Der Puls ist dann zu spüren, wenn der Druck we-

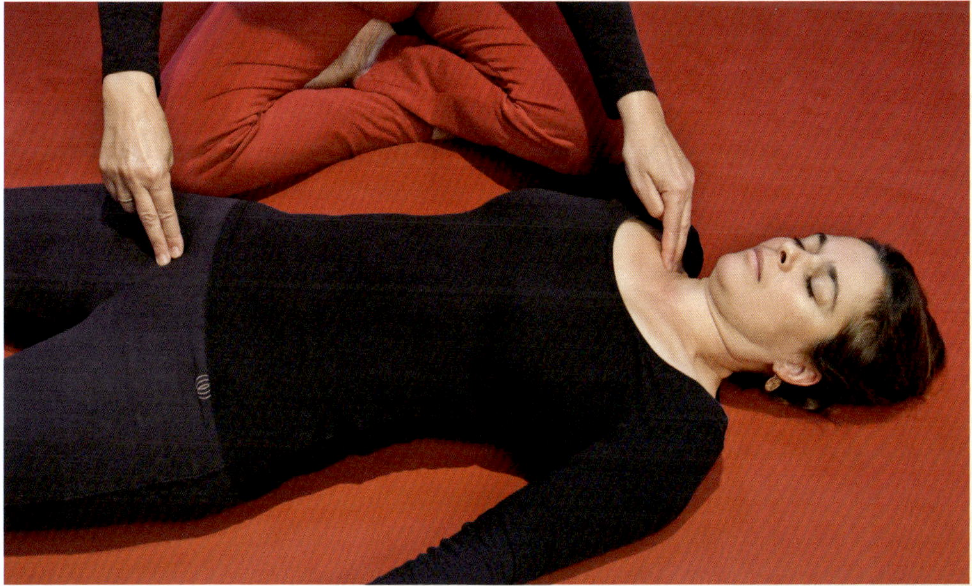

der zu leicht noch zu stark ist. Er entfaltet sich genau in der Mitte. Tönen Sie zusammen mit Ihrem Partner den Ton der Blase »H« (/eɪt͡ʃ/) mindestens 3-mal. Versuchen Sie, ganz präsent und achtsam für alles zu sein, was Sie wahrnehmen, und achten Sie darauf, dass Ihr Partner sich entspannen kann.

Nach 5–10 Minuten wechseln Sie zur zweiten Position an der rechten Körperseite des empfangenden Partners. Berühren Sie mit dem Zeige- und dem Mittelfinger Ihrer rechten Hand den Punkt am äußeren Ende des rechten Schambeinknochens. Halten Sie mit dem Zeige- und dem Mittelfinger Ihrer linken Hand den Punkt direkt unterhalb des rechten Schlüsselbeins. Nun spüren Sie wieder den Pulsschlag an beiden Kontaktstellen, indem Sie einen stärkeren Druck ausüben. Tönen Sie zusammen mit Ihrem Partner den Ton der Blase »H« (/eɪt͡ʃ/) mindestens 3-mal, und nehmen Sie wieder alles achtsam wahr.

Beenden Sie das Heilströmen nach weiteren 5–10 Minuten, und lassen Sie sich und Ihrem Partner noch etwas Zeit zum Nachspüren.

Intensive Körperarbeit mit einem Partner

Bitte setzen Sie diese Körperarbeit nur ein, wenn wenigstens einer von Ihnen (Sie oder Ihr Übungspartner) die Einweisung dazu von einem Tibetan-Pulsing-Therapeuten erhalten und diese Position unter Anleitung praktiziert hat.

Der empfangende Partner liegt auf dem Rücken. Die Arme sind entspannt seitlich abgelegt, die Beine sind gespreizt.
Als Gebender legen Sie sich zwischen die Beine Ihres Partners. Platzieren Sie Ihren rechten Fuß unter seinem Steißbein und Ihren linken Mittelfuß auf der rechten Schambeinseite. Greifen Sie mit den Händen die Fußgelenke Ihres Partners, und drücken Sie sanft auf die Innen- und Außenknöchel.

Zur Einstimmung können Sie und Ihr Partner zusammen den Organ-Ton anklingen lassen. Atmen Sie tief ein, und tönen Sie mit dem Ausatmen 3-mal den Ton der Blase »H« (/eɪt͡ʃ/).

Als Nächstes heben Sie als Gebender Ihr Becken leicht an, sodass sich Ihr Gewicht auf die Füße verlagert. Etwa ein Drittel des Gewichts liegt auf dem angewinkelten Standbein unter dem Steißbein. Den Rest verlagern Sie auf den Fuß auf seinem Schambeinknochen. Halten Sie den Push 3–5 Minuten lang. Danach legen Sie das Becken wieder entspannt ab, sodass das Gewicht Ihrer Füße sich verringert und der Druck auf das Schambein deutlich nachlässt. Diese Pull-Phase kann ebenso 3–5 Minuten dauern. Heben Sie Ihr Becken erneut an. Der Wechsel zwischen Push und Pull wird mehrere Male angewendet – 3 Durchgänge sind sinnvoll. Er aktiviert grundsätzlich den Energiefluss durch das Nervensystem.

Zum Ende lösen Sie als Gebender alle Berührungspunkte und legen beide ausgestreckten Beine etwa 5–10 Minuten lang auf den Oberschenkeln des Empfangenden ab. Legen Sie Ihre Hände auf Ihren Unterbauch. In dieser Zeit entspannen Sie gemeinsam.

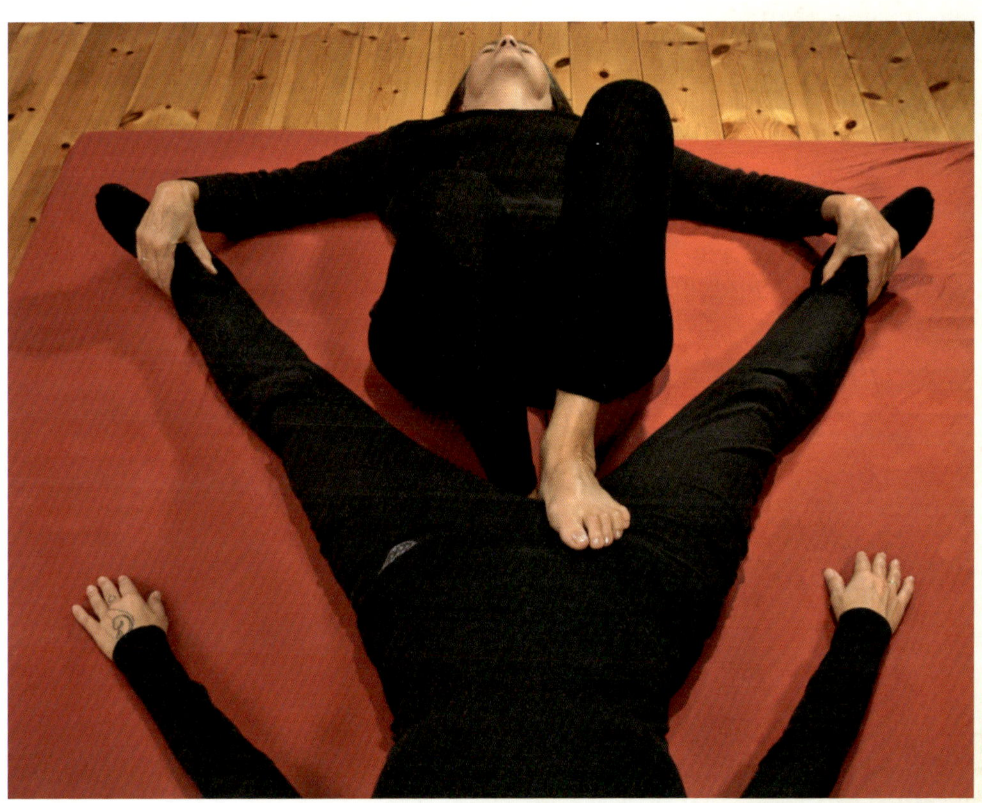

Die Geschlechtsorgane

ENTFALTUNG VON SEXUALITÄT

23. Oktober bis 6. November

Organebene der äußeren und inneren Geschlechtsorgane der Frau

Die Vulva oder Scham bildet die Gesamtheit der äußeren weiblichen Geschlechtsorgane. Sie verläuft vom Venushügel bis zum Perineum, dem Damm. Die äußeren Schamlippen schließen mit der Schamspalte die kleinen Schamlippen, den Scheidenvorhof, den Ausgang der Harnröhre sowie die Klitoris samt Klitorisvorhaut ein. Der Scheidenvorhof stellt die Verbindung zu den inneren Geschlechtsorganen dar. Die Vagina, auch Scheide genannt, ist die Verbindung zwischen den äußeren und den inneren Geschlechtsorganen. Sie mündet unten in den Scheidenvorhof und wird oberhalb durch den äußeren Muttermund abgeschlossen, der in den Gebärmutterhals führt. Der Gebärmutterhals ist der untere Teil der Gebärmutter, in die sich befruchtete Eizellen einnisten können.

Organebene der äußeren und inneren Geschlechtsorgane des Mannes

Der Penis ist das Begattungsorgan des Mannes bzw. männlicher Tiere. Gleichzeitig ist er ein Teil der ableitenden Harnwege, denn er umschließt die Harnröhre. Der Hodensack (Skrotum) ist ein Hautsack unterhalb des Penis. Er umhüllt die inneren Geschlechtsorgane, die Hoden, die Nebenhoden und den an den Nebenhoden beginnenden unteren Teil der Samenleiter.

Buchstabe und Tonfrequenz der Geschlechtsorgane: I (/aɪ/)

Farbschwingung der Geschlechtsorgane: Türkis

Wirbelentsprechung für die Geschlechtsorgane: 2. Brustwirbel

Tier, das den Geschlechtsorganen zugeordnet wird: Wolf

Länder, die in der Frequenz der Geschlechtsorgane schwingen: Wales und Thailand

Disbalancen aufgrund geschwächter Geschlechtsorgane

Menschen mit geschwächten Geschlechtsorganen sind zwanghaft zielgesteuert. Sie können von einem Ziel einfach nicht ablassen, auch wenn es unerreichbar ist. Es findet sich aber auch das Thema Antriebsmangel in diesem Organ. Die Betroffenen bringen die Energie nicht auf, für ein Ziel einzutreten. Eine Unausgewogenheit kann sich auch in Starrköpfigkeit äußern.

Auf der körperlichen Ebene kommen bei einem geschwächten Zustand Scheideninfektionen, Erektionsstörungen, Vaginismus, aber auch Nymphomanie und Priapismus (Dauererektion bzw. schmerzhafte Erektion des Penis), Klitorismus (Hypertrophie der Klitoris) sowie alle Geschlechtskrankheiten, die den Penis oder die Vagina betreffen, z. B. Feigwarzen, Tripper (Gonorrhoe), Syphilis, vor.

Die Begriffe »transgender« oder »transsexuell« bezeichnen Menschen, deren körperliches Geschlecht zeitweise oder dauerhaft nicht mit ihrem gefühlten Geschlecht übereinstimmt und die aus diesem Grund eine Umwandlung ihres Geschlechts in Betracht ziehen.

Spannend ist der Begriff »Wolfman« bzw. »Wolfsmann«, den wir meist aus Horrorfilmen kennen. Die Herkunft der Bezeichnung leitet sich von Sergej Pankejeff ab, dem Sohn eines reichen russischen Grundbesitzers, der an einer merkwürdigen Angst vor Wölfen, den Tieren der Geschlechtsorgane, litt, bei Sigmund Freud in Behandlung war und später als Neurastheniker diagnostiziert wurde. Neurasthenie, die sogenannte reizbare Schwäche oder der Burn-out, gehörte im ausgehenden 19. und beginnenden 20. Jahrhundert zu den Modekrankheiten der gehobenen Gesellschaftsschicht. Sergej Pankejeff war ein schwächliches und schwieriges Kind, und ein Albtraum von weißen Wölfen, die ihn auffressen wollten, den er etwa mit vier Jahren gehabt hatte, bestimmte sein ganzes Leben. Für ihn schien zudem sehr prägend gewesen zu sein, dass er als Kind von seiner älteren Schwester zu sexuellen Handlungen verleitet wurde und auch seine Eltern bei einem Geschlechtsakt beobachtet hatte.

Yin/Yang – männlich/weiblich

In einem ausgeglichenen Zustand sind wir frei von geschlechtsbezogenen Verhaltensmustern, Begrenzungen und Identifikationen. Männliche und weibliche Anteile sind in der Frau und im Mann wie in einem Yin-Yang-Symbol ausgeglichen und vereint. Wir sehen die Welt nicht nur aus einer rein männlichen oder rein weiblichen Perspektive. Indem wir uns in unsere weibliche, empfängliche Seite entspannen, können wir uns den verschiedensten Situationen flexibel anpassen, während wir in unserer männlichen, aktiven Seite einen festen Standpunkt einnehmen und Dinge in die Tat umsetzen. Die innere Balance von Männlich und Weiblich versetzt uns in die Lage, eine harmonische und fruchtbare Beziehung mit einem Partner zu leben.

Verbinden Sie sich in dieser Zeit mit Ihrem Potenzial, und folgen Sie dem inneren Antrieb, Dinge zu bewegen und in die Welt zu bringen. Das Streben nach Erfolg kann gerade jetzt sehr stark werden. Identifizieren Sie sich aber nicht zu sehr mit dem Erreichen des Ziels, und vergleichen Sie sich nicht mit anderen. Das könnte die Kraft schmälern, die Sie brauchen, um überhaupt erst anzufangen. Das Beste zu geben, nicht um der/die Beste zu sein, das ist der Weg der Mitte.
Wenn Sie die starke sexuelle Energie, die jetzt wirkt, zulassen und durch Ihr Herz aufsteigen lassen, sind sowohl sexuelle als auch jede andere Form von Begegnungen nährend.

Die Entwicklung von Identifikation

Das Hauptthema der Geschlechtsorgane Penis und Vagina ist: Identifikation! Die erste Identifikation eines Menschen ist die mit seinem Körper, dann folgt die des Geschlechts. Die Aufteilung in Ich/Du und Mann/Frau, wie sie uns beim Sündenfall begegnet, ist eine klare Trennung in zwei Identitäten. Bevor unser Bewusstsein sich in zwei gespalten hat, war es eins mit dem Universum und dem Schöpfer. Mit dem Beginn des menschlichen Daseins und der Durchtrennung der Nabelschnur wird aus einem zwei. Ich bin dieser Körper, du bist der andere Körper – so entsteht Teilung. Ich bin bedürftig und hungrig oder satt und wohlig. Der andere Körper ist dafür zuständig, uns zu füttern, zu umsorgen – ein Zustand von vollständigem Ausgeliefertsein. Schmerz ist eine Grunderfahrung des menschlichen Lebens. Dieser Schmerz auf der körperlichen, emotionalen und mentalen Ebene ist es, der uns auf die Suche nach Erfüllung und nach der verlorenen Einheit gehen lässt.
Die Einheit vor der Erfahrung von Polarität wird im Zen als das »ursprüngliche Gesicht« bezeichnet. Der Meister fragt den Schüler: »Wie hast du ausgesehen, bevor du geboren wurdest?« Unser Bewusstsein ist außerdem aufgeteilt in Wachzustand und Schlaf. Im Wachsein erleben wir die körperliche und geschlechtliche Identität mit allem, was dazugehört, während des Schlafs löst sie sich auf. Das Nervensystem regeneriert im schlafenden Bewusstsein in der Nacht.

Die Entwicklung von Bedürfnissen

Hunger ist die erste, elementare negative Empfindung eines ungeborenen Kindes. Sobald die Nahrung durch die Nabelschnur eintrifft, wandelt sich die negative Empfindung in eine positive. Der Körper erfährt, wie es sich anfühlt, wenn ein Bedürfnis gestillt wird. Falls dieses primäre Bedürfnis nicht erfüllt wird, bildet sich eine Anspannung im Nervensystem, die so lange währt, bis Nahrung eintrifft. In den ersten Lebensjahren sind wir Menschen von animalischen Instinkten beherrscht: Alles dreht sich um Essen, Schlafen und körperliche Berührungen. Wir unterscheiden uns hier nicht vom Tier.

Die ersten Erfahrungen des Köper-Ichs, wenn Grundbedürfnisse nicht direkt befriedigt werden, sind negativ: Hunger und Durst, Kälte und Isolation werden zu Schmerz. In dieser Zeit bildet sich die tiefe Konditionierung, dass Schmerz schlecht ist und abgelehnt werden muss. Wir wollen nur das, was uns Wohlgefühl vermittelt, und bringen eine Menge Energie dafür auf, es zu bekommen. Zu Beginn unseres Lebens sind es existenzielle Bedürfnisse, von denen unser körperliches Leben abhängt. Später sind es kindliche Bedürfnisse, die sich so anfühlen, als wären sie existenziell. Wir geraten in Verzweiflung, wenn wir nicht bekommen, was wir wollen. Als ob wir sterben würden, wenn der andere, der Partner, der vermeintlich für unsere Bedürfnisbefriedigung zuständig ist, sich von uns trennt.

In der weiteren Entwicklung verlagern sich die existenziellen Grundbedürfnisse in andere wichtige Bereiche. Kinder wollen vor allem gesehen werden. Sie brauchen Bestätigung für das, was ihnen gelingt. Sie sind darauf angewiesen, ein Gegenüber zu haben, das sie spiegelt und mit ihnen in Resonanz geht. Sie brauchen Lob, Ermutigung, Aufmerksamkeit – und das tragen wir als Erwachsene noch in uns. Wird unsere Einzigartigkeit nicht erkannt und erleben wir einen Mangel an Bestätigung, folgen wir dem Wunsch, den Mangel auszugleichen, und treiben uns an, etwas Besonderes zu sein oder zu erschaffen. Wir wollen der Welt beweisen, dass wir es schaffen, und übersehen dabei das kindliche Bedürfnis, das uns dazu treibt, den inneren, authentischen Ort unseres Seins zu verlassen, wo alles schon einzigartig ist.

Wir sind bereit für übermenschliche Anstrengung und nehmen ein verdrehtes, falsches Ich in Kauf. Wie können wir diese falsche Identität wieder loslassen? Wer erkennt, dass er leidet, hat den ersten Schritt zur Auflösung bereits getan. Die Trennung des Bewusstseins, aus der Einheit in die Identifikation mit dem konditionierten Ich, möchte gesehen werden. Das Spiel des Lebens ist so angelegt, und wir sind die Spielfiguren. Unsere Aufgabe besteht darin, uns selbst zu erkennen und die Ich-Identifikation aufzugeben – das ist unsere Lebensaufgabe.

Die Identifikation mit dem Geschlecht

Und was hat das Ich mit den Geschlechtsorganen zu tun? Die größte Macht, die das Ich bewusst erfährt (die erste Trennung erleben wir unbewusst), geschieht in der Pubertät, wenn die Sexualität erwacht und die Geschlechtsorgane von einem Ansturm gewaltiger Energien überflutet werden. Die ganze Welt dreht sich plötzlich nur noch um das eine. In der Zeit der Pubertät achten Mädchen und Jungen auf ihr Äußeres: »Wie komme ich am besten an? Wie entferne ich den Pickel an der Stirn? Welche Ausstrahlung habe ich in diesem Kleid?« Fließt die sexuelle Kraft durch den Körper, entsteht der Wunsch, sie mit dem anderen Geschlecht zu

teilen. Die Rollen sind vorgegeben: Der Mann lernt, aktiv zu sein, die Frau, passiv zu sein. Sobald die Frau das Interesse eines Mannes spürt, möchte sie es verstärken. Das tut sie, indem sie an allem, was er tut, großes Interesse zeigt und ihn zum Helden werden lässt. Wenn er das spürt, steigert sich seine Lust, und er ist bereit, sie zu nehmen. Er versucht mit allen Mitteln, die Nummer eins für sie zu sein, und sie ist beeindruckt und nimmt ihn auf.
Die Vagina der Frau formt sich um den Penis des Mannes, mit dem sie verkehrt. Genauso formt sich ihre Persönlichkeit um die des Mannes. Mit jeder Periode entspannt sich die Form wieder, die sie aufrechterhält, um für ihn passend zu sein, und kehrt zu ihrer ursprünglichen Form zurück. Das ist der Grund, warum viele Frauen kurz vor ihrer Periode sehr emotional werden. Mit jeder Blutung ist ein kleiner Ablösungsprozess verbunden. Deshalb riet Shantam Dheeraj den Frauen, die unter der Trennung von ihrem Partner leiden, dazu, ihre nächste Periode abzuwarten. Denn mit dem Ausbluten findet auch ein Loslassen statt. Danach ist die Frau wieder bereit für einen anderen Mann oder für sich selbst. Verschiedene Kulturen haben erkannt, dass es für Frauen nährend ist, sich in der Zeit der Periode zurückzuziehen und keinen Sex zu praktizieren. Diese Zeit für sich zu genießen und sich bewusst vom Mann abzugrenzen – das stärkt, reinigt und gibt Frauen Raum und Wertschätzung.

Um das Spiel der Identifikationen mit dem Männlichen und dem Weiblichen aufrechtzuerhalten, braucht es die Leugnung der jeweils anderen Seite. Die Identifikation des Mannes mit männlicher Kraft bringt ihn dazu, die ihm innewohnende weibliche Seele zu vernachlässigen. Die Identifikation der Frau mit weiblichen Attributen veranlasst sie dazu, die ihr innewohnende männliche Kraft zu verleugnen. Wahre Erfüllung kann aber nur dann entstehen, wenn die Energie von äußeren Idealen und Polaritäten nach innen verlagert wird. In tantrischen Übungen werden das männliche und das weibliche Prinzip bewusst umgekehrt, das heißt, der Mann lernt, rezeptiv zu sein, und die Frau, aktiv zu sein. Wenn beide in einer natürlichen Dynamik aktiv und passiv sein können, lösen sich die Polaritäten im Geschlechtsakt auf, und ein Gefühl von Ganzheit kehrt ein. Weiblich und Männlich treffen sich und gehen in der Verschmelzung über ihre Identifikation hinaus. Ursprüngliches Tantra lehrt das Loslösen von der Ich-Identifikation und das Erkennen des Selbst, darin löst sich die Idee von Männlich und Weiblich sowieso auf.
In den meisten Beziehungen bewegen sich die Partner in einem arrangierten Miteinander. Sie halten (unausgesprochene) Verträge und Abmachungen ein. Was dabei auf der Strecke bleibt, ist das Herz, sind Vertrauen und Sensitivität. Sexualität ohne Liebe ist wie Masturbation: Jeder ist nur an seiner eigenen Bedürfnisbefriedigung interessiert. Eine Beziehung, in der es an Liebe mangelt, wird früher

oder später auch sexuell nicht mehr funktionieren. Denn auch unsere Genitalien funktionieren auf Dauer nicht ohne reale Liebe, ohne wirkliche Herzenergie. Hildegard von Bingen, die bekannte Benediktinerin, hatte für eine Klosterfrau erstaunlich differenzierte und tiefe Einblicke in die Natur männlicher und weiblicher Sexualität. Sie schreibt: »In der Vereinigung verwirklicht sich einer im anderen und wird des anderen Werk. Und erst im Geschlecht kommt auch der Geist zu seiner schönsten Blüte.« An anderer Stelle wählt sie ein ungewöhnliches Bild: »Denn wie ein Schiff in großen Wellen, die sich durch starke Winde und Wirbelstürme in Flüsse erheben, in Gefahr gerät, sodass es manchmal kaum gehalten werden kann, so kann auch die Natur des Mannes im Sturm der Lust schwer unterdrückt und zurückgehalten werden. Aber in Wellen, die sich durch einen sanften Wind erheben, und in Wirbeln, die von sanften Drehungen aufsteigen, wird sich das Schifflein – wenn auch mit Mühe – halten. Und so ist die Natur der Frau hinsichtlich der Lust, weil sie leichter unterdrückt werden kann als die Natur der Lust des Mannes.«

Potenziale und Ziele

In anderen Bereichen des Lebens wird derselbe Antrieb dazu genutzt, Potenziale zu entwickeln, Ziele zu verfolgen, Dinge in die Tat umzusetzen und etwas zu finden, worin wir unschlagbar sind. Wenn wir dann den Porsche fahren, den gutaussehenden und erfolgreichen Mann haben und das schönste Haus, sind wir an einem Wendepunkt angelangt. Die äußeren, materiellen Bedürfnisse sind zu unserer vollsten Zufriedenheit erfüllt. Wenige Menschen stellen sich zu diesem Zeitpunkt die Frage: »Ist das, was ich erreicht habe, das, was mich wirklich glücklich macht? Wer bin ich ohne all diese äußeren Werte? Wer bin ich, wenn ich nicht der Körper, die Gefühle und die Gedanken bin?« Manchmal lehrt uns das Leben, was wir nicht sehen wollen, und beschert uns den Verlust eines Partners, einen geschäftlichen Zusammenbruch, eine schlimme Krankheit. In der tibetischen Tradition wird die Phase, in der das Ego zusammenbricht, als großer Segen angesehen, denn dieser Moment beinhaltet die Möglichkeit von Wandlung und Transformation.

Sexuelle Kraft und Kundalini-Kraft

Es gibt den Begriff »sexuelle Kraft« – eine der Hauptkräfte des Lebens. Sexuelle Kraft existiert, ob wir nun Sexualität leben oder nicht. Einem Mönch steht diese Kraft genauso zur Verfügung wie jedem anderen. Sexuelle Kraft unterliegt nicht unserer Kontrolle, auch wenn wir das glauben und sie für vieles missbrauchen. Sie wird vor allem durch die vollständige Hingabe in der Sexualität erlebt. Der sexuelle Akt kann eine Tür sein, sie zu erwecken, obwohl sie immer schon da war.

Sie wird mit der zusammengerollten Schlange im unteren Becken assoziiert, die beginnt, sich aufzurollen und aufzusteigen. Die Kundalini bewegt sich durch die Wirbelsäule von unten nach oben über den Kopf zum Dritten Auge und wieder hinunter zum unteren Bauchraum. Sie ist ein Geschenk des Lebens. Sind wir in der Lage, uns ihr ganz zu öffnen, durchströmt sie uns unablässig und nimmt uns letztlich – im Feuer des Erwachens – unser Ego. Samuel Widmer Nicolet, Arzt, Psychiater, spiritueller Lehrer und Mystiker, beschreibt es folgendermaßen: »Die Kundalini-Kraft ist die Lebenskraft schlechthin. Sie kommt aus der Wurzel, von der Erde, und entfaltet sich zum Scheitel hin, zur Krone. Sie strebt zum Himmel. Sie kommt aber auch vom Himmel, denn Wurzel und Krone sind eins. Damit ist sie die eine ungeteilte, göttliche Kraft.«

Wolf – das Tier der Geschlechtsorgane

Wölfe sind die größten Raubtiere aus der Gattung der Hunde. In Mitteleuropa wurden sie ab dem 15. Jahrhundert systematisch verfolgt, was ihre Zahl für lange Zeit stark dezimiert hat. Seit Ende des 20. Jahrhunderts stehen Wölfe in vielen Ländern unter Schutz. Völker, die von der Jagd lebten, sahen im Wolf oft einen ihnen ebenbürtigen Konkurrenten, dessen Ausdauer und Geschick bewundert und begehrt wurden. Auch Krieger identifizierten sich mit dem Wolf – ein Zeichen ihrer besonderen Wertschätzung. In der Bibel wird der Wolf als herdenreißendes, gefährliches Tier dargestellt – vielleicht ist dies ein Hinweis auf die Ablehnung der sexuellen Kraft. Die legendären Gründer der Stadt Rom, Romulus und Remus, sollen von einer Wölfin gesäugt und aufgezogen worden sein. Germanischen Ursprungs ist die Figur des Werwolfs, der ungeachtet seines Lebens in der bürgerlichen Gesellschaft zeitweilig Wolfsgestalt annimmt. Menschen haben eine ambivalente Einstellung gegenüber Wölfen: Einerseits verehren wir sie als starke und überlegene Tiere, zum anderen projizieren wir vielfältige Ängste auf das Raubtier.

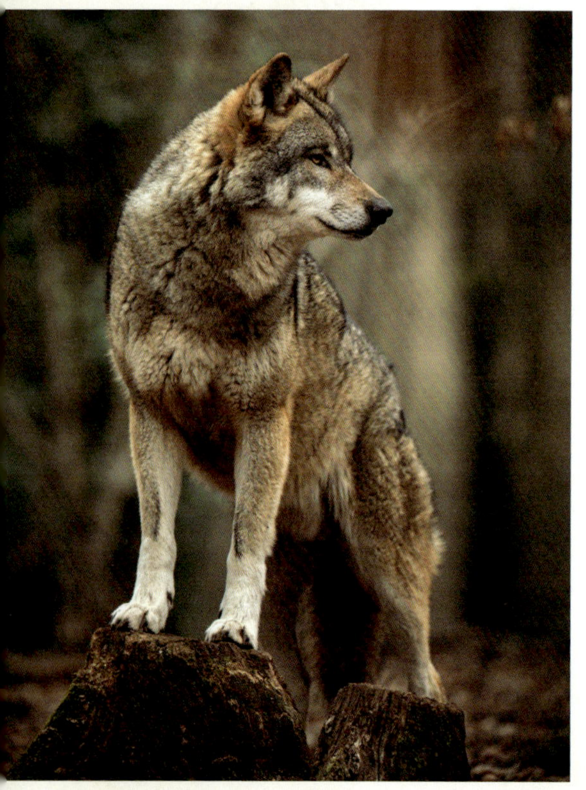

Meditation für das Dritte Auge

Sitzen Sie aufrecht, und atmen Sie wie durch einen Strohhalm mit offenem Mund ein. Gleichzeitig spannen Sie den Anus und die Gesäßmuskeln an und stellen sich während des Einatmens vor, dass Energie bis zu Ihrem Herzen fließt. Beim Ausatmen lösen Sie die Anspannung im Gesäß und atmen mit offenem Mund aus. Mit Ihren Armen können Sie diesen Kreislauf durch eine leichte Wellenbewegung unterstützen. Heben Sie dazu Ihre Arme bis auf Schulterhöhe an, Ihre Handinnenflächen zeigen nach oben. Danach senken Sie Ihre Arme bis zum Gesäß ab, Ihre Handinnenflächen zeigen dabei nach unten. Sie können dies je nach Gefühl mehrere Minuten praktizieren, mit der Zeit auch länger. Atmen Sie mit angespannten Gesäßmuskeln wieder wie durch einen Strohhalm ein. Dieses Mal mit der Vorstellung, dass die Energie durch die ganze Wirbelsäule nach oben über Ihren Kopf fließt, zum Dritten Auge aufsteigt und mit dem Ausatmen wieder nach unten strömt. Auch dabei können Ihre Arme diesen größeren Kreislauf unterstützend nachzeichnen.

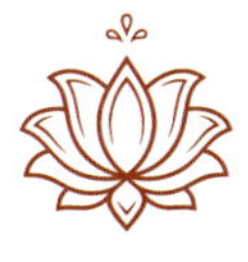

Mudra-Meditation für die Geschlechtsorgane

Setzen Sie sich bequem und aufrecht in einer Meditationshaltung auf einen Stuhl oder ein Meditationskissen. Entspannen Sie Ihre Schultern, und bringen Sie die Daumen und Zeigefinger beider Hände auf Höhe des Herzens zusammen.

Richten Sie Ihre Aufmerksamkeit auf Ihre Geschlechtsorgane. Lassen Sie Ihren Atem entspannt in den unteren Bauch und das untere Becken hineinfließen. Atmen Sie auf diese Weise mehrere Male ganz bewusst. Nun schließen Sie die Augen, und visualisieren Sie das türkisfarbene Meer in der Karibik vor Ihrem inneren Auge. Mit Konzentration auf das Mudra der Geschlechtsorgane tönen Sie »I« (/aɪ/). Sie können den Ton variieren, mal leiser, mal lauter werden. Lassen Sie den Ton aus den Geschlechtsorganen kommen, dann versetzt er diese in eine sanfte Vibration.

Nach etwa 5 Minuten lassen Sie den Ton ausklingen, lösen die Handhaltung auf und legen Ihre Hände entspannt auf die Oberschenkel. Spüren Sie, was die Handhaltung, das Tönen und das Visualisieren der Farbe in Ihnen ausgelöst haben. Lassen Sie alle

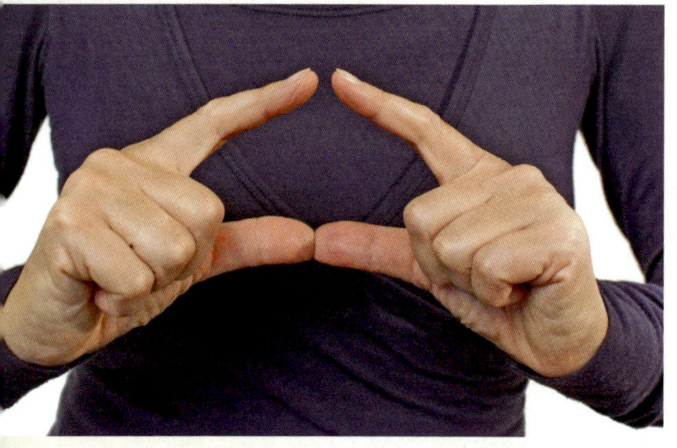

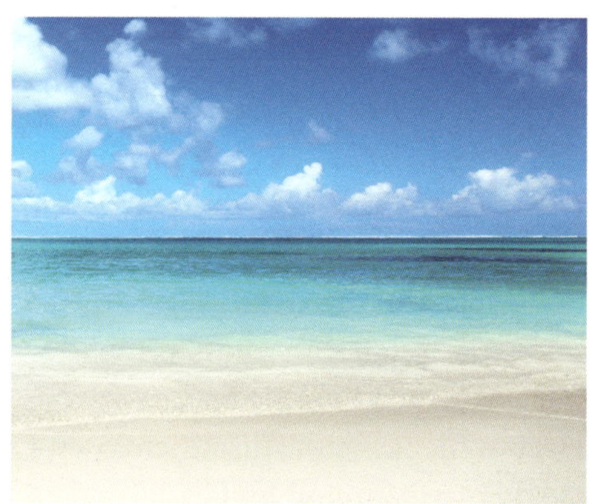

Gedanken, Gefühle und Empfindungen in Ihnen zu, ohne an ihnen festzuhalten. Zum Abschluss der Übung legen Sie Ihre Hände in den Schoß und verweilen noch einen Augenblick, ohne sich zu bewegen. Sie können auch auf dem Rücken liegend ruhen. Spüren Sie mit Ihrer Aufmerksamkeit in Ihr Becken und in die Geschlechtsorgane, und nehmen Sie eine zarte Verbindung zwischen diesen beiden energetischen Zentren wahr.

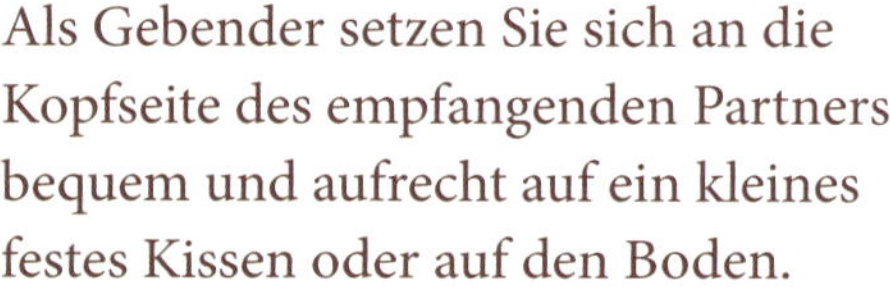

Heilströmen für die Geschlechtsorgane

Der empfangende Partner liegt entspannt auf dem Rücken, seine Arme sind zur Seite ausgestreckt, und seine Beine sind leicht geöffnet.

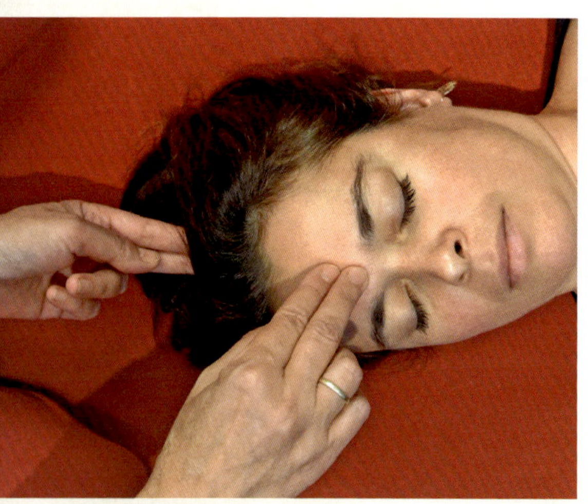

Als Gebender setzen Sie sich an die Kopfseite des empfangenden Partners bequem und aufrecht auf ein kleines festes Kissen oder auf den Boden.

Berühren Sie mit dem Zeige- und dem Mittelfinger Ihrer rechten Hand das Dritte Auge, den Punkt etwas oberhalb der Mitte zwischen den Augenbrauen. Mit dem Zeige- und dem Mittelfinger Ihrer linken Hand halten Sie den Punkt auf der Mittellinie des Kopfes, der sich im hinteren Drittel des Schädels befindet.

Spüren Sie nun den Pulsschlag an beiden Kontaktstellen, indem Sie einen sanften Druck ausüben. Der Puls ist

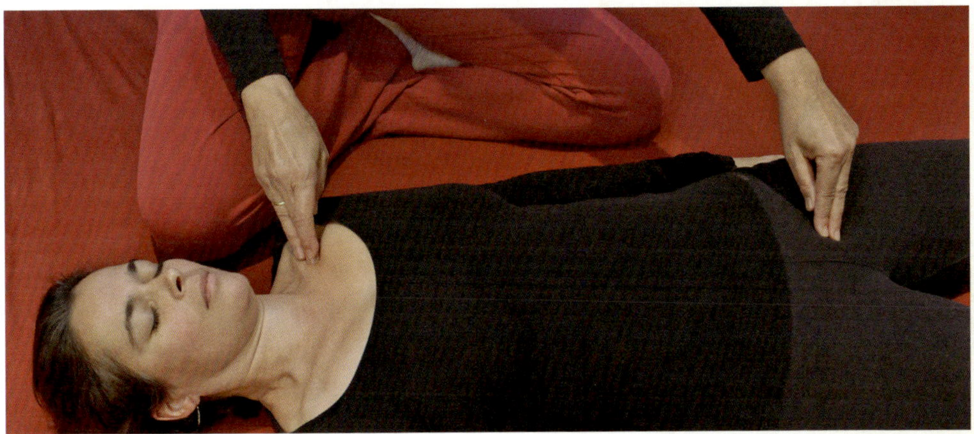

dann zu spüren, wenn der Druck weder zu leicht noch zu stark ist. Er entfaltet sich genau in der Mitte. Tönen Sie zusammen mit Ihrem Partner den Ton für die Geschlechtsorgane »I« (/aɪ/) mindestens 3-mal. Versuchen Sie, ganz präsent und achtsam für alles zu sein, was Sie wahrnehmen, und achten Sie darauf, dass Ihr Partner sich entspannen kann.

Nach 5–10 Minuten wechseln Sie zur zweiten Position an der linken Körperseite des empfangenden Partners. Berühren Sie mit dem Mittel- und dem Ringfinger Ihrer rechten Hand den Punkt unterhalb des linken Schlüsselbeins. Als zweiten Punkt halten Sie mit dem Zeige- und dem Mittelfinger Ihrer linken Hand den Punkt am äußeren Ende des linken Schambeinknochens. Nun spüren Sie wieder den Pulsschlag an beiden Kontaktstellen, indem Sie einen stärkeren Druck ausüben. Tönen Sie zusammen mit Ihrem Partner den Ton für die Geschlechtsorgane »I« (/aɪ/) mindestens 3-mal, und nehmen Sie wieder alles achtsam wahr.

Beenden Sie das Heilströmen nach weiteren 5–10 Minuten, und lassen Sie sich und Ihrem Partner noch etwas Zeit zum Nachspüren.

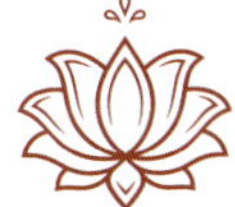

Intensive Körperarbeit mit einem Partner

Bitte setzen Sie diese Körperarbeit nur ein, wenn wenigstens einer von Ihnen (Sie oder Ihr Übungspartner) die Einweisung dazu von einem Tibetan-Pulsing-Therapeuten erhalten und diese Position unter Anleitung praktiziert hat.

Der empfangende Partner liegt auf dem Rücken. Die Arme sind entspannt seitlich abgelegt, die Beine sind gespreizt.

Als Gebender legen Sie sich zwischen die Beine Ihres Partners. Platzieren Sie Ihren linken Fuß unter seinem Steißbein und Ihren rechten Mittelfuß auf der linken Schambeinseite. Greifen Sie mit den Händen die Fußgelenke Ihres Partners, und drücken Sie sanft auf die Innen- und Außenknöchel.
Zur Einstimmung können Sie und Ihr Partner zusammen den Organ-Ton anklingen lassen. Atmen Sie tief ein, und tönen Sie mit dem Ausatmen 3-mal den Ton der Geschlechtsorgane »I« (/aɪ/).

Als Nächstes heben Sie als Gebender Ihr Becken leicht an, sodass sich Ihr Gewicht auf die Füße verlagert. Etwa ein Drittel des Gewichts liegt auf dem angewinkelten Standbein unter dem Steißbein. Den Rest verlagern Sie auf den Fuß auf seinem Schambeinknochen. Halten Sie den Push 3–5 Minuten lang. Danach legen Sie das Becken wieder entspannt ab, sodass das Gewicht Ihrer Füße sich verringert und der Druck auf das Schambein deutlich nachlässt. Diese Pull-Phase kann ebenso 3–5 Minuten dauern. Heben Sie Ihr Becken erneut an. Der Wechsel zwischen Push und Pull wird mehrere Male angewendet – 3 Durchgänge sind sinnvoll. Er aktiviert grundsätzlich den Energiefluss durch das Nervensystem.

Zum Ende lösen Sie als Gebender alle Berührungspunkte und legen beide ausgestreckten Beine etwa 5–10 Minuten lang auf den Oberschenkeln des Empfangenden ab. Legen Sie Ihre Hände auf Ihren Unterbauch. In dieser Zeit entspannen Sie gemeinsam.

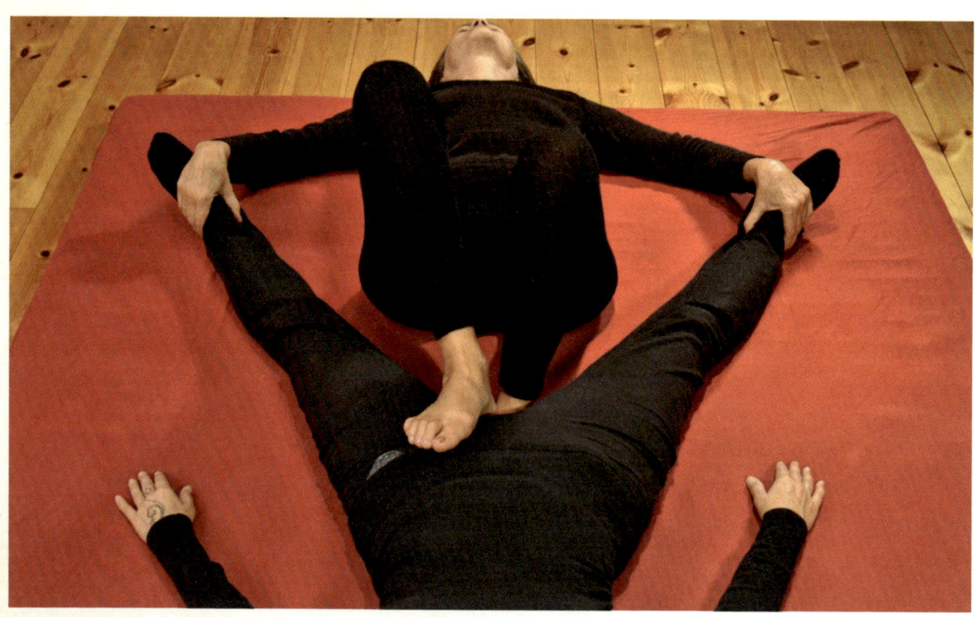

Das Steißbein

ENTFALTUNG VON VERTRAUEN

7. bis 22. November

Organebene

Im Tibetan Pulsing umfasst das Organ Steißbein nicht nur die zugehörige Knochenstruktur, sondern auch den Enddarm, den After, den Damm und das Wurzelchakra. Der Enddarm ist 15–20 Zentimeter lang und geht in den After über. Das Steißbein bildet den unteren Abschluss der Wirbelsäule, bei vielen Tieren ist das der Schwanz. Wenn wir den Schwanz einziehen – sinnbildlich gesprochen –, ziehen wir uns zurück und verschließen uns. Umgangssprachlich verwenden wir auch den Ausdruck »den Kürzeren ziehen«. Das kann man sehr gut bei Tieren beobachten. Tiere hinterlassen mit ihren Ausscheidungen ihre Duftnote, um ihr Revier zu markieren. Das Wurzelchakra hat mit Aspekten unseres animalischen Überlebens zu tun.

Disbalancen aufgrund eines geschwächten Steißbeins

Beim Steißbein haben wir es mit der Angst zu tun, Fehler zu machen oder zu versagen und dafür bestraft oder ausgeschlossen zu werden. Die Furcht, aus dem Stamm ausgeschlossen zu werden, sitzt tief in unseren Zellen, denn in der frühen Menschheitsgeschichte war dies noch lebensbedrohlich. Schwächungen im Steißbein führen zu Formen der Erniedrigung, auch mit Verfolgungswahn und Erotomanie (Liebeswahn) verbunden.

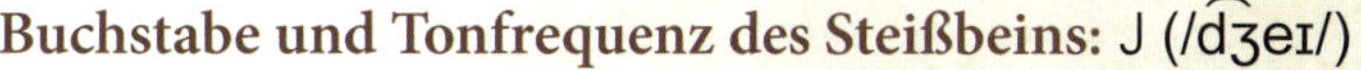

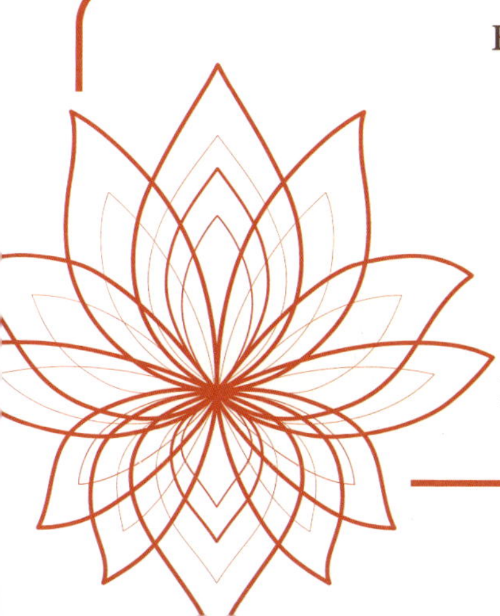

Buchstabe und Tonfrequenz des Steißbeins: J (/d͡ʒeɪ/)

Farbschwingung des Steißbeins: Purpurrot

Wirbelentsprechung für das Steißbein: 9. Brustwirbel

Tiere, die dem Steißbein zugeordnet werden: Katze, Jaguar, Hai und Leopard

Länder, die in der Frequenz des Steißbeins schwingen: Schweiz, Griechenland und die Juden (als Kultur)

Im körperlichen Bereich sind Steißbeinprellung, Steißbeinbruch, Schließmuskelschwäche, Marisken, Analthrombose, Analekzem, Analfissur, Prolaps, Proktitis (Enddarmentzündung), Hämorrhoiden, Abszesse und Fisteln im Analbereich Ausdruck einer Disbalance im Steißbein. Epilepsie, die Fallsucht mit Krampfanfällen, wird zwar im Gehirn ausgelöst, eine große Anspannung ist jedoch im Steißbein zu vermuten. Wenn jemand eine Neigung zu epileptischen Anfällen hat, kann die Arbeit am Steißbein hilfreich sein.

Verbunden mit der Wurzel

Im ausgeglichenen Zustand des Steißbeins sind wir aufmerksam und entspannt wie eine Katze. Wir sind verbunden mit der Kraft der Erde und dem Wurzel-Chakra. Dies ermöglicht es uns, Vertrauen zu haben, auch wenn die Dinge einmal nicht gut laufen. Wir fühlen uns als Teil eines größeren Ganzen und haben ein Gespür dafür, was richtig ist. In einem heilen oder idealen Zustand sind wir in Kontakt mit dem Genius in uns.

In dieser Zeit ist es besonders heilsam, sich selbst zu vertrauen und auch anderen Menschen einen Vertrauensvorschuss zu geben. Indem Sie dies bewusst tun, erleben Sie sich nicht länger getrennt von anderen. Vorurteile, Urteile und Bewertungen anderen gegenüber erschaffen eine künstliche Trennung. Üben Sie sich in Toleranz, und nehmen Sie die Dinge nicht immer gleich persönlich. Stellen Sie Fragen, statt Urteile zu fällen. Sehen Sie die Würde in jedem Menschen, und erkennen Sie, dass auch Sie wertgeschätzt werden. Falls Sie von Versagensängsten heimgesucht werden, sehen Sie diese als ein altes Programm, entstanden durch längst vergangene traumatische Erlebnisse. Lassen Sie sich nicht entmutigen. So, wie der Erfinder der Glühbirne Thomas Edison sagte: »Ich habe nicht 1000 Mal versagt. Ich habe erfolgreich 1000 Mal entdeckt, wie eine Glühbirne nicht funktioniert.«

Die Privatsphäre

Aus tibetischer Sicht steht das untere Ende der Wirbelsäule für das Private und Intime, der Rest der Wirbelsäule für das Soziale. Besteht eine Spannung zwischen diesen beiden Teilen, so haben wir ein Problem mit unseren sozialen und privaten Angelegenheiten. Ausscheidungen und Sexualität finden normalerweise hinter verschlossenen Türen statt, in der Privatsphäre. Die Funktionen des Enddarms separieren uns verständlicherweise von anderen – psychologisch gesehen sitzt hier die Angst davor, öffentlich bloßgestellt und ausgegrenzt zu werden. Was allerdings in der Öffentlichkeit schon einmal passieren kann, ist ein Pups. Das kann verschiedene Reaktionen hervorrufen: Entweder wird er verschämt ignoriert, belächelt oder mit einer unangenehmen Bemerkung kommentiert. Für das eigene

Empfinden ist ein Pups eine große Erleichterung und einer der ersten Töne, die wir als kleine Menschenwesen produzieren. Zum ersten Mal erleben wir, wie unsere Aufmerksamkeit zu einer Anspannung im Anus gelenkt wird und sich mitsamt der Verkrampfung in einem Pups auflöst.
Damit sind wir bei den Hauptthemen des Steißbeins angelangt: Entspannung, ungezwungene Leichtigkeit und authentisches Sein – wie Katzen, die genüsslich am Kamin liegen, ihr Fell ablecken und schnurren. In ihrem Verhalten sehen wir geschmeidige, fließende Bewegungen. Wenn sie einem Menschen vertrauen, legen sie sich auf den Rücken und zeigen ihre verletzlichere Bauchseite, oder sie strecken ihren kleinen Hintern hoch hinauf, dem neu gewonnenen Freund entgegen. Katzen gehen unabhängig und vollkommen frei ihrer Wege. Sie kommen, wenn sie gestreichelt werden wollen, und gehen genauso unvermittelt wieder, wenn sie genug haben. Katzen wurden als Göttinnen verehrt (z. B. im alten Ägypten) oder aber als teuflische Dämonen hingerichtet. Im frühen Christentum galten sie noch als Fruchtbarkeitssymbol, im Mittelalter wurden sie als Helfer der Hexen zu Tausenden lebendig verbrannt.

Um entspannt zu sein und uns wohlzufühlen, brauchen wir eine private Umgebung. Für bestimmte Dinge möchten wir allein gelassen werden. Es ist ein elementares Bedürfnis, Zeit ganz für sich allein zu haben. Wenn wir in einer Umgebung aufgewachsen sind, in der dieses Grundbedürfnis nicht respektiert wurde, sei es, weil jederzeit jemand aus der Familie ins Bade- oder Schlafzimmer platzen konnte oder man keinen Ort des Rückzugs hatte, ist die Empfindlichkeit in Bezug auf die Privatsphäre besonders groß. Beobachten Sie sich in der Zeit des Steißbeins: Ist Ihr Bedürfnis nach Rückzug größer als zu anderen Zeiten? Sind Sie sehr empfindlich? Oder fühlen Sie sich schnell isoliert und ausgeschlossen?

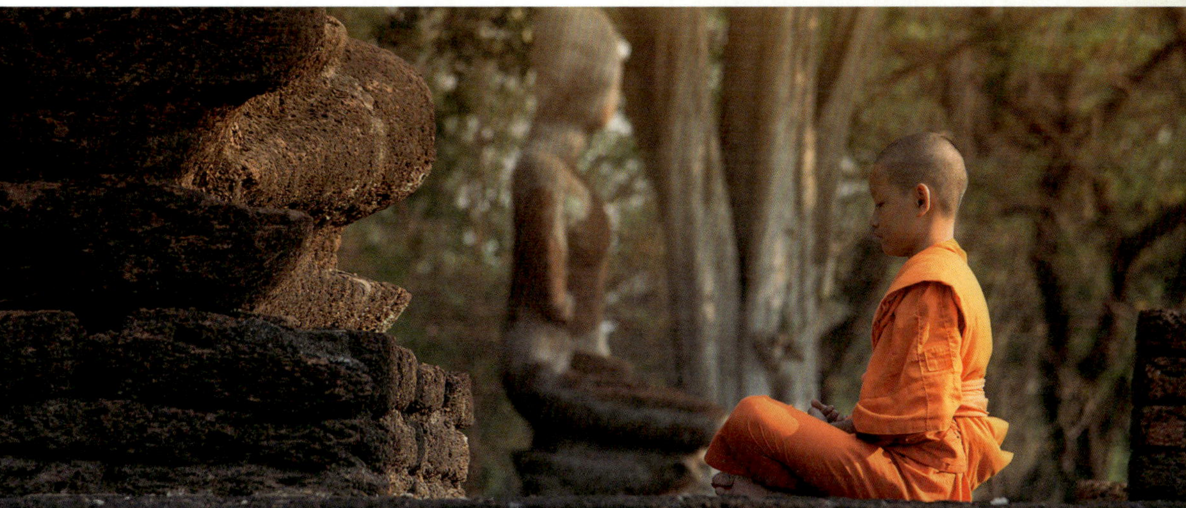

Vertrauen

Fast jeder von uns hat als Kind Schläge auf den Po bekommen. Manche direkt nach der Geburt, andere erst im Laufe der Kindheit. Schläge oder Stürze auf den Po sind wie eine Erschütterung, die sich durch die ganze Wirbelsäule ausbreitet. Sind wir stark verletzt worden, tragen wir diese Anspannung mit ins weitere Leben. Es kann sein, dass die Wirbelsäule dadurch beeinträchtigt ist und ihre Geschmeidigkeit verloren hat. Im Versuch, den Schmerz zu verringern und Schutz aufzubauen, können Teile der Wirbelsäule steif und unbeweglich werden.

Eine der großen Ängste, die mit dem Steißbein in Zusammenhang stehen, ist die Angst davor, sich falsch zu verhalten. Es ist ein latentes Gefühl, irgendwie nicht in Ordnung zu sein – im Sinne der Gesellschaftsordnung. Doch wie kann ich mir sicher sein, dass ich richtig bin? Wem kann ich vertrauen? Um dieser Verunsicherung auszuweichen, versuchen wir, alles richtig zu machen, wir passen uns an. Wir kneifen die Pobacken zusammen und halten durch. Wie wäre es, wenn wir uns und unserer Wahrnehmung vertrauen? Wenn wir uns erlauben, Fragen zu stellen? Es fühlt sich sicherer an, auf alles eine Antwort zu haben, dann können wir nicht falschliegen. Und wenn wir uns nicht irren, können wir nicht falsch sein – so der denkende Geist.

Das Fremde

Unser Bedürfnis nach Zugehörigkeit stillen wir meist in einer Gruppe, Familie, Kultur, Nation oder Stammeszugehörigkeit. Gemeinsam fühlen wir uns stark und sicher, haben einen Konsens und können über Fremde und Andersdenkende urteilen und sie im Zweifelsfall ausschließen. Die eigene Unsicherheit und Angst projizieren wir nach außen und drücken fremdartigen Menschen den Stempel »falsch« auf. Die Intoleranz anderen Menschen gegenüber sehen wir immer wieder in der Weltgeschichte. Das Volk, das von allen am meisten verfolgt wurde, sind die Juden. Sie sind wie kein anderes Volk auf der Erde ausgegrenzt und umgebracht worden. Ihre Kultur wird dem Organ Steißbein zugeordnet. Um den jüdischen Akzent zu imitieren, müssen wir die Basis der Wirbelsäule vibrieren lassen. Juden glauben, von Gott auserwählt zu sein. Aber sie mussten als Sündenböcke für das Unreine und Böse herhalten, während die Verfolger ihre eigene Reinheit proklamierten. Die Angst vor Eliminierung ist sowohl im Opfer als auch im Täter gleichermaßen zu finden.

Die Entwicklung von Misstrauen

Jedes Kind macht bei seinen ersten Gehversuchen die Erfahrung, auf den Po zu fallen. Es steht auf und probiert es erneut. Es freut sich, wenn der nächste Versuch gelingt, und weint, wenn er misslingt. Kinder, die häufig auf den Hintern geschlagen, vernachlässigt oder gar aus der Familie ausgeschlossen wurden, haben eine hohe Empfindlichkeit bei den Themen des Steißbeins. Es ist wie eine Wunde, die versteckt werden muss. Kinder verstehen nicht, warum sie ausgegrenzt werden, und glauben, selbst schuld am Ausschluss zu sein.

Diese Traumata haben zur Folge, dass wir Angst davor entwickeln, loszulassen und ganz ungezwungen zu sein. Jedes Mal, wenn wir etwas Neues in Angriff nehmen wollen, taucht die Angst vor dem Versagen auf – irrational und mächtig. Oder wenn wir in eine fremde Gegend fahren, ein fremdes Land oder eine fremde Stadt: Menschen, die in sich eine starke Verunsicherung fühlen, können oft gar nicht allein wegfahren. Sie brauchen jemand Vertrauten in ihrer Nähe. Sobald sie allein in der Fremde sind, fühlen sie sich verloren und haben Angst, sich nicht mehr zurechtzufinden. Je stärker das Trauma ist, desto weniger wollen wir an den alten Schmerz erinnert werden. Wir wollen nie wieder verlassen oder abgewiesen werden. Entweder gehen wir keine verbindlichen, intimen Kontakte mehr ein, oder wir verlassen unseren Partner, bevor er uns verlassen oder uns so wehtun könnte. Wenn es dennoch zu einer Situation kommt, in der dieser Schmerz aktiviert wird, ist sie eine Chance, ihn zu heilen. Es geht darum, das Unangenehme zu spüren, den Schmerz zuzulassen, ihm Ausdruck zu verleihen und die Realität so wahrzunehmen, wie sie wirklich ist – die alte Brille, mit der wir Situationen betrachtet haben, abzulegen. Nichts kann geheilt werden, ohne dass es zuvor an die Oberfläche kommt, ohne dass die ursprüngliche Wunde gesehen und gefühlt wird.

Die Angst davor, Fehler zu machen

Bestrafungen, die mit dem Toilettentraining in Zusammenhang stehen, bewirken Spannungen im Enddarm. In den meisten Fällen wurde von uns als Kind verlangt, zu bestimmten Zeiten zur Toilette zu gehen und es schnell hinter uns zu bringen. Wir wurden bestraft und mussten auf dem Topf sitzen bleiben, wenn wir unser Geschäft nicht erledigen konnten. Oder vielleicht war die Toilette einer der wenigen Plätze, wo wir endlich einmal unsere Ruhe hatten. Wir brauchen Ruhe und Zeit, um uns zu entspannen. Menschen, die großen Stress haben, zu spät zu kommen, oder generell ein Zeitproblem haben, sind voller Anspannungen im Steißbeinbereich.

Jedes Mal, wenn ein neuer Job oder eine Prüfung ansteht, kommt die Angst hoch, Fehler zu machen und durchzufallen. Eine Prüfungssituation kann sich wie ein Kampf um Leben und Tod anfühlen. Ich musste mehrere Heilpraktikerprüfungen machen, und meine Angst vor der mündlichen Prüfung wurde immer größer. Ich fühlte mich der Beurteilung der Prüfer sehr ausgeliefert und hatte regelmäßig Blackouts. Nach jeder gescheiterten Prüfung steigerte sich mein Gefühl, versagt zu haben, bis hin zu einer Art Endzeitstimmung, einer totalen Sinnlosigkeit. Plötzlich wurde mir klar, dass mein Leben nicht davon abhängt, ob ich diese Prüfung bestehe oder nicht. Es sickerte langsam in jede Zelle, dass es in Ordnung war, nicht bestanden zu haben und es wieder zu probieren. Mit dieser bewussten Haltung, einem homöopathischen Mittel und Entspannungsübungen gelang mir das Bestehen in der nächsten Prüfung ohne Probleme.

Das Auflösen von Schocks und Blockaden rund ums Steißbein bringt uns in einen natürlichen Zustand von Selbstannahme und Selbstverwirklichung. Dann dürfen wir Fehler machen und versagen, wir probieren es erneut und sind entspannt damit. Wenn wir wieder wie ein Kind vertrauen können, nehmen wir an allem teil, was uns umgibt, ohne den eigenen Ursprung zu verlieren. Wir erleben alles neu und frisch, nur dieses Mal bewusst. Unser Nervensystem war vor dieser Zeit in einem Zustand, in dem Energie den Körper durchströmte und nährte. Alles fühlte sich frei und vertrauensvoll an. Sind die alten Traumata des Enddarms gelöst, fühlt sich der Körper wieder lebendig an, und die Isolation, in die wir uns aus Misstrauen und Angst hineingeflüchtet haben, löst sich auf. Dann können wir uns dem Fluss des Lebens wieder anvertrauen. Wenn der Anus frei von Blockaden ist, sind wir frei von einengenden Strukturen und Begrenzungen der Gesellschaft. Wir leben aus voller Kraft, und eine innere Instanz sagt uns, was richtig ist.

Das Wurzelchakra

Das erste Chakra steht in direkter Verbindung zum Steißbein. Es ist die Kraft von »Ich will«. Es ist der Instinkt, zu überleben, es ist Lebenskraft, Wille und Selbsterhaltungstrieb, Naturverbundenheit und Urvertrauen. Die Familie, in die wir geboren werden, gibt uns das Gefühl von Zugehörigkeit.

Epilepsie kann durch einen Schaden am Steißbein entstehen. Auslösend kann ein Moment großer Angst gewesen sein, ein Erlebnis von Ausgrenzung, eine Phase der Isolation, ein zu großer Energieschub durch die empfindliche Wirbelsäule eines Kleinkindes, ein Missbrauch oder auch ein Schock während der Zeit im Mutterleib. Regelmäßige Arbeit am Energiekreislauf des Steißbeins kann epileptische Anfälle verringern und im Idealfall die Epilepsie heilen.

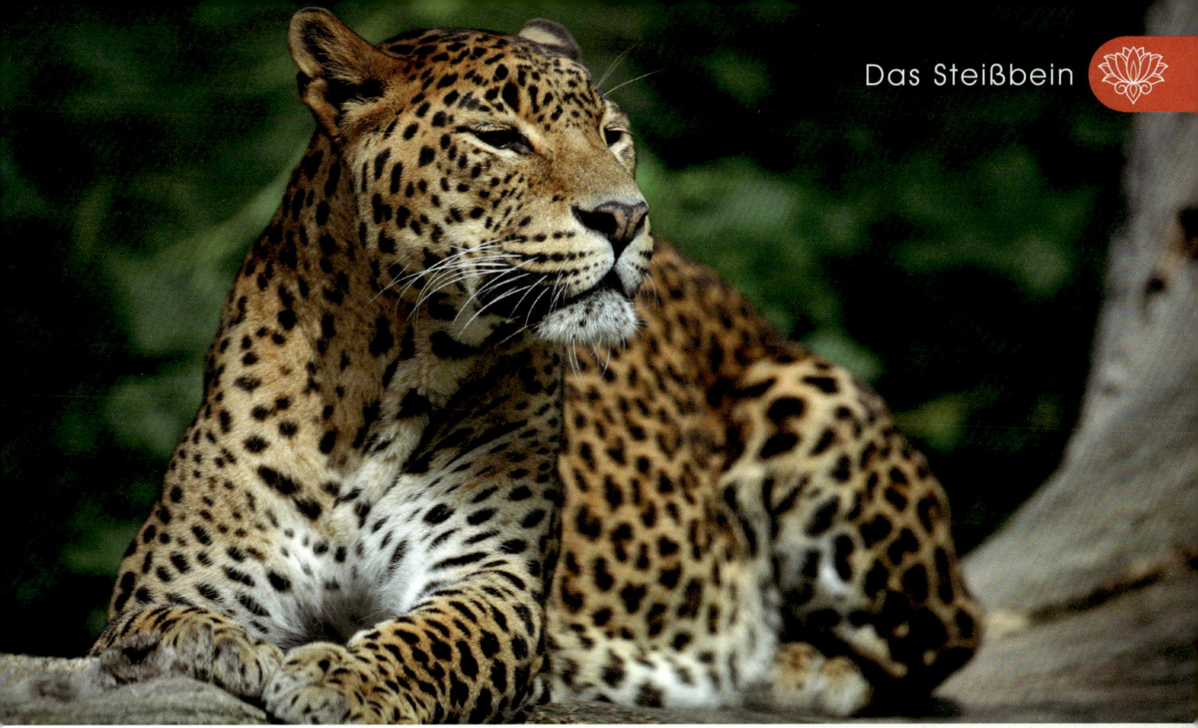

Katze, Jaguar, Hai und Leopard – die Tiere des Steißbeins

Gemeinsam ist den Tieren des Steißbeins, dass sie schnell angreifen und aus entspannter Flexibilität heraus handeln. Meist sind sie Einzelgänger und können besonders gut riechen und sehen. Haie können sogar elektrische Felder wahrnehmen, auch das Erdmagnetfeld, und Katzen legen sich gern auf Störfelder, um diese für den Menschen auszugleichen. Der Schwanz der Katzen ist Signalgeber, bei gehobenem Schwanz ist der gesamte Anus und Dammbereich frei.
Leoparden sind die viertgrößten Großkatzen und zeichnen sich durch ihr besonderes, geflecktes Fell aus, ein begehrenswertes Objekt für luxuriöse Kleidung. Sie stehen für Eleganz und Kraft, aber auch für Sünde und Wollust. Durch ihre Ausstrahlung von Stärke, Gerissenheit und Mut wurden sie in vielen Kulturen zum Symbol für Krieger und Herrscher. Besonders stark war diese Verbindung im westafrikanischen Königreich Dahomey, deren Herrscher sich auf eine Vereinigung zwischen einem Menschen und einer Leopardin berief und deren Volk Leopardenkinder genannt wurde. In der ägyptischen Mythologie wird der Gott Osiris mit einem Leopardenfell bekleidet dargestellt – der Leopard war ihm und seinen Priestern als Attribut zugeordnet. Eine prominente Stellung haben Leoparden auch im Judentum – einer Legende zufolge erhielten die beiden ersten Menschen Adam und Eva nach dem Sündenfall einen Schurz aus Leopardenfell, der später in die Hände des Jägers Nimrod gelangte. Dieser nutzte es, um bei Gefahr wilde Tiere zur Hilfe zu rufen, und galt als Leopardenzähmer. Im Alten Testament tritt der Leopard ansonsten oft als gefährliches Raubtier auf.

Mudra-Meditation für das Steißbein

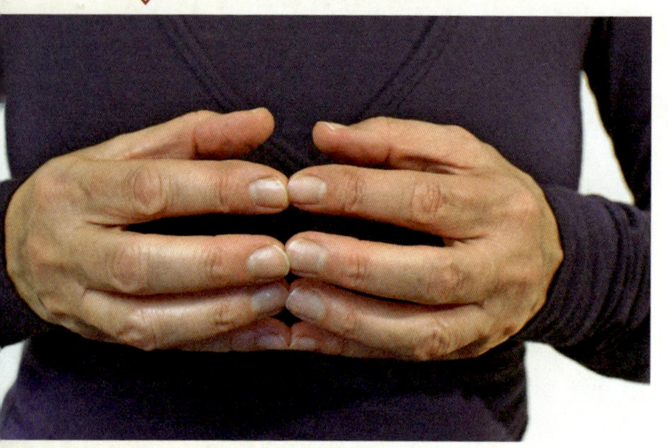

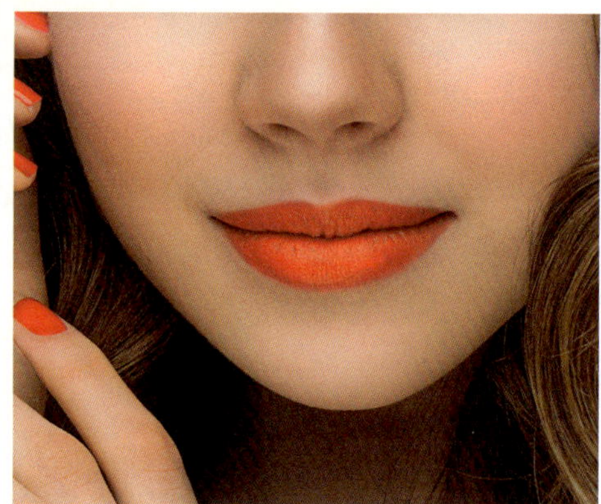

Setzen Sie sich bequem und aufrecht in einer Meditationshaltung auf einen Stuhl oder ein Meditationskissen. Entspannen Sie Ihre Schultern, und bringen Sie alle Finger außer den Daumen auf Höhe des Herzens so zusammen, dass sich die Fingerspitzen berühren.

Richten Sie Ihre Aufmerksamkeit auf Ihr Steißbein und Ihren Anus. Lassen Sie Ihren Atem entspannt in den Bereich hineinfließen. Atmen Sie auf diese Weise mehrere Male ganz bewusst. Nun schließen Sie die Augen, und visualisieren Sie ein glitzriges Purpur wie das leuchtende Rot geschminkter Lippen vor Ihrem inneren Auge. Mit Konzentration auf das Steißbein-Mudra tönen Sie »J« (/d͡ʒeɪ/). Sie können den Ton variieren, mal leiser, mal lauter werden. Lassen Sie den Ton von ganz unten aus dem Steißbein kommen, dann versetzt er es in eine sanfte Vibration.

Nach etwa 5 Minuten lassen Sie den Ton ausklingen, lösen die Handhaltung auf und legen Ihre Hände entspannt auf die Oberschenkel. Spüren Sie, was die Handhaltung, das Tönen und das Visualisieren der Farbe in Ihnen ausgelöst haben. Lassen Sie alle Gedanken, Gefühle und Empfindungen in Ihnen zu, ohne an ihnen festzuhalten. Zum Abschluss der Übung legen Sie Ihre Hände in den Schoß und verweilen noch einen Augenblick, ohne sich zu bewegen. Sie können auch auf dem Rücken liegend ruhen. Zur Verstärkung der Energie im Steißbein können Sie einen kleinen weichen Ball oder ein Paar zusammengerollte dickere Socken direkt unter Ihr Steißbein legen.

Heilströmen für das Steißbein

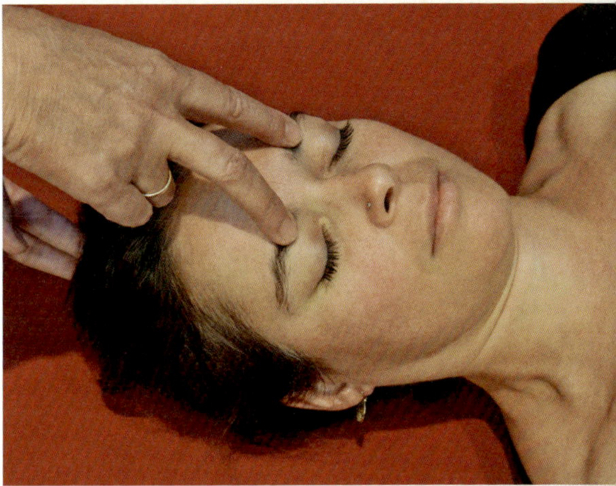

Der empfangende Partner liegt entspannt auf dem Rücken, seine Arme sind zur Seite ausgestreckt, und seine Beine sind leicht geöffnet.
Als Gebender setzen Sie sich an der Kopfseite des empfangenden Partners bequem und aufrecht auf ein kleines festes Kissen oder auf den Boden.

Berühren Sie mit dem Zeige- und dem Mittelfinger Ihrer rechten Hand die Punkte, die auf dem inneren ersten Drittel der Augenbrauen liegen. Mit dem Zeige- und dem Mittelfinger Ihrer linken Hand halten Sie den zweiten Punkt, den Sie auf der Mittellinie vor dem hinteren Drittel des Schädels finden. Um diesen Punkt leichter zu lokalisieren, gehen Sie eine gedachte Linie von der Stirnmitte bis zum Kopfende hinunter.

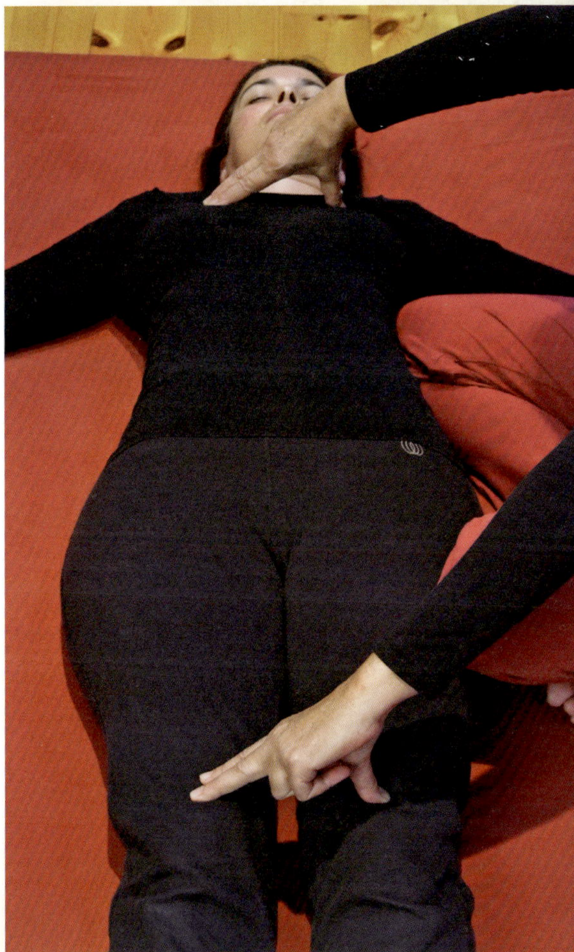

Spüren Sie nun den Pulsschlag an beiden Kontaktstellen, indem Sie einen sanften Druck ausüben. Der Puls ist dann zu spüren, wenn der Druck weder zu leicht noch zu stark ist. Er entfaltet sich genau in der Mitte. Tönen Sie zusammen mit Ihrem Partner den Ton des Steißbeins »J« (/d͡ʒeɪ/) mindestens 3-mal. Versuchen Sie, ganz präsent und achtsam für alles zu sein, was Sie wahrnehmen, und achten Sie darauf, dass Ihr Partner sich entspannen kann.

Nach 5–10 Minuten wechseln Sie zur zweiten Position an der linken Körperseite des empfangenden Partners. Spreizen Sie Ihre rechte Hand, und berühren Sie mit Ihrem Zeige- und Ihrem Mittelfinger den Punkt, der etwa 4 Fingerbreit oberhalb der rechten Brustwarze liegt. Mit dem Daumen der rechten Hand berühren Sie den Punkt, der etwa 4 Fingerbreit oberhalb der linken Brustwarze liegt. Spreizen Sie auch Ihre linke Hand. Mit dem Zeige- und dem Mittelfinger halten Sie den Punkt über der rechten Kniescheibe. Mit dem Daumen berühren Sie den Punkt über der linken Kniescheibe. Nun spüren Sie wieder den Pulsschlag an beiden Kontaktstellen, indem Sie einen stärkeren Druck ausüben. Tönen Sie zusammen mit Ihrem Partner den Ton des Steißbeins »J« (/d͡ʒeɪ/) mindestens 3-mal, und nehmen Sie wieder alles achtsam wahr.

Beenden Sie das Heilströmen nach weiteren 5–10 Minuten, und lassen Sie sich und Ihrem Partner noch etwas Zeit zum Nachspüren.

Intensive Körperarbeit mit einem Partner

Bitte setzen Sie diese Körperarbeit nur ein, wenn wenigstens einer von Ihnen (Sie oder Ihr Übungspartner) die Einweisung dazu von einem Tibetan-Pulsing-Therapeuten erhalten und diese Position unter Anleitung praktiziert hat.

Der empfangende Partner liegt auf dem Bauch. Die Arme sind entspannt seitlich abgelegt, die Beine sind gespreizt.
Als Gebender legen Sie sich zwischen die Beine Ihres Partners. Platzieren Sie Ihren rechten Fuß unter seinem Schambein und Ihren linken Fuß auf seinem Steißbein. Greifen Sie mit den Händen die Fußgelenke Ihres Partners, und drücken Sie sanft auf die Innen- und Außenknöchel.

Zur Einstimmung können Sie und Ihr Partner zusammen den Organ-Ton anklingen lassen. Atmen Sie tief ein, und tönen Sie mit dem Ausatmen 3-mal den Ton des Steißbeins »J« (/d͡ʒeɪ/).

Als Nächstes heben Sie als Gebender Ihr Becken leicht an, sodass sich Ihr Gewicht auf die Füße verlagert. Etwa ein Drittel des Gewichts liegt auf dem angewinkelten Standbein unter dem Schambein. Den Rest verlagern Sie auf den Fuß auf seinem Steißbeinknochen. Halten Sie den Push 3–5 Minuten lang. Danach legen Sie das Becken wieder entspannt ab, sodass das Gewicht Ihrer Füße sich verringert und der Druck auf das Steißbein deutlich nachlässt. Diese Pull-Phase kann ebenso 3–5 Minuten dauern. Heben Sie Ihr Becken erneut an. Der Wechsel zwischen Push

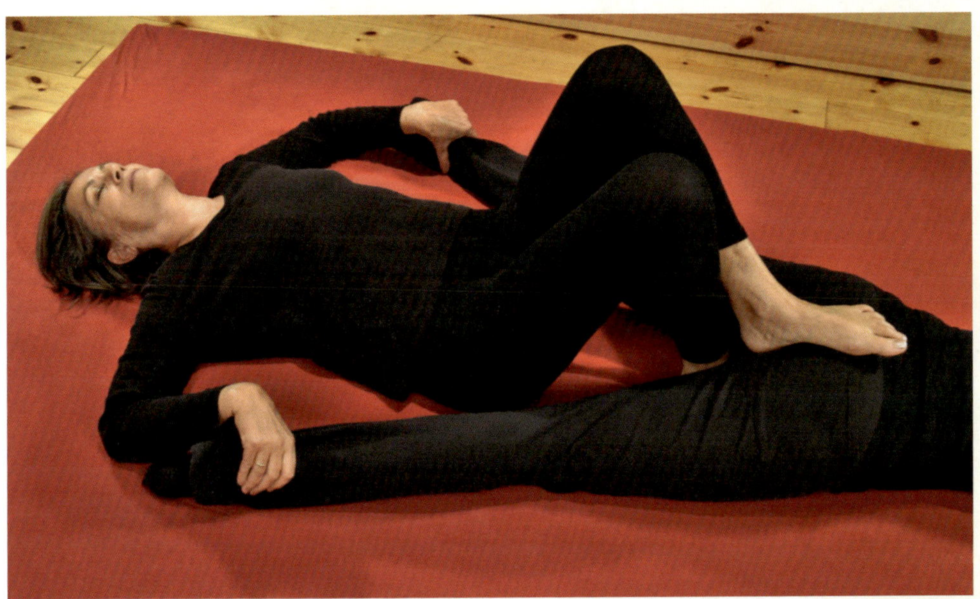

und Pull wird mehrere Male angewendet – 3 Durchgänge sind sinnvoll. Er aktiviert grundsätzlich den Energiefluss durch das Nervensystem.

Zum Ende lösen Sie als Gebender alle Berührungspunkte und legen beide ausgestreckten Beine etwa 5–10 Minuten lang auf den Oberschenkeln des Empfangenden ab. Legen Sie Ihre Hände auf Ihren Unterbauch. In dieser Zeit entspannen Sie gemeinsam.

Der Zwölffingerdarm

ENTFALTUNG VON RESPEKT

23. November bis 6. Dezember

Organebene

Der Zwölffingerdarm, der auch Duodenum genannt wird, ist etwa so lang, wie zwölf Finger breit sind – daher der Name. In ihn münden die Ausführungsgänge der großen Verdauungsdrüsen Leber und Bauchspeicheldrüse. Er zählt zum ersten Hauptabschnitt des Dünndarms, liegt aber nicht wie dieser intraperitoneal (innerhalb des Bauchfells), sondern retroperitoneal (hinter dem Bauchfell).

Disbalancen aufgrund eines geschwächten Zwölffingerdarms

Beim Zwölffingerdarm haben wir es mit alltäglichen Sorgen und Ängsten zu tun. Je stärker die Disbalance ist, desto mehr wird unser Leben von allerlei Sorgen bestimmt. Das kann bis zur (meist) irrealen Angst vor Gewalt gehen. Aus Angst vor Ausnutzung geben wir uns nicht voll einer Sache hin. Chronischer Geldmangel zeugt von einem Gefühl tiefer Wertlosigkeit in Zusammenhang mit einer starken Zurückhaltung und Ängstlichkeit. Um den ständigen Ängsten Herr zu werden, bietet sich Marihuana an, was bei Stress enthemmend wirkt und das Nervensystem entspannt. Nach dem Rauchen eines Joints können wir alles mit Sorglosigkeit und Leichtigkeit sehen.

Buchstabe und Tonfrequenz des Zwölffingerdarms: K (/keɪ/)

Farbschwingung des Zwölffingerdarms: Grasgrün

Wirbelentsprechung für den Zwölffingerdarm:
5. Halswirbel

Tiere, die dem Zwölffingerdarm zugeordnet werden:
Kuh, Walross und Stechmücke

Länder, die in der Frequenz des Zwölffingerdarms schwingen: Holland, Saudi-Arabien, Luxemburg und Nordirland

Kaffeesucht in Zusammenhang mit Angstneurosen ist nicht selten Auslöser für ein Geschwür im Zwölffingerdarm. Auch Probleme mit dem Lymphsystem fallen in die Disbalance des Zwölffingerdarms sowie Elefantiasis, die abnorme Vergrößerung eines Körperteils durch einen Lymphstau, Zwölffingerdarmentzündung und Zwölffingerdarmkrebs.

Respekt für alles, was existiert

Ein Zwölffingerdarm im ausgeglichenen Zustand gibt uns das Gefühl von Ruhe. Auf tiefster Ebene haben wir das Empfinden, dass wir es wert sind, mit Freundlichkeit behandelt zu werden. Wir sind entspannt in materiellen Angelegenheiten und sorgen uns nicht unnötigerweise um unsere existenzielle Lebensgrundlage. Wir wissen um den Wert unserer Qualitäten und müssen sie nicht unter Beweis stellen, unser Selbstwertgefühl ist gut ausgeprägt. Was andere über uns denken, wirft uns nicht aus unserer Mitte, selbst, wenn es einmal um unseren guten Ruf geht. Wir respektieren uns selbst und andere, die Gebräuche und Regeln der Gesellschaft, in der wir leben, und auch solche Meinungen, die gegensätzlich zu unseren sind. Wir sorgen uns auf natürliche Weise um unseren Planeten, um die Tiere, die Pflanzen und um unsere Umgebung. Wir sind interessiert und offen für die spirituelle und mystische Seite des Lebens.

Beobachten Sie in dieser Zeit vor allem Ihre täglichen Sorgen materieller Art. Versuchen Sie, Ihren eigenen Wert zu schätzen und darauf zu vertrauen, dass genug für Sie da sein wird. Respektieren Sie, dass Sie Zeiten von Erholung und Ruhe brauchen, und entspannen Sie sich von dem Druck, der sich immer wieder aufbauen will, wenn es um das Erledigen von Geschäft und Arbeit geht. Seien Sie großzügig statt kleinmütig.

Die Bedeutung von Geld und Wert

Es geht um die Befriedigung materieller Bedürfnisse auf der einen Seite und die Verbindung zu etwas Höherem, eine spirituelle Ausrichtung, auf der anderen Seite. Es geht um Wert: Was ist wirklich wertvoll für mich? Geld hat für sich gesehen keinen Wert. Eine Münze oder einen Geldschein können wir weder essen, noch können wir mit Stapeln von Geldscheinen ein Haus bauen. Geld ist erst dann wertvoll, wenn wir etwas real Verwertbares davon kaufen. Je mehr Geld wir haben, desto mehr Güter bekommen wir dafür. Oder wir verschenken es, dann haben andere Menschen einen Nutzen davon. Solange wir Geldscheine horten, haben sie keinen echten Wert, sondern erst dann, wenn sie ausgegeben werden. Sind wir verbunden mit der Kraft des Erschaffens, des Erhaltens und des Gebens, fließt Geld ganz natürlich durch unsere Hände. Wir geben dieses Geld gern für materielle oder ideelle

Dinge aus, die uns etwas bedeuten. Menschen, die ihr Geld nur sparen oder es in Wertpapieren anlegen, versuchen damit, sich abzusichern und eventuellen Notständen vorzubeugen. Je mehr Geld ein Mensch besitzt, desto größer ist auch seine Sorge, es zu verlieren. Habsucht macht eng, Überfluss weit.

Die Welt der Sorgen und Wünsche

Sorgen entspringen der mentalen Angstwelt, meist sind sie auf die Zukunft projiziert. Jede Sorge bringt uns aus der Entspannung im Hier und Jetzt. Auch Wünsche bringen uns aus der Ruhe des Augenblicks. Der Wunsch nach etwas, was in diesem Moment nicht vorhanden ist, erschafft eine Unruhe, die uns dazu anregt, das zu besorgen, was wir wollen. Ist der eine Wunsch befriedigt, zeigt sich der nächste. Lässt sich dieser Wunsch nicht befriedigen, sind wir frustriert und überlegen, wie wir es anstellen könnten, doch noch zu bekommen, was wir scheinbar brauchen. Stellen wir uns einen meditierenden Buddha vor, der alle fünf Minuten von seinem Platz aufspringt, weil ihm etwas in den Sinn kommt, was er brauchen könnte. Natürlich verbleibt er nicht in seinem Buddha-Bewusstsein, sondern verhält sich so wie jeder Mensch, der getrieben ist von seinen Wünschen und Sorgen.

Stellen Sie sich folgende Fragen: Wie fühle ich mich, wenn ich an schlimme Situationen denke, die eintreten könnten? Wo halte ich mich innerlich auf, wenn ich damit beschäftigt bin? Was macht mir solche Angst? Was ist, wenn die schlimme Situation eintreten würde? Was ist die nächste Sorge, die Angst? Und was ist dann? Ich arbeite mit Menschen auf diese Weise, wenn sie von Ängsten geradezu beherrscht werden. Die paradoxe Erfahrung der meisten Menschen ist, dass sie eine Erleichterung empfinden, wenn sie sich vorstellen, dass alles eintritt, wovor sie Angst haben – eins nach dem anderen. Am Ende erleben sie ein Gefühl der Leichtigkeit, des Nichtwissens, des Loslassens. Was wäre, wenn Sie in diesem Moment mit allem einverstanden sind, was ist? Dann könnte Ruhe einkehren. Ein Gefühl von Zufriedenheit, von Frieden, vielleicht sogar von Glück.
Machen Sie mit mir ein Gedankenspiel: Wenn Sie sich einen Urlaub auf einer Insel im Meer wünschen, den Sie sich gerade nicht leisten können, wie fühlen Sie sich innerlich an dem Ort, an dem Sie sich im Augenblick befinden? Sie fühlen sich schlechter als am ersehnten Strand, der Ihnen viele Glücksmomente suggeriert. Das Festhalten eines Wunschgedankens kreiert das Problem – der Wunsch an sich könnte auftauchen und wieder vergehen, ohne dass jemand ihn festhält. Können Sie den Gedanken an diesen Urlaub loslassen und zufrieden sein? Nehmen wir einmal an, Sie können sich den Urlaub leisten, und es gibt keine äußeren Beschränkungen. Auf dem Hinflug könnte die Sorge auftauchen, dass das Flug-

zeug dieses Mal doch abstürzt. Oder das Hotel nicht so ist, wie Sie es sich vorgestellt haben. Oder Sie werden krank, oder, oder, oder.
Wann sind wir einverstanden mit dem, was ist? Wann können wir innerlich zur Ruhe kommen? Erst dann, wenn alle Wünsche erfüllt und alle Sorgen gegangen sind? Wann wird das sein? Im Moment des Todes oder der Auferstehung?
Die dunklen Wintermonate während der Zeit des Zwölffingerdarms laden uns ein, langsamer und besinnlicher zu werden. Doch alle werden noch verrückter und geraten regelrecht in Panik, Weihnachtsgeschenke und Vorbereitungen für das Fest rechtzeitig abzuschließen. Dann endlich: die Heilige Nacht!

Das Heilige, Größere – der Verlust spiritueller Ausrichtung

Stellen wir uns einen Heiligen Abend vor: Die Familie hat den Christbaumschmuck, die elektrischen Lichterketten und auch die Geschenke schön geordnet im Wohnzimmer vorbereitet. Das reichhaltige Festmahl wird verzehrt, um dann ohne Übergang die Geschenke auszupacken, von denen jeder weiß, was sie enthalten. Im Hintergrund lärmen Weihnachtslieder aus dem Fernseher. Kein Moment der Einkehr, kein Singen, keine festlichen Rituale, keine echte Herzensberührung, kein heiliger Moment. Alles dreht sich um schnelle und vollständige Bedürfnisbefriedigung. Um den Anflug von Sentimentalität nicht aufkommen zu lassen, trinkt die Familie einige Gläschen zu viel und geht dann erschöpft und scheinbar zufrieden ins Bett. Ein schönes Weihnachtsfest! Wie gut, dass es uns so gut geht! Wir orientieren uns schon lange an amerikanischen Maßstäben, so, wie es in TV-Serien vorgelebt wird. Hollywood ist auch der Ort, an dem Eheverträge abgeschlossen werden, die im Detail festlegen, was erlaubt oder was teuer bezahlt werden muss, z. B., wie oft der Geschlechtsverkehr vollzogen werden darf oder soll. Durch solche Verträge wird deutlich, dass eine Heirat nur eine geschäftliche Angelegenheit ist, die Sicherheit für beide Parteien bieten muss.
Die gesamte materielle Anhäufung wird mit Alarmanlagen abgesichert. Die Lebensenergie fließt in die Befriedigung von Bedürfnissen und Wünschen materieller Art, in Anschaffungen, ins Geschäft, in leblose Objekte. Sie wird dafür eingesetzt, etwas zu erreichen, Dinge zu kaufen, Affären zu haben – doch was bleibt am Ende? Wenn alle Ziele erreicht sind, ist die Lebensenergie im gleichen Maße gesunken, weil diese Dinge uns nicht wirklich nähren können. Weil sie uns keine Wärme geben und keine Freundschaften ersetzen. Das Leben verliert an Freude. Der Mangel an Energie wird mit einem weiteren Kaffee, einer Schmerztablette, einer weiteren Bedürfnisbefriedigung künstlich aufgefüllt.

Substanzen, die anregen und Aufregung lindern

Kaffee ist eine Substanz, die einen Kick gibt, die uns in die Gänge bringt, die kurzfristig wach und rege macht. Man könnte auch sagen, die uns aus der Ruhe bringt. Je mehr Kaffee, desto mehr Unruhe, je mehr Unruhe, desto mehr Sorgen. Zu viel Kaffee wirkt sich schädlich auf den Zwölffingerdarm aus.

Es gibt eine Droge, die den Zwölffingerdarm und die Welt der Sorgen und Ängste beruhigt: Marihuana. Fragt man jemanden, der täglich Marihuana konsumiert, warum er das tut, findet man schnell heraus, dass es um Entspannung und Loslassen sorgenvoller oder lästiger Gedanken geht. Der »Dauerkiffer« bringt sich in einen Zustand von Leichtigkeit, verliert aber den Bezug zur Realität und die Fähigkeit, reale Probleme zu meistern. Er bewegt sich in einer Scheinentspannung, in einer Scheinrealität.

Es spricht nichts dagegen, mal einen Joint zu rauchen, um runterzukommen. Oder mal einen Kaffee zu trinken, um in die Gänge zu kommen. Es geht wie immer um das Maß der Dinge.

Konvention und Gewalt

In unserer Erziehung lernen wir gutes Benehmen, je nach Konvention. Eine Konvention ist ein Abkommen, das das soziale Verhalten regelt. Es dient den reibungslosen Abläufen des täglichen Lebens: in der Schlange anstehen, auf unserem Platz sitzen bleiben, sprechen nach Aufforderung, gemeinsamer Essensbeginn am Tisch, das Befolgen von Anordnungen oder Durchsagen …

Doch was geschieht mit spontanen Impulsen? Je enger das Korsett von Konventionen ist, je weniger ein Mensch darf, desto mehr muss er seine Impulse unterdrücken. Der innere Druck steigt an – wie in einem Dampfdruckkessel. Irgendwann muss er raus, manchmal in Form von lautstarken Äußerungen oder Gewalt. Menschen, die stark reglementiert werden, sich unverstanden und wertlos fühlen, entwickeln einen Hass, der sich zuerst gegen sie selbst richtet und dann gegen andere entladen wird. Diese Menschen sind prädestiniert, sich Gruppierungen anzuschließen, in denen sie einen Wert bekommen, z. B. auch, indem sie gegen eine andere Gruppe kämpfen. Völlig unbemerkt wird der nette Nachbar von nebenan zum Gewaltverbrecher, und keiner versteht, warum. Wir sehen nur den Täter, nicht aber das Opfer, das auch im Täter steckt, und fühlen uns bedroht.

Im Zwölffingerdarm speichern wir Ängste vor Gewalt. Doch was ist mit dem Gewaltverbrecher? Was hat er mit seiner Angst und seinem Leid gemacht? Angst darf nicht sein, wird nicht gefühlt, wird abgewehrt und unterdrückt. Je mehr unterdrückte, nicht gefühlte Angst, desto höher das Gewaltpotenzial. Das Gesetz versucht, den Menschen vor sich selbst zu schützen, indem es sich um Verhaltensregeln kümmert und benennt, was strafbar ist. Die Rechtsprechung ermöglicht es dem Täter, seine Strafe entgegenzunehmen, und befriedigt die Gemüter der Opfer bzw. derer Familien. Ein Ausgleich findet statt. Nachdem sie Zielscheibe eines Gewaltverbrechens wurde, hat eine Glaubensgemeinschaft in Amerika nicht nur um die eigenen Menschen getrauert, sondern auch die Täter mit in ihre Gebete eingeschlossen. Das finde ich bemerkenswert.

Anbindung an das Höhere Selbst

Meditation und die Einbindung eines spirituellen Weges in das Leben sind Möglichkeiten, wahre innere Werte zu erfahren. Um den inneren Weg zu gehen, müssen wir eine starke Sehnsucht nach Wahrheit verspüren, denn es verlangt auch den einen oder anderen Verzicht. Wie können wir persönliche, auf das Überleben ausgerichtete Wünsche von wahren Herzenswünschen unterscheiden? Ein Herzenswunsch könnte sein: »Ich möchte tiefe innere Ruhe finden«, oder: »Ich möchte wissen, wer ich wirklich bin und was meine Aufgabe in diesem Leben ist.« Auf das Überleben ausgerichtete Wünsche könnten sein: »Ich möchte Anerkennung für mein Tun«, oder: »Ich möchte mehr Geld verdienen, damit ich mir mehr leisten kann und mehr Wertschätzung erfahre.«

»Der innere Weg ist der Befreiungsweg des Menschen. Es ist der Weg der Gotteserkenntnis. Der äußere Weg ist der Weg der Versklavung des Menschen. Der herrschende Materialismus der modernen westlichen Welt ist das Ergebnis einer Innen-Außen-Verlagerung im Geiste des Menschen. Der veräußerlichte Mensch lebt in einem inneren Gefängnis, in großer innerer Enge.«

OM C. Parkin: Intelligenz des Erwachens. Die spirituelle Neugeburt des Menschen

Die Erfüllung in der Liebe

Im Energiekreislauf des Zwölffingerdarms geht es um die Erfüllung in der Liebe. In der idealen Liebe treffen sich zwei Menschen, die innerlich schon erfüllt und zufrieden sind und einander daher nicht brauchen. Sie sehen im anderen sich selbst. In diesem Verständnis teilen sie den Kelch der Liebe, und jeder schöpft aus seinem eigenen Becher. Durch das bewusste Verschmelzen aus der eigenen Fülle heraus entsteht eine Kraft, die die Kundalini erwecken kann. In den tantrischen Lehren Tibets und Indiens finden wir die kraftvolle Begegnung des Männlichen mit dem Weiblichen – dargestellt in den Bildern der Vereinigung –, die zur wahren Befreiung führen kann und letztlich zur Begegnung des Menschen mit Gott.

Die innere Vereinigung hat nichts mit einer äußeren Vereinigung zu tun, dennoch kann eine Vereinigung zwischen Mann und Frau in Liebe und Meditation ein Türöffner sein.
In der romantischen Liebe hingegen klammern sich die Liebenden aneinander. Sie trinken das Liebesgift aus einem Becher, und »von Stund an können sie nicht ohne einander leben«. Sie nähren sich vom Gift der Abhängigkeit, nicht vom wahren Trank der Liebe, der in die Freiheit führt.

Kuh, Walross und Stechmücke – die Tiere des Zwölffingerdarms

Schon in den ältesten indischen Schriften, den Veden, kommt in bildhafter Sprache die Kuh als Göttin vor, als die Verkörperung der Erde. Auch spätere hinduistische Schriften bezeichnen sie an einigen Stellen als Göttin. Besonders häufig tritt die Wunschkuh auf, die Erfüllerin der Wünsche mit dem Namen Kamadhenu. Der Sanskritname der Kuh »aghnya«, was »die Unantastbare« bedeutet, weist auf die anhaltende Wertschätzung der Kuh bis heute hin. Als Heilige Kuh wird ein Hausrind bezeichnet, das aus religiösen Gründen als unantastbar gilt. In einigen nomadisch geprägten Kulturen galten und gelten Rinder als Statussymbol und ihre Anzahl als Gradmesser des Vermögens. Das domestizierte Rind ist seit langen Zeiten sowohl Lieferant von Nahrung, Kleidung und Material für die Behausung als auch Zugtier. Stiere waren in den Religionen sogar in Rituale einbezogen. Im Nahen Osten und im Mittelmeerraum schlachteten Priester Tiere zeremoniell, und ein Teil des Fleisches wurde den Göttern geopfert. Rinderkulte in Deutschland sind etwa der Almabtrieb im Herbst und der besonders geschmückte Pfingstochse.

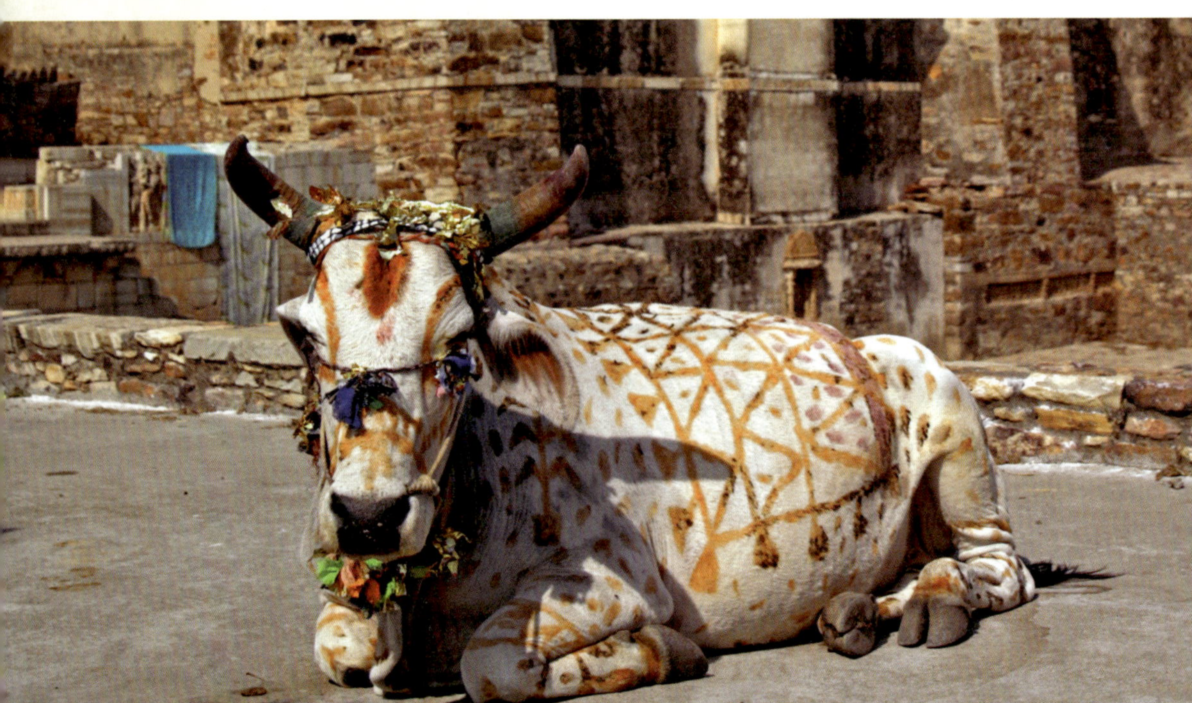

Walrosse haben eine feste Rangordnung, stabile Hierarchien und liegen an ihren Ruheplätzen an Land sehr dicht bei- oder sogar aufeinander. Die Bullen haben den größten Penisknochen im Tierreich, er ist sechzig Zentimeter lang und länger. Ihre Hoden liegen im Körperinneren. Vor allem zwischen den Bullen kommt es auch außerhalb der Paarungszeit zu Auseinandersetzungen, deren Grund oft ein bevorzugter Ruheplatz ist.

Stechmücken, von denen es weltweit über 3600 Arten gibt, sind stammesgeschichtlich bereits 80 Millionen Jahre alt. Die blutsaugenden Insekten bringen uns aus der Ruhe.

Anregungen zur Stärkung des Zwölffingerdarms

Teilen Sie, was Sie in Fülle haben, sei es materiell, emotional oder geistig. Teilen Sie auch das Wenige. Das ist ein universales Energiegesetz: Gib, und es wird dir zuteil! Öffnen Sie Ihr Herz, und suchen Sie die Erfüllung Ihres wahren Herzenswunsches. Drücken Sie Ihre Freundlichkeit jedem menschlichen Wesen gegenüber aus. Verweilen Sie in diesem Moment, halten Sie Ihren Verstand ruhig, und lassen Sie alle Vorstellungen von etwas, was in der Zukunft liegt, los. Entspannen Sie sich.

Mudra-Meditation für den Zwölffingerdarm

Setzen Sie sich bequem und aufrecht in einer Meditationshaltung auf einen Stuhl oder ein Meditationskissen. Entspannen Sie Ihre Schultern, und legen Sie beide Hände so ineinander, dass die Daumen aufeinander ruhen und die Finger sich auf Höhe des Herzens umschließen.

Richten Sie Ihre Aufmerksamkeit auf Ihren Zwölffingerdarm oberhalb des Bauchnabels. Lassen Sie Ihren Atem entspannt in diesen Bereich hineinfließen. Atmen Sie auf diese Weise mehrere Male ganz bewusst. Nun schließen Sie die Augen, und visualisieren Sie eine saftige, grüne Wiese, wärmende Sonnenstrahlen auf Ihrem Gesicht und überall um Sie herum eine sanfte Ruhe. Lassen Sie sich davon

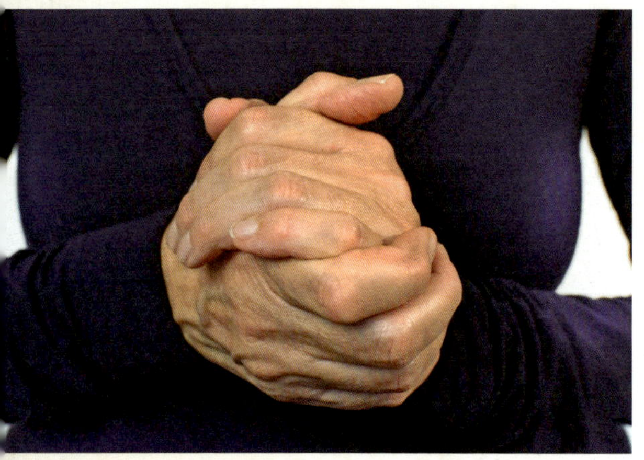

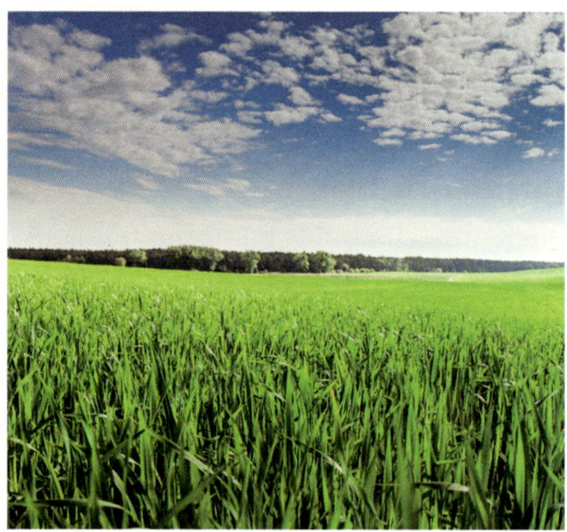

einhüllen und nähren. Mit Konzentration auf das Zwölffingerdarm-Mudra tönen Sie »K« (/keɪ/). Sie können den Ton variieren, mal leiser, mal lauter werden. Lassen Sie den Ton aus Ihrer Körpermitte kommen, dann versetzt er Ihren Zwölffingerdarm in eine sanfte Vibration.

Nach etwa 5 Minuten lassen Sie den Ton ausklingen, lösen die Handhaltung auf und legen Ihre Hände entspannt auf die Oberschenkel. Spüren Sie, was die Handhaltung, das Tönen und das Visualisieren der Farbe in Ihnen ausgelöst haben. Lassen Sie alle Gedanken, Gefühle und Empfindungen in Ihnen zu, ohne an ihnen festzuhalten. Zum Abschluss der Übung legen Sie Ihre Hände in den Schoß und verweilen noch einen Augenblick, ohne sich zu bewegen. Sie können auch auf dem Rücken liegend ruhen.

Heilströmen für den Zwölffingerdarm

Der empfangende Partner liegt entspannt auf dem Rücken, seine Arme sind zur Seite ausgestreckt, und seine Beine sind leicht geöffnet.
Als Gebender setzen Sie sich an der linken Kopfseite des empfangenden Partners bequem und aufrecht auf ein kleines festes Kissen oder auf den Boden.

Halten Sie mit dem Daumen und dem Zeigefinger Ihrer linken Hand den Punkt an der äußeren Ecke des linken Unterkiefers Ihres Partners wie eine Klammer. Mit dem Zeige- und dem Mittelfinger Ihrer rechten Hand berühren Sie den Punkt am unteren Rand des Schädelknochens.

Spüren Sie nun den Pulsschlag an beiden Kontaktstellen, indem Sie einen sanften Druck ausüben. Der Puls ist dann zu spüren, wenn der Druck weder zu leicht noch zu stark ist. Er entfaltet sich genau in der Mitte. Tönen Sie zusammen mit Ihrem Partner den Ton für den Zwölffingerdarm »K« (/keɪ/) mindestens 3-mal. Versuchen Sie, ganz präsent und achtsam für alles zu sein, was Sie wahrnehmen, und achten Sie darauf, dass Ihr Partner sich entspannen kann.

Nach 5–10 Minuten wechseln Sie zur zweiten Position. Ihr Partner dreht sich auf den Bauch, und Sie sitzen an seiner linken Körperseite. Berühren Sie mit dem Zeige- und dem Mittelfinger Ihrer linken Hand den Punkt am unteren Ende des linken Schulterblatts. Als zweiten Punkt halten Sie mit dem Zeige- und dem Mittelfinger Ihrer rechten Hand einen Punkt, den Sie am unteren Rand des linken Sitzknochens

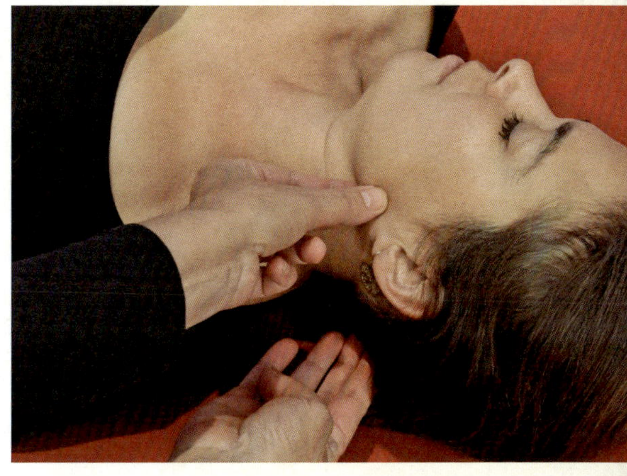

finden. Nun spüren Sie wieder den Pulsschlag an beiden Kontaktstellen, indem Sie einen stärkeren Druck ausüben. Tönen Sie zusammen mit Ihrem Partner den Ton für den Zwölffingerdarm »K« (/keɪ/) mindestens 3-mal, und nehmen Sie wieder alles achtsam wahr.

Beenden Sie das Heilströmen nach weiteren 5–10 Minuten, und lassen Sie sich und Ihrem Partner noch etwas Zeit zum Nachspüren.

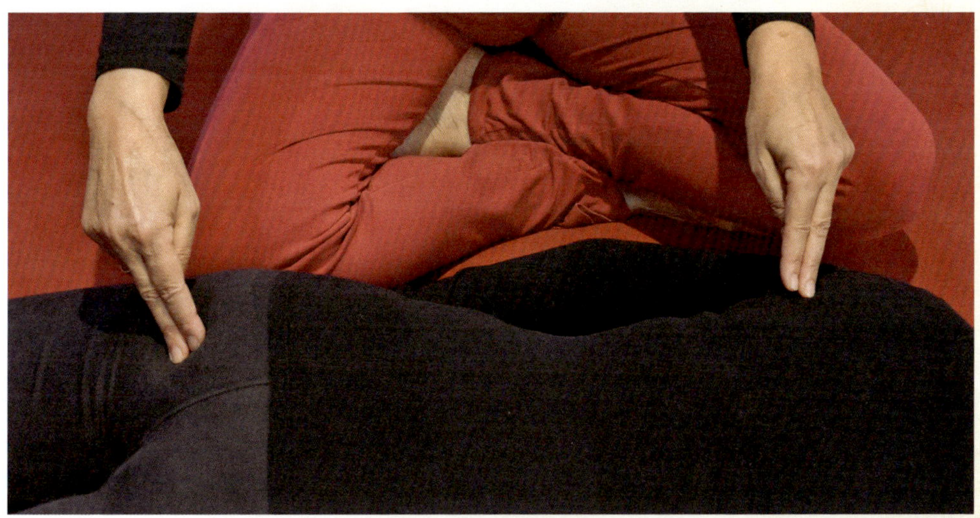

Intensive Körperarbeit mit einem Partner

Bitte setzen Sie diese Körperarbeit nur ein, wenn wenigstens einer von Ihnen (Sie oder Ihr Übungspartner) die Einweisung dazu von einem Tibetan-Pulsing-Therapeuten erhalten und diese Position unter Anleitung praktiziert hat.

Der empfangende Partner liegt auf dem Bauch, seine Arme sind seitlich angewinkelt, und sein Kopf ist zu einer Seite gedreht.

Als Gebender setzen Sie sich rittlings behutsam auf das untere Drittel der Schulterblätter Ihres Partners. Sie schauen in Richtung seiner Füße. Legen Sie Ihre Füße unter seine Oberarme bzw. seine Schultern. Fügen Sie Ihre Hände wie zu einem Schwert zusammen. Die Handflächen liegen übereinander und zeigen nach unten. Gehen Sie mit Ihren Händen zum linken Sitzknochen bzw. dem unteren Drittel der linken Gesäßhälfte.
Zur Einstimmung können Sie und Ihr Partner zusammen den Organ-Ton anklingen lassen. Atmen Sie tief ein, und tönen Sie mit dem Ausatmen 3-mal den Ton des Zwölffingerdarms »K« (/keɪ/).

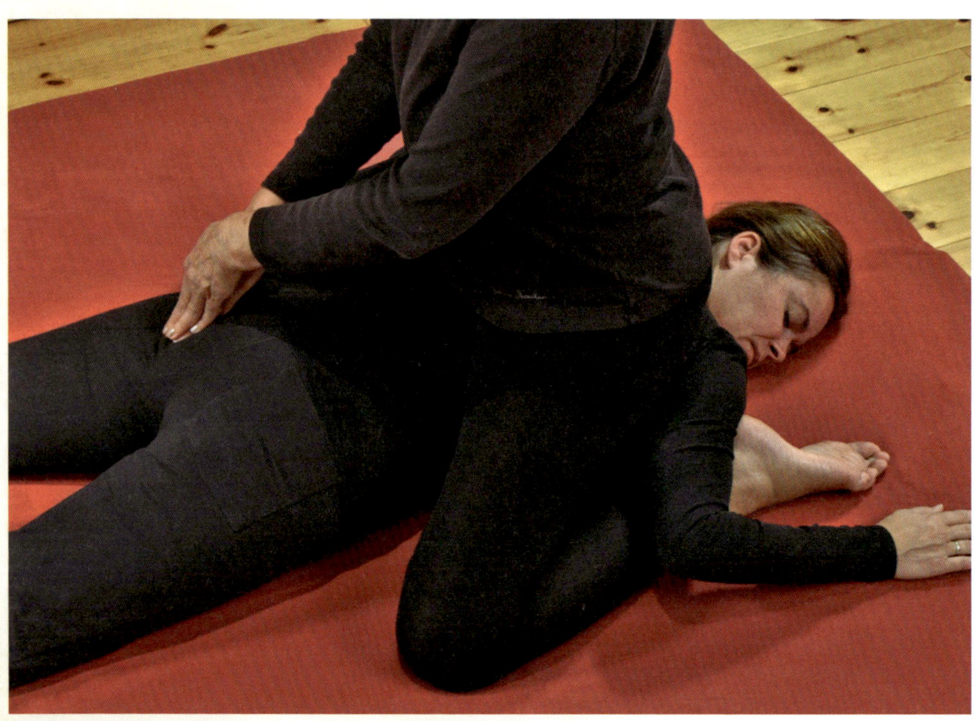

Verlagern Sie als Gebender Ihr Gewicht sehr langsam von einem Schulterblatt zum anderen und wieder zurück. Sie können auch Ihren Oberkörper leicht nach vorn beugen und mit Ihren Händen etwas tiefer in den Punkt am unteren Drittel des Gesäßes gehen. Lösen Sie dabei das Gewicht von den Schulterblättern des Empfangenden, verlieren Sie aber nicht den Kontakt mit ihnen. Halten Sie die Push-Phase ein paar Minuten. Beugen Sie sich danach zurück, sodass Ihr Gewicht wieder stärker auf den Schulterblättern ruht, und lösen Sie den Druck am Gesäß. Das ist die Pull-Phase. Der Wechsel zwischen Push und Pull wird mehrere Male angewendet – 3 Durchgänge sind sinnvoll.

Die Vor- und Rückwärtsbewegung kann sich auch mit seitlichen Bewegungen abwechseln, sodass Sie als Gebender kreisende Bewegungen ausführen.

Es ist möglich, hier eine rhythmische Auf- und Abbewegung des Beckens einzubauen, sodass die Schulterblätter durchgepumpt werden und sich tiefere Schichten von Verspannungen lösen können.

Zum Ende lösen Sie sich als Gebender ganz vom Körper des Empfangenden und setzen sich an seine linke Körperseite. Legen Sie Ihre Hände auf sein linkes Schulterblatt und seine linkes Sitzbein. Geben Sie Ihrem Partner Raum, sich langsam umzudrehen und die Augen zu öffnen.

Legen Sie sich neben ihn, und legen Sie beide Beine über seine Schulterblätter. Bleiben Sie etwa 5–10 Minuten gemeinsam in dieser Entspannungsposition liegen.

Die Fortpflanzungsorgane

ENTFALTUNG VON VITALITÄT

7. bis 21. Dezember

Organebene

In den Fortpflanzungsorganen werden Samen bzw. Eier gebildet, deren Verschmelzungsakt neues Leben erzeugt. Die Bildung und Reifung der Eier erfolgt in den Eierstöcken, von wo aus sie über die Eileiter in die Gebärmutter gelangen. Die Eierstöcke sind gleichzeitig Hormondrüsen. Die Hoden sind die männlichen Keimdrüsen: Sie sind das Bildungsgewebe der männlichen Keimzellen, der Spermien, und gleichzeitig Hormondrüsen. Zu den Fortpflanzungsorganen gehören auch die Nebenhoden, die Samenleiter sowie die Vorsteherdrüse (Prostata) und einige weitere Drüsen.

Die weiblichen Brüste werden energetisch mit zu den Fortpflanzungsorganen gezählt. Sie sind die »Antennen« der Eierstöcke, denn sie spiegeln die Energie der Eierstöcke wider. Shantam Dheeraj sagte, dass die Frau mit ihren Brüsten den Mann anzieht, den sie empfangen möchte. In der Sexualität ist es wichtig, dass die Brüste gebührend mit in den Akt einbezogen werden.

Buchstabe und Tonfrequenz der Fortpflanzungsorgane: L (/ɛɫ/)

Farbschwingung der Fortpflanzungsorgane: Dunkelrot

Wirbelentsprechung für die Fortpflanzungsorgane: 2. Lendenwirbel

Tiere, die den Fortpflanzungsorganen zugeordnet werden: Löwe und Hyäne

Länder, die in der Frequenz der Fortpflanzungsorgane schwingen: Schottland und Südafrika

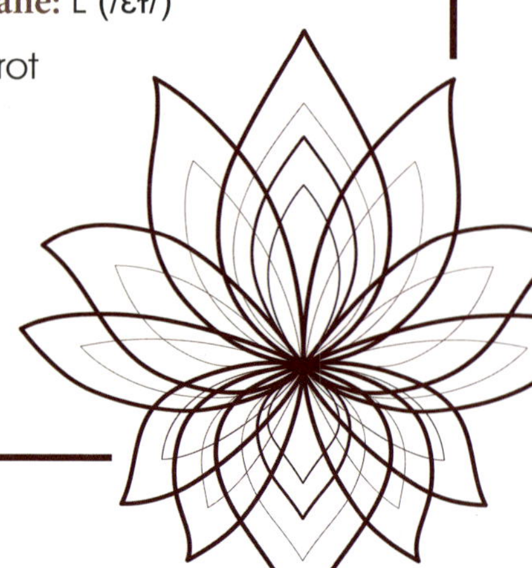

Disbalancen aufgrund geschwächter Fortpflanzungsorgane

Da die Eierstöcke und die Hoden mit der Entwicklung von Vitalität und Regeneration zu tun haben, geht es hier um das Fehlen von frischer Energie, was sich in Lethargie und Trägheit, dem Gefühl, alt zu sein, und Degeneration bemerkbar macht. Der Nervenzusammenbruch – wenn nichts mehr geht – kann eine Folge mangelnder Regenerationskraft sein.

Auf der körperlichen Ebene führen Disbalancen zu Impotenz, Frigidität, Migräne, Lethargie, Eierstockzysten, Eierstockkrebs, Fibromen, Myomen, Endometriose, Mammaerkrankungen, Problemen mit der Menstruation und der Menopause sowie Hodenproblemen und Hodenerkrankungen.

Die Ohren sind die sensitiven Empfänger für die Eierstöcke und die Hoden. Zärtliche Berührungen der Ohren wirken auf die meisten Menschen erotisierend. Ohren haben in den tantrischen Anleitungen des »Kamasutra« besondere Bedeutung. Sie wollen in liebevollem Ton, leise gesprochen, hören: »Sag mir, dass du es willst … du bist so gut … ich liebe dich … du bist die Schönste …« Probleme mit den Ohren, z. B. Tinnitus oder Schwerhörigkeit, hängen mit der Degeneration und fehlenden Regeneration der Fortpflanzungsorgane zusammen.

Hysterie, also eine Gruppe seelischer und/oder seelisch-körperlicher Störungen, hängt ebenfalls mit einer Disbalance in den weiblichen Fortpflanzungsorganen zusammen. Vor 100 Jahren glaubte man noch, dass die Symptome der Krankheit vom Uterus ausgehen, wenn dieser lange Zeit untätig geblieben sei, d. h., wenn die betreffende Frau lange Zeit oder überhaupt keine Kinder bekommen habe. Ganz allgemein ist Hysterie eine Störung des personalen Umgangs mit sich und der Welt, die auch mit Freiheitsdrang, Labilität, distanzierten Beziehungen zu anderen und zu sich selbst (innere Leere, Fühllosigkeit, Abspaltungen, körperliche Dissoziationen), Mittelpunktstreben und Selbstbezogenheit im Zusammenhang stehen. Zu diesem Krankheitsbild kommt es durch äußeren Druck, chronische Missachtung und Entwertung der Person sowie (Grenz-)Verletzungen ihrer Intimsphäre.

Natürliches Charisma

In dieser Zeit geht es darum, sich stolz wie ein Löwe zu zeigen und im eigenen Licht zu erstrahlen. Die vitale Energie der Fortpflanzungsorgane ist immer frisch, wenn wir mit der Quelle dieser Energie verbunden sind – jenseits von Alter oder körperlichen Begrenzungen. Achten Sie darauf, sich immer wieder Phasen zur Regeneration zu gönnen. Nur dann können Sie diese Frische anzapfen, die zu einer lebensbejahenden Einstellung führt. Sie erhöhen dadurch Ihr natürliches Charisma, das auf andere Menschen anziehend wirkt. Lassen Sie Ihre Energie strahlen – ohne Angst vor Ablehnung oder Zurückweisung.

Die Wissenschaft hat herausgefunden, dass in dem Moment, in dem der männliche Samen auf das weibliche Ei trifft und mit ihm verschmilzt, ein weißes Licht sichtbar wird. Der Eierstock beginnt, sich so zu drehen, als würde er tanzen. Eierstöcke und Hoden sind durch ihre Fähigkeit, Leben zu erschaffen und hohe Schwingungen zu erzeugen, die Träger von Licht. Das Licht, das wie ein Strahl männliche und weibliche Energien vereint und durch diese Interaktion entfaltet wird, trägt im Keim schon positive und negative elektrische Aufladungen des Vaters und der Mutter in sich, die später die Basis der sexuellen Ausrichtung bildet. Wir suchen uns entsprechend dieser Ausrichtung den geeigneten Partner, mit dem wir diese elektrische Aufladung erleben, auflösen und umwandeln können.
Tantrische Übungen, die Erweckung der Kundalini und die Energiearbeit Tibetan Pulsing können unser inneres Leuchten aktivieren, das in Momenten, in denen sexuelle Energie aufsteigt, als eine Erhellung im Kopfbereich, oft zusammen mit einem intensiven, ganzkörperlichen Glücksgefühl, wahrgenommen wird. Das Aufsteigen der lichtvollen Energie belebt den gesamten Organismus. Wir fühlen uns vitalisiert wie nach einem Glas gutem Champagner und gleichzeitig tief entspannt wie nach einem erfrischenden Bad in einem kristallklaren See. Wir erleben Freude an kleinen und an großen Dingen, still und beobachtend.

Unterschied zwischen tierischer und menschlicher Lust

Der Mensch ist – im Unterschied zum Tier, das nur seinen Instinkten zur Fortpflanzung folgt – in der Lage, Sexualität mit Emotionen zu erleben. Die meisten nennen es Liebe, doch es handelt sich zuallererst um Emotionen, die wir in den Eierstöcken und Hoden generieren. Diese Emotionen sind Teil unserer Persönlichkeit. Das Ego will sich bestätigt und geliebt fühlen, es projiziert Erwartungen, Sehnsüchte und Wünsche auf sein Gegenüber. Werden diese erfüllt, ist alles in Ordnung. Doch wer kann schon all unsere Träume erraten und erfüllen? Wer sollte das sein außer uns selbst? In der Interaktion zwischen Mann und Frau, vor allem in der sexuellen Begegnung, erleben wir immer wieder Frustrationen und Enttäuschungen. Man könnte sagen, dass die Eierstöcke beleidigt sind. So erklären sich z. B. die emotional aufgeladenen Gefühle vor der Menstruation, bekannt als PMS. Wenn wir kein Wissen über tantrische Praktiken haben, benutzen wir Sex in erster Linie dafür, Spannungen loszuwerden. Die Entladung löst vorübergehend aufgestaute Emotionen auf, das Nervensystem kann sich entspannen. Bald danach bauen sich jedoch die Anspannung und mit ihr negative Emotionen wieder auf. Nehmen wir an, es ist ein frustriertes Gefühl, ein Unbefriedigtsein aus der letzten sexuellen Begegnung zurückgeblieben. Wird die Erwartung dieses Mal wieder nicht erfüllt, bricht die ganze Energie, die sich mit der Vorstellung aufgebaut hat, in sich zusammen. Wir fühlen uns unglücklich, unverstanden, traurig, allein, energielos und greifen im Geist zurück auf eine alte Anklage, dass der andere unsere Bedürfnisse nicht erfüllt.

Die Unerfülltheit von Bedürfnissen

Im Mutterleib erleben wir, wie etwas außerhalb unseres Selbst – auf magische Weise durch die Nabelschnur – unsere Bedürfnisse erfüllt. Diese selbstverständliche, unumstößliche Befriedigung grundlegender Bedürfnisse, für die wir nichts tun müssen oder können, bildet die Basis des Vertrauens, dass wir versorgt werden. Nach neun Monaten des Versorgtwerdens taucht zum ersten Mal außerhalb des Mutterleibes eine existenzielle Angst auf, dass die Präsenz der göttlichen Mutter – in dem Stadium gibt es das Erkennen einer persönlichen Mutter noch nicht – unsere Bedürfnisse nicht erfüllen könnte, ausgelöst durch einen Moment von Hunger, der nicht gestillt wurde und Schmerz im Körper ausgelöst hat. Wenn wir dann gefüttert werden, ist alles wieder entspannt. Wiederholt sich der Schmerz von Hunger immer wieder, nehmen die Angst und der Schmerz zu, wir fühlen den Abgrund des Ausgeliefertseins und der Abhängigkeit. Sich der Not bewusst zu werden, dass möglicherweise das Kind in uns existenzielle Überlebensängste gespeichert hält, löst Mitgefühl aus. Wir verstehen auf einer tieferen Ebene, warum wir in einem anderen Menschen nach Erfüllung suchen.

In einer Liebesbeziehung erleben wir zum ersten Mal, dass unsere Bedürfnisse nach Nähe, Gehalten- und Versorgtsein die schmerzliche Erfahrung von Alleingelassensein für einen Moment aufhebt. Wir glauben, diesen anderen dafür zu brauchen, und sind bereit, uns selbst zu verlassen, um dem anderen das zu geben, was er braucht und fordert. Wir gehen Abmachungen ein, oft unausgesprochen und unbewusst.

Frauen wissen instinktiv, wie sie den Beschützerinstinkt in einem Mann erwecken. Sie tun in seiner Gegenwart so, als wären sie hilflos, und verdrängen ihre starke Seite. Der Mann fühlt sich geschmeichelt, ist hilfsbereit und spielt den Starken. Er muss im Gegenzug seine zarte und hilflose Seite verdrängen. Er spielt seine Rolle, weil er es so gelernt hat und der Frau gefallen will. Die Frau spielt die Schwache und Hilflose, weil sie es so gelernt hat und geliebt werden will. Das Rollenspiel funktioniert, unterdrückt aber die zweite Hälfte von uns, die jeweils männliche oder weibliche Seite. Das erschafft eine künstliche Trennung. Wir leben in der Illusion, getrennt zu sein, und glauben, der andere kann diese Trennung für uns aufheben.

Wie können wir das Vertrauen finden, dass alles, was wir brauchen, in uns angelegt ist und im anderen als Spiegel zu uns kommt, damit wir es in uns wiederfinden? In der Bereitschaft, ursprünglichen Schmerz zu fühlen, finden wir Nähe zu uns selbst und versprechen uns, nie wieder von uns wegzugehen. Diese innere Zuwendung braucht Geduld, die Bereitschaft, allein zu sein, Achtsamkeit und Mut. Eine trauma-orientierte Begleitung kann in dieser Phase von Schmerzverarbeitung und innerer Ausrichtung hilfreich sein.

Sexualität

Die erste sexuelle Erfahrung ist die der Berührung der eigenen Geschlechtsorgane, wir entdecken die Masturbation. Wir sind Erforscher und nähern uns mit unschuldiger Neugier und Aufregung diesem Terrain. Bald entsteht das Bedürfnis, es nicht nur mit uns selbst zu machen, sondern Sexualität mit einem anderen zu erleben. Bleiben wir mit diesem Bedürfnis allein oder werden mehrmals zurückgewiesen, ist das eine schmerzliche Erfahrung, die wir nicht noch einmal erleben wollen. Die natürliche Kreativität, mit einem anderen Körper zu spielen, ist nicht möglich, und das hinterlässt eine unerträgliche Spannung. Um diese abzubauen, masturbieren wir weiter. Dazu erschaffen wir innere Bilder von Personen, die uns anziehen, Fantasien von einem/einer Geliebten, von Körpern, die sich lustvoll bewegen … Wir verlieren uns in Projektionen, die in unserem Denken entstehen und nichts mit der Realität einer echten Begegnung zu tun haben. In Männern entsteht das Verlangen nach pornografischen Bildern, die sie erregen und über die sie ihre Spannung loswerden können, oder sie entwickeln sogar pädophile Neigungen. Die innere Unzulänglichkeit, das Minderwertgefühl, entstanden in der eigenen Kindheit, sucht ein schwächeres Wesen, ein Kind, das dem erwachsenen Mann nichts entgegensetzen kann.

Das Erbe der Eltern

In einer Beziehung suchen wir nach dem perfekten Mann oder der perfekten Frau. Was wir vergessen haben, ist, dass wir durch unser Nervensystem immer noch an die Energie von Vater oder Mutter gekoppelt sind und nur das finden, was dem emotionalen Teil unseres Vaters oder unserer Mutter entspricht. In der Unbewusstheit des Zusammenseins werden wir zu dem, was wir nie sein wollten. Wir entwickeln ähnliche Verhaltensweisen wie Mutter und Vater. Sie waren unsere Vorbilder für den Umgang von Mann und Frau miteinander. In der ersten Phase der Verliebtheit tauchen diese Probleme nicht auf. Irgendwann gibt es den Moment, in dem die Art und Weise, wie wir Liebe machen, nicht mehr funktioniert. Plötzlich stört etwas: ein Geruch, eine Bewegung, irgendetwas turnt uns ab. Das ist ein wichtiger Moment. Wir können erkennen, was wir in uns selbst abgespalten haben, welche Bedürfnisse wir übersehen und in welchen Mustern wir uns verfangen haben. Dies ist die Gelegenheit für Neuorientierung, Ehrlichkeit und das Lernen von Rezeptivität und Sensitivität füreinander. Vielleicht können wir die Anspannung im Nervensystem auf andere Weise lösen, als dem nächsten Orgasmus hinterherzujagen. Wenn der Drang nach sexueller Entladung wegfällt, können sich die Ketten lösen, die uns aneinanderbinden. Wenn das Wollen und Greifen aufhört, stehen uns feinere Energien zur Verfügung, die Herz und Seele nähren.

Verschiedene Tantra-Praktiken lehren uns: Die Erregung wird nicht dazu benutzt, Spannung zu entladen und zum Orgasmus zu kommen. Im liebenden Zusammensein beobachten wir, wo sich sexuelle Energie von allein hinbewegen möchte. Dort nährt sie einen tieferen Aspekt in uns selbst. Barry Long erklärt in seinem Buch »Sexuelle Liebe auf göttliche Weise«, dass Männer und Frauen vergessen haben, wie man körperlich liebt. Er beschreibt dies als die größte Tragödie aller Zeiten und stellt einen Zusammenhang her zwischen diesem Verlust und dem Unglück in der Welt. Er gibt uns ein grundlegendes Verständnis davon, wie Männer und Frauen »funktionieren« und wie wichtig es ist, dass sie einander darin verstehen.

Das Missverständnis über die weiblichen Fortpflanzungsorgane

Die Eierstöcke der Frau sind absolut rezeptiv, also aufnehmend und empfangend. Mit jeder Periode erneuert sich die gesamte Energie in den Eierstöcken, und der Blutkreislauf wird gereinigt. Mit jeder Menstruation erlebt die Frau eine Art Zusammenbruch, der dazu dient, neue Energien zu sammeln. In einigen Völkern ziehen sich Frauen zur Zeit der Menstruation zurück, um sich zu regenerieren. Das können wir von diesen Frauen lernen. Shantam Dheeraj riet uns Frauen, während der Menstruation keinen Sex zu haben und unsere Aktivitäten zu verringern.

Die Eierstöcke sind in der Lage, sich selbst auf natürliche Weise zu heilen, selbst in einem Krankheitszustand. Da der männliche Verstand das nicht begreift und wir vorwiegend Männer als Frauenärzte und Chirurgen haben, werden Eierstöcke und Gebärmütter viel zu schnell operiert. Weit weniger Hoden werden einfach so herausoperiert. Die entfernten Zysten, Myome und Gebärmütter hinterlassen Narbengewebe, das dann weitere Beschwerden verursachen kann. Heilung geschieht, indem wir die Emotionen der Frau ernst nehmen, auf einer tieferen Ebene erfassen und heilen.

In den tibetischen Tantra-Lehren wird von einem »kühlen Feuer« gesprochen, auch Osho hat dies gelehrt. Es bedeutet, dass die sexuelle Energie durch die Verbindung mit dem Pulsschlag angehoben wird und heilsam genutzt werden kann, so, wie es in der Heilarbeit des Tibetan Pulsing praktiziert wird. Die Sexualenergie wird mittels

des Pulsschlags und durch die Berührung entsprechender Punkte nach oben bewegt – vom Becken ins Herz. Dieses »kühle Feuer« brennt alles weg, was hinderlich ist, ohne dabei das natürliche Gewebe zu verletzen.
Die Brüste formen sich entsprechend den Eierstöcken. Sie werden auf elektromagnetischer Ebene durch den Organkreislauf der Eierstöcke versorgt. Deshalb muss die Heilung von Knoten in der Brust immer in Bezug zu den Eierstöcken gesetzt werden. Eierstöcke – und auch Hoden – brauchen auf der energetisch-körperlichen Ebene Entspannung, Durchlässigkeit und Belebung. Damit können Potenzprobleme, Frustrationen, Enttäuschungen und das Festhalten an leidvollen Beziehungen gelöst werden. Auch Erkrankungen, die sich auf dieser Basis entwickelt haben, können geheilt werden. Vitalität ist Energie, sie ist kein Muskel und kein Knochen, und durch die Arbeit mit dem Puls kann vollständige Regeneration eintreten.

Löwe und Hyäne – die Tiere der Fortpflanzungsorgane

Löwen stehen für Würde, Mut, Stärke und Kraft. Sie haben nicht nur einen starken Unterkiefer und Zähne, was auf eine große Vitalität hindeutet, sondern auch eine besonders lange und dunkle Mähne – ein Zeichen von guter Verfassung und Kampfeskraft, da der Hormonstatus und der Ernährungszustand Auswirkungen auf Dichte und Länge der Mähne haben. In vielen Kulturen hat der Löwe eine Stellung als König der Tiere eingenommen und spielt eine große Rolle, z. B. wurden die Pharaonen im alten Ägypten mit Löwenkörper und Menschenkopf dargestellt. Der Markuslöwe ist das Symbol für den Evangelisten Markus.

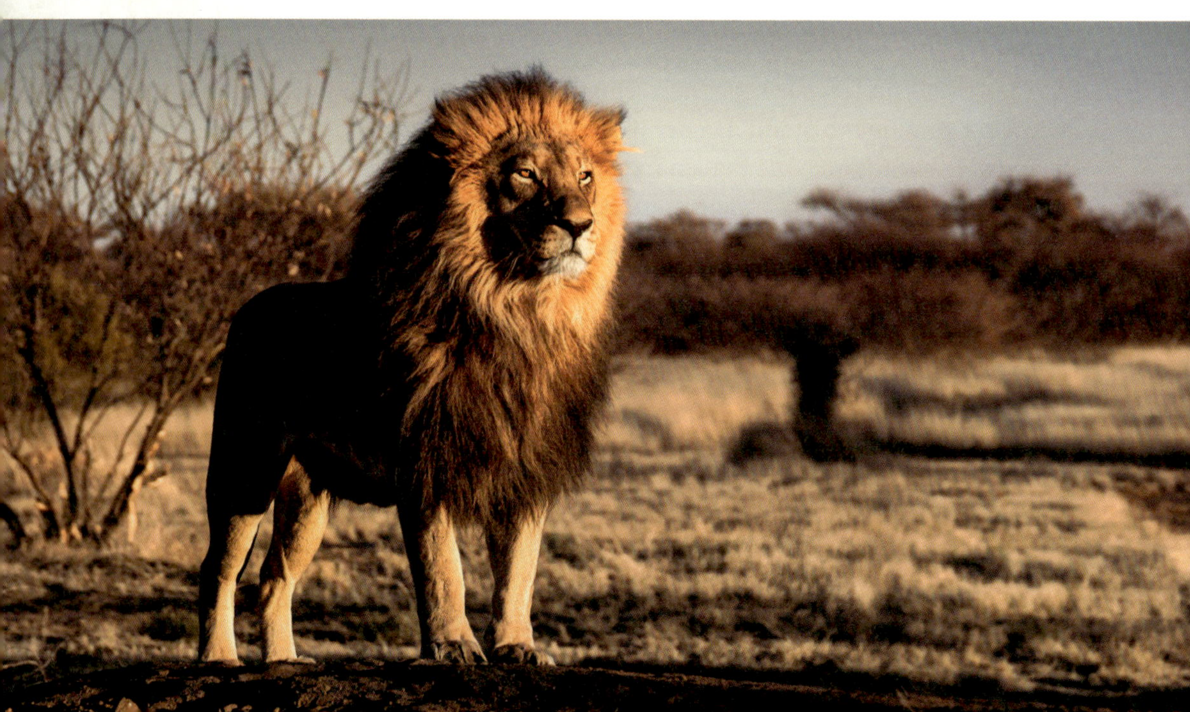

Tüpfelhyänen gelten in Tierfilmen oft als Rivalen der Löwen. Weibliche Tüpfelhyänen weisen eine Maskulinisierung auf, die einmalig unter den Säugetieren ist: Ihre Klitoris ist vergrößert, und die verschlossenen Schamlippen bilden eine hodensackähnliche Struktur. Aufgrund der Lage dieses Scheinpenis findet eine Paarung nur nach Einverständnis des Weibchens statt. Die Hyänen-Männchen werden geduldet, spielen aber eher eine untergeordnete Rolle im Rudel. In afrikanischen Erzählungen gelten sie als grausame und gefährliche Tiere, manchmal symbolisieren sie aber auch Kraft und Ausdauer und werden als heilige Tiere angesehen. Bei den Beduinen wurden den Genitalien und anderen Körperteilen der Hyänen Heilkräfte zugeschrieben. In Europa gelten Hyänen als heimtückische und feige Aasfresser.

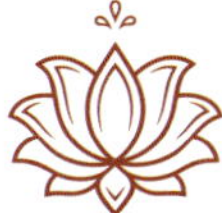

Übung: Knochenschütteln

Die Methode des bewussten Schüttelns kommt aus einer alten Heilertradition. Sie ist eine einfache Technik, die Sie dafür nutzen können, Spannung in Ihrem Körper zu lösen. Sie kann auch schlafende Energie wecken oder beruhigend auf das Nervensystem wirken. Stellen Sie sich barfuß so auf den Boden, dass Ihre Füße auf Hüftbreite und parallel zueinander stehen. Halten Sie Ihre Knie leicht gebeugt und Ihre Augen geschlossen. Lassen Sie Ihren Nacken, den Unterkiefer und die Schultern locker. Sie können eine harmonische, rhythmische Musik (z. B. von Mike Oldfield oder Simply Red) dazu hören oder in Stille praktizieren. Beginnen Sie nun, Ihren Körper leicht zu schütteln, ohne dies zu forcieren. Nach einer Weile geschieht das Schütteln mit weniger Anstrengung von allein, so, als ob Ihr Körper seinen eigenen Rhythmus findet. Vertrauen Sie Ihrem Körper, und unterstützen Sie das, was er tun will. Wenn die Arme sich mitbewegen wollen, lassen Sie es zu. Lassen Sie das Schütteln von innen kommen. Schütteln Sie sich 5–10 Minuten, danach nehmen Sie eine Meditationshaltung im Sitzen ein und entspannen sich mit geschlossenen Augen weitere 5–10 Minuten. Sie können auch auf dem Rücken liegen und noch einige Zeit nachspüren.

Mudra-Meditation für die Fortpflanzungsorgane

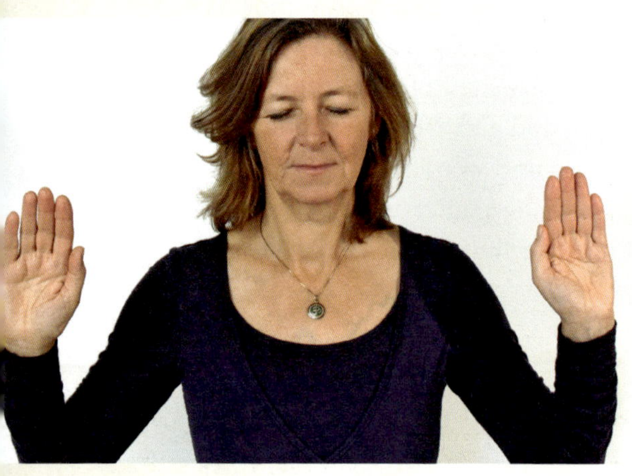

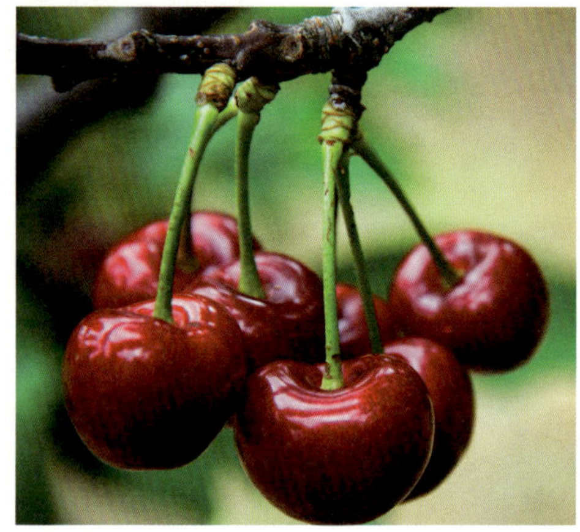

Setzen Sie sich bequem und aufrecht in einer Meditationshaltung auf einen Stuhl oder ein Meditationskissen. Entspannen Sie Ihre Schultern, und halten Sie beide Hände neben Ihrer Brust auf Schulterhöhe. Die Innenflächen Ihrer Hände zeigen nach vorn.

Richten Sie Ihre Aufmerksamkeit auf Ihre Eierstöcke oder Ihre Hoden. Lassen Sie Ihren Atem entspannt in diesen Bereich hineinfließen. Atmen Sie auf diese Weise mehrere Male ganz bewusst. Nun schließen Sie die Augen, und visualisieren Sie ein dunkles, kräftiges Rot wie das saftiger, reifer Kirschen. Mit Konzentration auf das Mudra für die Fortpflanzungsorgane tönen Sie »L« (/ɛɫ/). Sie können den Ton variieren, mal leiser, mal lauter werden. Lassen Sie den Ton aus Ihrem unteren Becken kommen, dann versetzt er Ihre Fortpflanzungsorgane in eine sanfte Vibration.

Nach etwa 5 Minuten lassen Sie den Ton ausklingen, lösen die Handhaltung auf und legen Ihre Hände entspannt auf die Oberschenkel. Spüren Sie, was die Handhaltung, das Tönen und das Visualisieren der Farbe in Ihnen ausgelöst haben. Lassen Sie alle Gedanken, Gefühle und Empfindungen in Ihnen zu, ohne an ihnen festzuhalten. Lassen Sie alle Anspannung, die Sie noch im Körper spüren, bewusst los. Im Anschluss legen Sie sich entspannt auf den Rücken, reiben Ihre Handinnenflächen kräftig aneinander, bis eine Hitze darin entsteht, und legen Ihre Hände auf Ihre Eierstöcke. Auch Männer haben dieses Energiezentrum in den Leisten, rechts und links oberhalb des Schambeins. Sie können die Hände so lange liegen lassen, bis Sie die Energie, ein leichtes Kribbeln oder eine wohlige Wärme wahrnehmen.

Heilströmen für die Fortpflanzungsorgane

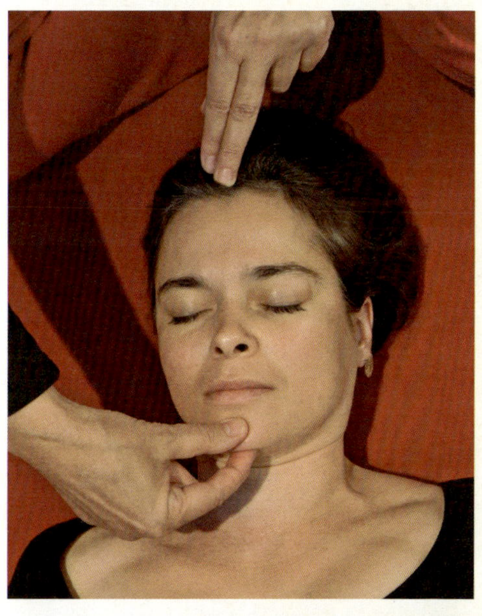

Der empfangende Partner liegt entspannt auf dem Rücken, seine Arme sind zur Seite ausgestreckt, und seine Beine sind leicht geöffnet.
Als Gebender setzen Sie sich an der linken Kopfseite des empfangenden Partners bequem und aufrecht auf ein kleines festes Kissen oder auf den Boden.

Halten Sie mit dem Daumen und dem Zeigefinger Ihrer rechten Hand den Punkt in der Mitte des Kinns Ihres Partners wie eine Klammer. Mit dem Zeige- und dem Mittelfinger Ihrer linken Hand berühren Sie den Punkt auf der Mittellinie direkt hinter der Haarlinie.

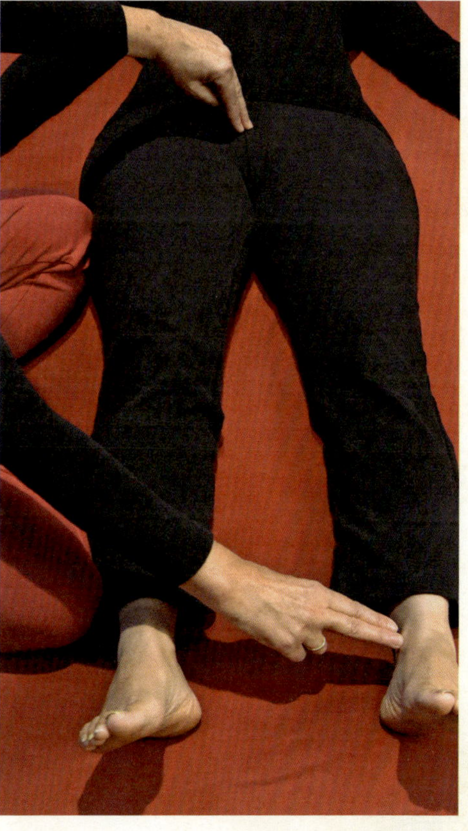

Spüren Sie nun den Pulsschlag an beiden Kontaktstellen, indem Sie einen sanften Druck ausüben. Der Puls ist dann zu spüren, wenn der Druck weder zu leicht noch zu stark ist. Er entfaltet sich genau in der Mitte. Tönen Sie zusammen mit Ihrem Partner den Ton für die Fortpflanzungsorgane »L« (/ɛɫ/) mindestens 3 Mal. Versuchen Sie, ganz präsent und achtsam für alles zu sein, was Sie wahrnehmen, und achten Sie darauf, dass Ihr Partner sich entspannen kann.

Nach 5–10 Minuten wechseln Sie zur zweiten Position an der rechten Körperseite des empfangenden Partners. Berühren Sie mit dem Zeige- und dem

Mittelfinger Ihrer linken Hand den Punkt in der Mitte des Schambeinknochens. Als zweiten Punkt halten Sie mit dem Zeige- und dem Mittelfinger Ihrer rechten Hand einen Punkt, den Sie direkt auf dem linken Innenknöchel Ihres Partners finden. Nun spüren Sie wieder den Pulsschlag an beiden Kontaktstellen, indem Sie einen stärkeren Druck ausüben. Tönen Sie zusammen mit Ihrem Partner den Ton für die Fortpflanzungsorgane »L« (/ɛɫ/) mindestens 3-mal, und nehmen Sie wieder alles achtsam wahr.

Beenden Sie das Heilströmen nach weiteren 5–10 Minuten, und lassen Sie sich und Ihrem Partner noch etwas Zeit zum Nachspüren.

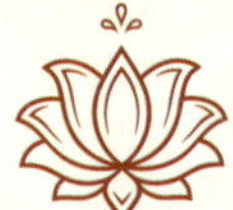

Intensive Körperarbeit mit einem Partner

Bitte setzen Sie diese Körperarbeit nur ein, wenn wenigstens einer von Ihnen (Sie oder Ihr Übungspartner) die Einweisung dazu von einem Tibetan-Pulsing-Therapeuten erhalten und diese Position unter Anleitung praktiziert hat.

Der empfangende Partner liegt auf dem Rücken. Die Arme sind entspannt seitlich abgelegt, die Beine sind gespreizt.

Als Gebender legen Sie sich zwischen die Beine Ihres Partners. Platzieren Sie Ihren linken Fuß unter seinem Steißbein und Ihren rechten Mittelfuß auf

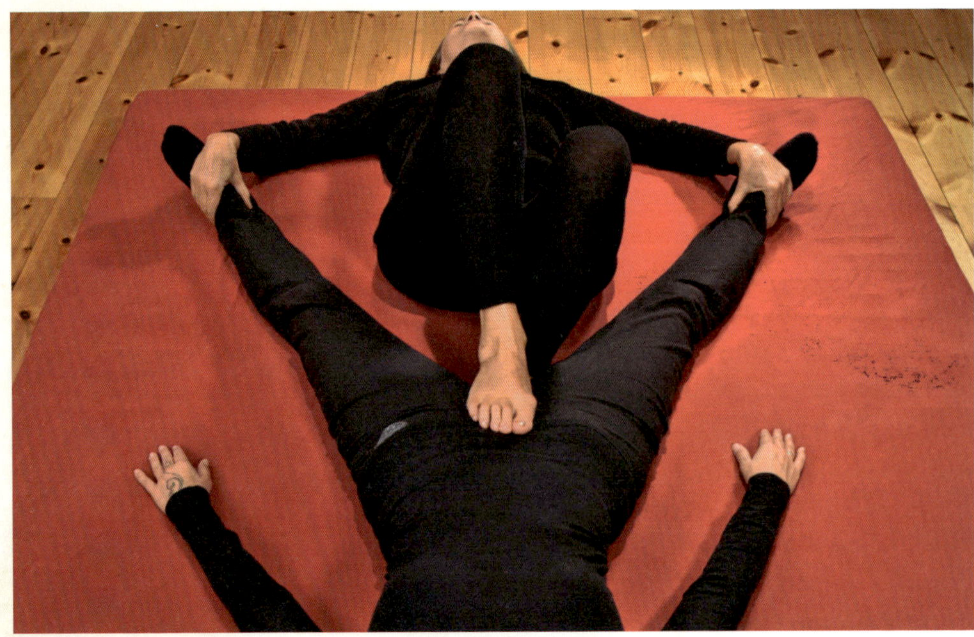

der Mitte des Schambeins. Greifen Sie mit den Händen die Fußgelenke Ihres Partners, und drücken Sie sanft auf die Innen- und Außenknöchel.
Zur Einstimmung können Sie und Ihr Partner zusammen den Organ-Ton anklingen lassen. Atmen Sie tief ein, und tönen Sie mit dem Ausatmen 3-mal den Ton der Fortpflanzungsorgane »L« (/ɛɫ/).

Als Nächstes heben Sie als Gebender Ihr Becken leicht an, sodass sich Ihr Gewicht auf die Füße verlagert. Etwa ein Drittel des Gewichts liegt auf dem angewinkelten Standbein unter dem Steißbein. Den Rest verlagern Sie auf den Fuß auf seinem Schambeinknochen. Halten Sie den Push 3–5 Minuten lang. Danach legen Sie das Becken wieder entspannt ab, sodass das Gewicht Ihrer Füße sich verringert und der Druck auf das Schambein deutlich nachlässt. Diese Pull-Phase kann ebenso 3–5 Minuten dauern. Heben Sie Ihr Becken erneut an. Der Wechsel zwischen Push und Pull wird mehrere Male angewendet – 3 Durchgänge sind sinnvoll. Er aktiviert grundsätzlich den Energiefluss durch das Nervensystem.

Zum Ende lösen Sie als Gebender alle Berührungspunkte und legen beide ausgestreckten Beine etwa 5–10 Minuten lang über die Oberschenkel des Empfangenden. Legen Sie Ihre Hände auf Ihren Unterbauch. In dieser Zeit entspannen Sie gemeinsam.

Wenn der empfangene Partner eine Frau ist, können Sie sich danach als Gebender rittlings auf Ihre Partnerin etwa auf Höhe ihres Beckens setzen. Sitzen Sie direkt auf den Eierstöcken

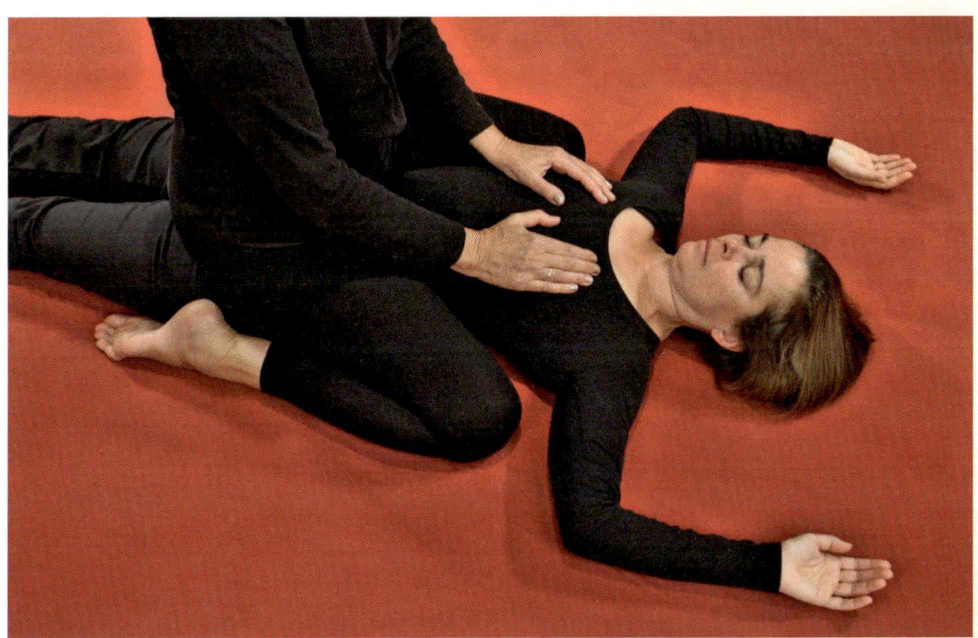

oberhalb des Schambeins. Ihre Beine sind nach hinten angewinkelt. Die Empfangende legt ihre Arme in die Handmudra-Position für die Fortpflanzungsorgane (siehe Seite 160).
Legen Sie als Gebender nun Ihre Hände so auf die Brüste der Empfangenden, dass Sie mit Ihren Handballen die Rippenmuskulatur direkt unter den Brüsten und mit Ihren Fingerspitzen den Bereich direkt oberhalb der Brüste sanft drücken. Formen Sie Ihre Hände zu kleinen Höhlen, so liegen die Hände nicht platt auf den Brüsten.
Hier ist es wieder möglich, mit einer Gewichtsverlagerung zu arbeiten, einem Vor und Zurück, Hin und Her und einer Bewegung im Kreis.
Seien Sie sehr achtsam in Ihren Berührungen, Ihre Hände bleiben die ganze Zeit still und schütteln nicht an den Brüsten. Falls es für die Empfangende schmerzhaft ist, so viel Druck auf den Eierstöcken zu haben, können Sie Ihr Gewicht immer wieder einmal lösen – ohne aber den Kontakt zu verlieren. Auch das Tönen des Organ-Tons kann in solchen Momenten sehr hilfreich sein und zur Lösung der Schmerzen beitragen.

Am Ende lösen Sie Ihre Hände von den Brüsten und sich behutsam vom Unterbauch Ihre Partnerin. Legen Sie sich neben sie, und legen Sie beide Beine etwa 5–10 Minuten lang in einem 90-Grad-Winkel über ihren Oberbauch. In dieser Zeit entspannen Sie gemeinsam.

Die Hoden liegen während der embryonalen Entwicklung unterhalb der Nieren. Etwa ab dem siebten Schwangerschaftsmonat wandern sie abwärts über die Leistenkanäle in den Hodensack. Deshalb ist das Sitzen auf den Eierstöcken bzw. der Leistengegend bei der intensiven Körperarbeit auch für den Mann sinnvoll. Dabei werden die Hände nicht wie bei der Frau auf die Brüste gelegt, sondern direkt unterhalb der Brust auf den oberen Rippenbogen.
Für Männer gibt es eine zusätzliche Möglichkeit, die Hoden zu pulsen, allerdings ist dies eine Technik nur für Fortgeschrittene. Sie wird vor allem in dem Seminar »Der Kuss des Drachen« – eine Tibetan-Pulsing-Gruppe für Paare – unterrichtet.

Die Milz

ENTFALTUNG VON ENTHUSIASMUS

22. Dezember bis 5. Januar

Organebene

Die Milz liegt im linken Oberbauch unter dem Zwerchfell und hinter dem Magen. Sie ist ca. 7 Zentimeter breit und 11 Zentimeter lang. Sie hält das Blut frisch, indem sie verbrauchte Blutkörperchen gegen neue austauscht. Sie bildet und speichert Lymphozyten und Antikörper und baut überalterte oder abnorme Blutzellen ab. Bei Ungeborenen übernimmt die Milz zudem eine große Rolle bei der Blutbildung. Die Milz enthält 30 % der Thrombozyten, die durch Adrenalin mobilisiert werden können. Sie ist ein Organ des Lymphsystems, das in den Blutkreislauf eingeschaltet ist. Wird der Körper von Krankheitserregern überschwemmt, schwellen die Lymphknoten an, weil sie versuchen, die krankmachenden Erreger abzuwehren. Bei Erwachsenen ist sie kein überlebenswichtiges Organ, trotzdem treten nach einer operativen Entfernung eine erhöhte Gerinnungsneigung sowie vermehrt Abgeschlagenheit und Neigung zu bakteriellen Infektionen auf.

Disbalancen aufgrund einer geschwächten Milz

Da es bei der Milz um das grundlegende Bedürfnis geht, in unserer Entfaltung unterstützt zu werden, haben wir es bei einem Energiemangel mit Enttäuschung und Desillusionierung zu tun. Aus Angst vor einem weiteren Nein nehmen wir uns, was wir brauchen, ohne zu fragen oder zu bitten. Menschen, deren Milz geschwächt ist, glauben, sich alles erschleichen zu müssen – wie ein Dieb. Sie sind

Buchstabe und Tonfrequenz der Milz: Mn (/ɛm/) (Zur Milz gehört auch der Buchstabe N, der aber nicht getönt wird.)

Farbschwingung der Milz: Orange

Wirbelentsprechung für die Milz: 1. Lendenwirbel

Tiere, die der Milz zugeordnet werden: Känguru, Erdmännchen und Mungo

Land, das in der Frequenz der Milz schwingt: Australien

meist auch besonders fasziniert von Feuer, im Krankhaften wird das zur Pyromanie, das ist ein Verlangen, Feuer zu legen und sich daran zu ergötzen. Die bipolare Störung, die früher manisch-depressiv hieß, wird ebenfalls der Milz zugeordnet. Sie kennzeichnet einen Menschen, der zu hoch hinaus will und die Dinge mit übertriebenem Eifer angeht bis zur Wahnvorstellung, allmächtig zu sein. Dieser Phase folgt das Tief einer starken Desillusionierung und Enttäuschung bis zur Depression. Aus dieser Dynamik kann auch ein Burn-out entstehen.
Auf der körperlichen Ebene sind Krankheiten der Milz Erkrankungen im Lymphsystem, ein gestörter Blutabbau, eine verminderte Anzahl von Lymphozyten, Milzruptur, Splenom, die Kugelzellen- oder Sichelzellenanämie sowie eine Verformung dieser Zellen. Der Komplex von ADHS gehört auch in das Gesamtbild der Milz-Disbalancen.

Enthusiasmus leben

Ist die Milzenergie ausgeglichen, haben wir einen ausgeprägten Sinn für Enthusiasmus und lieben die Aufregungen des Lebens. Wir sind voller Ermutigung und Unterstützung für die Projekte und die Menschen in unserem Leben. Die Milzenergie ist auch die Quelle unserer Vorstellungskraft, denn die Milz steht für Unschuld, Frische und Offenheit.

Diese Zeit ist besonders gut geeignet, den körperlichen und emotionalen Bedürfnissen gerecht zu werden. Fragen Sie sich: Sind meine Beziehungen wirklich nährend und erfüllend? Bin ich stets freundlich, um geliebt zu werden, oder darf ich mich eindeutig abgrenzen? Werden Sie wie ein unschuldiges Kind – offen und neugierig, ohne die Last vergangener Erfahrungen. Lassen Sie sich begeistern und mitreißen, und tun Sie Dinge, die Ihre Imagination fördern.

Die Milz als Flamme des Lebens

Die Milz ist der »orangefarbene Saft« oder auch die »Flamme des Lebens«. Sie erzeugt Aufregung im Körper. Im Laufe unseres Erwachsenwerdens geht diese Energie immer mehr in den Kopf und nährt den Verstand statt das Herzzentrum. Bei Kindern können wir die unbändige Energie, die Neugier, das Abenteuer noch in ungebremster Form sehen. In dem Moment, in dem Samen und Ei zusammentreffen, im Höhepunkt von intensiver sexueller Kraft, entzündet sich eine neue Flamme. Im Zusammentreffen von Präsenz, Bewegung und Licht kreiert sich eine neue Form – die davor im Stillstand war – vom letzten ins jetzige Leben. Die Seele möchte sich genau an der Stelle weiterentwickeln, an der sie angehalten wurde. Jetzt ist die Zeit gekommen, die Flamme wieder auflodern zu lassen. Indem wir der natürlichen Bewegung der Flamme unseren Stempel aufdrücken, sie kleinhalten oder künstlich anheizen, behindern wir die Entfaltung unseres Lebens. Vielleicht macht uns die Unberechenbarkeit ihrer Kraft Angst, denn sie könnte chaotisch sein. Wenn wir die Flamme drosseln, schneiden wir uns von der nährenden Quelle des Feuers, der Lebensenergie, ab. Oder wir schüren die Flamme in einem Maß, das uns nicht guttut, und verleugnen unser Bedürfnis nach Ruhe aus Angst vor Langeweile.

Wenn wir in der Kindheit gelernt haben, immer nett und brav zu sein, wenn unser spontaner Ausdruck stark begrenzt wurde, wir nicht wild sein durften, wo gehen dann die unerlaubten Impulse hin? Sie müssen unterdrückt werden, und sie kommen plötzlich und gewaltig zum Vorschein. Dann sind wir böse, schlecht oder schwer zu kontrollieren. In meiner Kindheit war ich zuerst ein scheinbar pflegeleichtes, glückliches und zufriedenes Kind. Das wurde immer wieder betont. Plötzlich wendete sich das Blatt, und ich wurde zu einem eigensinnigen, willensstarken und schwierigen Kind, das nicht mehr zu bändigen war (so meine Mutter). In mir hat das den Eindruck hinterlassen, zu einem kleinen Monster mutiert zu sein. Vielleicht habe ich versucht, alles auf einmal zu bekommen: die Abenteuer, die vielen Möglichkeiten der Genüsse, der Bewegungen und der Abwechslungen. Das in sich ruhende, zufriedene Kind kam in Berührung mit der Vielfalt des Lebens.

Ich erinnere mich noch genau an zwei besondere Situationen: In der Bäckerei gab es hin und wieder ein süßes Teil, eine Zimtschnecke, für mich. Ich stand mit meiner Mutter vor der Theke und sagte laut: »Heute will ich eine Brezel!« Die Verkäuferin starrte mich an und sagte zu meiner Mutter: »Das ist aber ein undankbares Kind!« In einem anderen Geschäft bekam ich beim Bezahlen ein Bonbon geschenkt. An einem denkwürdigen Tag sagte ich: »Ich will nicht immer diese Bonbons, ich will auch mal ein Stück Schokolade!« Entsetzen im Gesicht der Verkäuferin.

Dies waren die ersten Formen von Gier, könnte man sagen. Etwas anderes oder mehr haben zu wollen als das, was ist. Wenn dann der Nikolaus und sein Knecht Ruprecht zu uns nach Hause kamen und mich mit strafendem Blick und drohenden Worten ansprachen, war ich sehr eingeschüchtert und hatte große Angst, etwas falsch gemacht zu haben und dafür bestraft zu werden. Auch die erste Beichte hat in meinem Geist einen bleibenden Eindruck hinterlassen. Ich sollte meine Fehler beichten. Ich wusste aber nicht, was ich dem Priester sagen sollte. Meine Mutter half mir anhand der Zehn Gebote, etwas zusammenzutragen, ein Sammelsurium von kleineren Vergehen, von denen ich dann, wenn ich genug Reue zeigte, erlöst werden konnte. Die Erlösung kam mit den aufgetragenen Gebeten, die mich wirklich erleichterten. Dann konnte ich wieder unschuldig sein und geliebt werden, so, wie ich war. Bis zum nächsten Ausbruch, bis zur nächsten Abenteuerlust.

Das sind tief verankerte Eindrücke aus dem christlichen Kollektiv, die wir ungefiltert aufnehmen. Wir wissen nicht genau, was Gut und Böse eigentlich bedeuten. Aber nett sein, still sein und freundlich lächeln, das ist auf jeden Fall schon einmal gut. So lernen wir, Masken aufzusetzen, nach außen ein positives Bild abzugeben und einen guten Eindruck zu machen. Wir verbergen unsere Schattenseiten, die schlechten, unangenehmen, bösen, und geben etwas vor, was wir nicht sind. Wir tun so, als seien wir für dieses und gegen jenes, so, wie es uns vorgelebt wird. Wir lernen dies alles aus den ersten Gesichtern, die wir sehen. Das Gesicht der Mutter drückt Wärme, Sicherheit, Freude oder Berührung aus, wenn wir lieb und brav sind, und wird hart, zornig, traurig, distanziert, wenn wir etwas tun, was ihr nicht gefällt. Wir lernen aus vielen Gesichtern und prägen uns ein, was wir tun müssen, um mit Wohlwollen angesehen zu werden. Wir werden Meister im Verstellen und zwingen den natürlichen Fluss der Lebensenergie, die manchmal kraftvoll und zornig, ein anderes Mal sensibel und zart ist, sich ständig wandelt und viele Facetten hat, in eine bestimmte Richtung. Wir stutzen die intensiven Emotionen, seien es angenehme oder unangenehme, zu einer Art Einheitsbrei zurecht, der sich weniger intensiv anfühlt und mit dem wir sicherer durch die Welt gehen können. Wir halten unsere Flamme klein – ein Teelicht ist allemal sicherer als ein offenes Lagerfeuer. Auf diese Weise kontrollieren wir den Aufstieg von Energie und Erregung.

Dieser lauwarme Zustand wird mit der Zeit langweilig. Aus diesem Grund ändern wir immer wieder unsere äußere Situation, z. B. durch einen Umzug, einen Partnerwechsel, einen Jobwechsel oder das Abenteuer einer Reise in ein fernes Land, auf der Suche nach etwas Neuem, Aufregendem und in der Hoffnung, der Frustration und Langeweile zu entkommen. Doch weder der Ort noch die Umstände haben etwas mit der Unzufriedenheit zu tun, die wir innerlich fühlen. Ein Gefangener in seiner Gefängniszelle und ein Mönch in seiner Mönchsklausur haben dieselbe Ausgangsposition: Der eine fühlt sich miserabel, der andere aber befindet sich im Samadhi – einem Bewusstseinszustand, in dem das diskursive Denken aufhört.

Die Wurzeln von Gier

Gier entsteht aus der Angst, nicht genug zu bekommen, sich reduzieren und mit wenig zufrieden sein zu müssen, und nach einer Zeit von Mangel, Kargheit sowie Einschränkungen. Wenn dann die Zeit gekommen ist, wo dieser Mangel ein Ende hat, wollen wir alles auf einmal haben. Alle Träume sollen wahr werden. Es gibt die tollsten Vorstellungen darüber, wie es sein wird, wenn wir die Erfüllung all unserer Wünsche erreicht haben. Es ist die Aussicht auf das Paradies. Vor lauter Aufregung über diese scheinbar greifbare Zukunft verlieren wir den Bezug zur

Realität. Wir erschaffen die Illusion, dass alles möglich ist und wir alles erreichen können. Diese Illusion darf auf keinen Fall zerbrechen. Wir sind besessen davon, dass wir unser Ziel erreichen können und müssen.
Manie ist ein psychischer Zustand von extrem aufgehellter, meist euphorischer Stimmung, die weit über dem Normalniveau liegt. Die manische Phase ist durch Hyperaktivität, neue, schnell wechselnde Ideen und ein geringes Schlafbedürfnis gekennzeichnet. Niemand kann diesen Zustand lange aufrechterhalten.
Das Nervensystem brennt aus, und die Realität holt uns ein. Desillusionierung und Depression sind die Folge. Die Freude am Leben ist dann ganz verloschen, Ängste, Antriebslosigkeit und Schlafstörungen kennzeichnen diese Phase. Dieses Krankheitsbild wird bipolare Störung genannt. Wir sind aufgefordert, den Zusammenbruch zuzulassen, ganz unten anzukommen, unseren inneren Beobachter einzuschalten und dem natürlichen Fluss der Kraft zu vertrauen, dass uns wieder Energie zur Verfügung stehen wird.

Der Dieb

In der Zeit der Milz kommt es häufiger als zu anderen Zeiten vor, dass Dinge gestohlen werden. Stehlen ist, sich etwas zu nehmen, was einem nicht gehört, ohne danach zu fragen. Dahinter verbergen sich die Angst, etwas nicht zu bekommen, und ein Gefühl des Mangels, sich etwas nicht leisten zu können. Also müssen wir uns das, was wir haben wollen, auf anderem Wege beschaffen. Vielleicht kennen Sie das unangenehme Gefühl, um etwas bitten zu müssen. Der Wunsch könnte abgelehnt werden. Vielleicht haben Sie auf Ihre Wünsche als Kind früher immer wieder ein Nein gehört und waren frustriert, dass das Nachbarskind viel mehr bekommen hat als Sie. Ich solchen Situationen sagen wir uns z. B.: Wenn ich einmal groß bin, dann nehme ich mir, was ich möchte. Der Verstand bietet uns schlaue Alternativen an: Ich nehme es mir und stelle es später wieder zurück, das merkt ja sowieso keiner. Oder: Es ist genug da, es wird nicht auffallen, wenn ich mir etwas davon nehme. Alles Ausreden, um nicht nach etwas fragen zu müssen. Ich mache es lieber selbst, anstatt um Hilfe zu bitten – diese Haltung gibt uns das Gefühl, stark zu sein.

Frühe Erlebnisse von Verlassenwerden

Das Verleugnen der eigenen Bedürfnisse rührt aus einem frühen Gefühl des Verlassenwerdens oder fehlender Unterstützung. Vielleicht wurden wir zeitweise weggegeben, die Mutter war nicht da, grundlegende Bedürfnisse wurden nicht gehört und erfüllt. Das ist sehr schmerzhaft. Später versuchen wir, unsere Bedürfnisse von einem Partner erfüllt zu bekommen und machen uns abhängig. Wir werden fordernd, ohne es zu merken. Wir werden enttäuscht, weil wir nicht ausdrücken, was wir brauchen, und nicht gewillt sind, die Verantwortung für unser inneres, bedürftiges Kind selbst zu übernehmen. Wir projizieren falsche Erwartungen auf den Partner oder die Menschen, die uns nahestehen, aber der Stachel des Schmerzes innerer Verlassenheit sitzt tief in uns. Wenn er an die Oberfläche kommt, ist es wichtig, zu lernen, sich selbst zu halten und seine eigene Hilflosigkeit zuzugeben.

Jeder Mensch braucht Hilfe und Unterstützung, um das zu werden, was er wirklich ist, und das loszulassen, was unecht und angelernt ist. Alle Wünsche laufen auf einen hinaus: Wir alle wollen unsere wahre Natur erkennen und inneres Glück und Frieden empfinden. Ein guter Begleiter oder ein spiritueller Lehrer kann diese Sehnsucht nach dem Kern in uns unterstützen und uns einen Weg in die Freiheit aufzeigen.

Känguru, Erdmännchen und Mungo – die Tiere der Milz

Alle drei Tiere der Milz verbindet ein besonderer Schutz der kleinen oder geschwächten Tiere unter ihnen, und alle drei zeichnen sich durch Schnelligkeit in der Fortbewegung aus.

Kängurus ermutigen uns dazu, den Entwicklungen in unserem Leben zu vertrauen und auch große Sprünge zu wagen. Nach der Geburt sind die Neugeborenen unbehaart, und ihre Hinterbeine sind noch sehr schwach. Sie schlüpfen in den Beutel der Mutter, und es dauert mindestens sechs Monate, bis das Junge erstmals einen Blick aus dem Beutel in die Außenwelt wagt. Nach etwa acht Monaten ist das Junge fast zu groß für die Bauchtasche geworden. Die Mutter entlässt es daraufhin, das Jungtier darf aber bei Gefahr noch eine Zeit lang zurück in den Beutel. Interessant ist auch, dass Kängurus sich nur vorwärts- und nicht rückwärts bewegen können.

Erdmännchen sind sehr soziale Tiere. Sie kuscheln sich gern eng aneinander, um den Körperkontakt zu halten. Die Kolonie kümmert sich um kranke oder verletzte Tiere und gewährt ihnen besonderen Schutz.

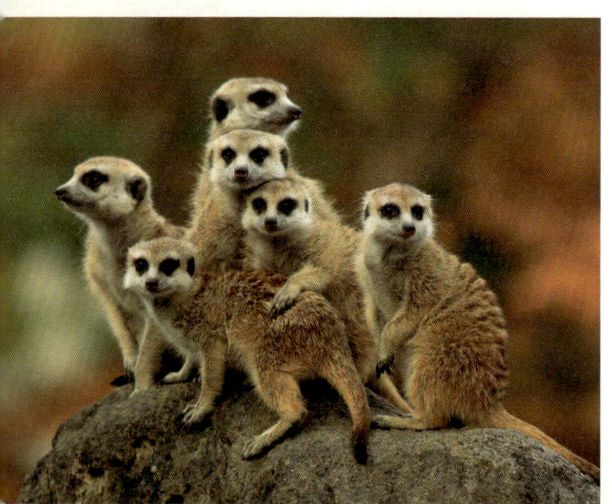

Mungos, kleine flinke Raubtiere, treten in indischen Fabeln als Beschützer der Menschheit auf. Sie wehren dort Angriffe von Schlangen ab. Und tatsächlich kann ein Mungo eine Kobra besiegen, denn er weicht ihren Versuchen, zuzustoßen, immer wieder geschickt aus, bis die Schlange so ermüdet ist, dass sie sich leicht töten lässt.

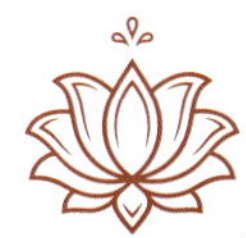

Mudra-Meditation für die Milz

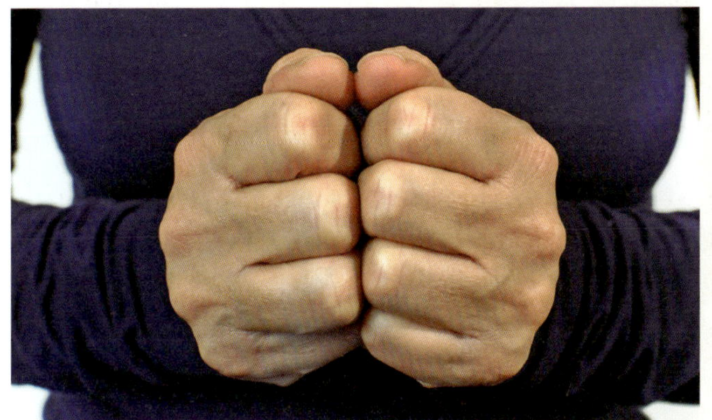

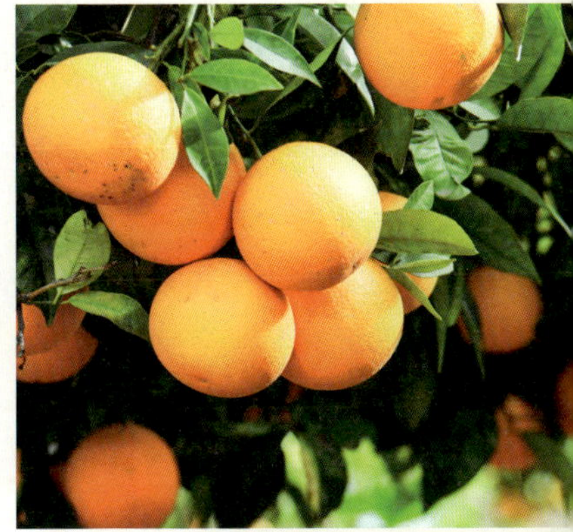

Als vorbereitende Übung empfiehlt sich ein Schütteln des ganzen Körpers im Stehen (siehe Seite 159), so, wie es in der Osho-Kundalini-Meditation in der ersten Phase beschrieben wird. Die Kundalini-Musik unterstützt das Schütteln und das Loslassen von Anspannungen im gesamten Körper. Nach 10–15 Minuten lassen Sie das Schütteln langsam ausklingen.

Setzen Sie sich nun bequem und aufrecht in einer Meditationshaltung auf einen Stuhl oder ein Meditationskissen. Entspannen Sie Ihre Schultern, und machen Sie vor Ihrer Brust Fäuste. Halten Sie beide Hände dicht beieinander, die Daumen liegen obenauf.

Richten Sie Ihre Aufmerksamkeit auf Ihre Milz direkt unterhalb des linken Rippenbogens. Lassen Sie Ihren Atem entspannt in diesen Bereich hineinfließen. Atmen Sie auf diese Weise mehrere Male ganz bewusst. Nun schließen Sie die Augen, und visualisieren Sie ein sattes Orange wie bei einer saftigen Orange oder einer reifen Mango. Mit Konzentration auf das Milz-Mudra tönen Sie »Mn« (/ɛm/) mit locker geschlossenen Lippen. (Zur Milz gehört auch der Buchstabe »N«, der aber nicht getönt wird.) Sie können den Ton variieren, mal leiser, mal lauter werden. Lassen Sie den Ton aus Ihrer Milz kommen, dann versetzt er sie in eine sanfte Vibration.

Nach etwa 5 Minuten lassen Sie den Ton ausklingen, lösen die Handhaltung auf und legen Ihre Hände entspannt auf die Oberschenkel. Spüren Sie, was die Handhaltung, das Tönen und das Visualisieren der Farbe in Ihnen ausgelöst haben. Lassen Sie alle Gedanken, Gefühle und Empfindungen in Ihnen zu, ohne an ihnen festzuhalten. Zum Abschluss der Übung legen Sie Ihre Hände in den Schoß und verweilen noch einen Augenblick, ohne sich zu bewegen. Sie können auch auf dem Rücken liegend ruhen.

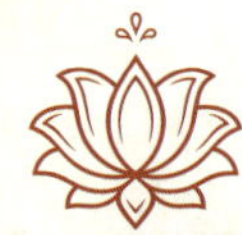

Heilströmen für die Milz

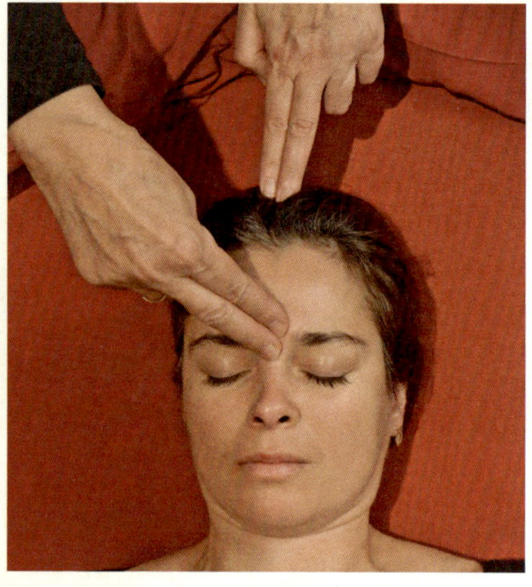

Der empfangende Partner liegt entspannt auf dem Rücken, seine Arme sind zur Seite ausgestreckt, und seine Beine sind leicht geöffnet.
Als Gebender setzen Sie sich an der Kopfseite des empfangenden Partners bequem und aufrecht auf ein kleines festes Kissen oder auf den Boden.

Berühren Sie mit dem Zeige- und dem Mittelfinger Ihrer rechten Hand den Punkt direkt auf der Nasenwurzel. Halten Sie mit dem Zeige- und dem Mittelfinger Ihrer linken Hand den Punkt, den Sie auf der Mittellinie im hinteren Bereich des vorderen Schädeldrittels finden.

Spüren Sie nun den Pulsschlag an beiden Kontaktstellen, indem Sie einen sanften Druck ausüben. Der Puls ist dann zu spüren, wenn der Druck weder zu leicht noch zu stark ist. Er entfaltet sich genau in der Mitte. Tönen Sie zusammen mit Ihrem Partner den Milz-Ton »Mn« (/ɛm/) mindestens 3-mal. Versuchen Sie, ganz präsent und achtsam für alles zu sein, was Sie wahrnehmen, und achten Sie darauf, dass Ihr Partner sich entspannen kann.

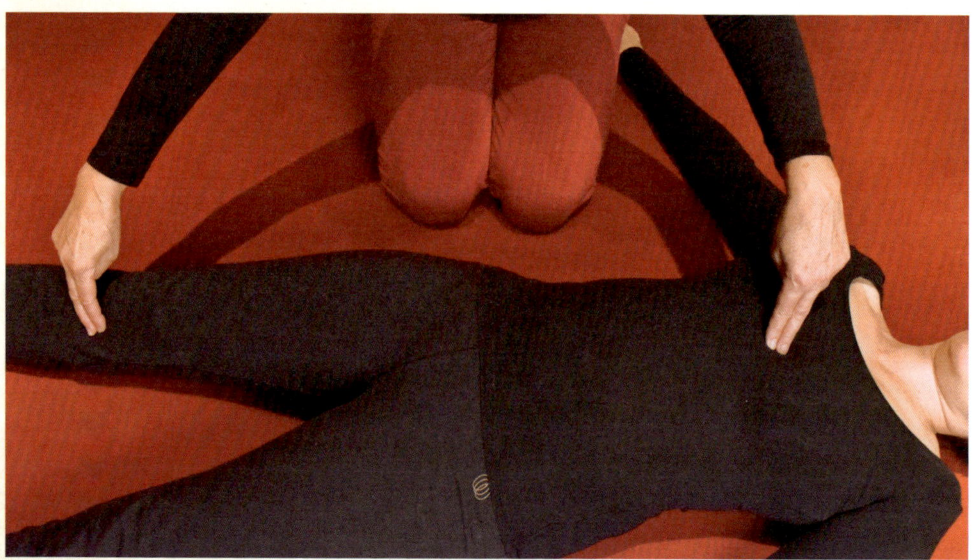

Nach 5–10 Minuten wechseln Sie zur zweiten Position an der rechten Körperseite des empfangenden Partners. Berühren Sie mit dem Zeige- und dem Mittelfinger Ihrer linken Hand den Punkt am Ende des Brustbeins Ihres Partners. Als zweiten Punkt halten Sie mit dem Zeige- und dem Mittelfinger Ihrer rechten Hand einen Punkt, den Sie an der Innenseite des rechten Unterschenkels Ihres Partners etwa 4 Fingerbreit unterhalb der Kniescheibe finden.

Nun spüren Sie wieder den Pulsschlag an beiden Kontaktstellen, indem Sie einen stärkeren Druck ausüben. Tönen Sie zusammen mit Ihrem Partner den Milz-Ton »Mn« (/ɛm/) mindestens 3-mal, und nehmen Sie wieder alles achtsam wahr.

Beenden Sie das Heilströmen nach weiteren 5–10 Minuten, und lassen Sie sich und Ihrem Partner noch etwas Zeit zum Nachspüren.

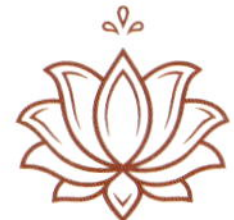

Intensive Körperarbeit mit einem Partner

Bitte setzen Sie diese Körperarbeit nur ein, wenn wenigstens einer von Ihnen (Sie oder Ihr Übungspartner) die Einweisung dazu von einem Tibetan-Pulsing-Therapeuten erhalten und diese Position unter Anleitung praktiziert hat.

Der empfangende Partner liegt auf seiner rechten Körperseite. Seine Beine sind angewinkelt, das linke Bein ruht auf einem Kissen über dem rechten Bein (stabile Seitenlage). Die Arme liegen entspannt vor dem Oberkörper.

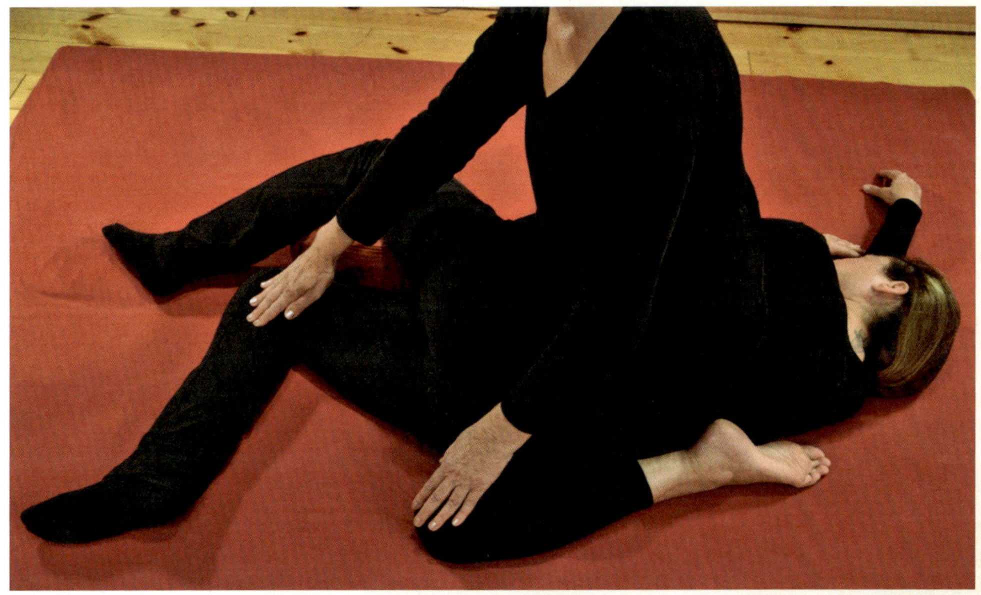

Als Gebender setzen Sie sich rittlings direkt auf die Milz, also die Gegend der untersten Rippen. Ihre Beine sind nach hinten angewinkelt, und Sie schauen in Richtung der Füße Ihres Partners. Lehnen Sie sich leicht nach vorn, damit nicht Ihr gesamtes Gewicht auf der Milz ruht. Berühren Sie mit der rechten Hand den Milzpunkt etwa 4 Fingerbreit unterhalb des rechten Knies des Empfangenden. Ihre linke Hand kann dabei auf Ihrem Bein ruhen.
Zur Einstimmung können Sie und Ihr Partner zusammen den Organ-Ton anklingen lassen. Atmen Sie tief ein, und tönen Sie mit dem Ausatmen 3-mal den Ton der Milz »Mn« (/ɛm/).

Als Nächstes verlagern Sie als Gebender Ihr Becken und somit Ihr Gewicht mit leichten Vorwärts- und Rückwärtsbewegungen. Sobald Sie sich zurücklehnen, ist es sinnvoll, den Punkt unterhalb des Knies zu lösen, damit Sie in Ihrer Wirbelsäule aufgerichtet bleiben, während Ihr Gewicht nun direkt auf die Milz wirkt.
Sie können die Vorwärts- und Rückwärtsbewegungen auch mit leichten Auf- und Abbewegungen abwechseln. Dabei ist wiederum der Punkt am Knie zu lösen. Ihre beiden Hände können in dieser Phase auf Ihren Oberschenkeln ruhen. Durch die sich abwechselnden Phasen mit Gewichtsverlagerung gibt es einen organischen Wechsel von Push und Pull.

Zum Ende lösen Sie sich als Gebender von der Milz und allen Berührungspunkten. Der empfangende Partner dreht sich auf den Rücken. Legen Sie sich neben ihn, und legen Sie beide Beine etwa 5–10 Minuten lang quer über seine Milz. In dieser Zeit entspannen Sie gemeinsam.

Der Dünndarm

ENTFALTUNG VON ZUNEIGUNG UND OBJEKTIVITÄT

6. bis 20. Januar

Organebene

Der Dünndarm schließt sich direkt an den Zwölffingerdarm an. Seine innere Oberfläche ist ausgestattet mit etwa 4 Millionen Darmzotten, kleinen Schleimhauterhebungen, die den 4–5 Meter langen Dünndarm auf eine Fläche von 200–250 Quadratmeter enorm vergrößern. Die Darmzotten sind verantwortlich für die überlebenswichtige Aufnahme von Nährstoffen ins Blut und in die Lymphe. Im Gegenzug geben die Drüsen, die zwischen den Darmzotten liegen, verschiedene Stoffwechselprodukte in den Darm ab.

Disbalancen aufgrund eines geschwächten Dünndarms

Beim Dünndarm haben wir es mit Besitzergreifung zu tun. Wir möchten das, wovon wir abhängig sind, und das, was von uns abhängig ist, in Besitz nehmen. Formen von Übergriffigkeit und Vereinnahmung resultieren daraus. Manipulation ist das Mittel der Wahl, wenn wir einen anderen dahin bekommen wollen, wo wir ihn uns wünschen. Diese Verhaltensmuster können in übersteigerter Form in Sadomasochismus (Meister-Sklave-Schema) gipfeln. Passive Aggression ist eine weitere emotionale Disbalance des Dünndarms. Vereinfacht ausgedrückt ist sie eine Unterdrückung von Aggression, die sich dadurch nach innen richtet, weil sie nach außen verboten ist.

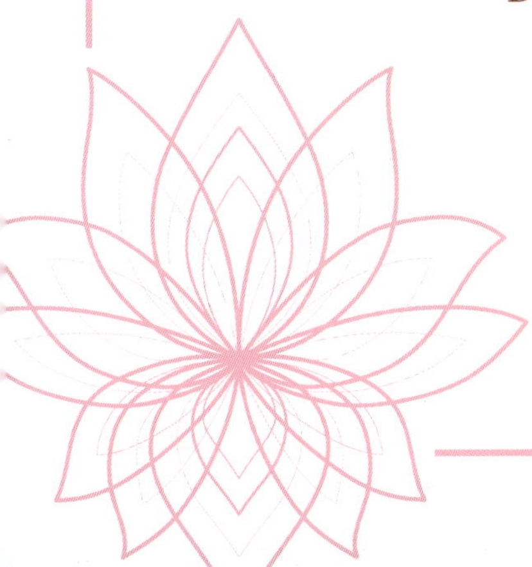

Buchstabe und Tonfrequenz des Dünndarms: O (/əʊ/)

Farbschwingung des Dünndarms: Hellrosa

Wirbelentsprechung für den Dünndarm: 5. Lendenwirbel

Tiere, die dem Dünndarm zugeordnet werden: Hase, Schwein und Flamingo

Länder, die in der Frequenz des Dünndarms schwingen: Brasilien und Portugal

Auf der körperlichen Ebene finden sich bei Disbalancen im Dünndarm oft chronischer Durchfall, Morbus Crohn, Nabelbruch, Hauterkrankungen, Vitiligo (Weißfleckenkrankheit), Malassimilation, Dünndarmentzündung, Dünndarmtumor, Zöliakie und andere Nahrungsmittelunverträglichkeiten und -allergien.

Verbunden und allein

In der Zeit des Dünndarms sollten Sie sich ganz auf die innere Zufriedenheit besinnen. Kümmern Sie sich nicht darum, Menschen in ihrer Umgebung zufriedenstellen zu müssen. Stattdessen versuchen Sie, in einer warmherzigen, offenen und zärtlichen Haltung sich selbst und anderen gegenüber zu sein. Freuen Sie sich, wenn Sie Ihrer Umwelt etwas Gutes tun können, ohne sich dabei selbst zu vergessen. Seien Sie sich der Tatsache bewusst, dass Sie nicht getrennt von anderen existieren und dass Sie ein unverzichtbarer Teil des großen Ganzen sind. Wenn Sie sich ärgern, erlauben Sie sich, den Ärger direkt auszudrücken, statt sich passiv zurückzuziehen und vor sich hin zu schmollen.

Durch die Nabelschnur mit der Mutter verbunden, lebten wir in Einheit mit ihr und einer kosmischen Welt. Dort waren wir genährt, geborgen, gehalten. Die erste Abnabelung bedeutete Trennung und Abschied von diesem Zustand. Der Nabel symbolisiert die Sehnsucht nach Verschmelzung mit einem Menschen, den regressiven Sog in die unbewusste Einheit. Doch nur in der vollständigen Abnabelung ist es möglich, ein eigenständiges Leben zu führen – verbunden mit allem und doch allein. Die bewusste Vereinigung mit dem Göttlichen rückt so erst in greifbare Nähe.

Ist die Energie im Dünndarm ausgeglichen, sind wir erfüllt davon, der Welt unseren Beitrag zu schenken. Es macht uns glücklich, wenn das, was wir geben, angenommen wird. Wir sind gern für andere da, können uns aber auch abgrenzen, wenn das nötig ist. Wir lernen, Nein zu sagen, auch wenn wir damit anecken. Wir zeigen unsere Zuneigung direkt und unvermittelt und genießen es, umsorgt

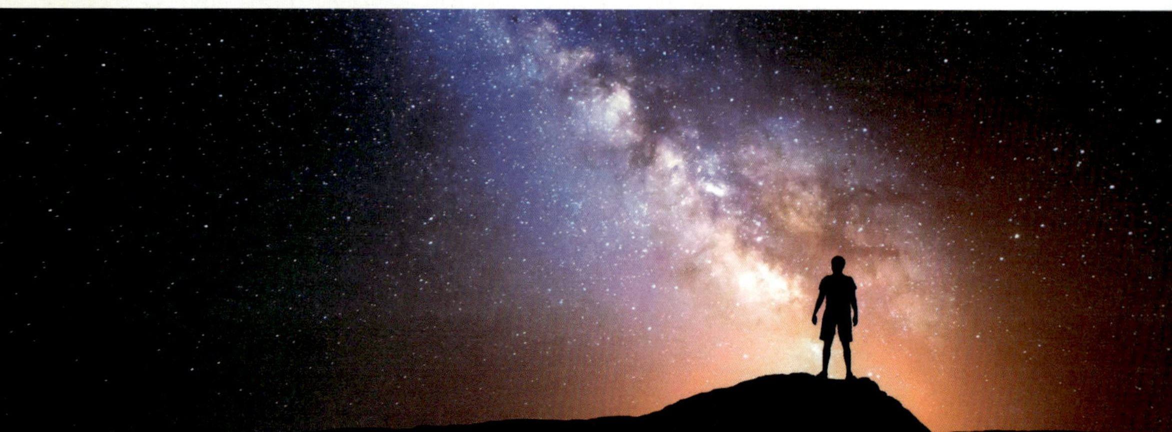

zu werden, genauso, wie wir es mögen, andere zu versorgen. Es gibt eine Balance zwischen Geben und Nehmen. Insgesamt sind wir gute Ratgeber und Friedensstifter, erfahren Momente von tiefer Zufriedenheit und fühlen uns mit allem verbunden.

Die Abnabelung von der Mutter

Sobald das Kind den Mutterleib verlassen hat, sucht es mit dem Mund nach der Mutterbrust. Sein Instinkt zeigt ihm, wo Nahrung zu finden ist. Dies ist ein großer Schritt in der Entwicklung vom reinen Instinktzentrum des Bauches, wo die Nahrung mühelos durch die Nabelschnur kam, hin zum Kopfzentrum und dem Mund, der sich jetzt bemühen muss, Nahrung aufzunehmen. Kommt dieser wichtige Entwicklungsschritt, der bei Frühchen, die direkt nach der Geburt in den Brutkasten gelegt werden, nicht zustande, fehlen dem Säugling dieser erste erfolgreiche Bewegungsimpuls und die tiefe Zufriedenheit des Saugens und Aufnehmens der Milch an der warmen Brust der Mutter. Neue wissenschaftliche Erkenntnisse zeigen, dass es das Baby optimal fördert, wenn es aus eigener Kraft zur Brust der Mutter robbt. Ihm zu Hilfe zu kommen und es direkt an die Brust zu legen, nimmt dem Säugling diese erste Erfahrung. Das Leben nach der Geburt ist der animalischen Bedürfnisbefriedigung gewidmet: essen, trinken, schlafen, ausscheiden, Körperkontakt. Das Nervensystem des Säuglings erlebt erste Momente von Anspannung, wenn sein Hungergefühl nicht sofort gestillt wird. Das Baby muss nun kraft seiner Stimme ausdrücken, dass es Hunger hat. Es muss seine ganze Energie aufbringen und sie nach außen richten, damit sein Bedürfnis gehört und befriedigt wird. Danach kann es sich wieder entspannen. Außer der körperlichen Bedürfnisbefriedigung spielen emotionale Zuwendungen wie Zärtlichkeit und Liebe, Haut-zu-Haut-Kontakt, Aufmerksamkeit und Worte eine große Rolle für die natürliche Entwicklung des heranwachsenden Kindes.
Sobald das Kind seine Bedürfnisse in Worte fassen kann, testet es verschiedene Strategien aus. Kinder werden unglaublich süß, wenn sie etwas haben wollen. Sie lernen sehr schnell, wie sie sich verhalten müssen, damit sie bekommen, was sie wollen. Manipulation ist eine Strategie des Dünndarms, die sich in der Kindheit entwickelt. Jedes noch so süße Kind kann sich zu einem kleinen Monster verwandeln, bekommt es nicht, was es will. Wachsen wir in einer Familie auf, die dem Kind keine Grenzen setzt, wird dieses süße Kind zum Tyrannen. Typisch für das Leidensmuster im Dünndarm ist es, die Wut nach innen zu richten, die sogenannte passive Aggression. Wenn zum Beispiel ein Elternteil zu Gewalt neigt und das Kind große Angst hat, sich auszudrücken, schluckt es seinen Ärger in den Bauch herunter und zieht sich zurück. Es grollt im stillen Kämmerlein vor sich hin und zeigt seiner Umwelt: Lasst mich in Ruhe! Ich hasse euch!

Passive Aggression in Beziehungen

Aus diesen Erlebnissen kann sich ein Muster von passiver Aggression und Manipulation entwickeln, das dann in partnerschaftlichen Beziehungen weiterlebt. Sobald die Gefahr eines Liebesentzugs droht oder wir nicht bekommen, was wir wollen, werden diese emotionalen Muster reaktiviert. Statt das Bedürfnis nach Liebe zu offenbaren, behalten wir es für uns und werden aggressiv gegenüber dem Partner. Doch der weiß gar nicht, wie ihm geschieht, und sieht nur die Aggression, die er wiederum ablehnt. In einer nach Harmonie und Symbiose strebenden Beziehungswelt geraten wir unweigerlich in den regressiven Sog und werden zu Kindern. In der körperlichen Nähe zu einem vertrauten Menschen, im nackten Hautkontakt erfahren wir etwas, was uns an das ursprüngliche Gefühl mit unserer Mutter erinnert. Wir wollen mehr davon, wir wollen darin baden, eintauchen und verschwinden, suchen aber die Einheit am falschen Ort.

Indem wir uns bewusst dem Alleinsein zuwenden, den Schmerz der Verlorenheit und der Trennung fühlen, können wir uns wieder mit uns selbst verbinden und mit der universellen Nabelschnur, der göttlichen Mutter.

Sexuelle Abhängigkeit und Sadomasochismus

In der Zeit der Pubertät erleben wir durch erste sexuelle Erfahrungen, dass das Objekt unserer Begierde uns für Augenblicke glücklich machen kann. Indem unsere ganze Aufmerksamkeit beim anderen bleibt, festigt sich die Illusion, dass er uns fortan glücklich machen muss. Wir werden zu Sklaven und Meistern. Der Sklave – nicht immer die Frau! – gibt dem Meister das Gefühl, der Beste und der einzig Begehrliche zu sein – der Meister bläht sich dadurch auf und tut alles, um diesem Supermann-Bild zu entsprechen. Das ist leider eher die Normalität als die Ausnahme in einer Beziehung. Wir finden den Mann oder die Frau total anziehend, sind von allem begeistert: wie unser Partner sich bewegt, spricht oder uns berührt. Wir hören ihm mit brennender Neugierde zu, wenn er erzählt, was ihn beschäftigt. Zwei Jahre später fangen die immer gleichen Geschichten an, uns zu langweilen. Der Thron, auf den wir unseren Partner gesetzt haben, stürzt ein. An diesem Punkt ist entweder die Beziehung zu Ende, oder wir besinnen uns, konfrontieren uns mit dem, was unausgesprochen blieb, und finden eine neue, ehrlichere Basis für unsere Beziehung.

Das sexuelle Muster von Sklave und Meister im Dünndarm heißt Sadomasochismus. Beide profitieren von der Rollenverteilung: Sadist und Masochist. Geht ein Mann zu einer Domina, braucht er die Erniedrigung, um sich sexuell stimuliert zu fühlen. Er wiederholt die ursprüngliche Erfahrung mit der Mutter, die ihn vollständig in Besitz genommen hat. In der kindlichen Abhängigkeit und Bedürftigkeit ist er der Aggression der Mutter ausgeliefert, die sich später in Selbsthass und unterdrückter Aggression breitmacht. Die Domina hilft dem Mann, einen Teil dieser Spannung abzubauen.

In Besitz nehmen

Alles, was wir in Besitz nehmen, statt es zu teilen, wird hässlich. Menschen, die einander besitzen, entfernen sich von der Liebe und werden zu Objekten ihrer Begierden. Dinge, die wir nur besitzen, verstauben und werden zum Ersatz für echtes Leben. Um den Wert von Besitztümern zu bewahren, sollten wir sie teilen, und um das Lebendige des Geliebten zu erhalten, sollten wir einander in Freiheit begegnen. Mit einem Kuss markieren wir das, was wir besitzen. Die Lippen sind das Sinnesorgan, mit dem die Nahrung aufgenommen wird: zuerst von der Brust der Mutter, dann von der Flasche und später vom Löffel. In diesen Bildern zeigt sich die Bedeutung der Lippen, wie wir sie einsetzen: Zuerst legen sich die Lippen um die Nippel der Brust, dann legen sie sich um den Löffel mit dem Nahrungsbrei. Später lernen wir, den geliebten Mund zu küssen. Dann küssen wir alles, was wir besitzen wollen und lieb gewonnen haben. Wenn es uns nicht mehr gefällt, spucken wir auf alles, was uns einst lieb war.
Im Dünndarm schauen wir uns die Bindung mit der Mutter an. Wie ist es möglich, diese Nabelschnur endgültig zu durchtrennen? Wie ist es möglich, ein freier Mensch zu werden? Wie finden wir zurück zum Selbstrespekt, zur Wahrheit, zur Hingabe, zum Dienen? Wir müssen die Geschichten hinter uns lassen, mit denen wir unseren Ärger und Schmerz immer noch rechtfertigen. Wir müssen zu erwachsenen Menschen reifen, die sich sehr gut allein mit allem versorgen können. Wir müssen bereit sein, den Ärger, die Angst und den Schmerz zu fühlen, um den Besitz, den wir sowieso nicht halten können, gehen zu lassen. Die frei gewordene Energie kann in neue, kreative Wege fließen, die ganze Welt steht uns offen und ist für uns da. Warum sich also mit einem kleinen Teil begnügen? Die Transformation könnte so aussehen: geben statt wollen, hingeben statt besitzen, dienen statt herrschen.

Shantam Dheeraj sagte einmal zu uns: »Genieße das, was von allein, aus freien Stücken zu dir kommt und bei dir bleibt, und lasse es gehen, wenn es weiterziehen will.«
Eine objektive Haltung können wir nur gewinnen, wenn wir zum Beobachter unser selbst werden, wenn wir uns vom Subjekt lösen, von Anhaftungen sowohl an das, was wir zu sein glauben – unser Körper, unsere Emotionen, unser Denken –, als auch von Anhaftungen an äußere Dinge und Personen. Um eine solche Möglichkeit überhaupt entfalten zu können, bedarf es der Meditation und letztlich der Verwirklichung auf dem inneren oder spirituellen Weg.

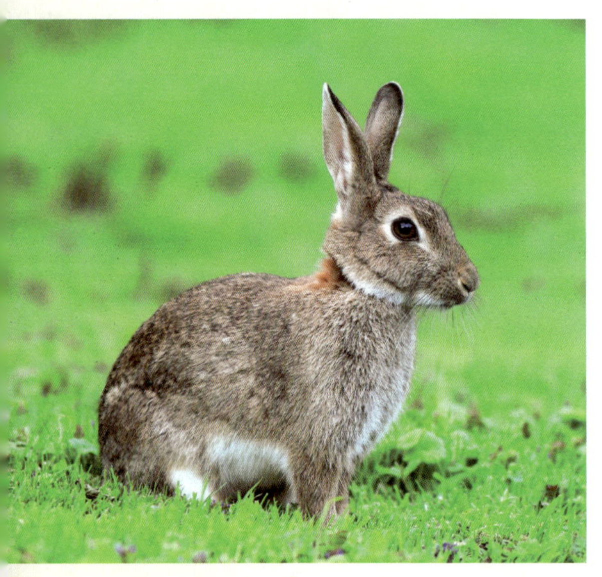

Hase, Schwein und Flamingo – die Tiere des Dünndarms

Hasen sind Nestflüchter, sie lösen sich schnell vom Muttertier ab und hegen keine lange Nestverbindung. Hasen sind Einzelgänger, haben einen stark ausgeprägten Fluchtreflex und können eine Fluchtgeschwindigkeit von 70 km/h erreichen und bis zu zwei Meter hoch springen. Kaninchen dagegen, die als Art auch zu den Hasen zählen, sind Nesthocker, die lange Zeit gesellig bleiben.

Schweine sind eine domestizierte Form des Wildschweins und mindestens so intelligent wie Primaten. Sie sind sogar eine von nur fünf Tierarten, die sich im Spiegel erkennen können und die Reflexion nicht für ein anderes Tier halten. Sie haben ein ähnliches Gewebe wie Menschen, sind stressanfällig und können wie Menschen im Herz-Kreislauf-System erkranken. In vielen Religionen ist das Verspeisen von Schweinefleisch verboten, da Schweine dort als unreine Allesfresser gelten, während in anderen Kulturen das Glücksschwein für Wohlstand und Reichtum steht.

Flamingos sind rosa gefärbte Vögel und als Planktonfresser spezialisiert. Sie sind sehr gesellig und leben harmonisch in engem Kontakt zusammen. Ohne Anstrengung stehen sie auf einem Bein, denn der Ausgleich des Körpergewichtes findet über dem Bein statt. Nach dem Ausbrüten bleiben die Jungen fünf bis zwölf Tage im Nest, danach werden sie von den Altvögeln bewacht. Während der Zeit im Nest werden sie mit Kropfmilch versorgt, der im oberen Verdauungstrakt beider Eltern gebildet wird.

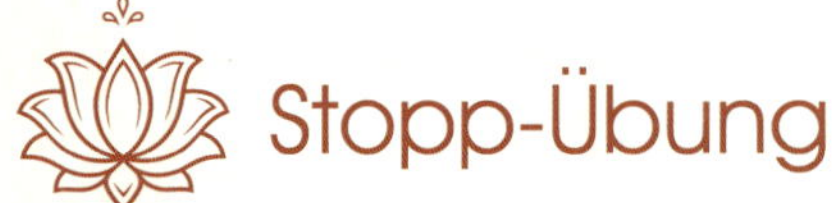

Stopp-Übung

Immer, wenn Sie einen Punkt erreichen, an dem Sie das Gefühl haben, dass etwas über Ihre eigenen Grenzen hinausgeht, sagen Sie »STOPP«. Gönnen Sie sich eine Auszeit von der Fürsorge für andere Menschen. Treffen Sie eine bewusste Entscheidung, finden Sie einen ruhigen Platz, an dem Sie sich entspannen können, und bleiben Sie dort, bis Sie sich wieder mit sich selbst verbunden fühlen. Schalten Sie alles aus, was Sie stören könnte, und vertrauen Sie darauf, dass die Welt sich auch ohne Sie dreht.

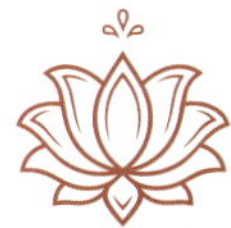

Mudra-Meditation für den Dünndarm

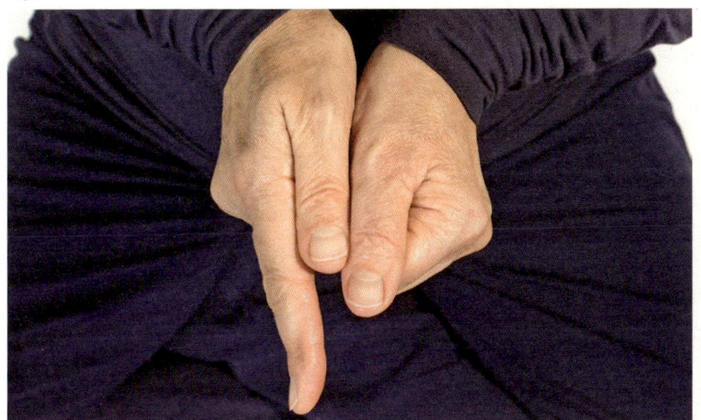

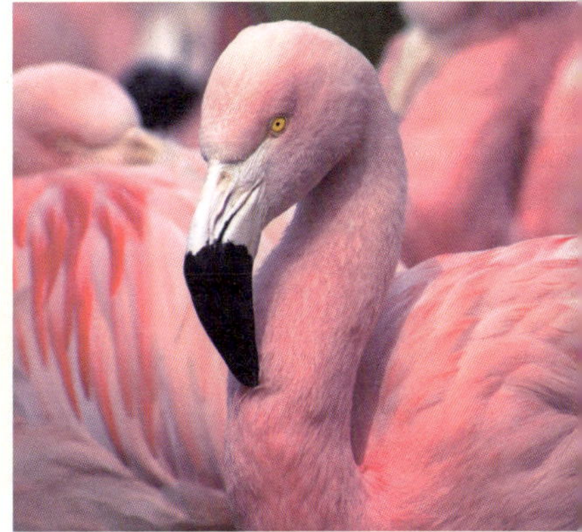

Setzen Sie sich bequem und aufrecht in einer Meditationshaltung auf einen Stuhl oder ein Meditationskissen. Entspannen Sie Ihre Schultern, und machen Sie vor Ihrer Brust Fäuste. Halten Sie beide Hände dicht beieinander, die Daumen liegen obenauf. Strecken Sie nun den Zeigefinger Ihrer rechten Hand nach vorn aus. Schieben Sie die linke Hand etwas nach vorn, sodass der Daumen Ihrer rechten Hand näher an Ihrem Körper ist.

Richten Sie Ihre Aufmerksamkeit auf Ihren Dünndarm, der sich rund um den Bauchnabel schlingt. Lassen Sie Ihren Atem entspannt in diesen Bereich hineinfließen. Atmen Sie auf diese Weise mehrere Male ganz bewusst. Nun schließen Sie die Augen, und visualisieren Sie ein zartes Hellrosa, die Farbe von Flamingos oder Schweinen. Mit Konzentration auf das Dünndarm-Mudra tönen Sie »O« (/əʊ/). Sie können den Ton variieren, mal leiser, mal lauter werden. Lassen Sie den Ton aus Ihrem Bauch kommen, dann versetzt er Ihren Dünndarm in eine sanfte Vibration.

Nach etwa 5 Minuten lassen Sie den Ton ausklingen, lösen die Handhaltung auf und legen Ihre Hände entspannt auf die Oberschenkel. Spüren Sie, was die Handhaltung, das Tönen und das Visualisieren der Farbe in Ihnen ausgelöst haben. Lassen Sie alle Gedanken, Gefühle und Empfindungen in Ihnen zu, ohne an ihnen festzuhalten. Zum Abschluss der Übung legen Sie Ihre Hände in den Schoß und verweilen noch einen Augenblick, ohne sich zu bewegen. Sie können auch auf dem Rücken liegend ruhen.

Die energetische Verbindung mit dem Nabel nährt das Kind in uns, unser Inneres Kind. Nach Beendigung der Mudra-Meditation können Sie sich seitlich in eine embryonale Haltung einrollen – wie ein Baby im Mutterleib. Spüren Sie die wohltuende Wärme und den Frieden in sich.

Heilströmen für den Dünndarm

Der empfangende Partner liegt entspannt auf dem Rücken, seine Arme sind zur Seite ausgestreckt, und seine Beine sind leicht geöffnet.
Als Gebender setzen Sie sich an der Kopfseite des empfangenden Partners bequem und aufrecht auf ein kleines festes Kissen oder auf den Boden.

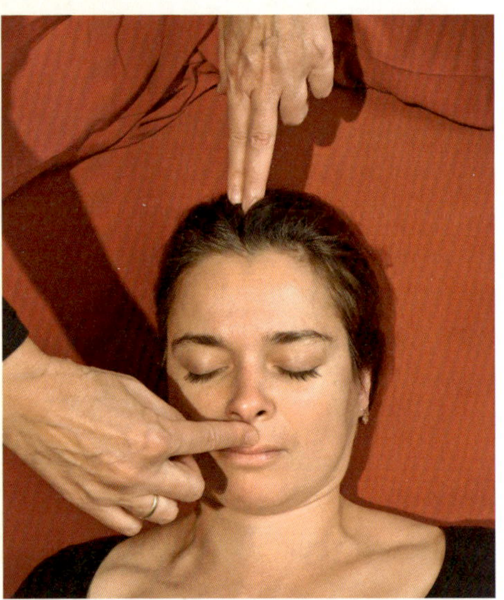

Berühren Sie mit dem Zeigefinger Ihrer rechten Hand das Philtrum, den Punkt zwischen Oberlippe und Nase Ihres Partners. Halten Sie mit dem Zeige- und dem Mittelfinger Ihrer linken Hand den Punkt, den Sie auf der Mittellinie etwa 4 Fingerbreit hinter der Haarlinie finden.

Spüren Sie nun den Pulsschlag an beiden Kontaktstellen, indem Sie einen sanften Druck ausüben. Der Puls ist dann zu spüren, wenn der Druck weder zu leicht noch zu stark ist. Er entfaltet sich genau in der Mitte.

Tönen Sie zusammen mit Ihrem Partner den Dünndarm-Ton »O« (/əʊ/) mindestens 3-mal. Versuchen Sie, ganz präsent und achtsam für alles zu sein, was Sie wahrnehmen, und achten Sie darauf, dass Ihr Partner sich entspannen kann.

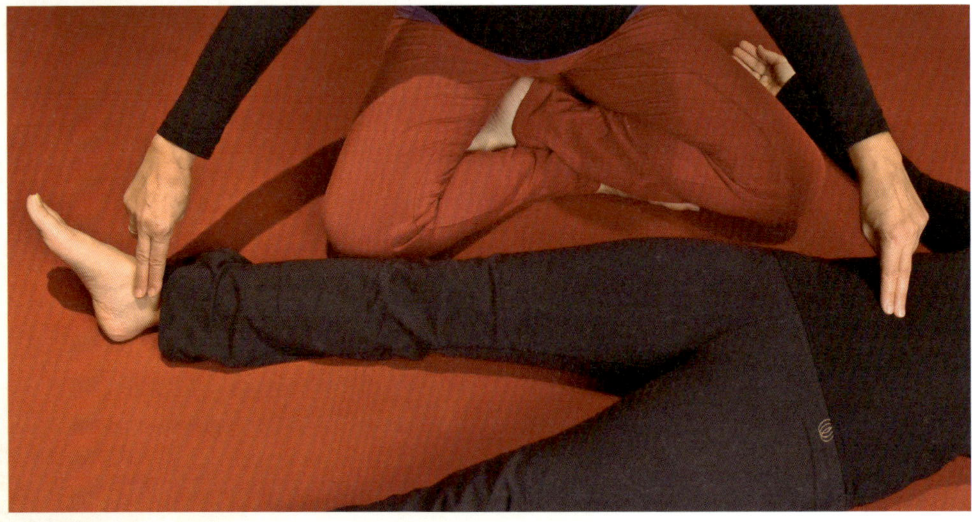

Nach 5–10 Minuten wechseln Sie zur zweiten Position an der rechten Körperseite des empfangenden Partners. Berühren Sie mit dem Zeige- und dem Mittelfinger Ihrer rechten Hand den Punkt an der Innenseite des rechten Knöchels Ihres Partners. Als zweiten Punkt halten Sie mit dem Zeige- und dem Mittelfinger Ihrer linken Hand den Bauchnabel Ihres Partners. Nun spüren Sie wieder den Pulsschlag an beiden Kontaktstellen, indem Sie einen stärkeren Druck ausüben. Tönen Sie zusammen mit Ihrem Partner den Dünndarm-Ton »O« (/əʊ/) mindestens 3-mal, und nehmen Sie wieder alles achtsam wahr.

Beenden Sie das Heilströmen nach weiteren 5–10 Minuten, und lassen Sie sich und Ihrem Partner noch etwas Zeit zum Nachspüren.

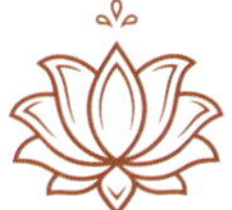

Intensive Körperarbeit mit einem Partner

Bitte setzen Sie diese Körperarbeit nur ein, wenn wenigstens einer von Ihnen (Sie oder Ihr Übungspartner) die Einweisung dazu von einem Tibetan-Pulsing-Therapeuten erhalten und diese Position unter Anleitung praktiziert hat.

Der empfangende Partner liegt auf dem Rücken, sein rechter Arm ist zur Seite ausgestreckt, und sein rechtes Bein ist leicht nach außen gelegt. Als Gebender legen Sie sich an die rechte Körperseite des empfangenden Partners, etwa in einem 90-Grad-

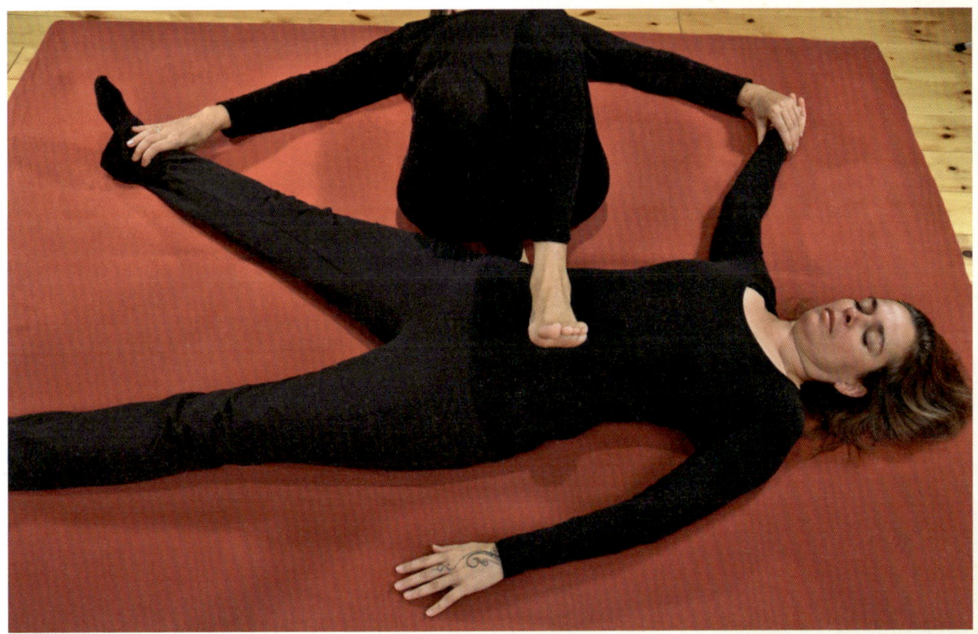

Winkel zu ihm, sodass Sie den Punkt am rechten Außenknöchel des Empfangenden gut erreichen. Drücken Sie mit Ihrem rechten Daumen direkt auf den Außenknöchel, und versuchen Sie, diesen Druck aufrechtzuerhalten, um den Puls zu erspüren. Mit Ihrer linken Hand umfassen Sie das rechte Handgelenk des Empfangenden und üben dort einen sanften Druck aus.

Legen Sie Ihren rechten Fuß entspannt unter den 5. Lendenwirbel des Empfangenden – dieser Wirbel entspricht dem Dünndarm. Ihre linke Ferse berührt zuerst oberflächlich, dann immer tiefer den Bauchnabel.

Zur Einstimmung können Sie und Ihr Partner zusammen den Organ-Ton anklingen lassen. Atmen Sie tief ein, und tönen Sie mit dem Ausatmen 3-mal den Ton des Dünndarms »O« (/əʊ/).

Als Nächstes geht es darum, dass Sie Ihre Ferse etwas in den Bauchnabel des Empfangenden hineinsinken lassen, bis Sie die erste Grenze und einen starken Puls spüren. Heben Sie dazu als Gebender Ihr Becken leicht an, sodass sich Ihr Gewicht auf die linke Ferse verlagert. Etwa ein Drittel des Gewichts liegt auf dem angewinkelten Standbein unter dem Lendenwirbel. Den Rest verlagern Sie auf die Ferse im Bauchnabel. Halten Sie den Push 3–5 Minuten lang. Danach legen Sie das Becken wieder entspannt ab, sodass das Gewicht Ihrer Ferse sich verringert und der Druck im Nabel deutlich nachlässt. Diese Pull-Phase kann ebenso 3–5 Minuten dauern. Heben Sie Ihr Becken erneut an. Der Wechsel zwischen Push und Pull wird mehrere Male angewendet – 3 Durchgänge sind sinnvoll. Er aktiviert grundsätzlich den Energiefluss durch das Nervensystem.

Zum Ende lösen Sie als Gebender alle Berührungspunkte und legen Ihre Beine etwa 5–10 Minuten lang über den Bauchnabel des Empfangenden. In dieser Zeit entspannen Sie gemeinsam.

Der Dickdarm

ENTFALTUNG VON KOOPERATION

21. Januar bis 4. Februar

Organebene

Der Dickdarm ist mit seinen vielen Nervenwindungen wie ein zweites Gehirn – er wird auch Bauchhirn genannt. Wissenschaftler haben festgestellt, dass wir viel mehr Impulse aus unserem Bauch empfangen, als wir bisher angenommen haben. Dies bestätigt unser bekanntes Bauchgefühl, auf das wir häufiger hören sollten. Sinnbildlich ist der Darm für den Menschen, was die Wurzeln für einen Baum sind. Der Zustand des Verdauungstraktes ist für die Gesamtgesundheit von größter Wichtigkeit. Die Darmwand muss den Körper vor dem Eindringen schädlicher Bakterien, Pilze, Viren, Schadstoffe und vor Nahrungsbestandteilen, die noch nicht genügend von den Enzymen aufgeschlossen sind, schützen.
Der Dickdarm beginnt an der Bauhin'schen Klappe, die auch Ileozäkalklappe genannt wird und verhindert, dass der Speisebrei zurück in den Dünndarm rutscht. Im Dickdarm wird dem Speisebrei neben Salzen auch etwa 90 % des Wassers entzogen. Der Speisebrei wird durch Gärungs- und Fäulnisprozesse, an denen 400 verschiedene Bakterienarten beteiligt sind, zu Kot. Die Kraft, die den Nahrungsbrei innerhalb des Dickdarms fortbewegt und vom autonomen Nervensystem gesteuert wird, nennt man Peristaltik.

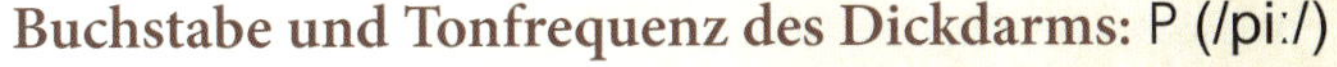

Buchstabe und Tonfrequenz des Dickdarms: P (/pi:/)

Farbschwingung des Dickdarms: Silber

Wirbelentsprechung für den Dickdarm:
7. Brustwirbel

Tiere, die dem Dickdarm zugeordnet werden:
Pinguin, Schaf, Meerkatze und Zebra

Land, das in der Frequenz des Dickdarms schwingt:
Kroatien

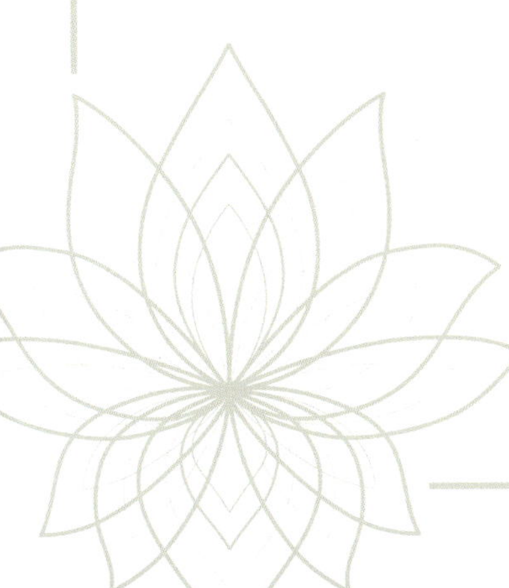

Disbalancen aufgrund eines geschwächten Dickdarms

Da es beim Dickdarm um Kooperationsbereitschaft geht, haben wir es mit einer zu geringen oder zu großen Bereitschaft zu tun, sich anzugleichen. Sind wir zu nachgiebig, könnte das auf der körperlichen Ebene in einer Dickdarmentzündung (Colitis) münden. Die irrationale Annahme und Furcht davor, dass sich der geliebte Mensch von uns trennen könnte, bringt uns Menschen dazu, uns nicht zu positionieren, keine Konflikte einzugehen und immer nachzugeben. Das andere Extrem ist es, wenn wir zu stark an allem festhalten, koste es, was es wolle, und nicht kooperieren wollen. Krankhafter Ehrgeiz kann eine chronische Verstopfung oder einen Reizdarm hervorrufen. Divertikulose, die Veränderung des Dickdarms in Form von kleinen Ausstülpungen in der Darmwand, Divertikulitis und Polypen im Dickdarm sind weitere Erkrankungen, die auch auf eine schlechte Ernährungsweise und einen ungesunden Lebensstil zurückzuführen sind. Das Leaky-Gut-Syndrom (Löcher im Darm) ist eine Barrierestörung, durch die Darminhalte ungehindert in den Blutkreislauf eindringen können und ihn belasten. Die Psoriasis (Schuppenflechte) wird unter den Hautkrankheiten dem Dickdarm zugeordnet. Weitere Erkrankungen des Dickdarms sind Darmperforation und Kolonkarzinom.

Leiden wir unter Verstopfung, ist das ein Zeichen dafür, dass wir etwas festhalten. Es ist sehr wahrscheinlich, dass wir zu kontrollierendem Verhalten neigen und vermeintliche Sicherheiten nicht aufgeben wollen. Die innere Haltung bei Verstopfung könnte lauten: Ich klammere mich an das, was bisher mehr oder weniger gut funktioniert hat. Ich brauche persönlichen Besitz, ich brauche diese Beziehung, diese Arbeit gibt mir Sicherheit. Heilsame Sätze können sein: »Ich erlaube mir, meinen Platz einzunehmen. Ich lasse los, was nicht mehr funktioniert. Ich befreie mich von der Vergangenheit und schreite voran. Ich habe Vertrauen in das Leben.«

Eine Dickdarmentzündung deutet auf mangelnde Selbstachtung hin. Wir glauben dann oft, etwas tun zu müssen, was nicht unserem eigenen Wunsch entspricht. Das Bedürfnis, gemocht zu werden, ist so groß, dass wir es nicht wagen, unsere ehrlichen Gefühle zum Ausdruck zu bringen, aus Furcht davor, Zuneigung und Liebe zu verlieren. Diese emotionale Abhängigkeit löst Wut und Frustration aus, die geringe Selbstachtung schlägt auf den Darm. Auf Dauer kann diese Situation ein Geschwür verursachen. Ein positiver Satz könnte lauten: »Ich lerne, mich zu lieben, ich selbst zu sein und meinen Platz im Leben einzunehmen.«

Den eigenen Rhythmus finden

In der Dickdarm-Zeit geht es darum, den richtigen Rhythmus zu finden, die Harmonie, die uns guttut. Prüfen Sie genau: Sind die Kompromisse, die Sie machen, hilfreich, oder schränken sie Sie zu sehr ein? Folgen Sie Ihrem eigenen Weg, Ihrem inneren Rhythmus – auch wenn Sie dadurch Konflikte auslösen und eingehen müssen. Sie können mit anderen kooperieren, solange es nicht auf Kosten Ihrer eigenen Werte und Ziele geht. Ein ehrgeiziges Ziel vor Augen gehört zur Entfaltung des Dickdarms. Achten Sie darauf, dass Ihre Aktivitäten genügend Ruhepausen beinhalten und dass Sie rücksichtsvoll mit Ihren eigenen Bedürfnissen umgehen. Organisieren Sie Ihr Leben so, dass es sich richtig und gut anfühlt.

Die einzelnen Abschnitte des Darms

In einem gesunden Darm werden peristaltische Bewegungen in dem Moment ausgelöst, in dem Nahrung die Darmwand berührt. Die Peristaltik befördert den Speisebrei durch drei verschiedene Abschnitte des Darms: den aufsteigenden, den quer liegenden und den absteigenden Teil. Zusammen mit dem Rektum, das den Kot hinausbefördert, und dem Blinddarm, der am Anfangsstück des Dickdarms nach unten in die Bauchhöhle ragt, bilden sie den Dickdarm. Der Dickdarm berührt alle umliegenden Organe und hält durch seine Peristaltik deren natürlichen Rhythmus aufrecht. Er ist wie der Dirigent eines Orchesters und ständig damit beschäftigt, Störungen im Körper zu korrigieren und alles wieder ins Fließen zu bringen. Rechts oben berührt er Leber und Galle. Mittig kann er auch schon mal auf den Magen drücken. In einem großen Kreis legt er sich um den Dünndarm herum. Nach hinten grüßt er Nieren und Nebennieren. Links oben wird er von der Bauchspeicheldrüse und der Milz berührt, und er ist auch der Gebärmutter und der Blase nicht fern. Alle Organe spielen mit ihren unterschiedlichen Schwingungen gemeinsam das Organ-Orchester unseres Körpers. Wir »hören« ein harmonisch klingendes Musikstück, wenn der Dirigent wohltuende Klänge aus allen herauslockt, die sowohl Spieler als auch Zuhörer. Die Fähigkeit zur Kooperation ist eine Qualität, die der Mensch von seiner genetischen Anlage her mitbringt. Bei Pinguinen ist diese Qualität besonders stark ausgeprägt. Sie überleben im kältesten Winter der Polargebiete nur, wenn sie sich gegenseitig wärmen und dabei bestimmte Regeln einhalten. Dazu bewegen sich die Tiere permanent in Reihen: Der Aufenthalt zwischen äußersten Kreisen, den kältesten, und innersten Kreisen, den wärmsten, wechselt in einem bestimmten Rhythmus, der durch den Bauchinstinkt der Pinguine seine Ordnung hat.

Der aufsteigende Ast beginnt rechts unten im Bauch, nach der Bauhin'schen Klappe und dem Blinddarm. Die Kraft der Peristaltik bewegt den Speisebrei entgegen der Schwerkraft aufwärts! Übertragen wir diese Kraft auf unser Leben, so ist dies eine aufwärts gerichtete Kraft im Leben. Zielstrebigkeit und Ehrgeiz sind Zeichen für einen gesunden aufsteigenden Dickdarm. Eine gewisse Anstrengung ist nötig, um ein Ziel zu erreichen. Sind wichtige Lebensbereiche eines Menschen fremdbestimmt oder fühlt er sich unter großem Leistungsdruck, können Probleme im aufsteigenden Ast des Dickdarms auftreten. Auf Dauer führt dies zu einer Schwächung, die sich in Antriebslosigkeit und Unlust zeigen kann.
Der quer liegende Ast verläuft unterhalb des rechten Rippenbogens bis unterhalb des linken Rippenbogens. Hier geht es um Kooperationsbereitschaft. Wie können wir mit anderen zusammenarbeiten und vom gemeinsamen Engagement profitieren? Mittels Anpassung werden Kräfte und Energien vereint und kombiniert. Daraus entsteht eine neue Kraft, ein neues Ganzes. Mit der Bereitschaft zur Anpassung wird menschliches Zusammenleben erst möglich.
Der absteigende Ast des Dickdarms beginnt unter dem linken Rippenbogen und endet mit dem Sigmoid links unten im Bauch, dem letzten Teil des Enddarms. Dieses letzte Stück wird auch Mastdarm genannt. Das Thema des absteigenden Astes ist Loslassen von Dingen, die überholt sind, Loslassen von nicht funktionierenden Beziehungen, von fixen Ideen und Vorstellungen. Kann ich mir ehrlich eingestehen, wenn ich versagt habe? Erlaube ich einer Beziehung, zu enden? Bin ich bereit, Altes zu verabschieden?

Wenn Kooperationsbereitschaft zu krank machenden Kompromissen führt

Wir schließen mit anderen Menschen Vereinbarungen und Verträge zum Dienst und Schutz der Gemeinschaft ab. Doch wie lassen sich individuelle Wünsche mit einem größeren Ganzen vereinbaren? Was ist, wenn unsere Bedürfnisse nicht berücksichtigt werden? Was, wenn wir nicht in der Lage sind, zu verhandeln, weil wir gleich aufgeben oder andere Meinungen nicht dulden? Es gilt, die Mitte zwischen unseren Bedürfnissen, Anliegen und Zielen und denen der Gemeinschaft zu finden. Gehen wir zu viele Kompromisse ein und verlieren das, was uns wichtig ist, aus den Augen, macht uns dies wütend oder frustriert uns. Was wollen wir vom anderen, für den wir bereit sind, so viele Kompromisse einzugehen? Das müssen wir uns ehrlich eingestehen. Wenn wir aber keinerlei Kompromisse eingehen wollen, kann das für uns genauso schädlich sein. Es macht uns hart, unnachgiebig und uneinsichtig und isoliert uns von der Familie oder den Menschen um uns herum.

Dickdarmprobleme und Verlustangst

Verlustangst ist ein großes Thema des Dickdarms. Ist die Angst davor, verlassen zu werden, immer präsent, kann das auf ein traumatisches Erlebnis in der Kindheit hinweisen. Wird die unheilvolle Koppelung zwischen dem alten Ereignis und der Aufladung im Nervensystem nicht aufgelöst, kann diese Verlustangst sehr mächtig werden, sodass wir bereit sind, unsere eigenen Bedürfnisse vollständig zurückzustellen. Werden unsere eigenen Wünsche und der eigene Lebensrhythmus lange Zeit unterdrückt, kann es zu Schmerzen oder Entzündungen im Dickdarm kommen.

Geburt – Leben – Tod: Das Rad des Lebens

Die drei Äste des Dickdarms spiegeln die drei Hauptphasen des Lebens wider: Geburt, Leben und Tod. Der aufsteigende Teil des Dickdarms steht für die Lebensphasen der Kindheit und Jugend: In dieser Zeit wachsen wir, sammeln Erfahrungen und Eindrücke und entdecken unsere Talente. Wir reifen, entwickeln Ehrgeiz und haben ein Ziel vor Augen. Für Kinder sind es z. B. die ersten Schritte, die sie allein gehen können. Was für ein Erfolgserlebnis! Für Jugendliche ist es das Abitur, das sie bestehen, eine abgeschlossene Ausbildung oder ein erfolgreicher Job.

Im zweiten Teil des Dickdarms geht es um die Themen der Lebensmitte: Als Erwachsene gehen wir Bindungen und Verpflichtungen ein und gründen eine Familie. Wir arrangieren unser Zusammenleben mit anderen Menschen und schließen Verträge ab. Wir erlangen Besitztümer und bewahren sie. Wir machen Kompromisse, wenn wir mit anderen kooperieren und uns für gemeinsame Projekte einsetzen. Wir gleichen unsere Wünsche den Wünschen unserer Liebsten an. Wir erfahren Gemeinschaft als Unterstützung.

Der dritte Teil des Darms steht symbolisch für Prozesse des Alterns. Hier geht es darum, die Ernte einzubringen und ruhiger zu werden. Als älterer Mensch schaut man zurück auf sein Leben und möchte dieselben Fehler nicht wiederholen. Man gibt die Erfahrungen des Lebens weiter, macht Platz für nachfolgende Generationen und lässt los. Themen wie Sterben und Tod beschäftigen uns mehr denn je.

Diese drei Aspekte zeigen nicht nur eine Entwicklung in der Zeit, sondern auch ein Geschehen, das sich in jedem Augenblick aufs Neue wiederholt. Ist etwas abgeschlossen, lassen wir es los. Im nächsten Moment wird etwas Neues geboren, kurz darauf befindet es sich mitten in seiner Entwicklung, und wenig danach ist es schon wieder im Begriff, zu sterben. Lassen wir den Dingen ihren natürlichen Lauf, fließt das Leben in einem ewigen, verwobenen Tanz von gebärenden, sich weiterentwickelnden und sterbenden Prozessen.

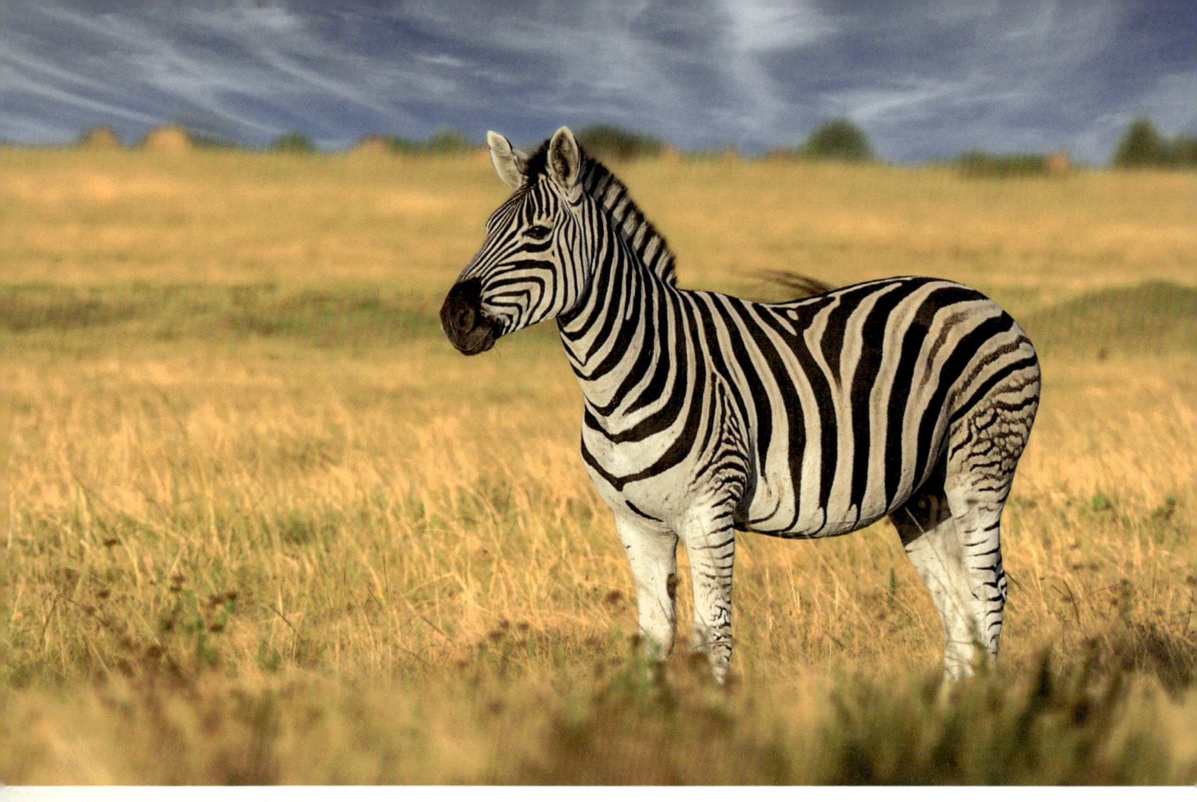

Schaf und Zebra – die Tiere des Dickdarms

Schafe oder Lämmer waren früher sehr beliebte Opfertiere. Sie stehen für Hingabe an das Höchste, indem das Niedrigere geopfert wird. Das Osterlamm symbolisiert beim Fest der Wiedergeburt die Auferstehung des Lichtes. Im Februar werden die ersten Lämmer geboren, und die Mutterschafe geben die erste Milch, zu Ostern werden die Lämmer zum Dank für die Wiedergeburt des Lichtes geweiht. Der gute Hirte, der für seine Schafe sorgt, ist ein altes Motiv im Christentum, wobei die Schafe die Christuskraft und die Auserwählten Gottes versinnbildlichen. Jesus selbst wird auch als Lamm Gottes bezeichnet, er ist das Symbol für die Liebe, die Sanftmut, den Frieden, die Reinheit, die Unschuld und die Auferstehung. Warum Zebras, die zur Gattung der Pferde gehören, Streifen in ihrem Fell ausbilden, ist bis heute nicht ganz klar. Es gibt verschiedene Theorien dazu, z. B., dass sie als Tarnung oder zur optimalen Regulierung der Körperwärme dienen. Nur eine Funktion dieser besonderen Fellzeichnung wurde bisher bewiesen: Das Streifenmuster ist individuell, und die Mitglieder einer Gruppe können sich daran eindeutig erkennen. Als Pflanzenfresser verfügen Zebras über eine weitere körperliche Besonderheit, die ihre Verdauung von Gras unterstützt. Sie haben einen extrem langen Blinddarm entwickelt, der die Verweildauer der Nahrung im Darm stark erhöht.

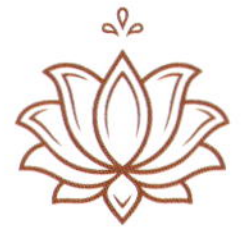

Übung »Schützende Pyramide«

Diese Übung stärkt Ihre Aura und schützt Sie vor Dingen, die nicht Ihre sind. Sitzen Sie in einer bequemen Haltung auf dem Boden, und bilden Sie mit Ihren Armen ein Dreieck, indem Sie sie zum Boden ausstrecken und mit Ihren Fingern den Untergrund berühren. Stellen Sie sich vor, dass Ihre Arme die Seiten einer Pyramide sind. Schließen Sie Ihre Augen, und tönen Sie »P« (/piː/): ein Mal, um die rechte Seite der Pyramide zu schließen, und ein weiteres Mal, um die linke Seite zu schließen. Fühlen und hören Sie, wie sich die soliden Wände von unten nach oben, von Ihren Fingerspitzen zu Ihrem Scheitel, aufbauen. Wiederholen Sie das Tönen, um die Rückseite und auch die Vorderseite der Pyramide abzuschließen. Sind alle Wände der Pyramide geschlossen, können Sie gedanklich eine liegende Acht auf Ihr Kronenchakra legen. Die liegende Acht versiegelt die Schutzpyramide. Der Aufbau geht minutenschnell, wenn Sie ihn einmal gemacht haben.

Wenn Sie im Alltag oder auf Reisen Schutz brauchen, stellen Sie sich die Pyramide allein vor Ihrem inneren Auge vor, ohne dabei laut zu tönen. Auf diese Weise können Sie die Übung jederzeit auch mitten in einer Geschäftsstraße oder in einem Zug machen. Dies stärkt Ihre Aura und schützt Sie vor ungebetenen Gästen und schädlichen Energien.

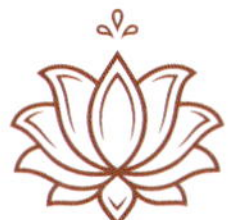

Mudra-Meditation für den Dickdarm

Setzen Sie sich bequem und aufrecht in einer Meditationshaltung auf einen Stuhl oder ein Meditationskissen. Entspannen Sie Ihre Schultern, und legen Sie alle Fingerspitzen beider Hände auf Höhe der Milz paarweise aneinander. Halten Sie Ihre Finger leicht gespreizt und mit etwas Abstand zwischen den Handinnenflächen.

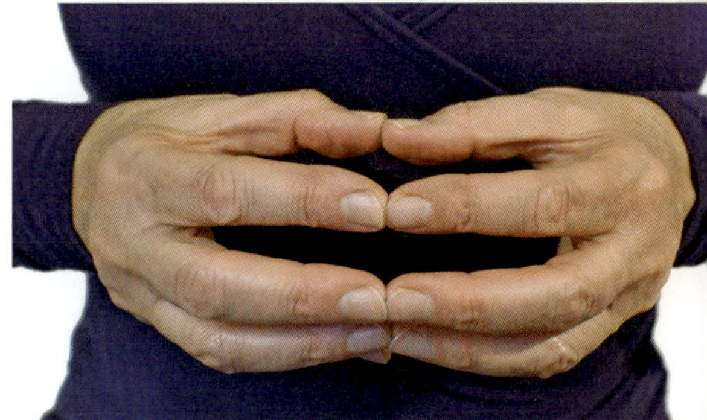

Richten Sie Ihre Aufmerksamkeit auf Ihren Dickdarm. Lassen Sie Ihren Atem entspannt in diesen Bereich hineinfließen. Atmen Sie auf diese Weise mehrere Male ganz bewusst. Nun schließen Sie die Augen, und visualisieren Sie die Farbe Silber, etwa ein Silbertablett oder eine silberne Kette.

Mit Konzentration auf das Dickdarm-Mudra tönen Sie »P« (/pi:/). Sie können den Ton variieren, mal leiser, mal lauter werden. Lassen Sie den Ton aus Ihrem Bauch kommen, dann versetzt er Ihren Dickdarm in eine sanfte Vibration.

Nach etwa 5 Minuten lassen Sie den Ton ausklingen, lösen die Handhaltung auf und legen Ihre Hände entspannt auf die Oberschenkel. Spüren Sie, was die Handhaltung, das Tönen und das Visualisieren der Farbe in Ihnen ausgelöst haben. Lassen Sie alle Gedanken, Gefühle und Empfindungen in Ihnen zu, ohne an ihnen festzuhalten. Zum Abschluss der Übung legen Sie Ihre Hände in den Schoß und verweilen noch einen Augenblick, ohne sich zu bewegen. Sie können auch auf dem Rücken liegend ruhen.

Heilströmen für den Dickdarm

Der empfangende Partner liegt entspannt auf dem Rücken, seine Arme sind zur Seite ausgestreckt, und seine Beine sind leicht geöffnet.
Als Gebender setzen Sie sich an der Kopfseite des empfangenden Partners bequem und aufrecht auf ein kleines festes Kissen oder auf den Boden.

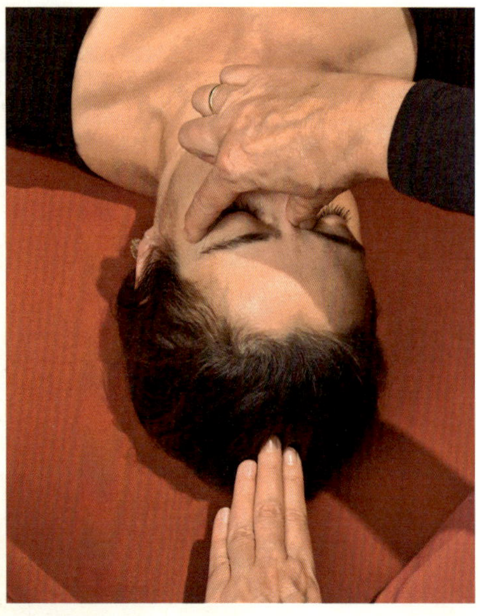

Halten Sie mit dem Daumen und dem Zeigefinger Ihrer rechten Hand folgende Punkte wie eine Klammer: der Daumen die rechte Seite neben der Nasenwurzel und der Zeigefinger die linke Schläfe neben dem Auge Ihres Partners. Berühren Sie mit dem Zeige- und dem Mittelfinger Ihrer linken Hand den Punkt, den Sie etwa 1 Zentimeter links neben der Mittellinie am höchsten Punkt des Schädels Ihres Partners finden.

Spüren Sie nun den Pulsschlag an beiden Kontaktstellen, indem Sie einen sanften Druck ausüben. Der Puls ist dann zu spüren, wenn der Druck weder zu leicht noch zu stark ist. Er entfaltet sich genau in der Mitte. Tönen Sie zusammen mit Ihrem Partner den Dickdarm-Ton »P« (/pi:/) mindestens 3-mal. Versuchen Sie, ganz präsent und achtsam für alles zu sein, was Sie wahrnehmen, und achten Sie darauf, dass Ihr Partner sich entspannen kann.

Nach 5–10 Minuten wechseln Sie zur zweiten Position an der linken Körperseite des empfangenden Partners. Umfassen Sie mit dem Daumen und dem Mittelfinger Ihrer rechten Hand die Punkte innen und außen an der linken Brust Ihres Partners. Als zweiten Punkt halten Sie mit dem Daumen und dem Mittelfinger Ihrer linken Hand das linke Knie Ihres Partners innen und außen direkt an der Knochenstruktur des Kniegelenks. Nun spüren Sie wieder den Pulsschlag an beiden Kontaktstellen, indem Sie einen stärkeren Druck ausüben. Tönen Sie zusammen mit Ihrem Partner den Dickdarm-Ton »P« (/piː/) mindestens 3 Mal, und nehmen Sie wieder alles achtsam wahr.

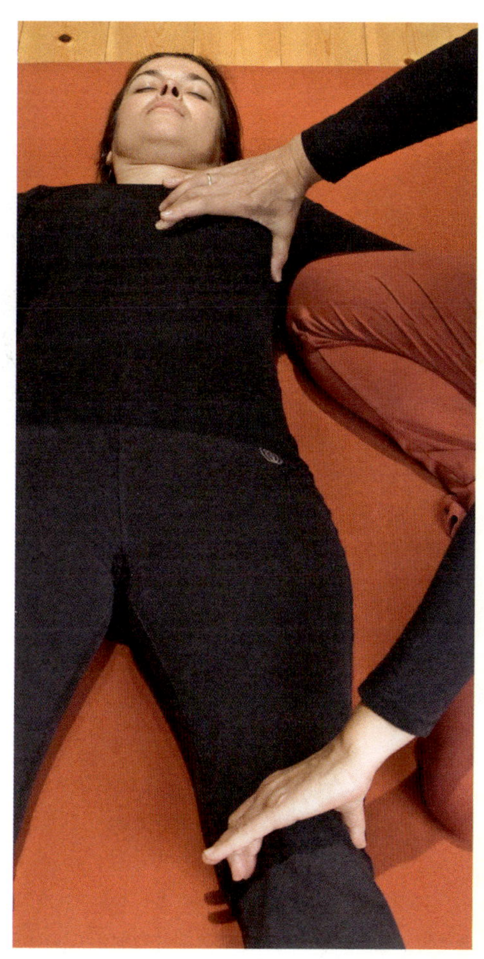

Beenden Sie das Heilströmen nach weiteren 5–10 Minuten, und lassen Sie sich und Ihrem Partner noch etwas Zeit zum Nachspüren.

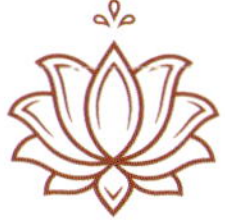

Intensive Körperarbeit mit einem Partner

Bitte setzen Sie diese Körperarbeit nur ein, wenn wenigstens einer von Ihnen (Sie oder Ihr Übungspartner) die Einweisung dazu von einem Tibetan-Pulsing-Therapeuten erhalten und diese Position unter Anleitung praktiziert hat.

Der empfangende Partner liegt auf dem Rücken, seine Beine liegen entspannt leicht geöffnet.

Als Gebender setzen Sie sich rittlings auf die Oberschenkel des Partners und halten Ihre Wirbelsäule aufgerichtet. Die Beine sind nach hinten angewinkelt. Sie schauen in Richtung des Kopfes Ihres Partners. Geben Sie Ihr Gewicht auf die Oberschenkel ab, ohne sich zu schwer zu machen. Fügen Sie Ihre Hände wie zu einem Schwert zusammen. Die Handflächen liegen übereinander und zeigen nach unten.

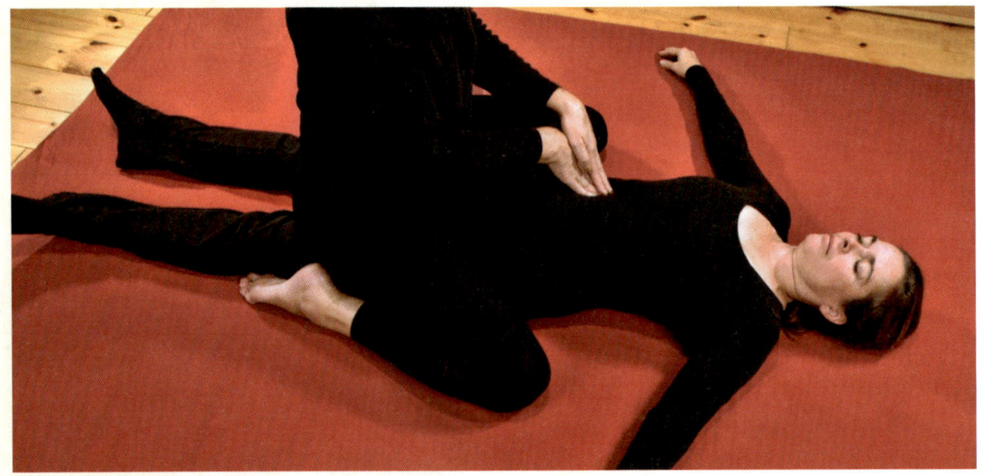

Zur Einstimmung können Sie und Ihr Partner gemeinsam den Organ-Ton anklingen lassen. Atmen Sie tief ein, und tönen Sie mit dem Ausatmen 3-mal den Ton des Dickdarms »P« (/piː/).

Dickdarm 1: Gehen Sie mit Ihren Händen langsam in einen Punkt des aufsteigenden Dickdarms im rechten Abdomen Ihres Partners. Beugen Sie als Gebender Ihren Oberkörper leicht nach vorn, lösen Sie dabei das Gewicht von den Oberschenkeln des Empfangenden, und gehen Sie mit Ihren Händen etwas tiefer in den Punkt, bis Sie eine erste Grenze und einen deutlichen Puls spüren. Dies ist ein sanfter Push. Beugen Sie sich nach einigen Minuten wieder langsam zurück, sodass Ihr Gewicht wieder stärker auf den Oberschenkeln des Empfangenden lagert, und lösen Sie den Druck auf den Dickdarm. Das ist die Pull-Phase. Durch die Gewichtsverlagerung gibt es einen organischen Wechsel von Push und Pull. Wiederholen Sie diese Vor- und Rückwärtsbewegung 3-mal. Es ist sehr gut und lösend, länger in der Tiefe der Berührung zu bleiben.

Dickdarm 2: Lösen Sie Ihre Hände von der Stelle im aufsteigenden Dickdarm, und gehen Sie auf die linke Seite des Abdomens, zum Übergang vom quer liegenden zum absteigenden Dickdarm. Diese Stelle finden Sie unterhalb des linken Rippenbogens. Wiederholen Sie hier Push und Pull wie beim aufsteigenden Dickdarm. Jede Stelle im Dickdarm kann sich anders anfühlen, das wird besonders deutlich durch den Puls, der entweder stark nach außen dringt oder eher leise in der Tiefe pocht. Manchmal ist eine Stelle auch schmerzhafter oder empfindlicher als eine andere. Gehen Sie nicht über die Grenze Ihres Partners.

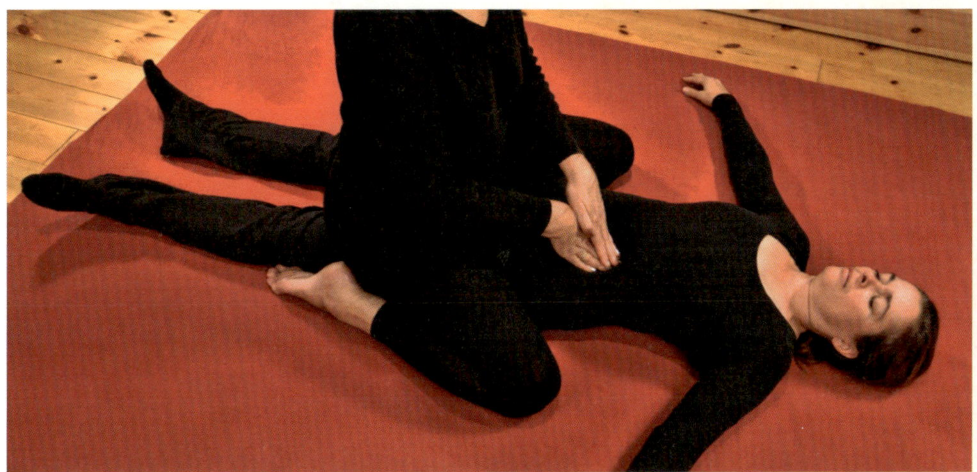

Dickdarm 3: Lösen Sie Ihre Hände von dieser Stelle, und gehen Sie in das untere Drittel des linken Abdomens. An dieser Stelle finden Sie den Übergang vom Dickdarm zum Enddarm. Wiederholen Sie hier Push und Pull wie bei den beiden anderen Stellen. Zuletzt lösen Sie Ihre Hände aus dem Punkt im Dickdarm und gehen behutsam von den Beinen Ihres Partners zu seiner linken Körperseite herunter.

Legen Sie sich neben ihn, und legen Sie beide Beine quer über die gesamte linke Bauchseite. Bleiben Sie etwa 5–10 Minuten gemeinsam in dieser Entspannungsposition liegen.

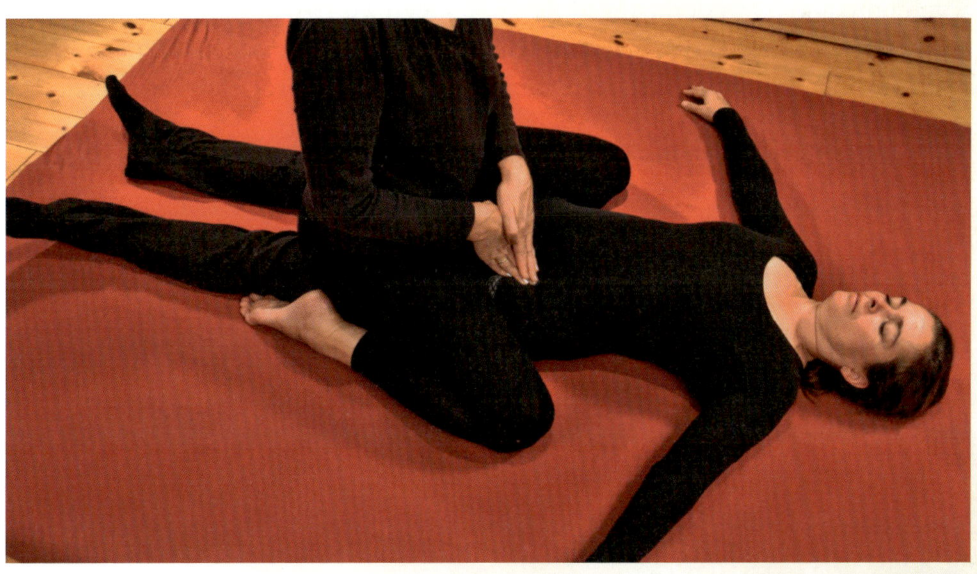

Die Lunge

ENTFALTUNG VON FREUDE UND INSPIRATION

5. bis 19. Februar

Organebene

Die Lunge ist für die Atmung und den Gasaustausch zwischen Blut und Luft zuständig. Sie besteht aus einem rechten und einem linken Lungenflügel und ist ein sehr großes Organ in der Brusthöhle. Das Gewebe der Lunge wird in einen luftführenden Teil und einen Teil, in dem der tatsächliche Gasaustausch stattfindet, unterteilt. Die luftführenden Bronchien führen zu den blind endenden Säckchen, den Lungenbläschen, in denen der Gasaustausch erfolgt.
Im physiologischen Sinne werden Körperoberflächen sowie Organ- und Gewebeoberflächen durch Druck zusammengehalten. Die Lunge bewältigt diese Aufgabe, indem sie den Druck zwischen Brust- und Lungenfell aufrechterhält. Fällt dieser Druck plötzlich ab, z. B. durch eine physische Verletzung der Lunge, kollabiert die Lunge, und die Sauerstoffaufnahme kommt zum Erliegen. Wird der Druck in der Lunge zu groß, muss ein Ventil geschaffen werden, damit Luft entweichen kann. Es geht also um den Ausgleich von Druckverhältnissen, um natürliche Begrenzungen und Halt, um Austausch von Gasen. Sinnbildlich gesprochen geht es um Kommunikation. Mit den Lungenflügeln nehmen wir frische Luft auf und geben verbrauchte Luft ab. Die Arbeit der Lunge erlaubt der Lebensenergie Prana, im feinstofflichen Körper zu zirkulieren und jede Zelle im Körper mit Energie zu versorgen.

Buchstabe und Tonfrequenz der Lunge: Q (/kjuː/)

Farbschwingung der Lunge: Weiß

Wirbelentsprechung für die Lunge:
6. Brustwirbel

Tier, das der Lunge zugeordnet wird: Schwan

Land, das in der Frequenz der Lunge schwingt: USA

Disbalancen aufgrund einer geschwächten Lunge

Melancholie und Schwermut als Ausdruck mangelnder Freude ordnen wir der Lunge zu. Auch die Polarität von Unterlegen und Überlegen, Minderwertigkeitskomplex und Überheblichkeit beziehungsweise Narzissmus (Selbstgefälligkeit) finden wir hier. Ebenfalls die Engstirnigkeit in Bezug darauf, wie die Dinge zu sein haben, und den Zwang, andere zu kontrollieren. Jemand bläst sich auf, überlastet sich mit Problemen und weiß es einfach besser. All das sind Themen der Lunge.
Diese selbst gewählten Überlastungen bauen einen enormen Druck in uns auf, was zu verschiedenen Formen von Lungenerkrankungen führen kann: chronischem Husten, Bronchitis, Asthma, Sinusitis, Lungenhochdruck, Lungenemphysem, Lungenfibrose, Mukoviszidose, COPD (chronisch obstruktive Lungenerkrankung), Pseudokrupp, Lungenentzündung oder auch Lungenkrebs. Lungenerkrankungen sind weltweit die zweithäufigste Todesursache.

Luft zum Atmen

Ist die Energie der Lunge ausgeglichen, entsteht in uns das Gefühl von Freude. Wir sind offen für Inspirationen, können unsere bisherigen Vorstellungen erweitern und lernen, uns auch einmal außerhalb unseres normalen Alltags zu bewegen. Wir können ein gewisses Maß an Druck aufnehmen und uns erlauben, gesunde Grenzen zu setzen. Wir fühlen uns leicht, haben jede Menge Luft zum Atmen und laden uns keine schweren Lasten auf.

Versuchen Sie in dieser Zeit, nicht alles allein schaffen zu wollen, delegieren Sie! Verteilen Sie die Last auf viele Schultern, und verringern Sie den Druck, der sich immer wieder aufbauen will. Richten Sie Ihre Aufmerksamkeit auf Entspannung und Leichtigkeit. Wenn Probleme auftauchen, denken Sie daran: Es gibt immer eine Lösung, auch wenn sie noch nicht sichtbar ist! Einfachheit statt Kompliziertheit könnte das Motto sein, Freude statt Überarbeitung, Weite statt Enge, Erweiterung statt Verkleinerung.

Die Ursache von Druck

In der Kindheit erleben wir vielleicht eine große Belastung durch zu viel Verantwortung. Kinder lernen, wie sie sich durch große Anstrengungen und durch Leistung die Liebe der Eltern sichern, und sie machen die Erfahrung, dass ihnen dies ihre Lebensberechtigung gibt. Dieses Muster entwickeln wir später zur Perfektion. Das Ego sagt sich: Je besser ich etwas mache, desto mehr werde ich gesehen. Es macht sich wichtig und stellt sich über die anderen. Der Druck, den wir innerlich empfinden, belastet die Freude über das Hiersein und Sosein.

Druckausgleich

Wenn wir innerlich zu viel Druck erleben, sei es durch unzählige Probleme oder eine übergroße Belastung, suchen wir nach einem Ausgleich, damit wir uns wieder gut fühlen. Wir drücken das aus, was uns belastet, was uns zusammen- und niederdrückt. Wir suchen ein Ventil und finden es durch das Mitteilen unserer Sorgen. Wir versuchen, unseren eigenen Druck auf andere Personen abzuwälzen und diese zu korrigieren. Wir üben Druck auf sie aus, indem wir ihnen die Möglichkeit verwehren, ihre eigenen Ansichten auszudrücken. Sie müssen es genau so machen, wie wir es vorschreiben.

Viele Menschen haben die zwanghafte Angewohnheit, sich zu viel aufzubürden und nichts zu delegieren. Wenn wir unersetzbar sind, fühlen wir uns wichtig. Unser Ego bläht sich auf und kompensiert den inneren Minderwert. Doch in Wahrheit ist das, was uns zusammendrückt, etwas, was wir in uns selbst aufgestaut haben, indem wir uns zu viel zumuten. Wenn wir auf Dinge oder Menschen mit starkem Druck reagieren und diesem nach innen folgen, stoßen wir auf einen Anspruch oder eine Angst. Das kann die fixe Idee sein, wie etwas zu sein hat, oder der Anspruch, alles innerhalb kurzer Zeit perfekt bewältigen zu müssen, verbunden mit einem unterschwelligen Gefühl von Hilflosigkeit oder der Befürchtung, es nicht zu schaffen. In dieser Enge, in die wir uns selbst treiben, verlieren wir die Offenheit, kreative Lösungen zu finden. Woran auch immer wir festhalten, es wird zum Problem!

Die Lungen sind ein paariges Organ, beide Seiten müssen gut arbeiten, um einen Druckausgleich herzustellen. Wir können sie in ihrer Arbeit unterstützen, indem wir Enge und inneren Druck loslassen. Es ist natürlich, Freude am Leben zu empfinden. Stellen Sie sich vor, Sie stehen in einer wunderschönen Berglandschaft und atmen reinsten Sauerstoff ein – so rein, dass jeder Atemzug Sie belebt. Das ist die Essenz der Lunge: grundlose Freude am Leben selbst – wenn sich Ihr ganzes Wesen ausdehnen kann und Sie das Gefühl haben, auf dem richtigen Weg zu sein. Der richtige Weg ist der, der Ihnen von Herzen Freude macht. Um diese Freude zu empfinden, dürfen Sie sich erlauben, voll ein- und auszuatmen, bis in den Bauch hinein. Eine flache Brustatmung behindert den Fluss des Prana, der universellen Lebensenergie. Prana ist in allen Formen der Materie enthalten, es ist die Kraft, die die Materie belebt. Prana ist in der Luft, aber es ist nicht der Sauerstoff. Es befindet sich in der Nahrung, im Wasser, im Sonnenlicht, aber es ist weder Vitamin noch Lichtstrahl. Vom Gedanken bis zur niedrigsten physischen Kraft – alles ist eine Erscheinungsform von Prana.

Die gröbste Manifestation von Prana im menschlichen Körper ist die Bewegung der Lungen. Stoppt diese Bewegung, hält jede andere Manifestation von Energie und auch die Bewegung des Körpers an. Bei einer normalen Atmung nehmen wir nur sehr wenig Prana in uns auf. Wenn wir uns bewusst auf unsere Atmung konzentrieren und lernen, tiefer ein- und auszuatmen, Luft zu speichern und zu leiten, erhöhen sich Vitalität und Kraft. Pranayama, die Lehre des Atems, zeigt uns, wie wir unsere Aufnahmekapazität für diese große Energie, die uns universell zur Verfügung steht, erweitern können.

Melancholie

Je weniger und flacher wir atmen, desto weniger Freude können wir empfinden. Die Brust sinkt ein, und wir werden wehmütig. Wir hängen alten Zeiten nach, die ja so viel besser waren, und verleugnen den Moment im Hier und Jetzt. Anstelle der Gegenwart existiert nur das, was war, somit besteht der Augenblick aus einer Reflexion der Vergangenheit. Diesen Zustand kann man als Melancholie oder auch Nostalgie bezeichnen. Wir beziehen uns mental immer auf eine Zeit, die schon vorbei ist. Das beeinflusst auch unseren Atem. Wir atmen ein, aber zu wenig aus. Wir inhalieren und halten fast den Atem an, während er sich verflüchtigt. In unserer Emotionalität wird das am deutlichsten. Wir suchen ständig nach einer Person, die uns an jemanden erinnert, den wir einmal kannten und die so mit uns interagiert, wie wir es einst erlebt haben. Fragen Sie sich: »Bin ich einverstanden mit diesem Moment, wie er jetzt ist, und bin ich offen, Freude zu empfangen? Kann ich meine Vorstellungen loslassen?« Im Hier und Jetzt zu sein, bedeutet, sich die Erlaubnis für Ausdehnung zu geben und sich inspirieren zu lassen.

Amerika: Yes we can!

Die Vereinigten Staaten sind die Lunge der Erde, die Themen der Lunge lassen sich in diesem Land besonders gut beobachten. Im Jahr 2009 wurde Barack Obama zum 44. Präsidenten der Vereinigten Staaten gewählt. In der ganzen Welt löste dieses Ereignis eine Welle von Hoffnung aus. Dieser Präsident war ungeheuer inspirierend, er stellte eine Wende vom Alten zum Neuen dar. Nachdem Donald Trump 2016 zum Präsidenten gewählt worden war, wurden die alten Systeme wieder stärker, aus deren Engstirnigkeit Obama herauszutreten versucht hatte. Es geht aber nicht um die politischen Figuren Barack Obama oder Donald Trump, sondern um den jeweils aktuellen Geist der Amerikaner, die ihren Präsidenten wählen. Mit der Wahl von Barack Obama gab es eine Öffnung, ein fortschrittlicher Wandel wurde eingeleitet. Die Lunge hat in ihrem negativen Pol mit Druck, Kampf, Ungleichheit, Erschöpfung, Last und Freudlosigkeit zu tun, im positiven Pol mit Freude, Inspiration, Expansion, Einfachheit, Leichtigkeit, Demokratie und Toleranz. Wir können diese Themen überall sehen, doch in Amerika sind beide Tendenzen besonders stark – wie gerade die Wahl dieser beiden von Grund auf verschiedenen Präsidenten zeigt. Weitere vier Jahre später bezeugen wir den Wechsel vom Trumpismus zum neu gewählten Präsidenten, dem Demokraten Joe Biden. Trump hat über alle Maßen damit zu tun, sich seine Niederlage einzugestehen, und wehrt sich mit allen Mitteln gegen seine Abwahl.

Amerika ist auch das Land, in dem der moderne Kaiserschnitt erstmals durchgeführt wurde. Ein Kaiserschnitt ohne medizinische Notwendigkeit ist umstritten, denn das Risiko für Atemfunktionsstörungen des Kindes erhöht sich dadurch. Der Grund dafür ist das Fehlen des Katecholamin-Stoßes, eines Stresshormons, das bei einer normalen vaginalen Geburt von der Mutter aufgrund der Wehen und Schmerzen ausgeschüttet wird. Dieses Hormon ist es, das die Bildung eines Stoffes ankurbelt, durch den die Lungenbläschen sich weiten und das dem Säugling die ersten Atemzüge erleichtert.

Schwan – das Tier der Lunge

Schwäne gehören zu den Entenvögeln und sind weltweit in der gemäßigten Klimazone verbreitet. Die Paare finden für ihr ganzes Leben zusammen, beide Vögel sind auch am Nestbau beteiligt. Schwäne stehen für Schönheit, Anmut, Reinheit, Liebe, Poesie, Verwandlung und Integration, sie sind aber auch ein Symbol für den Tod, den Übergang und die melancholische Leidenschaft. Im deutschsprachigen Raum und in China werden Schwäne mit dem männlichen, dem solaren Prinzip assoziiert, erscheinen aber auch als Personifizierung weiblicher Grazie im berühmten Ballett »Schwanensee«. In Japan sind sie als Mondvogel des Herbstes bekannt. Im alten Christentum stand der Schwanengesang für die Märtyrer kurz vor ihrem Schicksalstod. Für die Hindus ist der Schwan der Hamsa-Vogel, der die vollkommene Einheit und den Atem Gottes repräsentiert. Sein Flug zeigt uns die Sehnsucht der Seele, frei zu werden vom Rad des Lebens. Saraswati, Mutter der Veden und Göttin der Kunst, der Weisheit und der Wissenschaft, reitet auf einem großen weißen Schwan, der für Reinheit und Freiheit steht. Bei den alten Griechen galt der Schwan als heiliger Vogel der Liebesgöttin Aphrodite, deren Wagen von einem Schwanenpaar gezogen wurde. Schwanenfedern stehen für Wahrheit, Licht und Inspiration und fördern die künstlerischen Fähigkeiten.

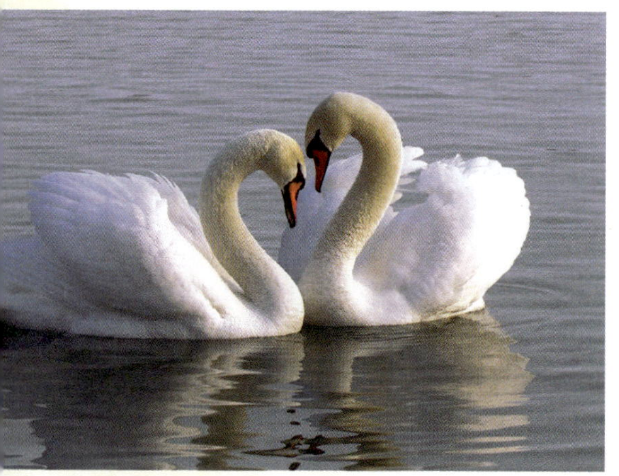

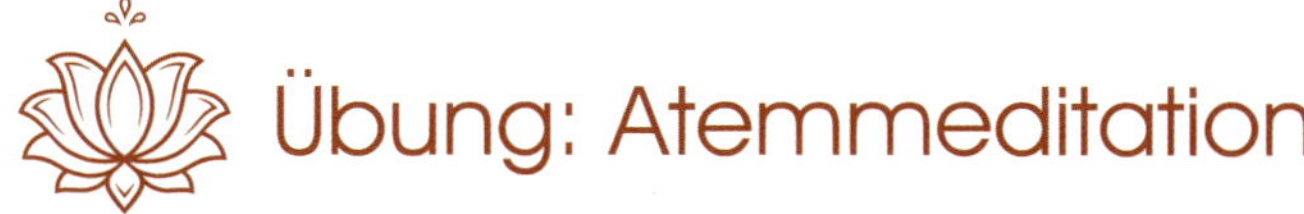

Übung: Atemmeditation

Beobachten Sie beim Meditieren Ihren Atem: das Ein- und Ausatmen, die Bewegung von Lunge und Zwerchfell, den sanften Hauch der Luft, wenn er die Nasenlöcher berührt. Richten Sie Ihre Aufmerksamkeit auch auf den Punkt zwischen der Einatmung und der Ausatmung, dann zwischen der Ausatmung und der erneuten Einatmung. Sie lernen, diese Lücke bewusst wahrzunehmen. In diesem Moment, in dem weder ein- noch ausgeatmet wird, halten die Gedanken an. Der Geist wird still. Wir erleben einen Geschmack des Seins.

Es gibt viele verschiedenen Atemtechniken, die alle ihren Wert haben. Finden Sie die für Sie geeignete heraus, und lassen Sie die Atemtechnik Ihrer Wahl für eine Weile zu einem täglichen Ritual werden. Auf dem Yoga-Weg finden Sie Pranayama-Übungen für Anfänger und Fortgeschrittene. Für das Erlernen von Pranayama ist es hilfreich, zuerst mit einem Yoga-Lehrer zu üben. Ich selbst liebe die Wechselatmung, die mir immer wieder hilft, mich tief zu entspannen, wenn ich unruhig bin oder nicht schlafen kann. Sie fördert bei regelmäßiger Übung nicht nur die Gelassenheit, sondern schenkt auch ein größeres Atemvolumen.

Für die Wechselatmung atmen Sie durch das linke Nasenloch ein, indem Sie das rechte mit Ihrem Daumen verschließen. Zählen Sie dabei bis 1. Dann halten Sie den Atem an, verschließen beide Nasenlöcher und zählen bis 4. Atmen Sie als Nächstes durch das rechte Nasenloch aus, während Sie das linke Nasenloch mit Ihrem Ringfinger und Ihrem kleinem Finger geschlossen halten. Zählen Sie dabei bis 2. Nun atmen Sie durch das rechte Nasenloch ein, indem Sie noch immer das linke verschlossen haben. Zählen Sie dabei wieder bis 1. Danach halten Sie den Atem an, verschließen beide Nasenlöcher und zählen bis 4. Als Letztes atmen Sie durch das linke Nasenloch aus, indem Sie das rechte mit Ihrem Daumen geschlossen halten. Zählen Sie dabei wieder bis 2.

Dies ist eine ganze Runde der Wechselatmung, die insgesamt 10–15-mal wiederholt werden kann. Bei längerer Übung können Sie die Zählweise auf 2 (Einatmen) – 8 (Atem anhalten) – 4 (Ausatmen) ausdehnen. Atmen Sie immer langsam, stetig und ruhig, und bleiben Sie in einer bequemen aufrechten Sitzhaltung. Mit minimalem Aufwand wird die Luft in die Lungen gebracht, die sich ausdehnen können, um möglichst viel Leben spendende Pranaenergie aus der Luft aufzunehmen.

Mudra-Meditation für die Lunge

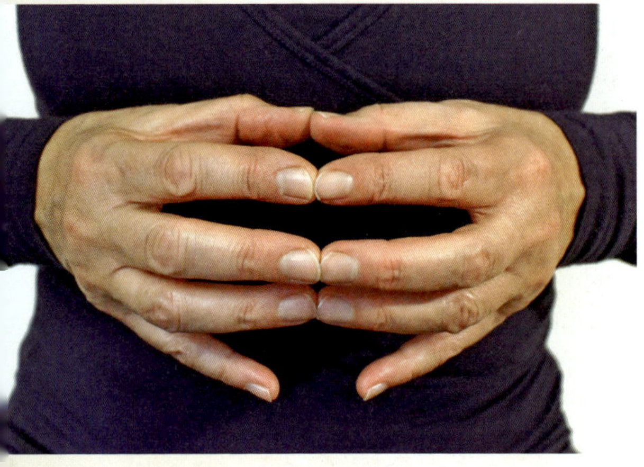

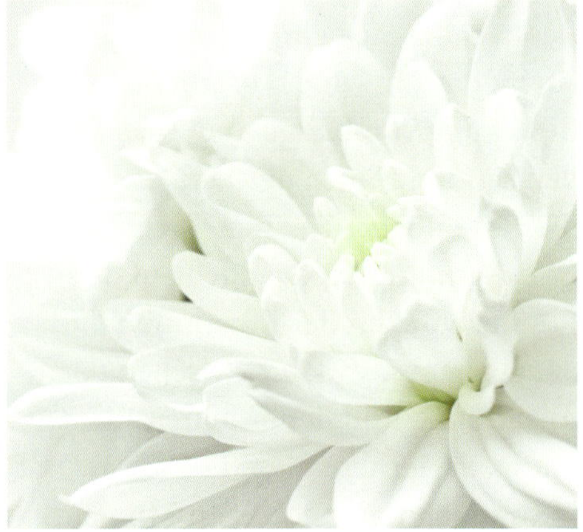

Setzen Sie sich bequem und aufrecht in einer Meditationshaltung auf einen Stuhl oder ein Meditationskissen. Entspannen Sie Ihre Schultern, und legen Sie auf Höhe des Solarplexus alle Fingerspitzen beider Hände außer den kleinen Fingern paarweise aneinander. Halten Sie Ihre Finger leicht gespreizt und mit etwas Abstand zwischen den Handinnenflächen.

Richten Sie Ihre Aufmerksamkeit auf Ihre Lunge. Lassen Sie Ihren Atem entspannt und großzügig in Ihre Lunge hineinfließen. Atmen Sie auf diese Weise mehrere Male ganz bewusst. Während Sie einatmen, stellen Sie sich vor, wie sich Ihre Lungenflügel weiten und mit Freude füllen. Während Sie ausatmen, stellen Sie sich vor, dass Sie sich von einem inneren Druck befreien. Nun schließen Sie die Augen, und visualisieren Sie die Farbe Weiß: ein weißes Blatt, ein weißer Schwan auf einem stillen See, ein weißes Hochzeitskleid – Symbole von Reinheit und Freude. Mit Konzentration auf das Lungen-Mudra tönen Sie »Q« (/kjuː/). Sie können den Ton variieren, mal leiser, mal lauter werden. Lassen Sie den Ton aus Ihrer Lunge kommen, dann versetzt er diese in eine sanfte Vibration.

Nach etwa 5 Minuten lassen Sie den Ton ausklingen, lösen die Handhaltung auf und legen Ihre Hände entspannt auf die Oberschenkel. Spüren Sie, was die Handhaltung, das Tönen und das Visualisieren der Farbe in Ihnen ausgelöst haben. Lassen Sie alle Gedanken, Gefühle und Empfindungen in Ihnen zu, ohne an ihnen festzuhalten. Zum Abschluss der Übung legen Sie Ihre Hände in den Schoß und verweilen noch einen Augenblick, ohne sich zu bewegen. Sie können auch auf dem Rücken liegend ruhen.

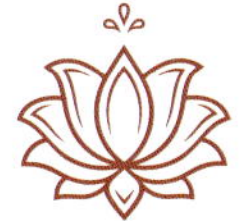

Heilströmen für die Lunge

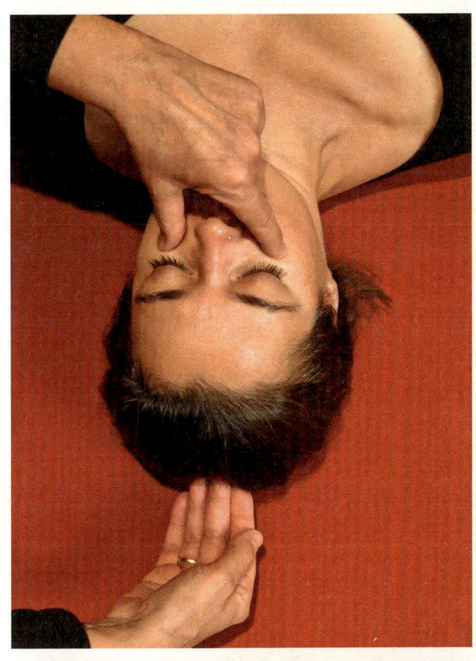

Der empfangende Partner liegt entspannt auf dem Rücken, seine Arme sind zur Seite ausgestreckt, und seine Beine sind leicht geöffnet.
Als Gebender setzen Sie sich an der linken Kopfseite des empfangenden Partners bequem und aufrecht auf ein kleines festes Kissen oder auf den Boden.

Berühren Sie mit dem Zeige- und dem Mittelfinger Ihrer rechten Hand die Mitte des Schädels Ihres Partners. Halten Sie mit dem Daumen und dem Zeigefinger Ihrer linken Hand die Punkte, die Sie jeweils etwa 1 Zentimeter unterhalb der Augen auf der Knochenstruktur des Jochbeins finden.

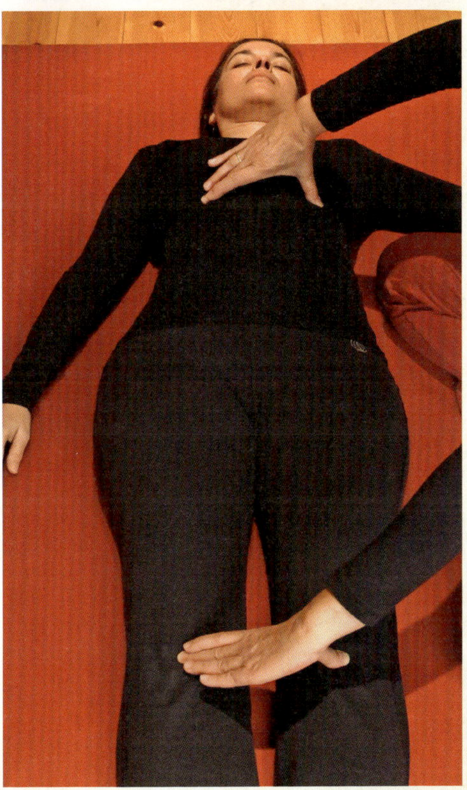

Spüren Sie nun den Pulsschlag an beiden Kontaktstellen, indem Sie einen sanften Druck ausüben. Der Puls ist dann zu spüren, wenn der Druck weder zu leicht noch zu stark ist. Er entfaltet sich genau in der Mitte. Tönen Sie zusammen mit Ihrem Partner den Lungen-Ton »Q« (/kjuː/) mindestens 3-mal. Versuchen Sie, ganz präsent und achtsam für alles zu sein, was Sie wahrnehmen, und achten Sie darauf, dass Ihr Partner sich entspannen kann.

Nach 5–10 Minuten wechseln Sie zur zweiten Position an der linken Körperseite des empfangenden Partners. Halten Sie mit dem Daumen und dem Mittelfinger Ihrer rechten Hand jeweils die Punkte, die Sie 4–5 Fingerbreit unterhalb der Brustwarzen finden. (Bei Frauen liegen diese Punkte genau auf der Höhe des BH-Bügels, deshalb ist es besser, wenn der BH vor dem Heilströmen ausgezogen wird.) Als zweiten Punkt halten Sie mit dem Daumen und dem Mittelfinger Ihrer linken Hand jeweils die Punkte unterhalb der Knie Ihres Partners, die etwa 4 Fingerbreit unter der Mitte der Kniescheibe liegen. Nun spüren Sie wieder den Pulsschlag an beiden Kontaktstellen, indem Sie einen stärkeren Druck ausüben. Tönen Sie zusammen mit Ihrem Partner den Lungen-Ton »Q« (/kju:/) mindestens 3-mal, und nehmen Sie wieder alles achtsam wahr.

Beenden Sie das Heilströmen nach weiteren 5–10 Minuten, und lassen Sie sich und Ihrem Partner noch etwas Zeit zum Nachspüren.

Intensive Körperarbeit mit einem Partner

Bitte setzen Sie diese Körperarbeit nur ein, wenn wenigstens einer von Ihnen (Sie oder Ihr Übungspartner) die Einweisung dazu von einem Tibetan-Pulsing-Therapeuten erhalten und diese Position unter Anleitung praktiziert hat.

Der empfangende Partner liegt auf dem Rücken, seine Arme sind zu den Seiten ausgestreckt.
Als Gebender setzen Sie sich rittlings behutsam auf den unteren Brustbereich Ihres Partners. Die Beine sind nach hinten angewinkelt. Legen Sie Ihre Füße unter seine Achseln. Sie schauen in Richtung der Füße Ihres Partners. Berühren Sie mit den Fingerspitzen beider Hände jeweils den Lungenpunkt des Empfangenden, der etwa 4 Fingerbreit unter der Mitte der Kniescheibe liegt.

Zur Einstimmung können Sie und Ihr Partner zusammen den Organ-Ton anklingen lassen. Atmen Sie tief ein, und tönen Sie mit dem Ausatmen 3-mal den Ton der Lunge »Q« (/kju:/).

Verlagern Sie als Gebender Ihr Gewicht sehr langsam in Richtung der Brust des Empfangenden. Lassen Sie sich in seine Brust hineinsinken, dies ist der Push. Halten Sie die Push-Phase ein paar Minuten. Beugen Sie danach Ihren Oberkörper nach vorn, sodass Sie Ihr Gewicht beziehungsweise den Druck von der Brust wegnehmen. Erhöhen Sie dabei den Druck an den Lungenpunkten unterhalb der Knie. Das ist die Pull-Phase. Der Wechsel zwischen Push und Pull wird mehrere Male angewendet – 3 Durchgänge sind sinnvoll.

Bewegen Sie sich sehr langsam, wenn Sie Ihr Gewicht verlagern. Falls Sie an die Grenzen Ihres Partners kommen, reduzieren Sie Ihr Gewicht auf der Brust, ohne den Kontakt mit ihr zu verlieren.
Es ist auch möglich, eine Auf- und Abbewegung einzubauen, sodass Sie den Brustkorb sanft pumpen. Diese Pump-Bewegung sollte rhythmisch und ein bisschen schneller erfolgen, sodass Ihr Partner seinen Atemrhythmus danach richten kann. Je besser der Empfangende entspannen kann, desto mehr lässt er sich beatmen.

Zum Ende lösen Sie sich ganz vom Körper Ihres Partners und gehen behutsam zu einer Körperseite vom Brustkorb herunter. Legen Sie sich neben ihn, und legen Sie beide Beine quer über das untere und obere Ende seiner Brust. Bleiben Sie etwa 5–10 Minuten gemeinsam in dieser Entspannungsposition liegen.

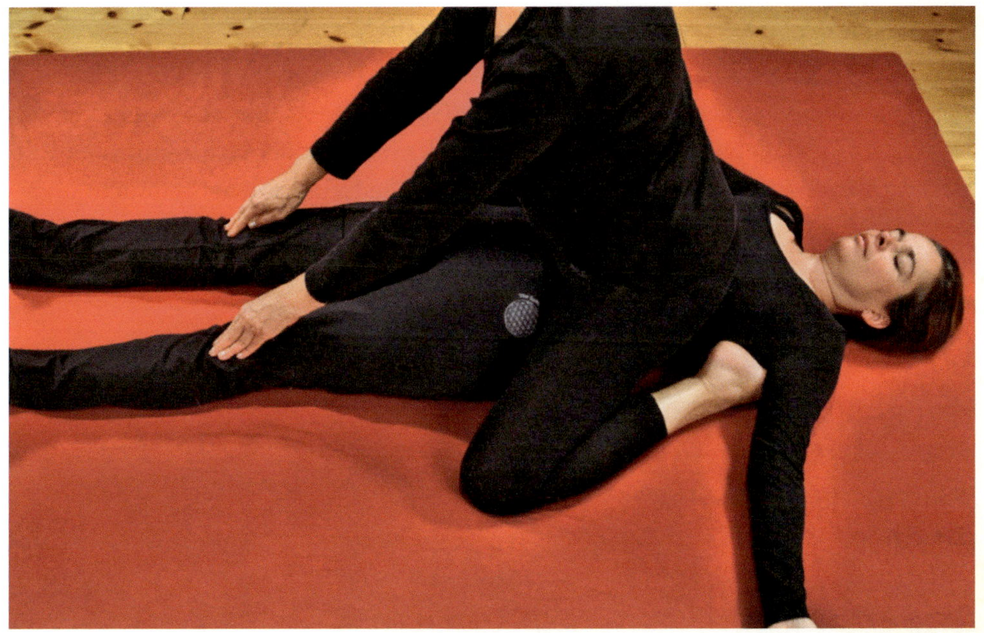

Die Gallenblase

ENTFALTUNG VON UNABHÄNGIGKEIT

20. Februar bis 6. März

Organebene

Die Gallenblase liegt im rechten Oberbauch unterhalb der Leber und hat eine längliche, sackartige Form, ähnlich einer Birne. Sie speichert die von der Leber gebildete Gallenflüssigkeit (Galle). Sobald Nahrung den Darm berührt, sendet ein Hormon die Information vom Darm an die Gallenblase: Gallensaft zur Fettverdauung einschießen! Diese Stimulation aktiviert die Gallenblase. Bleibt die Stimulation aus, wird der Gallensaft, der von der Leber produziert wird, in den Gallenkanälen gespeichert.

Disbalancen aufgrund einer geschwächten Gallenblase

Ein krankhafter Vorgang in der Gallenblase steht immer auch in Zusammenhang mit der Leber, da beide Organe eine Funktionseinheit bilden. Der Gallensaft wird in der Leber produziert, im Mutterorgan. Die Aufgabe der Gallenblase ist es, diese Flüssigkeit einzudicken, zu speichern und bei Bedarf zur Fettverdauung und zur Ausscheidung giftiger Substanzen ausströmen zu lassen, eine eher männliche Qualität. Ist die Gallenblase damit überfordert – zu hohe Fettzufuhr, zu viele giftige Substanzen oder eine zu geringe Produktion von Gallensaft –, kommt es zu einer Stauung der Galle, Gallenblasenentzündungen, Gallensteinen oder im schlimmsten Fall zu Gallenblasenkrebs. Bei Säuglingen finden sich die Neugeborenengelbsucht und

Buchstabe und Tonfrequenz der Gallenblase: R (/a:/)

Farbschwingung der Gallenblase: grelles Grün

Wirbelentsprechung für die Gallenblase:
1. Brustwirbel

Tiere, die der Gallenblase zugeordnet werden:
Schlange, Ameise und Vogel

Länder, die in der Frequenz der Gallenblase schwingen: Irak sowie Sinti und Roma (als Kultur)

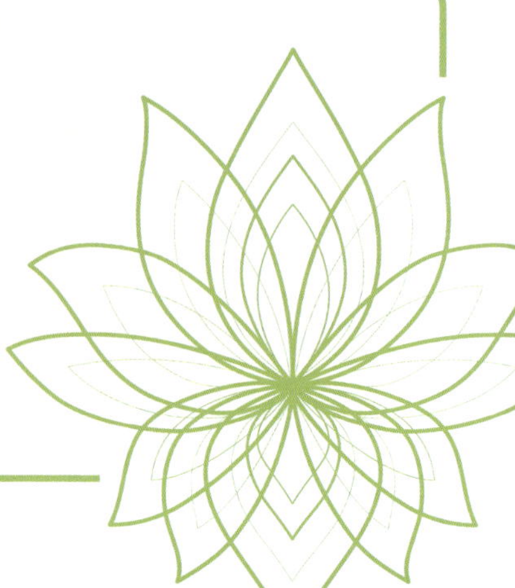

die Gallengangsatresie, bei der die Galle nicht abfließen kann, weil die Gallengänge nicht richtig ausgebildet sind. Die Schilddrüse hat den engsten Bezug zur Galle. Kann die Gallenblase ihre eigene Störung nicht ausgleichen, geht die Belastung auf die Schilddrüse über. Der Ausdruck »Ich hab so einen Hals« drückt eigentlich die Wut der Gallenblase aus, obwohl die Schilddrüse betroffen ist.
Auf der emotionalen Ebene haben wir es mit der Polarität von Hoffnung, Enttäuschung und Verzweiflung zu tun. Widerstand drückt sich in der Nicht-Bereitschaft aus, die Dinge so zu nehmen, wie sie sind. Eifersucht und andere Süchte, die mit aggressivem Verhalten einhergehen, haben ebenfalls hier ihren Ursprung. Kokain und Speed sind die Drogen, mit denen wir immer obenauf sein können, ohne Unterlass, ohne Ruhepausen, ohne Sinn und Verstand auf einer Welle schwimmen, die auch dem Wahnsinn einer gefühlsgespaltenen Persönlichkeit zugrunde liegt.

Sehnsucht nach Abenteuer

Ist die Energie in der Gallenblase ausgeglichen, fühlen wir uns innerlich unabhängig und frei. Wir finden eine gesunde Balance zwischen dem freiheitsliebenden Teil in uns und dem Einhalten von Verpflichtungen und Verantwortung. Wenn wir uns gewisse Freiheiten zugestehen, können wir sie auch anderen Menschen gönnen. In der Gallenblasen-Zeit sind wir bereit, falsche Glaubenssätze, die uns einengen, zu überprüfen. Wir bringen Dinge nicht nur in Bewegung, sondern führen sie auch zum Abschluss.

Nutzen Sie die Extraportion aktiver Energie in der Zeit der Gallenblase, und stehen Sie einmal mit dem Vogelgezwitscher auf. Genießen Sie die gesunde Frische des nahenden Morgens. Füllen Sie sich auf mit dieser aktiven und lebendigen Energie. Vielleicht brauchen Sie den Kaffee, der Sie normalerweise wach macht, nicht einmal mehr. Wenn Sie Widerstand verspüren, nehmen Sie ihn an, ohne der Verführung zu folgen, ihm nachzugeben. Falls Sie von Verzweiflung gepackt werden, fühlen Sie die Ausweglosigkeit, die darin liegen mag, bewusst. Ändern Sie etwas an einer Sache, die Ihnen widerstrebt. Schöpfen Sie neue Hoffnung, und erfüllen Sie sich auch die Sehnsucht nach Freiheit und Abenteuer.

Die Freiheitsliebe der Gallenblase

Zum Thema der Gallenblase fällt mir sofort eine alte Freundin ein, die sowohl ein Potenzial als auch einen Mangel an Gallenblasenenergie hatte. Sie war schnell wie der Blitz, begeisterungsfähig, unterhaltsam und auf eine gewisse Art verführerisch. Hatte sie sich auf eine Beziehung eingelassen – sie war eigentlich am liebsten unabhängig und allein –, so sah man sie hin- und hergerissen zwischen Liebe und Leiden, zwischen Hoffnung und Enttäuschung. Trotz bester Vorsätze, sich längerfristig auf jemanden einzulassen, scheiterte sie immer wieder aufs Neue.

Sie fühlte sich in einer festen Beziehung zu sehr eingebunden. Die Verantwortung einer Bindung löste Widerstand aus, gespeist aus einer darunterliegenden Angst vor einer Abhängigkeit.

Die Energie der Gallenblase ist aktiv und maskulin. Die Sonne ist Sinnbild für diese Qualität: Mit den ersten Sonnenstrahlen am Morgen – der ersten natürlichen Stimulation – fühlen wir den Impuls, aufzustehen und uns in Bewegung zu setzen. Es ist eine Freude, die Sonne jeden Tag aufs Neue zu begrüßen, die müden Glieder von ihr berühren zu lassen und optimistisch dem Leben und den täglichen Aktivitäten entgegenzusehen. Mit dem Sonnenuntergang endet diese Stimulation auf natürliche Weise, und die Tätigkeiten des Tages kommen zur Ruhe. In den Abendstunden wollen wir uns ausruhen und mit Freunden oder Familie die Ereignisse des Tages austauschen, hin und wieder ausgehen und etwas erleben.

Nicht immer können wir diesem natürlichen Rhythmus folgen. Es gibt berufliche Situationen oder familiäre Verpflichtungen, die einen ganz anderen Rhythmus vorgeben. Wir stehen auch noch vor einem weiteren Problem: Anstelle von natürlichem Sonnenlicht sind wir täglich – vor allem in Großstädten – künstlichen Lichtquellen, z. B. beleuchteten Werbetafeln oder Lampen, ausgesetzt, die eine Dauerstimulation verursachen. Auf diese Weise verlieren wir den Kontakt zu den natürlichen Rhythmen der Natur und der wohltuenden Dunkelheit in der Nacht.

Der eigene Biorhythmus

Einen Rhythmus einhalten zu müssen, der nicht unserem natürlichen Biorhythmus entspricht, erzeugt Spannung. Werden wir in ein System gezwängt, das gegen unseren Energie- und Biorhythmus taktet, reagiert unser Nervensystem mit Anspannung. Es fühlt sich an, als müssten wir uns Gewalt antun, und in gewisser Weise entspricht das der subjektiven Realität. Werden wir jeden Tag aufs Neue in diesen Ablauf gezwungen, der unserem Rhythmus entgegensteht, bildet sich Widerstand gegen die Arbeit, die Umstände, den Chef oder sogar gegen das Leben. Der Widerstand scheint eine Grenze zu ziehen, ein Nein auszudrücken. Er lässt uns Dinge auf andere Weise tun, als sie verlangt werden, lässt uns zu spät zur Arbeit kommen oder krank werden. Er gibt uns das Gefühl, ein bisschen Freiheit zu haben, etwas auf unsere Weise tun zu können und nicht, wie es das Regelwerk vorgibt. Tätigkeiten, die mit Widerstand verrichtet werden, machen keinen Spaß und erzielen kein gutes Resultat. Wir erlauben uns nicht, Ärger, Unmut, Angst oder Unsicherheit zu zeigen, im Gegenteil, wir unterdrücken all diese unangenehmen Gefühle. Widerstand wirkt sich auf Dauer gesehen schädlich auf die Gesundheit der Gallenblase aus. Wir müssen wieder lernen, die Situationen so zu nehmen, wie sie sind, oder wir müssen bereit sein, sie grundlegend zu ändern. In beiden Fällen sagen wir Ja statt Nein. Das schafft eine vollständig andere innere

Stimmung. Erst dann haben wir eine Wahl und können konstruktive Entscheidungen treffen. Wir gehen einen positiven Schritt vorwärts und schauen, wo uns diese Bewegung hinführt und was der übernächste Schritt sein könnte.

Hoffnung und Verzweiflung

Eines der großen Themen der Gallenblase ist die Polarität von Hoffnung und Verzweiflung. Jedes Kind spürt große Freiheit, wenn es zum ersten Mal auf den eigenen Beinen stehen und sich fortbewegen kann. Nach einer langen Zeit der Abhängigkeit bietet sich plötzlich die Möglichkeit, sich selbstständig fortzubewegen. So viel Aufregung beim Erkunden der Umwelt! Alles muss berührt, geschmeckt, gesehen und bewegt werden. Werden Kinder in ihrem Bewegungsdrang unnötigerweise gestoppt, kippt die ganze Aufregung in Verzweiflung. Das ist sehr dramatisch, denn das neu entdeckte Lebensgefühl von Unabhängigkeit wird zum Schmerz erneuter Abhängigkeit.
Wenn die Ängste und der Kontrollwunsch von Müttern und Vätern groß sind und sie ihre Kinder dauernd in ihrem Spiel- und Erkundungsraum einschränken, sind die Kinder irgendwann frustriert und lernen folgenden Glaubenssatz: »Das Abenteuer des Lebens ist zu gefährlich und nichts für mich!« Sie resignieren und werden übervorsichtig, oder sie rebellieren dagegen und werden draufgängerisch.

Die Bedeutung des Vaters in der Kindererziehung

Der Vater ist etwa ab dem zweiten Lebensjahr für die Entwicklung des Kindes sehr wichtig. Im Idealfall fördert er durch seine motorische Handlungsorientiertheit, seine Feinfühligkeit im Spielen und seine starke gesellschaftliche Verankerung den Erkundungsdrang des Kindes, dessen Neugier, Risikobereitschaft und kognitive Fähigkeiten. Eine Entfremdung des Kindes vom Vater ist ähnlich traumatisierend wie ein Kontaktverlust zur Mutter in den ersten Lebensjahren. Menschen mit Gallenproblemen erkennen vielleicht, dass sie in dieser wichtigen Phase ihres Lebens keinen (guten) Kontakt zu ihrem Vater hatten. Der Kontaktverlust zum Vater verursacht im Laufe des Lebens einerseits das Verlangen nach väterlicher Zuwendung durch einen Mann und andererseits Widerstand, eine ernsthafte emotionale Bindung mit Männern einzugehen. Eine feste Bindung könnte den alten Schmerz wieder an die Oberfläche holen.

Verführung und Eifersucht

Jedes Mal, wenn etwas Außergewöhnliches oder Aufregendes geschieht, verspüren wir einen höheren Erregungspegel, als wenn alles gleichförmig und normal abläuft. Das erleben wir vor allem in der Pubertät. Jemanden zu erobern, der unerreichbar zu sein scheint, bringt sehr viel mehr Energie in Bewegung und verspricht weitaus größere Erfüllung, als mit dem vorliebzunehmen, was uns in den Schoß fällt. Ein Jugendlicher, der das schönste Mädchen der Klasse erobern will, zieht alle Register. Seine Verführungskünste müssen wirklich überdurchschnittlich sein. Der Energiepegel ist am stärksten im Prozess des Eroberns. Ist das Ziel erreicht, stellt er mit Verwunderung fest, dass sein Interesse sinkt. Er muss sich nun nicht mehr anstrengen, denn das Objekt der Begierde scheint ihm sicher. Es wird ein bisschen langweilig. Das ändert sich in dem Moment, in dem die Angebetete beginnt, mit einem anderen zu flirten. Die Spannung, die gerade im Begriff war, abzuebben, wird neu entflammt. Eifersucht entsteht, wenn wir dem Glauben erliegen, jemanden zu besitzen. Jeder Besitz kann uns weggenommen werden, aber das wollen wir nicht. Hat die Frau, ohne die wir nicht leben können, ihren Spaß mit unserem besten Freund? Wir haben uns selbst in Abhängigkeit gebracht und vergessen, dass die Liebe aus uns selbst herausfloss, unabhängig von einer bestimmten Person.

Der Tod und das Streben nach Freiheit

Wir identifizieren uns mit unserem Körper, unseren Gefühlen, dem Denken und dem daraus entstehenden Leiden. Wir hassen das Leiden und die Angst vor dem Tod. Wir wollen keine Begrenzungen und keine Schmerzen erleben, keine Trennungen, keine Nöte und Sorgen. Wir wollen frei sein, fühlen uns aber gebunden an Pflichten, Normen und tägliche Abläufe. Warum haben wir keine Freude an den kleinen Dingen des Alltags? Weil wir nach einer größeren Freiheit streben, nach der Weite des Himmels. Frei sein können wir nur, wenn wir uns an nichts klammern, was wir sowieso verlieren: alles Materielle, alles, was wir liebgewonnen haben, alles, was uns als Person ausmacht. Wahrhaftig frei sein können wir nur, wenn wir bereit sind, den selbstzerstörerischen Hass auf uns selbst und auf das, was uns gefangen hält, loszulassen. Das Licht der Sonne strahlt in dem Moment, in dem wir bereit sind, das Leiden aufzugeben. Wir entwickeln Mitgefühl uns selbst gegenüber und für alles, was lebt. Wir sind einverstanden mit der Vergänglichkeit des Körpers sowie der Begrenztheit dieses Lebens mit all seinen Schmerzen und Unzulänglichkeiten. Wir folgen der Sehnsucht nach wahrer Freiheit und breiten die Flügel aus.

Schlange, Ameise und Vogel – die Tiere der Gallenblase

Schlangen gehören zu den Schuppenkriechtieren, und es gibt über 3600 Arten. Gegenüber ihren echsenartigen Vorfahren haben Schlangen einen stark verlängerten Körper, und die Extremitäten haben sich fast vollständig zurückgebildet. Alle großen Kulturen kennen die uralte Symbolik der Schlange, die in unzähligen Sagen und Mythen eine bedeutende Rolle spielt. Aus dem Christentum kennen wir die Verführung des Teufels durch die Schlange. Als germanische Weltenschlange symbolisiert sie die Große Mutter und verbindet uns mit ihr. Ihr biegsamer Körper, der sich in Wellen, Spiralen und Kreisen winden kann, steht

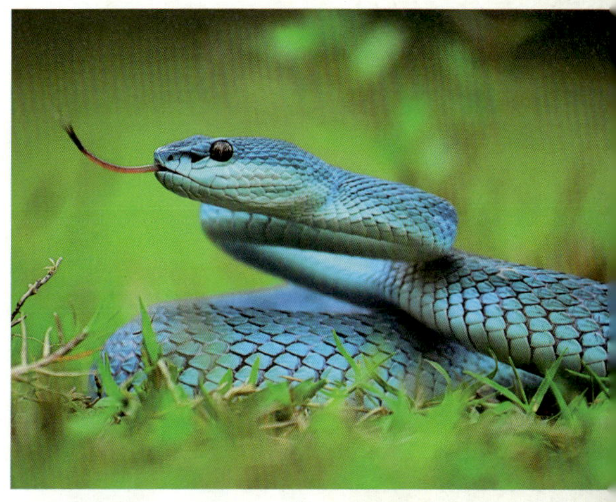

für das weibliche Prinzip, gleichzeitig aber auch für den Stab und somit das männliche Prinzip. Schlangen vereinen also Männlich und Weiblich, Yin und Yang, Hell und Dunkel und alle anderen Dualitäten in unserer Dimension. Sie führen uns in unsere Weiblichkeit, auf den Weg zur Annahme und Heilung der Inneren Frau bzw. der weiblichen Seite, und zugleich in unsere Männlichkeit, auf den Weg zur Annahme des Inneren Mannes bzw. der männlichen Seite. Ihre Häutung symbolisiert Transformation.

Ameisen sind eine Familie der Insekten innerhalb der Hautflügler. Es gibt mehr als 13 000 Arten, und Ameisen kommen in tropischen, subtropischen und gemäßigten Klimazonen aller Kontinente vor. Die ältesten fossilen Funde stammen aus der Kreidezeit und werden auf ein Alter von 100 Millionen Jahren datiert. Ameisen lehren uns Geduld und Teamwork. Sie ermuntern uns dazu, ausdauernd zu sein und entschlossen zu handeln. Nicht Größe, Einfluss oder Macht eines Einzelnen bestimmen unser Schicksal – wir selbst sind es, indem wir zusammenarbeiten und mit gegenseitigem Respekt diese Welt zu einem besseren Ort machen.

Vögel sind eine Klasse der Wirbeltiere, deren Vertreter als gemeinsame Merkmale unter anderem Flügel, eine aus Federn bestehende Körperbedeckung und einen Schnabel aufweisen. Sie leben auf allen Kontinenten. Das Element Luft, in dem Vögel sich hauptsächlich bewegen, steht für Gedanken, Kommunikation, Freiheit und innere Klarheit. In vielen indianischen Legenden heißt es zum Beispiel, dass der Adler ein Gesandter des Großen Geistes ist und die Verbindung zu ihm darstellt. Vögel ermahnen uns zu mehr Objektivität. Sie stehen auch für etwas Neues, die Freiheit unserer Gedanken, das Lösen von festgefahrenen Ideen und Vorstellungen und für innere Klarheit.

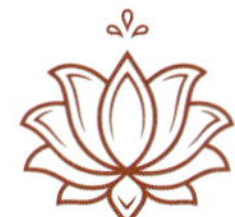

Tipp: Den feurigen Flamenco spüren

Der Flamencotanz ist purer Ausdruck positiver Gallenblasenenergie. Er vereint Verführung, Aufregung, Anmut, Stolz und Abenteuer. Lassen Sie sich vom leidenschaftlichen Rhythmus der Musik mitreißen, und probieren Sie einmal aus, wie es sich anfühlt, Flamenco-Musik zu hören und danach zu tanzen.

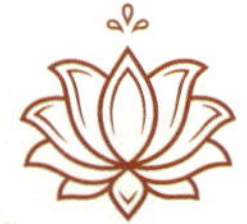

Mudra-Meditation für die Gallenblase

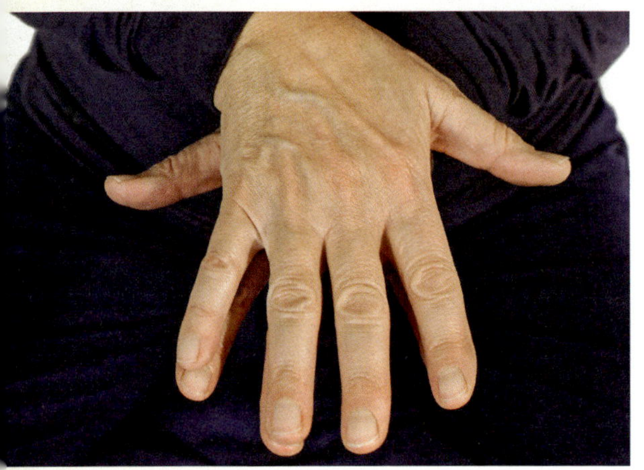

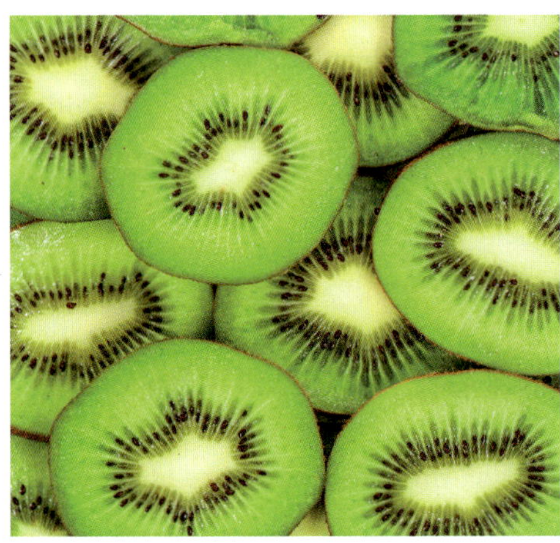

Setzen Sie sich bequem und aufrecht in einer Meditationshaltung auf einen Stuhl oder ein Meditationskissen. Entspannen Sie Ihre Schultern, und legen Sie Ihre Hände auf der Höhe des Oberbauches so aufeinander, dass die rechte Handinnenfläche auf dem linken Handrückenliegt. Die Daumen berühren keinen anderen Finger.

Richten Sie Ihre Aufmerksamkeit auf Ihre Gallenblase. Lassen Sie Ihren Atem entspannt in die rechte seitliche Rippengegend hineinfließen. Atmen Sie auf diese Weise mehrere Male ganz bewusst. Nun schließen Sie die Augen, und visualisieren Sie ein helles Grün wie eine frisch gemähte Wiese oder eine Kiwi. Mit Konzentration auf das Gallenblase-Mudra tönen Sie »R« (/ɑ:/). Sie können den Ton variieren, mal leiser, mal lauter werden. Lassen Sie den Ton aus Ihrem Bauch kommen, dann versetzt er Ihre Gallenblase in eine sanfte Vibration.
Nach etwa 5 Minuten lassen Sie den Ton ausklingen, lösen die Handhaltung auf und legen Ihre Hände entspannt auf die Oberschenkel. Spüren Sie, was die Handhaltung, das Tönen und das Visualisieren der Farbe in Ihnen ausgelöst haben. Lassen Sie alle Gedanken, Gefühle und Empfindungen in Ihnen zu, ohne an ihnen festzuhalten. Zum Abschluss der Übung legen Sie Ihre Hände in den Schoß und verweilen noch einen Augenblick, ohne sich zu bewegen. Sie können auch auf dem Rücken liegend ruhen.

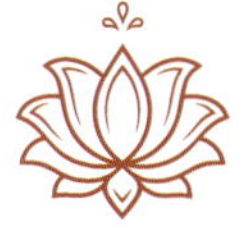

Heilströmen für die Gallenblase

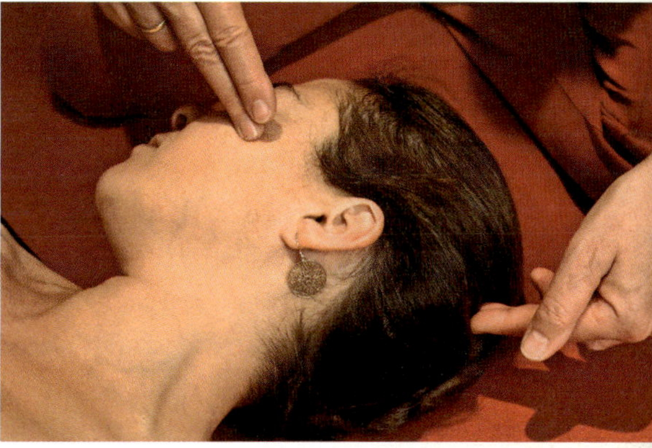

Der empfangende Partner liegt entspannt auf dem Rücken, seine Arme sind zur Seite ausgestreckt, seine Beine sind leicht geöffnet, und der Kopf ist nach rechts gedreht.
Als Gebender setzen Sie sich an der Kopfseite des empfangenden Partners bequem und aufrecht auf ein kleines festes Kissen oder auf den Boden.

Berühren Sie mit dem Mittelfinger Ihrer rechten Hand den Punkt an der äußeren Ecke des linken Oberkiefers Ihres Partners. Halten Sie mit dem Zeige- und dem Mittelfinger Ihrer linken Hand den Punkt im hinteren linken Schädelbereich Ihres Partners, der 1 Handbreit diagonal vom Ohr entfernt liegt.

Spüren Sie nun den Pulsschlag an beiden Kontaktstellen, indem Sie einen sanften Druck ausüben. Der Puls ist dann zu spüren, wenn der Druck weder zu leicht noch zu stark ist. Er entfaltet sich genau in der Mitte. Tönen Sie zusammen mit Ihrem Partner den Gallenblasen-Ton »R« (/ɑː/) mindestens 3-mal. Versuchen Sie, ganz präsent und achtsam für alles zu sein, was Sie wahrnehmen, und achten Sie darauf, dass Ihr Partner sich entspannen kann.

Nach 5–10 Minuten wechseln Sie zur zweiten Position. Ihr Partner dreht sich auf den Bauch, und Sie sitzen an

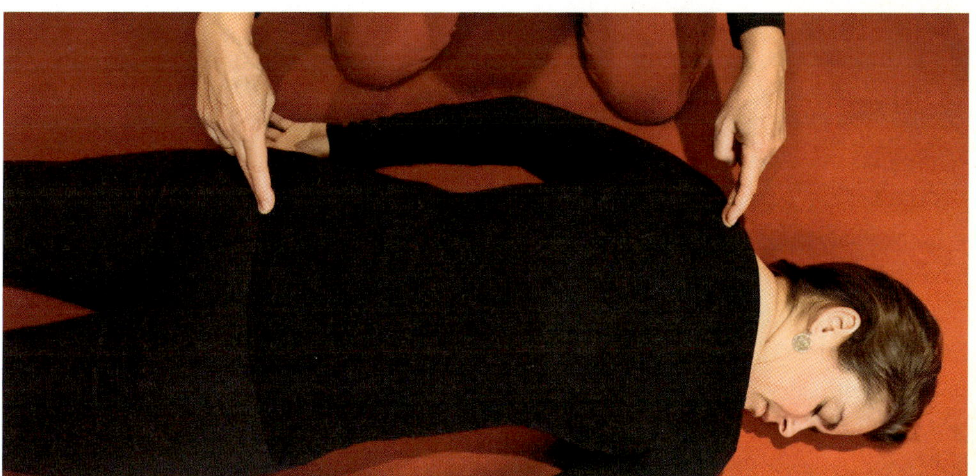

seiner linken Körperseite. Berühren Sie mit dem Zeige- und dem Mittelfinger Ihrer linken Hand den Punkt am oberen Ende des linken Schulterblatts. Als zweiten Punkt halten Sie mit dem Zeige- und dem Mittelfinger Ihrer rechten Hand den Punkt am Gesäß, der auf einer gedachten Linie genau unter dem Punkt am Schulterblatt liegt. Nun spüren Sie wieder den Pulsschlag an beiden Kontaktstellen, indem Sie einen stärkeren Druck ausüben. Tönen Sie zusammen mit Ihrem Partner den Gallenblasen-Ton »R« (/ɑː/) mindestens 3-mal, und nehmen Sie wieder alles achtsam wahr.

Beenden Sie das Heilströmen nach weiteren 5–10 Minuten, und lassen Sie sich und Ihrem Partner noch etwas Zeit zum Nachspüren.

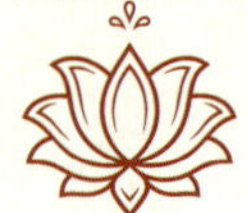

Intensive Körperarbeit mit einem Partner

Bitte setzen Sie diese Körperarbeit nur ein, wenn wenigstens einer von Ihnen (Sie oder Ihr Übungspartner) die Einweisung dazu von einem Tibetan-Pulsing-Therapeuten erhalten und diese Position unter Anleitung praktiziert hat.

Der empfangende Partner liegt auf dem Bauch, seine Arme sind seitlich angewinkelt, und sein Kopf ist zu einer Seite gedreht.
Als Gebender setzen Sie sich rittlings behutsam auf das obere Drittel der Schulterblätter Ihres Partners, besonders auf das linke Schulterblatt. Die Beine sind nach hinten angewinkelt. Legen Sie Ihre Füße bzw. Unterschenkel unter seine Oberarme bzw. seine Schultern. Sie schauen in Richtung seines Kopfes. Drücken Sie mit den Fingern Ihrer linken Hand in den Punkt im oberen Drittel der linken Gesäßhälfte Ihres Partners. Ihre rechte Hand ruht auf Ihrem rechten Oberschenkel.

Zur Einstimmung können Sie und Ihr Partner zusammen den Organ-Ton anklingen lassen. Atmen Sie tief ein, und tönen Sie mit dem Ausatmen 3-mal den Ton der Gallenblase »R« (/ɑː/).

Verlagern Sie als Gebender Ihr Gewicht sehr langsam von einem Schulterblatt zum anderen und wieder zurück. Sie können Ihren Oberkörper auch leicht nach vorn beugen, sodass Ihr Gewicht stärker auf den Schulterblättern ruht. Lösen Sie dabei den Druck am Punkt des Gesäßes ein wenig. Das ist die Push-Phase. Halten Sie sie ein paar Minuten. Beugen Sie sich danach leicht nach hinten, und gehen Sie mit Ihren Händen etwas tiefer in den Punkt am Gesäß. Lösen Sie dabei das Gewicht von den Schulterblättern, verlieren Sie aber nicht den Kontakt mit ihnen. Das ist die Pull-Phase. Der Wechsel zwischen Push und Pull wird mehrere Male angewendet – 3 Durchgänge sind sinnvoll.

Die Vor- und Rückwärtsbewegung kann sich auch mit seitlichen Bewegungen abwechseln, sodass Sie als Gebender kreisende Bewegungen ausführen. Es ist gut, immer wieder mit dem Körper in die Schulterblätter zu sinken, solange Ihr Partner dies zulassen kann.
Es ist möglich, hier eine rhythmische Auf- und Abbewegung einzubauen, sodass die Schulterblätter durchgepumpt werden und sich tiefere Schichten von Verspannungen lösen können.

Zum Ende lösen Sie sich als Gebender ganz vom Körper des Empfangenden und setzen sich an seine linke Körperseite. Legen Sie Ihre Hände auf sein linkes Schulterblatt und seine linke Gesäßhälfte oder das Kreuzbein.

Geben Sie Ihrem Partner Raum, sich langsam umzudrehen und die Augen zu öffnen.
Legen Sie sich neben ihn, und legen Sie beide Beine über seine Gallenblase. Bleiben Sie etwa 5–10 Minuten gemeinsam in dieser Entspannungsposition liegen.

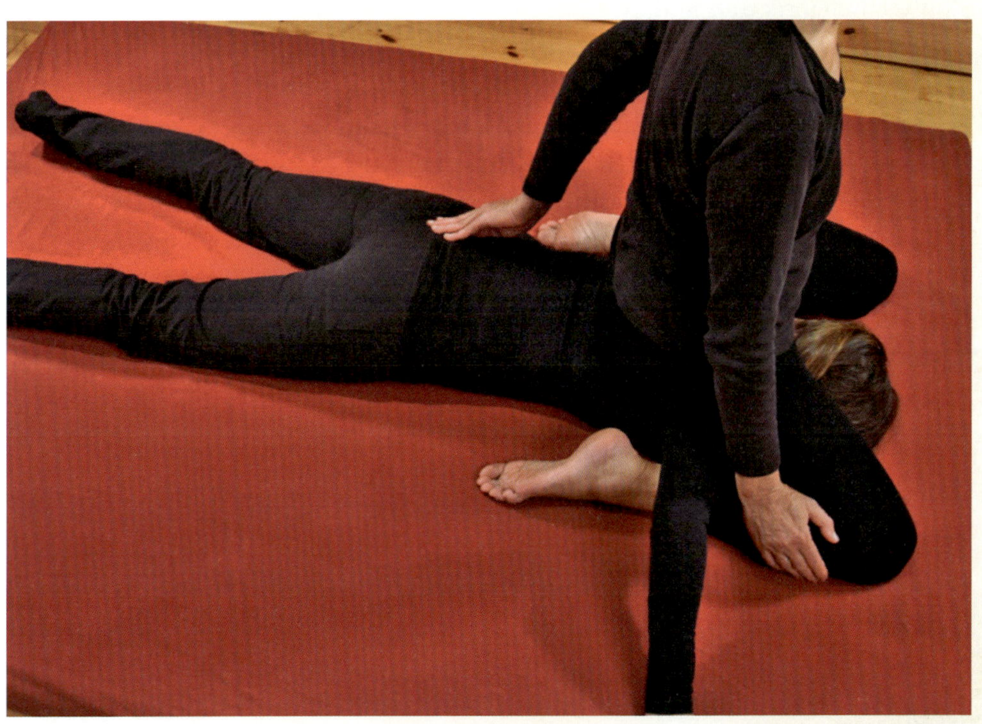

Die Leber

ENTFALTUNG VON SICHERHEIT

7. bis 21. März

Organebene

Die Leber ist eines der größten inneren Organe in unserem Körper und das wichtigste Stoffwechselorgan. Sie baut Eiweiße (Aminosäuren) auf und auch wieder ab, speichert Zucker und wandelt ihn bei Bedarf um, bildet Fettsäuren und Cholesterin und baut sie ebenfalls wieder ab. Zudem wird in ihr die Galle produziert. Die Leber neutralisiert Schadstoffe und giftige Stoffwechselprodukte. Auf diese Weise reinigt sie das Blut. In Zusammenhang mit der Menstruation beeinflusst sie den Zyklus der Frau und ihre Sexualität. Ist die Leberenergie schwach oder die Leber überlastet, treten Unregelmäßigkeiten und Schmerzen im Menstruationszyklus auf. Die Brüste können unangenehm anschwellen, und das sogenannte Prämenstruelle Syndrom (PMS), das in erster Linie auf eine Disbalance in den Eierstöcken hinweist, betrifft in einem tieferen Zusammenhang die Leber. Ohne die große Stoffwechselfabrik und Entgiftungsmaschine Leber könnten wir nicht leben.

Disbalancen aufgrund einer geschwächten Leber

Bei der Leber denken wir an das Bild eines Baumstammes, einer dicken Eiche, die für Sicherheit und Beständigkeit im Leben steht. Wird das Sicherheitsbestreben zu hölzern und starr, sind wir wenig bereit, Veränderungen und Wandel, die mit Unsicherheit einhergehen, zu begrüßen. Stattdessen verharren wir auf sicherem Terrain. Stagnation und Regression folgen und sind Ausdruck dieses Ungleichge-

Buchstabe und Tonfrequenz der Leber: S (/ɛs/)

Farbschwingung der Leber: Dunkelgrün

Wirbelentsprechung für die Leber:
7. Halswirbel

Tiere, die der Leber zugeordnet werden:
Krokodil, Nashorn und Schildkröte

Land, das in der Frequenz der Leber schwingt:
Italien

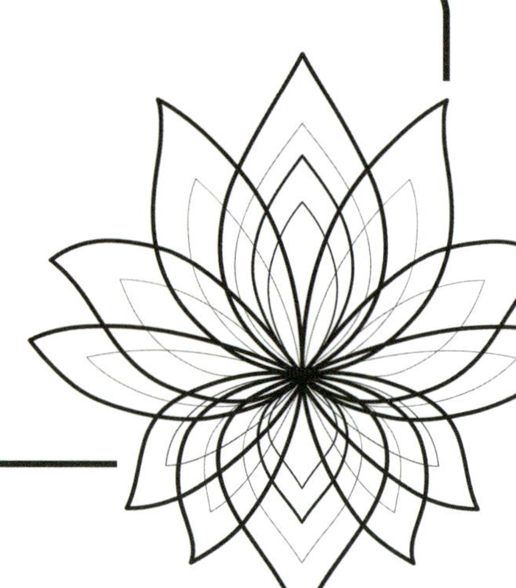

wichts. Eine tiefe Angst, verlassen zu werden, bringt uns dazu, am Alten festzuhängen, auch wenn es uns längst nicht mehr guttut. Die Abwärtsspirale in Richtung Depression, wenn Groll und Wut, Kummer und Gram unausgedrückt bleiben, beginnt. Alkoholismus dient hier zur Unterdrückung starker Emotionen genauso wie Schokoladensucht oder andere Formen der Betäubung.
Ist die Leber nicht mehr in der Lage, das alles zu kompensieren, kann es zu einer Fettleber, Hepatitis, Leberkrebs und im schlimmsten Fall zur tödlichen Leberzirrhose kommen. Migräne, die auch durch hormonelle Disbalancen ausgelöst werden kann, steht oft in Zusammenhang mit einer zu großen Giftansammlung im Körper. Morbus Meulengracht, eine harmlose Stoffwechselstörung mit Gelbfärbung der Augen und erhöhten Bilirubin-Werten mit unterschiedlichen Folgen, ist eine weitere Krankheit der Leber. Auf hormoneller Ebene hat die Leber eine enge Verbindung zur Hypophyse. Beschwerden während der Menstruation, Zysten und Myome in der Gebärmutter entstehen durch eine gestörte Leberenergie. Auch die Augen und somit das Sehen korrespondieren sehr stark mit der Leberaktivität. Linsen- und Glaskörpertrübungen, Makuladegeneration, trockene Augen und Fehlsichtigkeit weisen auf Störungen im Leberstoffwechsel hin.

Emotionaler Halt durch innere Verankerung

Ist die Energie der Leber ausgeglichen, haben wir eine solide Basis, auf die wir bauen können. Das eindrücklichste Bild für die Leber ist ein gesunder Baum mit seinen grünen, saftigen Blättern, tief verwurzelt in der Erde, der sein schützendes Dach allen anbietet, die unter ihm verweilen. Wie ein Fels in der Brandung ist der Mensch, an den wir uns anlehnen und auf den wir uns verlassen können. Wir genießen es, ein eigenes Heim zu haben und uns sicher zu fühlen. In unseren Beziehungen fühlen wir uns emotional gehalten. Wir erfreuen uns daran, Teil einer Gesellschaft oder Gemeinschaft zu sein, weil es das ist, was unser Herz möchte. Wir würden die Sicherheit dieser Konformität aufgeben, wenn es sich nicht mehr richtig anfühlt, darin zu verbleiben, ohne uns dafür schuldig zu fühlen.

Erlauben Sie sich in dieser Zeit, Geborgenheit zu genießen. Das kann äußerlich sein, indem Sie öfter zu Hause bleiben, gute soziale Kontakte pflegen, Ihre Reserven in der Natur auftanken, gesunde Strukturen im Ablauf des täglichen Lebens einrichten, oder innerlich, indem Sie sich emotionale Zuwendung schenken und sich auf Ihre innere Verankerung ausrichten. Versuchen Sie, offen für Veränderungen zu sein, und finden Sie ein mittleres Maß, wie viel Veränderung gut für Sie ist. Geben Sie auch anderen das Gefühl, dass diese sich auf Sie verlassen können.

Konformität und Sicherheit

Die Leber steht für das Mütterliche in allen Lebensformen. Der mütterliche Instinkt schützt das Kind vor jedem negativen Einfluss und vor Gefahren – in der Tierwelt genauso wie beim Menschen. Mütter zeigen ihren Kindern, wie ein gesundes Zusammenleben möglich ist, und lehren sie die Grundregeln von Konformität. Sind Mütter nicht in der Lage, ihrem Kind das Gefühl von Geborgenheit und Schutz zu geben, fehlen ihm die so wichtigen inneren Wurzeln. Diese Kinder haben es später schwer, Vertrauen aufzubauen und sich Stabilität und Struktur selbst zu geben. Umzüge, plötzliche Veränderungen, Flucht und das Wegbrechen von Sicherheiten in der Kindheit können dieses Grundbedürfnis erschüttern.

So, wie die Leber auf der physiologischen Ebene in der Lage ist, Stoffe zu bilden, sie um- und wieder abzubauen und bei Bedarf einzusetzen, so entwickeln wir eine natürliche Bereitschaft zu Flexibilität und Veränderungen in unserem Leben. Wir geraten nicht bei jeder Gelegenheit aus dem Lot und entwickeln die Fähigkeit, auf äußere Veränderungen angemessen und entspannt zu reagieren. Die grundlegenden Bausteine dieses Sicherheitsgefühls werden schon im Mutterleib gelegt – dort, wo der Fötus vor allen negativen Empfindungen geschützt sein sollte. Es ist besonders wichtig, dass Schwangere in dieser Zeit selbst genügend emotionalen Schutz erhalten. Früher waren schwangere Frauen in eine größere Familie integriert, es war normal, dass die eigene Mutter, die Großmutter und die Schwestern zusammenlebten. Hat die werdende Mutter Ruhe und ist die Zeit während der Schwangerschaft sorgenfrei, hat das Kind die bestmögliche Voraussetzung, sich gut zu entwickeln. Nach der Geburt geht es um die Erfüllung grundlegender Bedürfnisse wie Hunger, Durst, Körperkontakt und liebevolle Zuwendung. Bleiben diese Bedürfnisse oder Teile davon unbefriedigt, ist das für Babys schnell lebensbedrohlich. Sie kämpfen um Aufmerksamkeit und machen sich durch Schreien, Weinen und körperliche Gesten bemerkbar. Werden die Bedürfnisse nicht gehört und erfüllt, müssen sie den aussichtslosen Kampf aufgeben. Dann ziehen sie sich zurück und verstummen aus Angst vor einer erneuten Frustration.

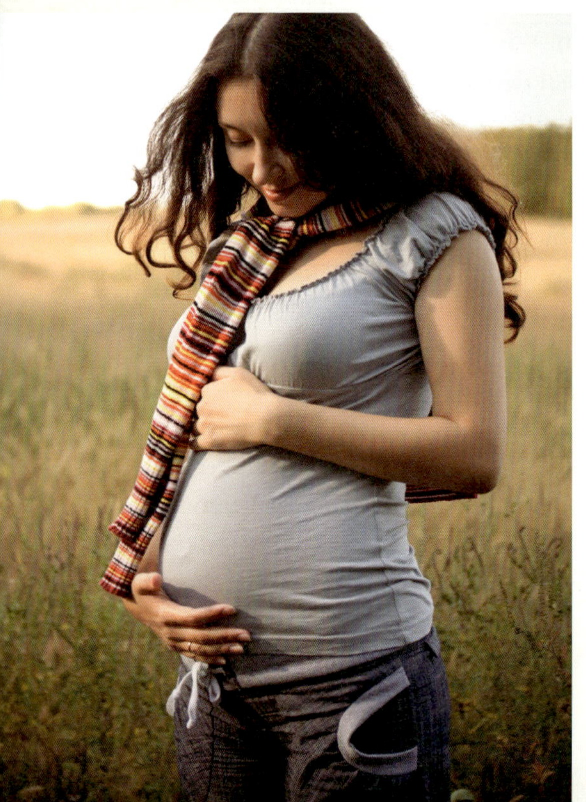

Depression und Schuld

Niedergeschlagenheit resultiert aus der Erfahrung, immer wieder vernachlässigt worden zu sein. Depression ist ein negativer Zustand, den wir speziell in den Schultern und der oberen Brust halten. Die Körperhaltung drückt einen Sog nach unten aus, der Oberkörper ist nach vorn und unten geneigt. Der Depressive kann sich selbst nicht aufrichten, ihm fehlen Selbstvertrauen und Stabilität. Diese kompensierende Haltung ist der Versuch, das Herz vor Gefühlen zu schützen, die schmerzhaft sein könnten. Schmerz und Wut zu fühlen, würde die Schale, die sich um das Herz gelegt hat, aufbrechen. Der Ausdruck von Bedürfnissen wird grundlegend gebremst, und es gibt eine Weigerung, sich selbst Zuwendung zu geben. Schuld entsteht, wenn wir mit den Wünschen unserer Mutter nicht übereinstimmen. Obwohl es ein natürlicher Entwicklungsprozess ist, sich gegen die Werte und Meinungen der Mutter zu stellen, entwickeln wir Schuldgefühle, wenn wir eine gegensätzliche Meinung haben. Diese Schuldgefühle können sich bis ins Erwachsenenalter fortsetzen.

Wut – ein gesunder Lebensausdruck

Die Leber ist auch der Sitz von Wut und Groll. Unterdrücken wir unsere Wut immer wieder, belasten wir damit die Leber. Aus Wut wird Groll, ein leises Donnern unter der Oberfläche. Ausdrücke wie »Mir ist eine Laus über die Leber gelaufen« zeigen einen Unmut, der aus bitteren und gereizten Gedanken und Gefühlen entsteht, die nicht zum Ausdruck gebracht werden. Die Angst davor, Wut zu zeigen, bindet Lebensenergie, und die Freude am Leben wird immer geringer. Vergangene Zeiten werden idealisiert. Früher war doch alles viel besser! Es ist eine große Klage an das Leben, und man empfindet eine starke Schuld, das Leben verpasst zu haben. Zorn auf das Leben oder gegen Gott kann in Resignation und Depression enden. Der fühlende Kontakt zur Energie von Wut hingegen kann die schlafende Lebensenergie wiedererwecken. Wir brauchen diese Energie, um Resignation zu überwinden. Wut ist im Kern nichts anderes als Energie und ein Kraftpotenzial. Indem wir Wut in uns erlauben und fließen lassen, ohne sie auf jemanden zu projizieren und ohne sie in uns zu unterdrücken – was nicht einfach ist –, sind wir in Kontakt mit Lebendigkeit und Kraft.

Wie können wir uns sicher und dennoch frei fühlen?

In tiefer Innenschau ist es möglich, zu erfahren, dass es einen Kern in uns gibt, der unverändert bleibt. Von diesem inneren Ort aus kann alles, was sich bewegt, sich verändert, entsteht und vergeht, einschließlich des eigenen körperlichen Lebens und Sterbens, betrachtet werden. Jedes negative Gefühl in Bezug auf uns selbst oder andere kann sich in diesem Bewusstsein auflösen. Vom Standpunkt

des inneren Beobachters aus entsteht ganz natürlich der Wunsch, seinen Beitrag im Leben zu leisten, in Interaktion zu gehen und Liebe zu teilen.
Erfolgreiche Unternehmen legen einen starken Wert auf menschliche Entwicklung. Sie unterstützen ihre Mitarbeiter in deren Bedürfnissen nach Stabilität und Flexibilität und auch in der Entwicklung ihres Potenzials. Ein gewinnbringendes Geschäft zu gründen, repräsentiert die erfolgreiche Ausdehnung des eigenen Wesens in die Welt. Wenn das, was wir tun, mit unserer inneren Einstellung übereinstimmt, werden wir zu wirklichen Teilnehmern am Leben. Und alles, was wir tun, nährt uns gleichermaßen. Wenn der Beitrag, den wir zu geben haben, zufriedenstellend ist, wird es einen Platz geben, an dem er gebraucht wird.

Wenn Angst uns gefangen hält

Die Angst, uns von eingefahrenen Situationen zu verabschieden, um etwas gänzlich Neues auszuprobieren, hält uns gefangen. Doch auch die tägliche Routine fühlt sich an wie eine bleischwere Last. Das kann so unerträglich werden, dass wir schließlich – um das nicht mehr fühlen zu müssen – zu Schlaftabletten greifen, zu Beruhigungsmitteln oder zu anderen Stimulanzien. Alkohol ist ein durchaus effektives Mittel, Gefühle zu dämpfen, eine unbefriedigende Situation auszuhalten und inneren Schmerz auszublenden. Im Extremfall drängen sich dann suizidale Gedanken auf. Die selbstzerstörerische Haltung findet eine gewaltsame Lösung und beendet das, was so schmerzhaft, aussichtslos und sinnlos erscheint.
Die Wahrheit ist, dass wir Menschen Respekt und ungeheure Würde verdienen. Wir sind ein winziger Teil des universellen Bewusstseins, ein Körnchen im Sand einer Wüste – doch immens wertvoll, wenn wir es schaffen, uns diesen Wert zuzugestehen.
Es ist unsere Wahl und unsere Bereitschaft zur Transformation, zum Wandel. Schaffen wir eine Öffnung, damit die Tür zu unserem inneren Kern sichtbar wird und wir den Weg hindurch finden können! Der Verlust des Urvertrauens in das Gehaltensein unserer körperlichen Existenz ist die schmerzliche Erfahrung, der wir uns öffnen können. Wie tiefgreifend haben wir diese Realität in uns verloren! Und welche Folgen hat das für die Entfaltung unseres Menschseins und unserer Wahrnehmung vom Leben.

Krokodil, Nashorn und Schildkröte – die Tiere der Leber

Krokodile besitzen einen Rückenpanzer aus in der Haut liegenden Knochenplatten. Sie legen bis zu siebzig Eier (!) in ein Nest im Boden, das vom Muttertier bewacht wird. Die Krokodilmutter kann ihren Jungen beim Schlüpfen helfen, sobald diese sich akustisch bemerkbar machen. Nach dem Schlüpfen trägt sie ihre Jungen vorsichtig in ihrem Maul ins Wasser, um sie vor potenziellen Fressfeinden zu schützen. Salzwasserkrokodile können bis zu siebzig Jahre alt werden. Krokodile spielen bei vielen Völkern eine große Rolle, die vor allem von Angst, Ehrfurcht und Bewunderung geprägt ist. Sobek, eine Gottheit mit Krokodilkopf und der Patron der Pharaonen, galt den Ägyptern als ein Gott des ewigen Fortbestands. In Westafrika wurde die Leber eines Krokodils als mächtiges magisches Organ angesehen, das den Medizinmännern als Mittel zur Verfügung stand, um jemanden zu verhexen, der sterben sollte.

Nashörner, die auch Rhinozerosse genannt werden und deren Entwicklungsgeschichte vor nahezu 50 Millionen Jahren beginnt, und Schildkröten, deren erste Vorfahren bereits vor 220 Millionen Jahren lebten, drücken Größe, Langsamkeit und Stabilität aus. Nashörner haben eine derart zähe Haut, dass ihr selbst die Krallen von Tigern und Löwen kaum etwas anhaben können. Sie sind ausgesprochene Einzelgänger, die keine Gesellschaft lieben, weder die von Menschen noch die von Artgenossen, und sie greifen beide bereitwillig an.

Schildkröten, die ihr sicheres Haus immer mit sich tragen, sind in vielen Kulturen das Symbol für langes Leben, Fruchtbarkeit und Unzerstörbarkeit. Im Hinduismus erscheint der Gott Vishnu als »Kurma«, die Schildkröte. Auf ihrem Rücken holten die Götter das Elixier der Unsterblichkeit aus dem Ozean. Im frühen und mittleren Christentum standen Schildkröten zudem für den weltlichen Aspekt der Frau, die in ihrem Haus lebt und sich bei Gefahr dorthin zurückziehen kann.

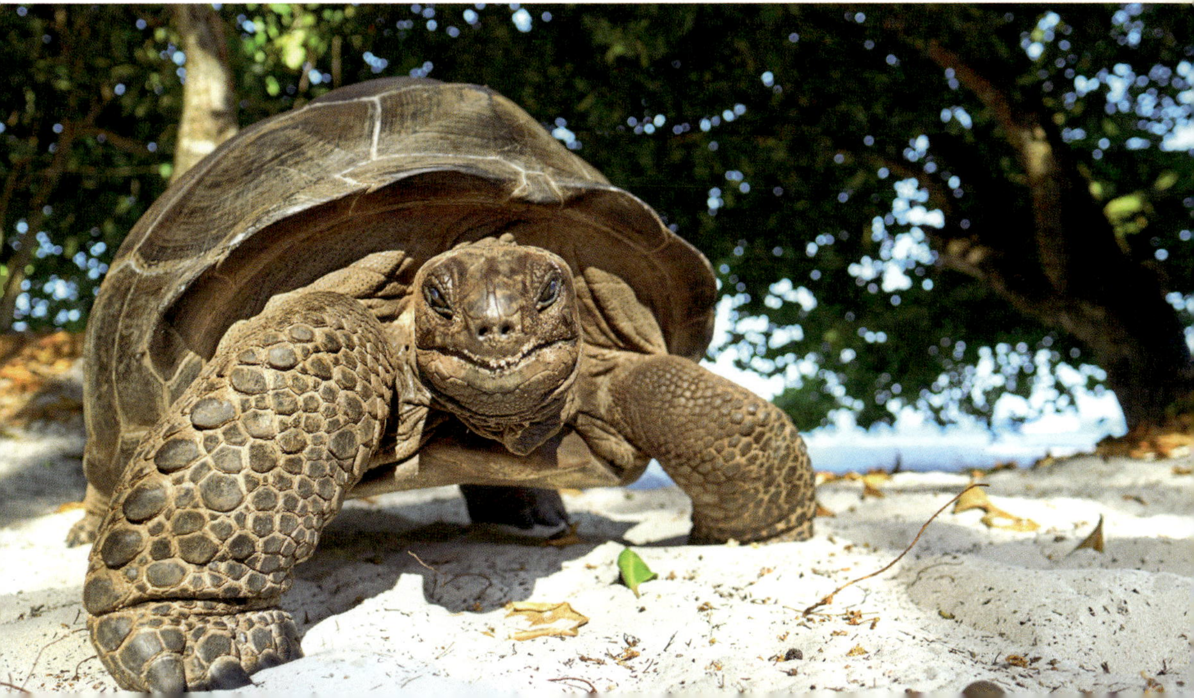

Tipps für eine starke Leber

Gehen Sie in der Natur spazieren. Tauchen Sie ein in die entspannende Kraft der Wälder, und lassen Sie das Grün der Blätter auf Ihre Augen wirken. Nun ist die Zeit auch ideal für eine intensive körperliche Reinigung, z. B. für eine Leberreinigung oder eine Fastenkur. Verzichten Sie einmal auf Alkohol, Zucker und – wenn möglich – auf Medikamente, um der Leber eine Auszeit zu geben.

Mudra-Meditation für die Leber

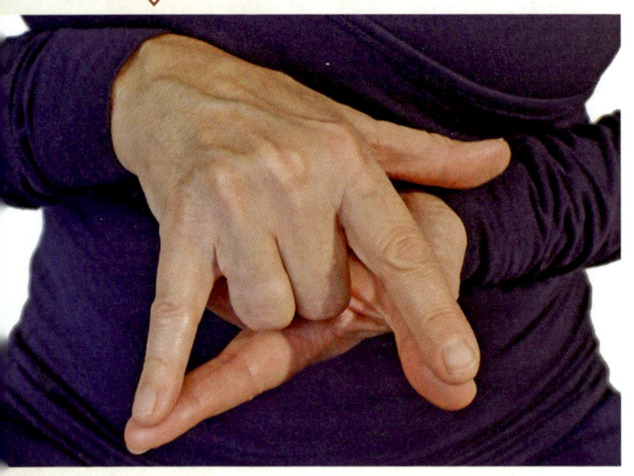

Setzen Sie sich bequem und aufrecht in einer Meditationshaltung auf einen Stuhl oder ein Meditationskissen. Entspannen Sie Ihre Schultern, und legen Sie Ihre Hände auf der Höhe des Oberbauches so aufeinander, dass die Innenfläche Ihrer linken Hand nach oben und die Innenfläche der rechten nach unten zeigen. Die letzten drei Finger der linken, unteren Hand sind zum Handballen hin gekrümmt; Mittel- und Ringfinger der rechten, oberen Hand ebenso. Der Zeigefinger der oberen Hand liegt auf dem Daumen der unteren und der kleine Finger der oberen Hand auf dem Zeigefinger der unteren Hand. (Das ist etwas für Fortgeschrittene, wenn Sie aber einmal den Dreh raushaben, ist es einfach.)

Richten Sie Ihre Aufmerksamkeit auf Ihre Leber. Lassen Sie Ihren Atem entspannt in die rechte Seite Ihres Körpers, wo die Leber liegt, hineinfließen. Atmen Sie auf diese Weise mehrere Male ganz bewusst. Nun schließen Sie die Augen, und visualisieren Sie die Farbe Dunkelgrün vor Ihrem inneren Auge wie in einem Wald voller saftig grüner Tannen. Nehmen Sie die Stabilität eines großen Baumes in sich wahr. Mit Konzentration auf das Leber-Mudra tönen Sie »S« (/ɛs/). Sie können den Ton variieren, mal leiser, mal lauter werden. Lassen Sie den Ton aus Ihrer Leber kommen, dann versetzt er diese in eine sanfte Vibration.

Nach etwa 5 Minuten lassen Sie den Ton ausklingen, lösen die Handhaltung auf und legen Ihre Hände entspannt auf die Oberschenkel. Spüren

Sie, was die Handhaltung, das Tönen und das Visualisieren der Farbe in Ihnen ausgelöst haben. Lassen Sie alle Gedanken, Gefühle und Empfindungen in Ihnen zu, ohne an ihnen festzuhalten. Zum Abschluss der Übung legen Sie Ihre Hände in den Schoß und verweilen noch einen Augenblick, ohne sich zu bewegen. Sie können auch auf dem Rücken liegend ruhen.

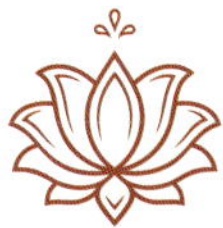

Heilströmen für die Leber

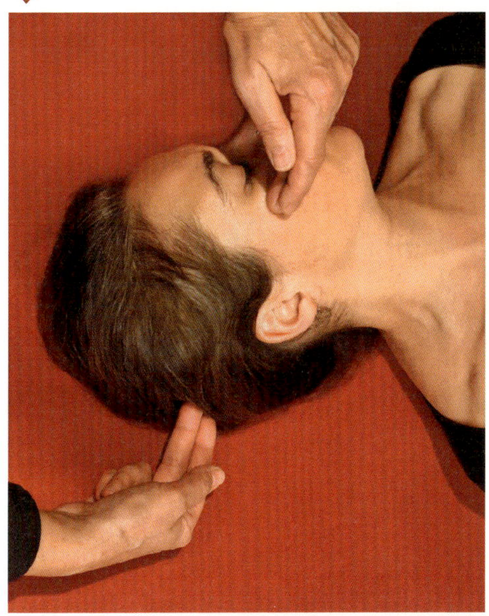

Der empfangende Partner liegt entspannt auf dem Rücken, seine Arme sind zur Seite ausgestreckt, seine Beine sind leicht geöffnet, und der Kopf ist nach links gedreht.
Als Gebender setzen Sie sich an der Kopfseite des empfangenden Partners bequem und aufrecht auf ein kleines festes Kissen oder auf den Boden.

Berühren Sie mit dem Mittelfinger Ihrer linken Hand den Punkt an der äußeren Ecke des rechten Oberkiefers Ihres Partners. Halten Sie mit dem Zeige- und dem Mittelfinger Ihrer rechten Hand

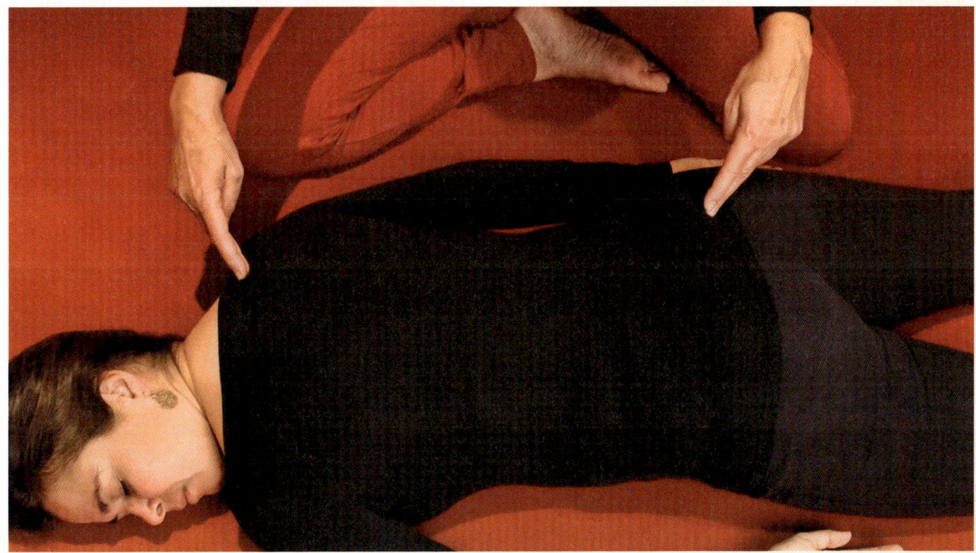

den Punkt im hinteren rechten Schädelbereich Ihres Partners, der 1 Handbreit diagonal vom Ohr entfernt liegt.

Spüren Sie nun den Pulsschlag an beiden Kontaktstellen, indem Sie einen sanften Druck ausüben. Der Puls ist dann zu spüren, wenn der Druck weder zu leicht noch zu stark ist. Er entfaltet sich genau in der Mitte. Tönen Sie zusammen mit Ihrem Partner den Leber-Ton »S« (/ɛs/) mindestens 3-mal. Versuchen Sie, ganz präsent und achtsam für alles zu sein, was Sie wahrnehmen, und achten Sie darauf, dass Ihr Partner sich entspannen kann.

Nach 5–10 Minuten wechseln Sie zur zweiten Position. Ihr Partner dreht sich auf den Bauch, und Sie sitzen an seiner rechten Körperseite. Berühren Sie mit dem Zeige- und dem Mittelfinger Ihrer rechten Hand den Punkt am oberen Ende des rechten Schulterblatts. Als zweiten Punkt halten Sie mit dem Zeige- und dem Mittelfinger Ihrer linken Hand den Punkt am Gesäß, der auf einer gedachten Linie genau unter dem Punkt am Schulterblatt liegt. Nun spüren Sie wieder den Pulsschlag an beiden Kontaktstellen, indem Sie einen stärkeren Druck ausüben. Tönen Sie zusammen mit Ihrem Partner den Leber-Ton »S« (/ɛs/) mindestens 3-mal, und nehmen Sie wieder alles achtsam wahr.

Beenden Sie das Heilströmen nach weiteren 5–10 Minuten, und lassen Sie sich und Ihrem Partner noch etwas Zeit zum Nachspüren.

Intensive Körperarbeit mit einem Partner

Bitte setzen Sie diese Körperarbeit nur ein, wenn wenigstens einer von Ihnen (Sie oder Ihr Übungspartner) die Einweisung dazu von einem Tibetan-Pulsing-Therapeuten erhalten und diese Position unter Anleitung praktiziert hat.

Der empfangende Partner liegt auf dem Bauch, seine Arme sind seitlich angewinkelt, und sein Kopf ist zu einer Seite gedreht.
Als Gebender setzen Sie sich rittlings behutsam auf das obere Drittel der Schulterblätter Ihres Partners, besonders auf das rechte Schulterblatt. Die Beine sind nach hinten angewinkelt. Legen Sie Ihre Füße bzw. Unterschenkel unter seine Oberarme bzw. seine Schultern. Sie schauen in Richtung seines Kopfes. Drücken Sie mit den Fingern Ihrer rechten Hand in den Punkt im oberen Drittel der rechten Gesäßhälfte Ihres Partners. Ihre linke Hand ruht auf Ihrem linken Oberschenkel.
Zur Einstimmung können Sie und Ihr Partner zusammen den Organ-Ton anklingen lassen. Atmen Sie tief ein, und tönen Sie mit dem Ausatmen 3-mal den Ton der Leber »S« (/ɛs/).

Verlagern Sie als Gebender Ihr Gewicht sehr langsam von einem Schulterblatt zum anderen und wieder zurück. Sie können Ihren Oberkörper auch leicht nach vorn beugen, sodass Ihr Gewicht stärker auf den Schulterblättern ruht. Lösen Sie dabei den Druck am Punkt am Gesäß ein wenig. Das ist die Push-Phase. Halten Sie sie ein paar Minuten. Beugen Sie sich danach leicht nach hinten, und gehen Sie mit Ihren Händen etwas tiefer in den Punkt am Gesäß. Lösen Sie dabei das Gewicht von den Schulterblättern, verlieren Sie aber nicht den Kontakt mit ihnen. Das ist die Pull-Phase. Der Wechsel zwischen Push und Pull wird mehrere Male angewendet – 3 Durchgänge sind sinnvoll.
Die Vor- und Rückwärtsbewegung kann sich auch mit seitlichen Bewegungen abwechseln, sodass Sie als Gebender kreisende Bewegungen ausführen. Es ist gut, immer wieder mit dem Körper in die Schulterblätter zu sinken, solange Ihr Partner dies zulassen kann. Es ist möglich, hier eine rhythmische Auf- und Abbewegung einzubauen, sodass die Schulterblätter durchgepumpt werden und sich tiefere Schichten von Verspannungen lösen können.

Zum Ende lösen Sie sich als Gebender ganz vom Körper des Empfangenden und setzen sich an seine rechte Körperseite. Legen Sie Ihre Hände auf sein rechtes Schulterblatt und seine linke Gesäßhälfte oder das Kreuzbein. Geben Sie Ihrem Partner Raum, sich langsam umzudrehen und die Augen zu öffnen. Legen Sie sich neben ihn, und legen Sie beide Beine über seine Leber. Bleiben Sie etwa 5–10 Minuten gemeinsam in dieser Entspannungsposition liegen.

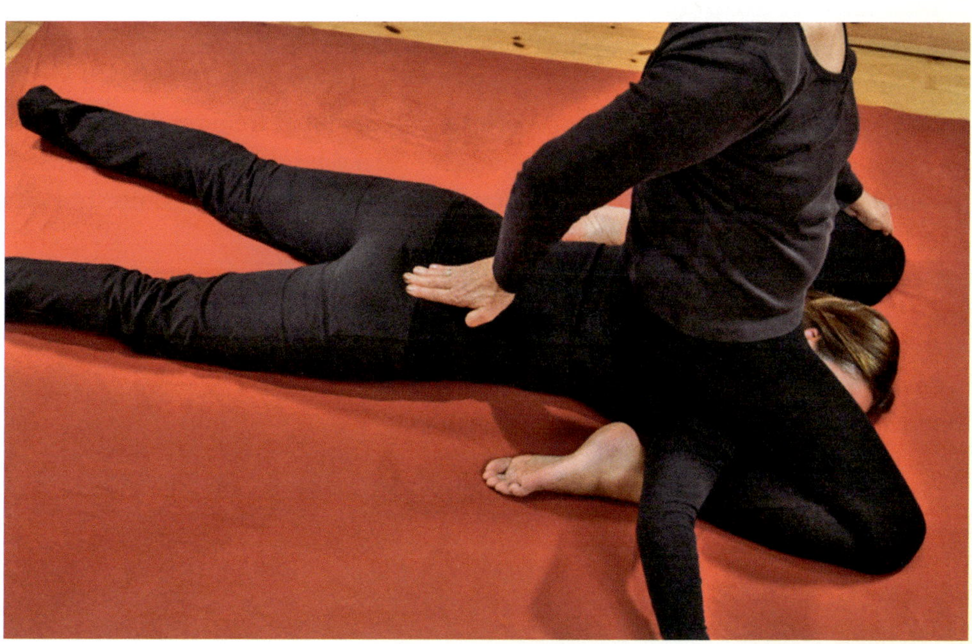

Die Nebennieren

ENTFALTUNG VON MUT

22. März bis 5. April

Organebene

Die Nebennieren sind Drüsen und sitzen rittlings auf den Nieren. Sie produzieren vor allem Sexualhormone, Adrenalin, Noradrenalin und Dopamin. Das Hormon Adrenalin ist zuständig für die Bereitstellung eines hohen Energielevels in Gefahrensituationen, sodass wir flüchten oder kämpfen können. Voller Energie und Wachheit verfügen wir über ein Reservoir an elementarer Kraft. In positiven Erregungszuständen, wie z. B. in der Sexualität oder bei Extremsportarten, werden dieselben Nebennierenhormone ausgeschüttet mit denselben Effekten. Darüber hinaus haben die Nebennieren mit unserem primären Durstbedürfnis zu tun. Durst existiert vor Hunger, und zum Überleben ist Flüssigkeit wichtiger als feste Nahrung. Die Nebennieren geben uns das Zeichen für Durst, indem unser Mund trocken wird. Wenn wir unserem Körper nicht genug Flüssigkeit zuführen, dehydriert er.

Disbalancen aufgrund geschwächter Nebennieren

Die Nebennieren repräsentieren die Polarität von Mut und Feigheit, von Täter und Opfer. Daraus erschließt sich in der Disbalance eine Angst, gepaart mit Misstrauen, vor jeglichem Unbekannten, Vorurteilen gegenüber fremden Rassen bis zu Fremdenhass, Hass gegen die vermeintlich Bösen oder das Böse und Feigheit, verbunden mit Furcht und Entsetzen. Voyeurismus und Exhibitionismus sind

Buchstabe und Tonfrequenz der Nebenieren: T (/tiː/)

Farbschwingung der Nebennieren: Königsblau

Wirbelentsprechung für die Nebennieren:
3. Brustwirbel

Tiere, die den Nebennieren zugeordnet werden:
Ratte, Fledermaus und Bär

Länder, die in der Frequenz der Nebennieren schwingen: Belgien und Russland

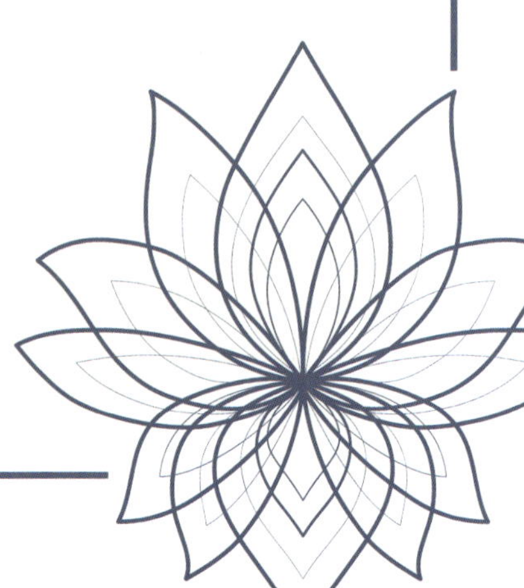

krankhafte Formen eines sexualpsychopathologischen Zustandes, die direkten Bezug zur Nebennierenthematik haben.
Auf der körperlichen Ebene zeigen sich Funktionsstörungen in Bluthochdruck, Diabetes insipidus (extrem hohe Harnausscheidung bedingt durch Hormonmangel), Nebenniereninsuffizienz und Nebennierenadenomen. Hypercortisolismus, auch als Cushing-Syndrom bekannt, ist die Folge eines chronisch erhöhten Cortisolspiegels, und das selten vorkommende Phäochromozytom ist eine Erkrankung des Nebennierenmarks.

Mutig der Angst begegnen

Sind die Nebennieren in einem ausgeglichenen Zustand, haben wir Zugang zu Mut und Handlungskraft. Wir lassen uns nicht von der Angst im Griff halten. Wenn wir Angst verspüren, können wir die Erregung und Wachheit nutzen, die sie mit sich bringt. Statt zu erstarren oder uns lähmen zu lassen, bleiben wir präsent in der Angst. Unsere Handlungen und Entscheidungen haben Kraft. Wir sind nicht Opfer, sondern Meister unseres Schicksals. Unser Mut befähigt uns auch, der Angst direkt zu begegnen.

Seien Sie in dieser Zeit besonders aufmerksam. Die Nebennieren versorgen uns mit erhöhter Wachsamkeit, die in Momenten von Gefahr gebraucht wird. Sie können sie aber auch nutzen, um Dinge anzugehen, die Sie sich bisher nicht getraut haben – besonders, wenn es um Herzensangelegenheiten geht.

Adrenalin-Kick und Wachsamkeit

Menschen, die extreme Sportarten betreiben, lieben den extra hohen Energieschub, der ihnen durch die Adrenalinausschüttung zur Verfügung steht. Der Kopf ist klar, die Gedanken konzentrieren sich auf diesen einen Moment, der Gefahr mit sich bringt. Würden sie wie gewohnt gedanklich abschweifen, wäre das viel zu riskant. Es gibt inzwischen die verrücktesten Sportarten, bei denen die Möglichkeit, sich zu verletzen oder sogar zu sterben, einkalkuliert werden muss: Bungee-Jumping, Fallschirmspringen, Freeclimbing, Apnoetauchen, Kite-Surfing, Speed-Flying, Wildwasserschwimmen oder Eisklettern …
Dasselbe Phänomen erhöhter Wachsamkeit tritt während tiefer Meditation ein: Konzentration auf einen Punkt. Am Anfang des Meditierens ist es hilfreich, sich z. B. auf den Atem, ein Mantra, eine Kerzenflamme, das Herzzentrum oder das Dritte Auge zu konzentrieren. Fortgeschrittene fokussieren sich nicht mehr auf etwas Bestimmtes, sie sind zum stillen Beobachter geworden, der Geist kann in der Stille verbleiben. Wie unterscheiden sich nun die beiden: ein Ausnahmesportler und ein Meditierender? Der Extremsportler bleibt im Außen orientiert, während der Körper in Bewegung ist. Beim Meditierenden ist die konzentrierte Energie

nach innen gerichtet, während der Körper in Ruhe verbleibt. Ein Bergsteiger findet den Kick in der äußeren Herausforderung, ein Meditierender findet ihn durch innere Bemühung. Im ersten Fall werden die Nebennieren überaus stark gefordert, das Nervensystem wird überlastet, und im zweiten Fall bleibt beides entspannt.

Die Comicfigur »Superman« repräsentiert ein Ideal von Mut und den Rausch des Adrenalin-Kicks. Die Farbe seines Anzugs ist das kraftvolle Königsblau der Nebennieren. Einen modernen Superman könnte man den verstorbenen Extremsportler Vincent Reffet nennen, den Partner von »Jetman« Yves Rossi, der 2014 vom höchsten Gebäude der Welt in Dubai sprang. Im Jahr darauf flog er gemeinsam mit seinem Partner mit angeschnallten Düsenflügeln neben dem größten Passagierflugzeug der Welt.

Das Trauma der Angst und die Entwicklung von Angstneurosen

Auf emotionaler Ebene braucht ein Mensch Liebe, Berührung und das Gefühl, gehalten zu werden, damit das Nervensystem sich entspannen kann. Werden Kinder in Angstsituationen oder nach einem Schrecken nicht gehalten, verlieren sie einen Teil ihres Urvertrauens in das Leben. Das Gefühl, dass alles wieder gut ist, wenn die Gefahr vorüber ist, würde dem Kind helfen, sich zu entspannen. Es würde das Vertrauen finden, dass das Leben trotz schlimmer Momente und Gefahren weitergeht und wohlwollend ist. Fehlt dieser Halt, bleibt ein Rest von Angsterregung im Nervensystem stecken und wird in späteren Lebenssituationen, die den nun erwachsenen Menschen an die Ursprungssituation erinnern, wieder aktiviert. Es fühlt sich so an, als wären wir wieder in der Angst und der Hilflosigkeit von damals alleingelassen. Nun sind wir aber erwachsen und können Verantwortung für uns selbst übernehmen, statt in der Angstlähmung zu verbleiben. Wir brauchen den Mut, aus der kindlichen Opferhaltung herauszutreten und als verantwortungsvolle Erwachsene zu handeln.

Auf der psychischen Ebene sind es Gedanken an mögliche Bedrohungen, die Angst auslösen. Menschen, die sich in ständigen Befürchtungen aufhalten, erleben dieselben Symptome von Angst mit Adrenalinausschüttung wie Menschen, die real in Gefahr sind. Wir projizieren Angst in eine Situation, die in der Zukunft liegt, gewoben aus Erinnerungen, die in der Vergangenheit uns selbst oder anderen geschehen sind. Was hier deutlich wird, ist die Tatsache, dass wir uns nicht da aufhalten, wo wir sind, nämlich in der Gegenwart. Für den Geist ist es ein Leichtes, sich Horrorszenarien vorzustellen, worauf das Nervensystem mit Stress und Adrenalinausschüttung antwortet: hohe Erregung, schneller Puls, trockener Mund, kalter Schweiß, einhergehend mit Lähmung und Erstarrung des Körpers. In der Realität geschieht aber gar nichts. Ist jemand ständig in diesen Vorstellungen gefangen, entwickelt er eine Angstneurose. Die permanente Alarmbereitschaft ist für Körper und Nervensystem anstrengend, der Organismus wird erschöpft. Die meisten Menschen leiden unter Angst vor der Angst, das Monster Angst wird immer größer. Das Einzige, was hilft, ist, sich der Angst innerlich zu stellen und zu erkennen, was wirklich dahintersteckt. Diesen Mut gilt es aufzubringen. Vorübergehend kann eine professionelle Begleitung dabei hilfreich sein, der Angst innerlich näher zu kommen. In dieser Annäherung können körperliche Phänomene wie Zittern und Schlottern auftauchen, was eine gesunde Reaktion und Entladung des Nervensystems darauf ist, zu erfahren, wie es ist, sich solch einem Prozess hinzugeben, bewusst zu bleiben, sich zu entspannen und zu erkennen, was Angst wirklich ist.

OM C. Parkin, ein spiritueller Meister und der Autor des Buches »Angst – die Flucht aus der Wirklichkeit« schreibt dazu Folgendes: »Die tiefste Heillehre über die Angst ist die Lehre der Transformation, die Möglichkeit der Transformation von Angst. Diese Lehre ist nicht mehr an konkreten, oberflächlichen Inhalten von Angst interessiert, sondern daran, diesem Spukphänomen vollständig auf den Grund zu gehen. Angst kann sich tatsächlich vollständig auflösen, wenn wir diesen Weg in die Tiefe nehmen, denn das Phänomen, was wir Angst nennen, ist nicht einfach nur ein Gefühl, es ist ein Netz von Illusionen, es ist ein Netz von Selbsttäuschungen.«

In meinen homöopathischen Anamnesen frage ich beim Thema der Angstvorstellungen die Klienten immer danach, was wäre, wenn das eintritt, was ihnen solche Angst macht. Die Antwort führe ich dann weiter in die Tiefe und zur Angst darunter: Und was ist, wenn das eintritt? Sind wir am Ende der vorgestellten Ängste angelangt, beim Schlimmsten, was passieren könnte, ist die erstaunliche Erkenntnis – und das ist fast immer so –, dass eine Erleichterung eintritt, eine Öffnung geschieht und der Mensch sich entspannen kann. Das meint OM C. Parkin mit der Selbsttäuschung, die der Geist mit der Angst veranstaltet.

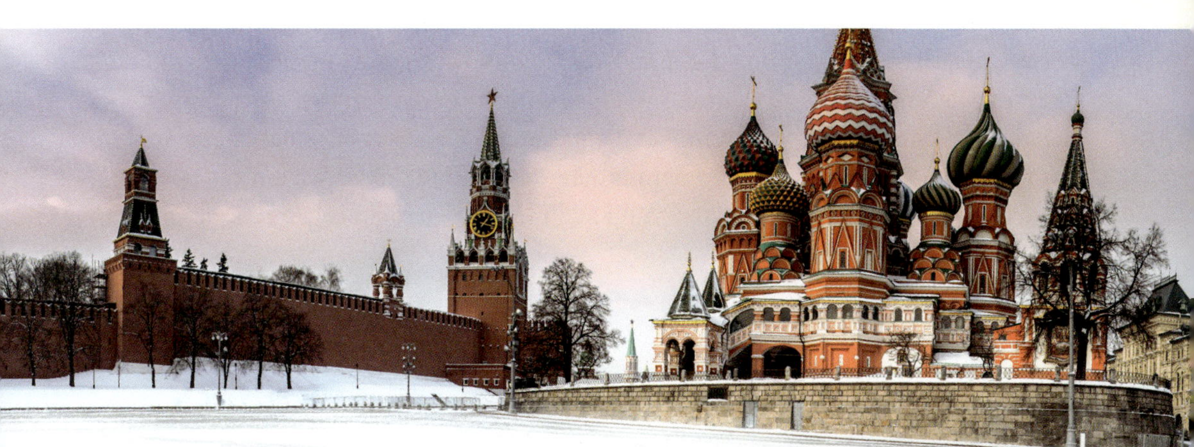

Die Entstehung von Fremdenhass

Nehmen wir einmal an, Sie sind der einzige Ausländer in einer Schulklasse von deutschen Kindern. Sie haben keine Ahnung, was die anderen von Ihnen denken und wie Sie sich verhalten sollen. Sie möchten einfach dazugehören und nicht auffallen. Wenn da nicht diese eindeutige Andersartigkeit wäre! Um die Situation abzumildern, verhalten Sie sich überangepasst, überängstlich, denn Sie wollen ja nicht auffallen und keine Fehler machen. Jeder spürt, dass Sie Angst haben. Kinder sind in gewisser Weise rücksichtslos: Wenn sich jemand als Opfer anbietet, werden sie zu Tätern. Sie hänseln ihn, greifen ihn an und benutzen ihn als Zielscheibe. Es ist die Hölle auf Erden für jedes Schulkind, wenn es gemobbt wird. Dasselbe geschieht auch mit ganzen Bevölkerungsgruppen. Das Kollektiv einer Gesellschaft sieht die Fremdartigkeit eines anderen Volkes mit deren religiösen und kulturellen Werten als Bedrohung. Weil wir gelernt haben, dass wir Fremdartigem gegenüber vorsichtig sein müssen und das Andersartige grundsätzlich als bedrohlich einzustufen ist, entwickeln wir Vorurteile. Aus diesen Vorurteilen wird ein Feindbild, und hinter dem Feindbild verbirgt sich die eigene Angst vor der Andersartigkeit in uns selbst. Aus der Weigerung heraus, diese Angst zu fühlen, wird sie weiterhin auf etwas im Außen projiziert. Das, was wir ablehnen im anderen und in uns selbst, entartet zu Hass und Gewalt – nicht selten der Beginn von Kriegen.

Opfer-Täter-Bewusstsein

Wie wird ein Mensch zu einem Opfer oder einem Täter? Beide haben Angst. Das Opfer ist in seiner Angst gelähmt und erstarrt. Der Täter, in der Ausblendung seiner Angst, dreht sie um in Gewalt und nutzt die Schwäche seines Gegenübers aus. Im Tierreich gewinnt der Stärkere. In uns Menschen existiert das Animalische genauso – mit dem Unterschied, dass wir uns emotional und geistig weiterentwickelt haben. Sind Teile des animalischen Instinktes im Menschen nicht integriert, z. B., wenn mit einem erhobenen moralischen Zeigefinger animalische Impulse abgelehnt, verboten oder unterdrückt wurden, platzen sie in einem ungeeigneten Moment heraus: Wir jagen uns gegenseitig Angst ein, berauben uns unserer Würde, spielen uns auf und stellen uns über andere, demütigen körperlich Schwächere … Ein Täter kann ohne die Bereitschaft eines Menschen, Opfer zu sein, nicht existieren. Die Identifikation mit einer von beiden Seiten ruft automatisch die andere Seite auf den Plan. Ein Ausstieg aus dem Kreislauf ist möglich, wenn wir aufhören, Opfer zu sein, und dem inneren Täter und der Angst auf die Spur kommen. Das ist eine radikale Sicht und auch leichter gesagt als getan.

Sexualität, Erregung, Voyeurismus

Eine gut aussehende, vollbusige Frau mit weit ausgeschnittenem Kleid und hochhackigen Schuhen betritt die Bühne. Der BH-Träger rutscht, scheinbar unbemerkt, an ihrer Schulter hinunter, die Hüfte schwingt, der Minirock lässt tiefe Einblicke zu, und die langen Beine sehen einfach umwerfend aus … Sexualhormone werden aktiviert, das Herz beginnt, schneller zu schlagen, das Blut gerät in Wallung – intensive Gefühle von null auf hundert. Wir verspüren den dringenden Wunsch, dieser Palette von sinnlichen Empfindungen nachzugeben, am besten gleich jetzt und hier, im Auto oder im Aufzug. Der Adrenalin-Kick setzt ein, aber auch der Verstand mit seinen Verboten: »Oh Gott, das darf ich nicht wollen. Das ist total daneben, das muss unterdrückt werden. Ich bin ein schlechter Mensch.« Diese Lust und dieses Verlangen müssen abgewürgt werden. Aber wohin damit? Hier kommt der Voyeurismus ins Spiel. Im anonymen Internet gibt es viele schöne Spielchen, da kann der Geist sich hinter verschlossener Tür alles anschauen. Es gibt keine Grenze, keine Verbote und vor allem kein fühlendes Gegenüber. Alles findet im Kopf statt. Das sexuelle Bedürfnis wird auf Bilder projiziert, dafür gibt es Peep-Shows und Pornos. Die Absicht ist, sexuell erregt zu werden, auf jede erdenkliche Weise.

Der Weg des Herzens

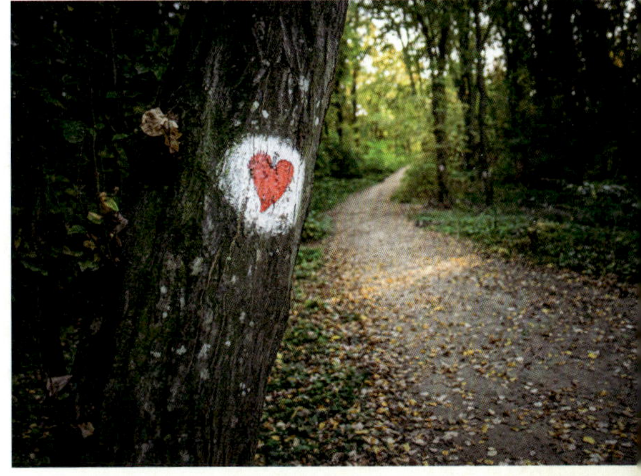

Die Nebennieren fungieren als eine Art Schutz für das Herz. Deswegen steigt der Blutdruck an, wenn wir erschrecken. Es ist der Versuch des Körpers, das Herz vor Gefahr zu schützen. Wir können die Wachsamkeit des Adrenalinschubs nutzen, um die Aufmerksamkeit ganz auf diesen einen Moment zu richten, ohne zu wissen, was geschieht. Auch meditative Techniken können uns den Weg dahin weisen. Doch in der realen Situation braucht es unseren ganzen Mut, wirklich hinzuschauen. Wir könnten dem Leben einen Vertrauensvorschuss geben. Dann können alte Erfahrungen, die schmerzhaft waren, verabschiedet werden und neue gemacht werden. Es kann großen Stress verursachen, in der Angst vor falschen Entscheidungen festzustecken. Hinter der Angst, eine falsche Richtung einzuschlagen, verbirgt sich die Angst, einen neuen Weg zu gehen, den Weg des Herzens.

Transformation der Angst – der Weg nach innen

In der Zeit der Nebennieren ist es besonders ratsam, sich nach innen zu wenden, sich seiner Ängste bewusst zu werden und sich zu entspannen. Der Fokus geht vom Verstand zum Herzen, vom Denken zum Fühlen, vom Fühlen zum Sein. Was ist real? Was passiert gerade? Alles, was nicht hier und jetzt ist, ist vergangen oder noch nicht geschehen – es ist irreal. Wenn der Albtraum der Gedankenketten verblasst, bleibt ein natürliches Empfinden von Glück zurück. Wir erkennen das Leben als Geschenk und Segen.

Probleme lösen sich auf, ebenso Vorlieben, Abneigungen und Urteile – das ist wahre Befreiung. Das ganze Leiden, das im Nervensystem gespeichert ist, entlädt sich im Sterbeprozess eines Menschen. Das Leben als inneren Weg zu nutzen, ist die einzige Möglichkeit, sich vor dem Tod von allem Leiden zu befreien, von allen Programmen des Geistes, von allen Schocks und Verletzungen, von jeglicher Last und Schuld. Stirb, bevor du stirbst – wie die Meister sagen.

Wenn Sie Erregung spüren – bleiben Sie still.
Wenn Angst Sie packt – schauen Sie hin.
Wenn Ihnen heiß wird – halten Sie es aus.
Bleiben Sie in jedem Fall der Beobachter:
fühlend, anwesend, still.

Ratte, Fledermaus und Bär – die Tiere der Nebennieren

In Fabeln gelten Ratten – im Gegensatz zu Mäusen – als hinterhältig, feige und verschlagen. An diese Eigenschaften knüpft auch die Verwendung des Schimpfwortes an. In der Literatur tauchen Ratten als Verursacher schlimmster seelischer und körperlicher Qualen auf, weit bekannt ist die Sage vom Rattenfänger von Hameln. Ratten sind auch durch die Übertragung der Pest verpönt. Im asiatischen und indischen Raum hingegen haben sie überwiegend positive Eigenschaften. So dient eine Ratte dem hinduistischen Gott Ganesha als Reittier und wird als Symbol für Intelligenz angesehen. Im Karni-Mata-Tempel werden tausende Ratten von Gläubigen mit Nahrung versorgt. Es gilt als Glück bringend, wenn einem Besucher eine der heiligen Ratten über den Fuß läuft. Im chinesischen Tierkreis steht die Ratte für Ehrlichkeit und Kreativität.

Nachtaktive Fledermäuse wurden in vielen Mythologien und Religionen mit dunklen Geistern in Verbindung gebracht, als Feinde des Lichtes. Sie galten aber auch als Kreaturen mit übernatürlichen transformativen Kräften, wohl ausgelöst durch ihr ungewöhnliches Aussehen und ihre besonderen Fähigkeiten: vogelähnliche Flügel, ein mausähnlicher Körper, große Ohren, Krallenfüße. Im Alten

Testament stehen sie für die Abscheulichkeit, im Neuen Testament sind sie des Teufels Vogel. Im antiken Griechenland und in Afrika sind Fledermäuse ein Symbol für Wachsamkeit. Sie gelten auch als die erste aller Kreaturen, das Produkt der inzestuösen Liebe der Sonne für ihren Sohn. Auf einigen Darstellungen aus dem 14. Jahrhundert verlassen die Seelen beim Sterben den Körper in Form einer Fledermaus, was als Grundlage für die europäischen Vampirsagen gedient haben könnte.

Braunbären sind eines der größten an Land lebenden Raubtiere der Erde. Aufgrund ihrer immensen Kraft kann ein einziger Biss oder Prankenhieb schwere Verletzungen oder sogar den Tod verursachen. Bären waren ein beliebtes Emblem und Wappenzeichen, schon weil sie als König der Tiere des Waldes gelten. Sie symbolisieren Schutz, Heilung, Kraft, Tapferkeit, Mut und Stärke – alles Eigenschaften der Nebennieren. Sie stehen auch für den Weg der Göttin und für die alte Schamanentradition in Sibirien, die alten Kulturen Nordamerikas, es gibt sie aber auch in der Tradition der Kelten und Germanen. Der Große Bär ist eines der wichtigsten Sternenbilder am nördlichen Nachthimmel. Bären werden heilende Kräfte nachgesagt: Ihr Fell soll vor Feinden und Angriffen aller Art schützen, unsichtbar machen und innere Stärke und Mut verleihen. Ihr Fett soll helfen, Wunden augenblicklich zu verschließen und zu heilen, und ihre Zähne sollen Dämonen verscheuchen. Wer sich eine Bärenklaue anlegt, der besitzt die Heilkraft des Tieres und wird von ihm geführt.

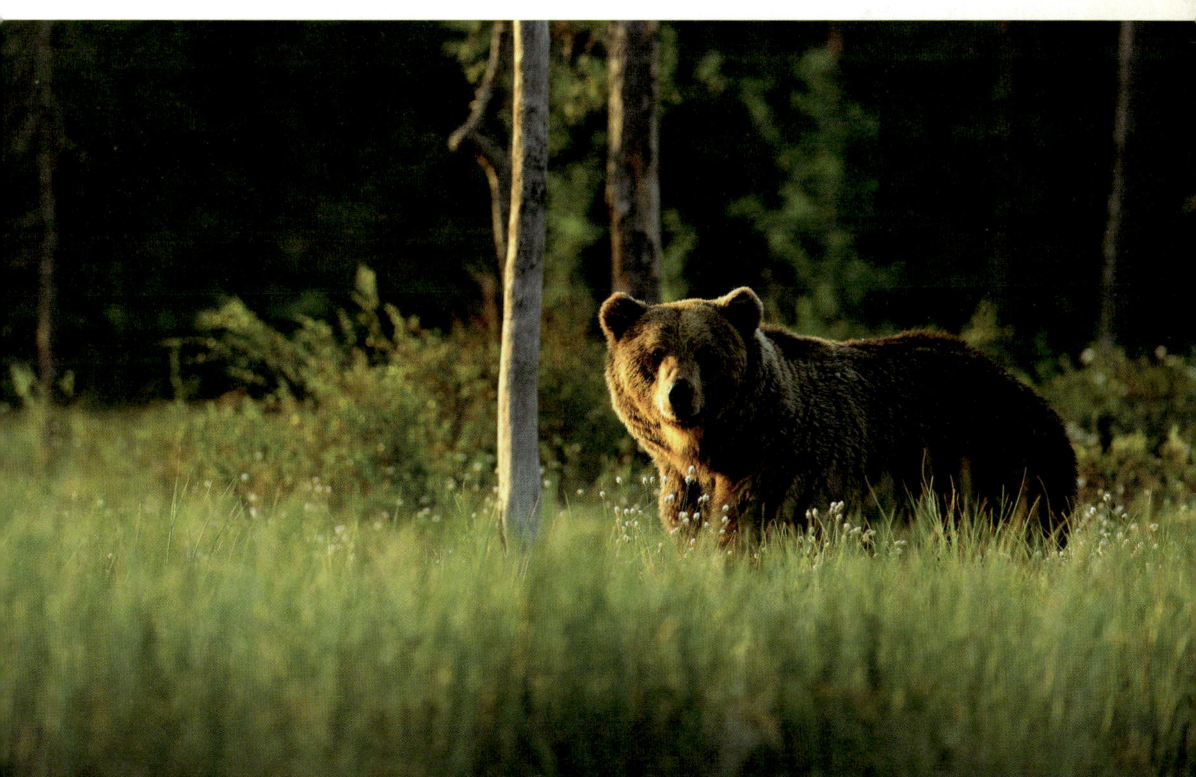

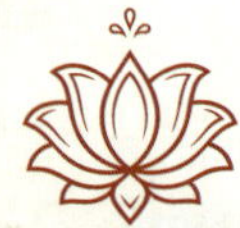

Mudra-Meditation für die Nebennieren

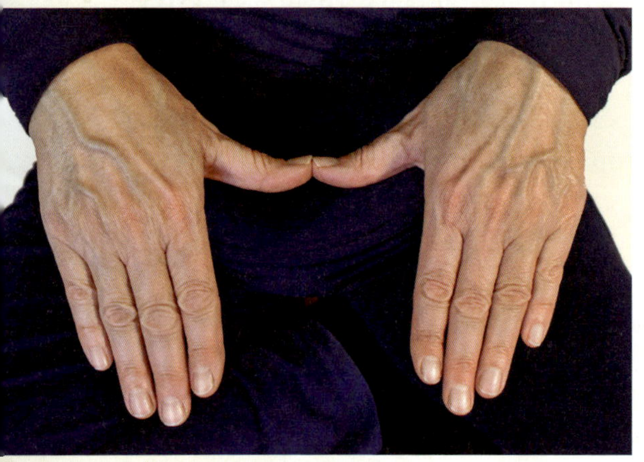

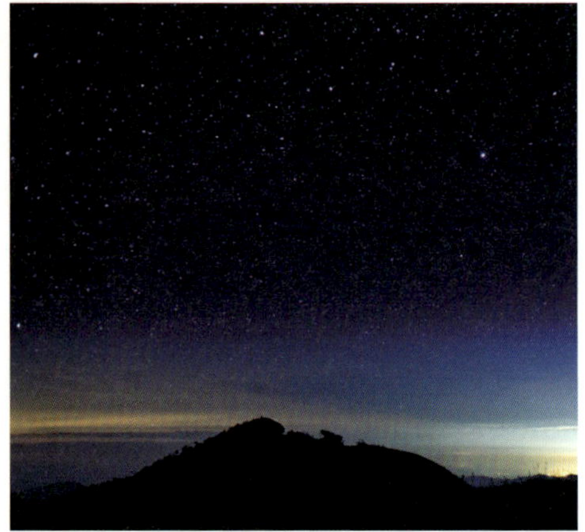

Setzen Sie sich bequem und aufrecht in einer Meditationshaltung auf einen Stuhl oder ein Meditationskissen. Entspannen Sie Ihre Schultern, und legen Sie Ihre Hände auf Höhe des Unterbauches so aneinander, dass die Innenflächen nach unten zeigen, die Finger gestreckt sind und die Daumen einander berühren.

Richten Sie Ihre Aufmerksamkeit auf Ihre Nebennieren. Lassen Sie Ihren Atem entspannt in diesen Bereich Ihres Körpers hineinfließen. Atmen Sie auf diese Weise mehrere Male ganz bewusst. Nun schließen Sie die Augen, und visualisieren Sie die Farbe Königsblau, z. B. einen sternenklaren, blauen Nachthimmel. Mit Konzentration auf das Nebennieren-Mudra tönen Sie »T« (/ti:/). Sie können den Ton variieren, mal leiser, mal lauter werden. Lassen Sie den Ton aus Ihren Nebennieren kommen, dann versetzt er diese in eine sanfte Vibration.

Nach etwa 5 Minuten lassen Sie den Ton ausklingen, lösen die Handhaltung auf und legen Ihre Hände entspannt auf die Oberschenkel. Spüren Sie, was die Handhaltung, das Tönen und das Visualisieren der Farbe in Ihnen ausgelöst haben. Lassen Sie alle Gedanken, Gefühle und Empfindungen in Ihnen zu, ohne an ihnen festzuhalten. Zum Abschluss der Übung legen Sie Ihre Hände in den Schoß und verweilen noch einen Augenblick, ohne sich zu bewegen. Sie können auch auf dem Rücken liegend ruhen.

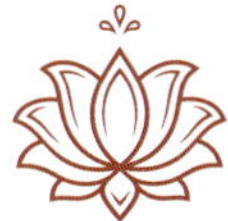

Heilströmen für die Nebennieren

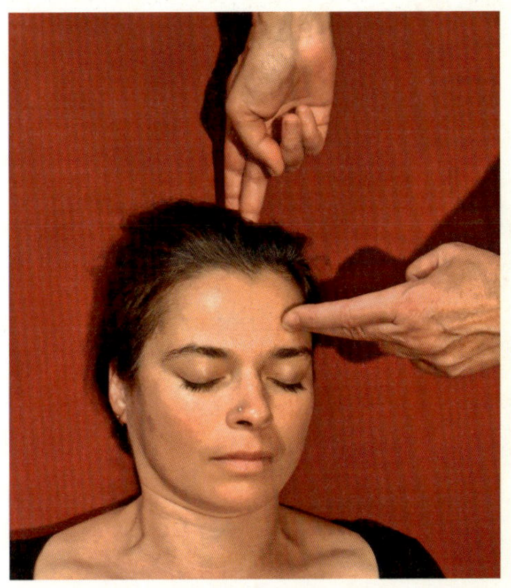

Der empfangende Partner liegt entspannt auf dem Rücken, seine Arme sind zur Seite ausgestreckt, und seine Beine sind leicht geöffnet.
Als Gebender setzen Sie sich an der linken Kopfseite des empfangenden Partners bequem und aufrecht auf ein kleines festes Kissen oder auf den Boden.

Berühren Sie mit dem Mittelfinger Ihrer linken Hand den Punkt in der Mitte der linken Stirnseite Ihres Partners. Halten Sie mit dem Zeige- und dem Mittelfinger Ihrer rechten Hand den Punkt am Ende des Schädeldachs, der 1 Fingerbreit nach links von der Mittellinie entfernt liegt.

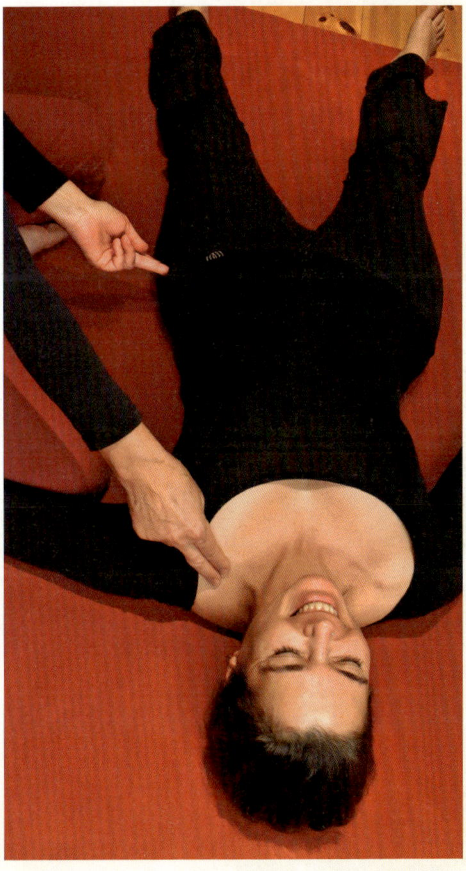

Spüren Sie nun den Pulsschlag an beiden Kontaktstellen, indem Sie einen sanften Druck ausüben. Der Puls ist dann zu spüren, wenn der Druck weder zu leicht noch zu stark ist. Er entfaltet sich genau in der Mitte. Tönen Sie zusammen mit Ihrem Partner den Nebennieren-Ton »T« (/ti:/) mindestens 3-mal. Versuchen Sie, ganz präsent und achtsam für alles zu sein, was Sie wahrnehmen, und achten Sie darauf, dass Ihr Partner sich entspannen kann.

Nach 5–10 Minuten wechseln Sie zur zweiten Position an der linken Körperseite des empfangenden Partners. Berühren Sie mit dem Zeige- und dem

Mittelfinger Ihrer rechten Hand den Punkt oberhalb des linken Schlüsselbeins. Als zweiten Punkt berühren Sie mit dem Zeige- und dem Mittelfinger Ihrer linken Hand den Punkt am linken Hüftgelenk Ihres Partners, an dem der Oberschenkelknochen in die Hüfte übergeht. Nun spüren Sie wieder den Pulsschlag an beiden Kontaktstellen, indem Sie einen stärkeren Druck ausüben. Tönen Sie zusammen mit Ihrem Partner den Nebennieren-Ton »T« (/ti:/) mindestens 3-mal, und nehmen Sie wieder alles achtsam wahr.

Beenden Sie das Heilströmen nach weiteren 5–10 Minuten, und lassen Sie sich und Ihrem Partner noch etwas Zeit zum Nachspüren.

Intensive Körperarbeit mit einem Partner

Bitte setzen Sie diese Körperarbeit nur ein, wenn wenigstens einer von Ihnen (Sie oder Ihr Übungspartner) die Einweisung dazu von einem Tibetan-Pulsing-Therapeuten erhalten und diese Position unter Anleitung praktiziert hat.

Der empfangende Partner liegt auf dem Bauch, seine Arme liegen nach oben angewinkelt an den Seiten, und sein Kopf ist zu einer Seite gedreht. Als Gebender setzen Sie sich rittlings behutsam auf die Nebennieren Ihres Partners. Die Beine sind nach hinten

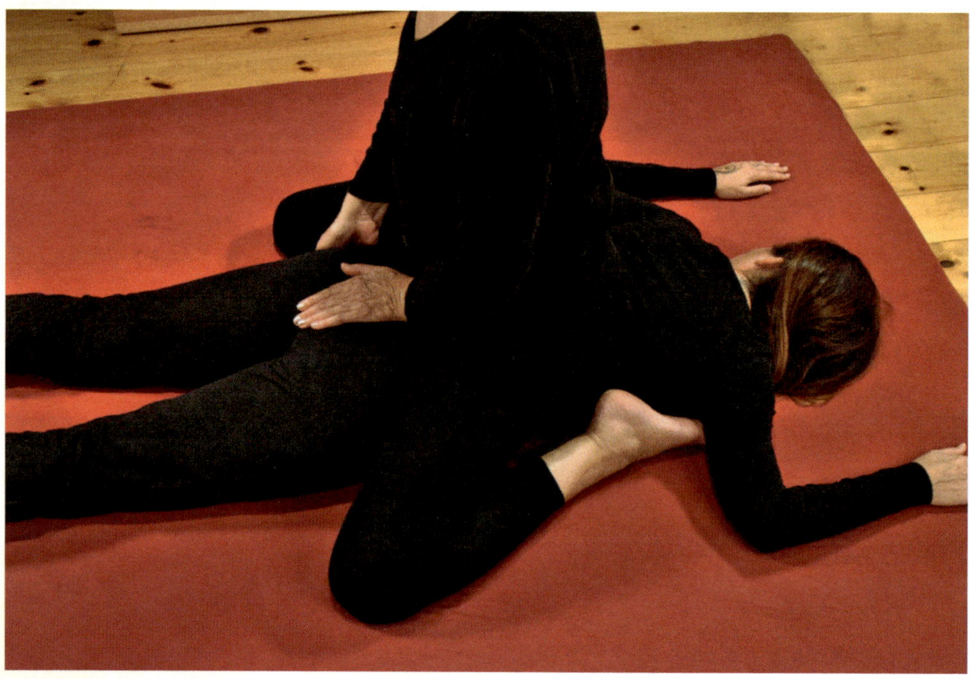

angewinkelt. Legen Sie Ihre Füße bzw. Unterschenkel unter seine Achseln. Sie schauen in Richtung seiner Füße. Drücken Sie mit den Fingern Ihrer rechten Hand in den Nebennierenpunkt am linken Hüftgelenk Ihres Partners. Dieser Punkt liegt am Übergang zum Oberschenkelkopf. Ihre linke Hand ruht auf seinem Steißbein.
Zur Einstimmung können Sie und Ihr Partner zusammen den Organ-Ton anklingen lassen. Atmen Sie tief ein, und tönen Sie mit dem Ausatmen 3-mal den Ton der Nebennieren »T« (/ti:/).

Verlagern Sie als Gebender Ihr Gewicht, indem Sie sich in die Nebennieren hineinsinken lassen. Halten Sie diese Push-Phase ein paar Minuten. Beugen Sie sich danach nach vorn, sodass sich Ihr Gewicht auf die Nebennieren verringert und Sie den Druck auf den Nebennierenpunkt erhöhen. Das ist die Pull-Phase. Der Wechsel zwischen Push und Pull wird mehrere Male angewendet – 3 Durchgänge sind sinnvoll.
Sie können Ihr Gewicht auch ganz von den Nebennieren wegnehmen, den Kontakt mit ihnen sollten Sie aber nicht verlieren.
Es ist möglich, hier eine rhythmische, schnellere Auf- und Abbewegung einzubauen, sodass die Nebennieren sanft durchgepumpt werden.

Zum Ende lösen Sie sich als Gebender ganz vom Körper des Empfangenden und legen sich an eine seiner Körperseiten. Legen Sie Ihre Beine quer über seine Nebennieren. Bleiben Sie etwa 5–10 Minuten gemeinsam in dieser Entspannungsposition liegen.

Die Nieren

ENTFALTUNG VON KLARHEIT

6. bis 20. April

Organebene

Die Nieren sind ein paariges Organ und haben die Funktion, das Blut zu reinigen. Unreine Substanzen und Giftstoffe werden an die Blase weitergegeben und ausgeschieden. Wenn zu viel Gift durch die Nieren fließt (z. B. bei täglichem Alkoholkonsum oder starken Medikamenten über viele Jahre hinweg) und sie es nicht schaffen, alles auszuscheiden, bleiben giftige Anteile im Blutkreislauf zurück, die Beschwerden verursachen können. Chronische Rückenschmerzen im Lendenwirbelbereich können die Folge einer solchen toxischen Überlastung des Blutes sein. Es sind aber nicht nur materielle Gifte, die den Körper belasten, sondern auch mentale und emotionale Negativität, die sich wie Gift in unserem Nervensystem ausbreitet. Zu viel Gift im Körper, zu viel Negativität auf der emotionalen oder psychischen Ebene erzeugt einen Mangel an Rezeptivität, Überhöhung, Verwirrung und eine Intoleranz gegenüber weiblichen Qualitäten und der weiblichen Seele.

Disbalancen aufgrund geschwächter Nieren

Die Polarität der Nieren sind Klarheit und Verwirrung. Verwirrungen können sich auf verschiedenen Ebenen zeigen. Auf den Geist bezogen haben wir es hier mit einer Angst vor Identitätsverlust zu tun, die sich auch auf das Geschlecht beziehen kann. Wie wir wissen, ist die geschlechtliche Identität nach der körper-

Buchstabe und Tonfrequenz der Nieren: U (/juː/)

Farbschwingung der Nieren: Hellblau

Wirbelentsprechung für die Nieren:
5. Brustwirbel

Tiere, die den Nieren zugeordnet werden:
Esel und Hahn

Länder, die in der Frequenz der Nieren schwingen:
Deutschland, China und Argentinien

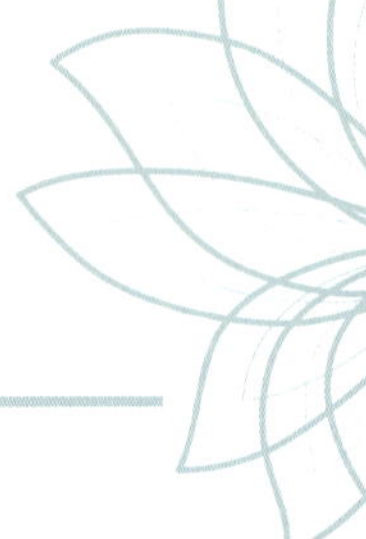

lichen Identität die größte bei uns Menschen. Schwule, Lesben und Transgender fallen aus einer eindeutigen geschlechtlichen Identifikation heraus.
Zu den Nierenerkrankungen zählen Niereninsuffizienz, Nierenbeckenentzündung, akutes Nierenversagen, Nierensteine, Wanderniere, Schrumpfniere und Nierentumore, Schwangerschaftsvergiftung (Gestose), Nierenzysten und Nierenkrebs. Auch Aids, eine durch den Virus HIV hervorgerufene komplexe Erkrankung, die das Immunsystem destabilisiert, überwiegend übertragen durch ungeschützten Geschlechtsverkehr, zählt zu den Erkrankungen der Nieren.

Aktives Yang – passives Yin

Ist die Nieren-Energie ausgeglichen, können wir uns Reflexions- und Ruhephasen erlauben. Wir entspannen uns in die weiblichen Qualitäten von Empfänglichkeit und Reinheit. Wir sind in Balance mit den Kräften des aktiven Yang und des passiven Yin, und wir sind in der Lage, die Dinge so zu sehen und zu hören, wie sie wirklich sind. Unser Kopf ist nicht vollgestopft mit Konzepten und Vorurteilen. Wir projizieren diese nicht ungeprüft nach außen, sondern sind bereit, unsere Vorurteile infrage zu stellen. Es kommt uns auf die Reinheit unserer Absichten an. Wir genießen sowohl die Sanftheit als auch die Stärke.

Bauen Sie sich Ruhepausen in Ihren Tagesablauf ein. Wenn es Ihnen schwerfällt, diese einzuhalten, fragen Sie sich, was Sie davon abhält. Das könnte eine grundlegende Unruhe und Rastlosigkeit sein oder der Gedanke, dass Ihr Arbeitspensum keine Pausen erlaubt. Es könnte aber auch ein Gefühl von Leere oder Mangel sein, das auftaucht, wenn alles einmal anhält und stillsteht. Statt sich mit dem nächsten Kaffee aufzuputschen, trinken Sie ein Glas Wasser. Wasser (außer kohlensäurehaltiges Mineralwasser) ist das einzige Getränk, das die Nieren wirklich gut reinigt. Machen Sie die Erfahrung, dass Sie Dinge nicht anschieben müssen. Geben Sie sich dem Fluss des Lebens hin, ohne genau zu wissen, wohin es geht – im Kleinen wie im Großen. Die Wahrheit ist: Wir wissen nicht, wohin es uns führt, egal, wie durchgeplant unser Leben auch sein mag. Nehmen Sie sich die Zeit, einen Moment innezuhalten, bevor Sie auf etwas reagieren. Hören und sehen Sie, was sich vor Ihren Augen abspielt und wie Sie innerlich darauf reagieren. Um mit Bedacht auf eine Situation eingehen zu können, brauchen wir innere Ruhe, Ausgeglichenheit und Momente des Innehaltens.

Das geht mir an die Nieren!

Die Nieren haben mit tiefen Gefühlen und Ängsten zu tun, mit etwas, was uns unter die Haut geht. Dazu zählen Verlustängste genauso wie die Angst vor Krankheiten, vor unvorhergesehenen Angriffen jeder Art und letztlich die Angst vor dem Tod. Wir versuchen, diese Gefühle wegzudrücken, machen uns hart, halten durch und wappnen uns vor allem und jedem und vor einer möglichen emotionalen Verletzung. Vielleicht weisen wir die Schuld auch anderen Menschen zu oder dem Leben oder Gott. Damit hätten wir das Problem nach außen projiziert und brauchen keine Verantwortung zu übernehmen für das, was wir uns antun. Es gilt: Kontrolle behalten, komme, was wolle! Das gibt uns ein Gefühl der Überlegenheit. Wir möchten das letzte Wort behalten und wissen es einfach besser. Wir gehen über die eigene Unsicherheit hinweg und versuchen, andere von unserer Meinung zu überzeugen. Auf keinen Fall wollen wir uns unterlegen fühlen. Wir haben selbst Angst, kontrolliert und übermannt zu werden, und scheuen jede Möglichkeit, uns dem Leben hinzugeben.

Sexualität und Verwirrung

Die Art und Weise, wie unser Toilettentraining in der Kindheit ablief, hat Einfluss auf unseren Umgang mit der Sexualität. Dieselben Nerven, die für die Urinausscheidung zuständig sind, regeln die Erregbarkeit von Penis und Vagina und die Fruchtbarkeit von Hoden und Eierstöcken. Der Umgang mit den ersten sexuellen Regungen und intimen Ausscheidungen kann sich fördernd oder hemmend auf unser natürliches sexuelles Verhalten auswirken. Drohungen und Bestrafungen während des Sauberkeitstrainings oder der ersten Berührung unserer Geschlechtsteile lösten möglicherweise Scham- und Schuldgefühle aus. Unschuldige »Doktorspiele« an den Geschlechts- und Ausscheidungsorganen, die von Erwachsenen moralisch abgestraft wurden, brachten uns in eine Verwirrung. Sie lösten das Gefühl aus, etwas falsch gemacht zu haben oder gar falsch zu sein. Wenn wir gelernt haben, dass Selbstbefriedigung schlecht und sexuelle Neugier verboten ist und wir uns dafür schämen müssen, haben wir später ein Problem, auf natürliche Weise damit umzugehen.

Die Nieren werden auch als das Partner-Organ bezeichnet. Viele Menschen versuchen, in Beziehungen alles richtig zu machen, sie kontrollieren sich und ihren Partner und verlieren die Rezeptivität und das nötige Vertrauen, um sich vollständig hingeben zu können. Das könnte folgendermaßen aussehen: Sie verbirgt ihre Wünsche und Bedürfnisse und klagt ihn an, dass er nicht sensibel genug ist, zu erspüren, was sie braucht. Er ist frustriert, weil seine Annäherungsversuche und sein sexuelles Begehren nicht bei ihr ankommen. Paare verwickeln sich in ihre, oft unausgesprochenen, Bedürfnisse, die dann zu versteckten oder offenen Forderungen werden. Den Partnern fehlt die Zurücknahme ihrer Projektionen und die Ehrlichkeit, auszudrücken, was sie fühlen. Das kann sowohl ein Bedürfnis nach Distanz als auch nach Nähe sein, und häufig wissen sie auch nicht mehr, was sie wirklich füreinander empfinden.

Ist die Nieren-Energie gereinigt und darf sie frei fließen, können wir Sexualität unschuldig und frei von Schamgefühlen genießen. Statt eines Gefühls von Schmutz nehmen wir im lustvollen Zusammensein miteinander vollkommene Reinheit wahr. Menschen, die ihre Sexualität ausschließlich homosexuell leben, haben oft eine Ablehnung oder Angst, sich in einer intimen Begegnung mit dem anderen Geschlecht ganz zu öffnen. Die Polarität von Männlich und Weiblich sowie Aktiv und Passiv wird zwar auch innerhalb einer gleichgeschlechtlichen Beziehung gelebt, doch möglicherweise steckt hinter der Ausschließlichkeit einer solchen Partnerschaft etwas, was unentdeckt und unerlöst bleibt. In vielen Fällen habe ich eine unglückliche emotionale Beziehung zur Mutter oder ein Urteil seitens des Vaters über die Mutter – im Grunde ein Urteil über die weibliche Seele und die Qualitäten derselben – beobachten können. Ist die Nieren-Energie ausgeglichen, wird die weibliche Seele mit ihren Qualitäten von Hingabe, Rezeptivität, Dunkelheit, Chaos sowohl im Mann als auch in der Frau wertgeschätzt. Das ist in einer ausschließlich gleichgeschlechtlich gelebten Sexualität nicht immer der Fall. Selbstverständlich können diese Disharmonien auch in einer heterosexuellen Beziehung vorhanden sein.

Projektion

Eine Projektion ist der Versuch, Unangenehmes und Negatives, manchmal auch Positives, in mir auszublenden und es nach außen zu verlagern, also einem anderen Menschen zuzuschieben. Wenn wir darüber kein Bewusstsein haben, führt das zu einem Realitätsverlust. Wir nehmen die Welt mittels der Vorstellung wahr, die wir von uns selbst haben. Alles, was wir sehen, wenn wir die Welt betrachten, ist unser Geist. Alles ist ein Spiegel dessen, was wir zu sein glauben, und selten erleben wir ein Objekt direkt. Stattdessen erleben wir unsere Präferenzen, Ängste, Hoffnungen, Zweifel und Vorurteile – schlicht die Vorstellungen, die wir von den Dingen haben. Alles wird nach einem Gedankenbild erschaffen, und kaum etwas lassen wir so stehen, wie es aus sich selbst heraus ist.

Deutschland ist ein Land, das in der Frequenz der Nieren schwingt, und ein grausames Beispiel für die Härte, das Überlegenheitsgefühl und die Egozentrik, wie Hitler, unterstützt durch sein Volk, seinen nationalsozialistischen Kampf führen konnte. Die Realität wurde verdreht, die deutsche »Rasse« als einzig reine und makellose dargestellt. Alles, was nicht innerhalb dieser »reinen Linie« lag, musste ausgemerzt werden. Menschliche Gefühle wie Mitgefühl, Anstand, Ethik und Werte wurden unterdrückt, genauso wie die Angst, selbst der Aussonderung anheimzufallen. Mit lauten Parolen wurden die feineren, inneren Stimmen übertönt, die um die Unmenschlichkeit wussten.

Ein anderes, schmerzhaftes Kapitel in der Geschichte ist die Zeit der Inquisition, in der im Namen der katholischen Kirche viele Frauen umgebracht wurden. Andersartigkeit, Sinnlichkeit und Lust waren des Teufels. Intuitives Wissen und Heilarbeit – durch die Frauen jener Zeit ausgedrückt – wurden verdammt, weil sie unkontrollierbar und mit dem Verstand nicht zu begreifen waren. Die Hexen standen im Mittelalter für den Teil der weiblichen Seele, vor dem sich der patriarchalisch orientierte Geist in den Menschen ängstigte und den sie in sich selbst verurteilten. Die Idee der Jungfräulichkeit der Frau wurde in der Kirchenlehre bereits sehr früh als das entscheidende Heilmittel gegen ihre fleischliche Sündhaftigkeit und Unreinheit verbreitet.
Die deutsche Kultur ist gegenwärtig auf andere Weise anti-weiblich, unterstützt werden männliche Attribute in der Frau. Weibliche Schönheit, wie sie uns von den Medien diktiert wird, zeigt eher flachbrüstige, schmalhüftige und knochige Körper. Üppige Kurven und Pölsterchen sind verpönt, stattdessen wird ein vermännlichtes Frauenbild verherrlicht.

Klarheit und Transformation

Wenn wir unseren Geist von »Schmutz« freihalten, authentische Gefühle wahrnehmen und ausdrücken sowie unseren Körper von Giften verschonen, unterstützen wir unsere Nieren. Dann müssen wir weder in die Überhöhung noch in die Unterwürfigkeit gehen. Wir müssen nicht besser sein, um uns besser zu fühlen. Wir brauchen niemandes Gefühle zu verletzen in dem Versuch, ein unangenehmes Gefühl von Schlechtsein oder Mangel loszuwerden. Wir können Dinge, die wir sehen, klar ansprechen, ohne verletzend zu sein. Es kann ein Risiko sein, etwas auszudrücken, von dem wir nicht sicher sind, ob es wahr ist und was es bewirkt. Besser, wir drücken es aus, als dass wir es unterdrücken. Denn wir lernen aus der Erfahrung und sehen, wie die Reaktion beim anderen ist. Gleichzeitig nehmen wir innerlich wahr, was geschieht, wenn wir ehrlich ausdrücken, was wir empfinden. Dann erst können wir zwischen Richtig und Falsch unterscheiden. Rezeptivität bedeutet, dass wir zuerst nach innen horchen, z. B. etwas wahrnehmen, was sich nicht richtig anfühlt. Dann drücken wir das unangenehme Gefühl aus und hören, wie es beim anderen ankommt. Entweder, wir machen die Erfahrung, dass wir gehört werden, oder wir stoßen auf Abwehr. Wenn wir auf Abwehr stoßen, haben wir einen empfindlichen Punkt beim Gegenüber getroffen, er reagiert. Jetzt haben wir die Möglichkeit, wieder in uns hineinzulauschen, statt ebenfalls zu reagieren und uns in eine leidvolle Verwicklung zu stürzen. Wir treten aus der eigenen verengten Wahrnehmung heraus, üben Toleranz und bleiben wachsam. Dies bringt uns mehr Klarheit, mehr Weitsicht und bildet die Grundlage für Veränderung und Transformation. Alle wahren Seher und Seherinnen der

Welt, alle authentischen Heiler sind auf rezeptive Weise durchlässig für göttliche Weisheit und in reiner Absicht tätig. Die alten Rishis, die im indischen Teil des Himalajas lebten, waren Seher oder mythische Weise. Ihnen wurden der Legende nach die heiligen hinduistischen Texte offenbart, zu denen die Veden gehören. Der Prozess der Offenbarung wird dem Seher in einer intuitiven Vision ermöglicht. Der besondere Geisteszustand des Wahrnehmenden wird im »Rigveda« wie folgt beschrieben: »Auseinander fliegen meine Ohren, auseinander mein Auge, auseinander dies Licht, das in mein Herz gesetzt ist. Fort wandert mein Denken – mein Sinnen ist in der Ferne. Was denn werde ich sagen und was werde ich jetzt erkennen?« Es ist so schön, sich von diesem Text berühren zu lassen! Er drückt die besonderen seherischen Qualitäten aus, die diesen Eremiten innewohnten. Hildegard von Bingen, die ich sehr schätze, hatte ein außergewöhnliches visionäres Charisma. Sie ist bis heute eine einzigartige Erscheinung in der deutschen Geschichte. Bereits zu ihren Lebzeiten wurde sie als Botschafterin Gottes verehrt, und sie war auf vielen Gebieten eine Wissende. Ihr Hauptwerk »Liber Scivias« ist eine beeindruckende Schau der Schöpfung und der Erlösung der Welt. Von keinem ihrer männlichen Zeitgenossen ist ein so umfangreiches Textwerk überliefert.

Esel und Hahn – die Tiere der Nieren

Esel sind eines der ersten Lastentiere des Menschen. Sie neigen in Stresssituationen dazu, innezuhalten. Pferde hingegen flüchten. Der Grund für dieses besondere Verhalten liegt darin, dass Esel ursprünglich aus schroffem Ödland und felsigem Gebirge stammen und eine kopflose Flucht hier den sicheren Tod bedeutet hätte. Esel kommen als Götter mit Eselsköpfen in der ägyptischen Mythologie vor, aber auch in volkstümlichen Erzählungen und Sprichwörtern im Nahen Osten. In einigen deutschen Märchen tauchen Esel ebenfalls auf, z. B. als Goldesel oder in den Bremer Stadtmusikanten. Immer wieder werden sie als Sinnbild für Sturheit, Dummheit und Faulheit genannt, im Orient allerdings gelten sie als besonders intelligent.

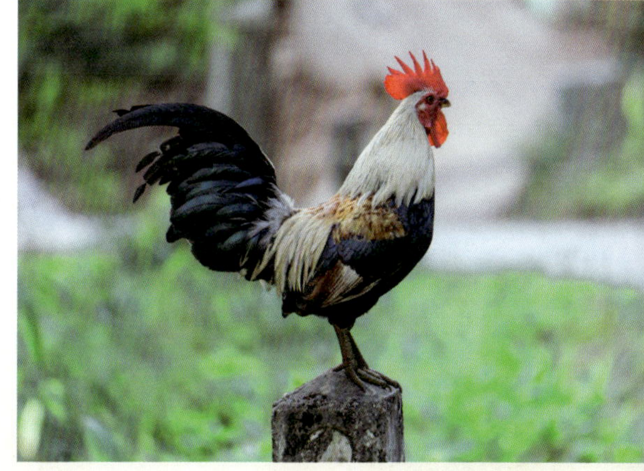

Hähne, also männliche Haushühner, sind die Führer einer Hühnergruppe. Ihr Kikeriki dient vor allem zur akustischen Reviermarkierung, wir nutzen es auch, um uns am Tag zu orientieren, denn Hähne krähen meist bei Sonnenaufgang, gegen Mittag und gegen Abend. In der frühchristlichen Deutung ist der Künder des Tages ein

Auferstehungssymbol und das Symbol für die Wiederkunft Christi am jüngsten Tag. Der auf Kirchturmspitzen angebrachte Wetterhahn symbolisiert den Sieg des Lichts Christi über die Macht der Finsternis. In Hahnenkämpfen, die als Bild von Zorn, Streitsucht und Gewalt zeugen, stehen die Hähne auch als männliches Symbol für Kühnheit und Mut. Den Ausdruck »stolzieren wie ein Gockel« kennen wir als Beschreibung von Überheblichkeit.

Übung zur Nierenreinigung

Sitzen Sie in meditativer Haltung bequem auf einem Kissen oder Stuhl. Mit der bewussten Absicht, Ihre Nieren zu reinigen, tönen Sie 3-mal den englischen Buchstaben »U« (/ju:/), während Ihre Hände auf den Nieren liegen.

Mudra-Meditation für die Nieren

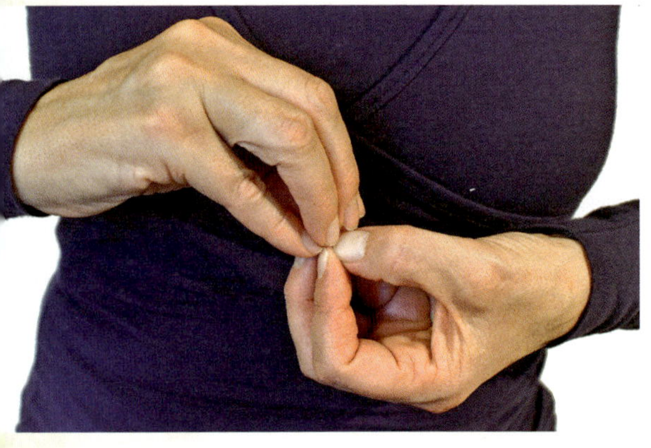

Setzen Sie sich bequem und aufrecht in einer Meditationshaltung auf einen Stuhl oder ein Meditationskissen. Entspannen Sie Ihre Schultern, und bringen Sie die Finger jeder Hand so zusammen, dass alle Finger einander berühren – auch die Daumen. Es sieht so aus, als würden Sie mit jeder Hand einen Schnabel bilden. Halten Sie Ihre rechte Hand mit der Innenfläche nach unten auf Höhe des Solarplexus. Berühren Sie mit den Fingerspitzen der linken Hand, deren Innenfläche nach oben zeigt, von unten die Fingerspitzen der anderen Hand.

Ein schönes Bild dafür ist: Die obere Hand hat etwas zu geben, die untere darf nehmen – so, wie eine Vogelmama, die ihren Jungen Nahrung bringt.

Richten Sie Ihre Aufmerksamkeit auf Ihre Nieren. Lassen Sie Ihren Atem entspannt in diesen Bereich Ihres Körpers hineinfließen. Atmen Sie auf diese Weise mehrere Male ganz bewusst. Nun schließen Sie die Augen, und visualisieren Sie die Farbe Hellblau vor Ihrem inneren Auge wie einen strahlend blauen Himmel. Mit Konzentration auf das Nieren-Mudra tönen Sie »U« (/ju:/). Sie können den

Ton variieren, mal leiser, mal lauter werden. Lassen Sie den Ton aus Ihren Nieren kommen, dann versetzt er diese in eine sanfte Vibration.

Nach etwa 5 Minuten lassen Sie den Ton ausklingen, lösen die Handhaltung auf und legen Ihre Hände entspannt auf die Oberschenkel. Spüren Sie, was die Handhaltung, das Tönen und das Visualisieren der Farbe in Ihnen ausgelöst haben. Lassen Sie alle Gedanken, Gefühle und Empfindungen in Ihnen zu, ohne an ihnen festzuhalten. Zum Abschluss der Übung legen Sie Ihre Hände in den Schoß und verweilen noch einen Augenblick, ohne sich zu bewegen. Sie können auch auf dem Rücken liegend ruhen.

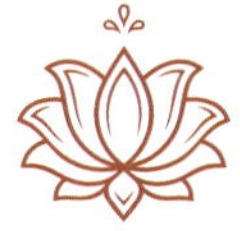

Heilströmen für die Nieren

Der empfangende Partner liegt entspannt auf dem Rücken, seine Arme sind zur Seite ausgestreckt, und seine Beine sind leicht geöffnet.
Als Gebender setzen Sie sich an der Kopfseite des empfangenden Partners bequem und aufrecht auf ein kleines festes Kissen oder auf den Boden.

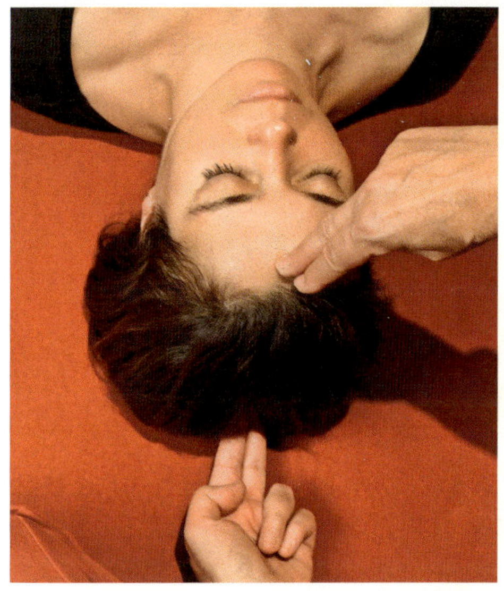

Berühren Sie mit dem Zeige- und dem Mittelfinger Ihrer rechten Hand den Punkt in der Mitte der Stirn Ihres Partners, der etwa 1 Fingerbreit unterhalb der Haarlinie liegt. Halten Sie mit dem Zeige- und dem Mittelfinger Ihrer linken Hand den Punkt am Ende des Schädeldachs, der genau auf der Mittellinie liegt. Um diesen Punkt leichter zu finden, gehen Sie eine gedachte Linie von der Stirn bis zum Kopfende hinunter.

Spüren Sie nun den Pulsschlag an beiden Kontaktstellen, indem Sie einen sanften Druck ausüben. Der Puls ist dann zu spüren, wenn der Druck weder zu leicht noch zu stark ist. Er entfaltet sich genau in der Mitte. Tönen Sie zusammen mit Ihrem Partner den Nieren-Ton »U« (/ju:/) mindestens 3-mal.
Versuchen Sie, ganz präsent und achtsam für alles zu sein, was Sie wahrnehmen, und achten Sie darauf, dass Ihr Partner sich entspannen kann.

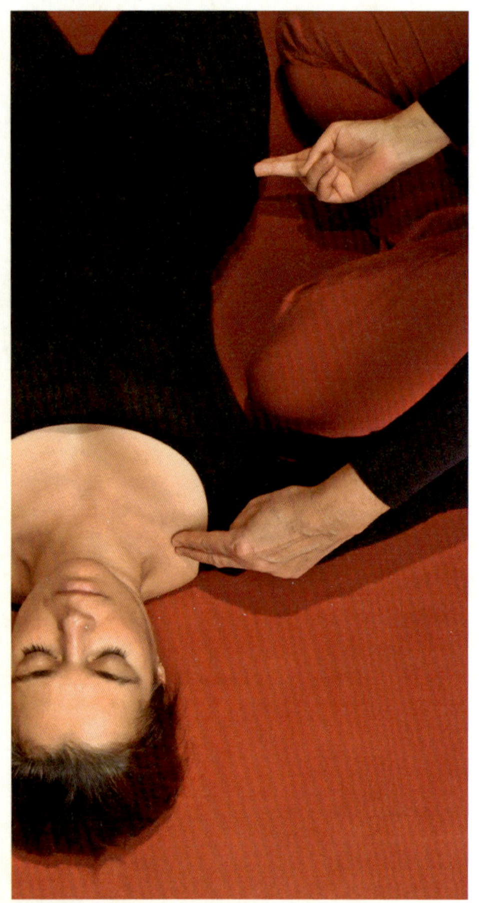

Nach 5–10 Minuten wechseln Sie zur zweiten Position an der rechten Körperseite des empfangenden Partners. Berühren Sie mit dem Zeige- und dem Mittelfinger Ihrer linken Hand den Punkt oberhalb des rechten Schlüsselbeins. Als zweiten Punkt berühren Sie mit dem Zeige- und dem Mittelfinger Ihrer rechten Hand den Punkt am rechten Hüftgelenk Ihres Partners, an dem der Oberschenkelknochen in die Hüfte übergeht. Nun spüren Sie wieder den Pulsschlag an beiden Kontaktstellen, indem Sie einen stärkeren Druck ausüben. Tönen Sie zusammen mit Ihrem Partner den Nieren-Ton »U« (/ju:/) mindestens 3-mal, und nehmen Sie wieder alles achtsam wahr.

Beenden Sie das Heilströmen nach weiteren 5–10 Minuten, und lassen Sie sich und Ihrem Partner noch etwas Zeit zum Nachspüren.

Intensive Körperarbeit mit einem Partner

Bitte setzen Sie diese Körperarbeit nur ein, wenn wenigstens einer von Ihnen (Sie oder Ihr Übungspartner) die Einweisung dazu von einem Tibetan-Pulsing-Therapeuten erhalten und diese Position unter Anleitung praktiziert hat.

Der empfangende Partner liegt auf dem Bauch, seine Arme liegen nach oben angewinkelt an den Seiten, und sein Kopf ist zu einer Seite gedreht.

Als Gebender setzen Sie sich rittlings behutsam auf die Nieren Ihres Partners. Die Beine sind nach hinten angewinkelt. Legen Sie Ihre Füße bzw. Unterschenkel unter seine Achseln. Sie schauen in Richtung seiner Füße. Legen Sie Ihre Hände jeweils an den Übergang von Oberschenkelkopf und Hüftgelenk an beiden Körperseiten Ihres Partners, und drücken Sie mit den Fingern Ihrer linken Hand in den Nierenpunkt am rechten Hüftgelenk.

Zur Einstimmung können Sie und Ihr Partner zusammen den Organ-Ton anklingen lassen. Atmen Sie tief ein, und tönen Sie mit dem Ausatmen 3-mal den Ton der Nieren »U« (/ju:/).

Verlagern Sie als Gebender Ihr Gewicht, indem Sie sich in die Nieren hineinsinken lassen. Halten Sie diese Push-Phase ein paar Minuten. Beugen Sie sich danach nach vorn, sodass sich Ihr Gewicht auf die Nieren verringert und Sie den Druck auf den Nierenpunkt erhöhen. Das ist die Pull-Phase. Der Wechsel zwischen Push und Pull wird mehrere Male angewendet – 3 Durchgänge sind sinnvoll.

Sie können Ihr Gewicht auch ganz von den Nieren wegnehmen, den Kontakt mit ihnen sollten Sie aber nicht verlieren.
Es ist möglich, hier eine rhythmische, schnellere Auf- und Abbewegung einzubauen, sodass die Nieren sanft durchgepumpt werden.

Zum Ende lösen Sie sich als Gebender ganz vom Körper des Empfangenden und legen sich an eine seiner Körperseiten. Legen Sie Ihre Beine quer über seine Nieren. Bleiben Sie etwa 5–10 Minuten gemeinsam in dieser Entspannungsposition liegen.

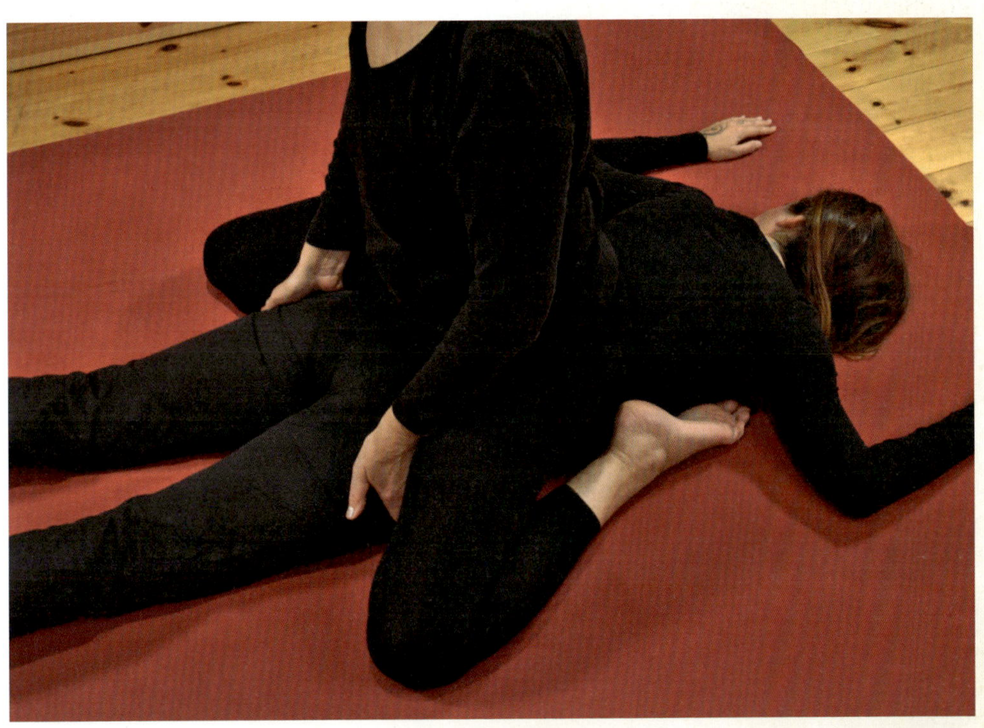

Der Magen

ENTFALTUNG VON SYMPATHIE

21. April bis 5. Mai

Organebene

Der Magen ist ein muskuläres Hohlorgan. Sein Fassungsvermögen beträgt ca. 1,5 Liter, und die Magensäure, die er pro Tag bildet, ergibt ca. 2 Liter. Magensäure desinfiziert und zersetzt die aufgenommene Nahrung in kleinere Einheiten, wodurch die Nährstoffe freigesetzt werden. Neben Geruch und Geschmack der aufgenommenen Nahrung erhöhen auch Ärger und Stress die Magensäureproduktion. Die Zeit, in der unsere Nahrung im Magen verweilt, variiert zwischen zwei und sieben Stunden.

Disbalancen aufgrund eines geschwächten Magens

Der Magen ist das Hauptorgan für die Befriedigung und Erfüllung von Bedürfnissen. Daher haben wir es hier mit der Kompensation nicht gefühlter und unausgedrückter Bedürfnisse zu tun. Dazu gehören Zwänge jeder Art: zwanghafte Pflichterfüllung, zwanghaftes Essverhalten, Freundschaftsverträge und Liebeshandel, unterwürfiges Verhalten, übermäßiges Dienen, Gut-Menschentum sowie übersteigerte Bedürftigkeit.
Auf der körperlichen Ebene geht es um Essstörungen wie Anorexie (Magersucht), Bulimie (unkontrollierte Essattacken) und Adipositas (Fettsucht). Gastritis (Magenschleimhautentzündung), Sodbrennen und Reflux, Magenhernien, akuter Pfortaderstau mit Magenblutungen, Magengeschwüre und Magenkrebs sind Manifestationen von massiv unterdrückten Bedürfnissen oder innerer Gewalt gegen sich selbst.

Buchstabe und Tonfrequenz des Magens: V (/vi:/)

Farbschwingung des Magens: sattes Gelb

Wirbelentsprechung für den Magen:
12. Brustwirbel

Tier, das dem Magen zugeordnet wird: Hund

Land, das in der Frequenz des Magens schwingt:
Mexiko

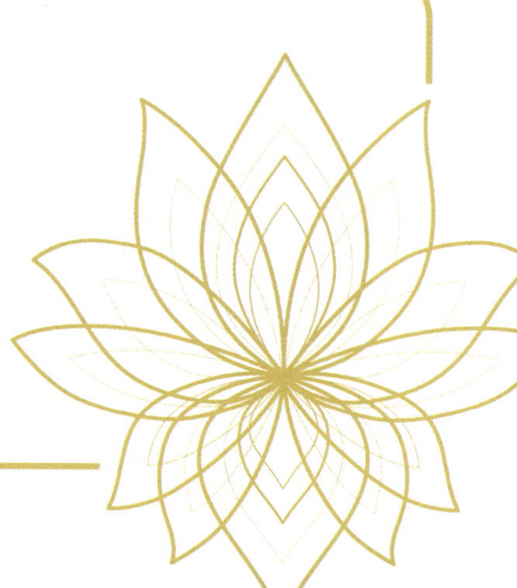

Emotionale Verbundenheit – Nahrung für die Seele

Ist die Energie des Magens ausgeglichen, sind wir offen für Liebe, Freundschaft und Intimität. Wir sind bereit, verletzlich und empfindsam zu sein und anderen sowie uns selbst zu vergeben. Wir schätzen die Einfachheit, und um uns herum ist eine Aura von Freundlichkeit wahrnehmbar. Wir genießen ein romantisches Dinner zu zweit in tiefer Verbundenheit mit unserem oder unserer Liebsten. Freunden gegenüber sind wir loyal und nachsichtig. Wir schenken Vertrauen und fühlen uns in gegenseitiger Akzeptanz genährt. Wir sind spirituell verbunden mit einer Quelle tiefer Freude in uns.

Achten Sie in dieser Zeit besonders darauf, Freundschaften zu pflegen und echte Nähe zuzulassen. Erlauben Sie sich die emotionale Nahrung, die Sie wirklich brauchen, und öffnen Sie Ihr Herz dafür. Verleihen Sie Ihren Wünschen Ausdruck, auch wenn sie nicht immer erfüllt werden. Gestehen Sie sich Ihre geheimen und unerfüllten Wünsche ein, und trauen Sie sich, diese mit einem guten Freund zu teilen. Schenken Sie sich Zeit für Begegnungen und entspanntes Zusammensein. Lassen Sie das krampfhafte Festhalten an der Erledigung Ihre Pflichten einmal bewusst los, und genießen Sie Ihre Zeit für Liebe und Freundschaft.

Störungen im Magen

Der Magen ist das Organ für Sympathie und Freundschaft. Jeder Mensch möchte auf allen Ebenen genährt sein, dann kann sich sein Nervensystem entspannen. Der Magen wird über den Vagusnerv, einen der größten Nerven, angeregt. Der Vagusnerv ist Teil des parasympathischen Nervensystems und vor allem für Entspannung zuständig. Wenn wir Nahrung zu uns nehmen, ist es wichtig, in welcher Atmosphäre wir dies tun. Ist das gemeinsame Essen am Familientisch mit Stress verbunden, oder nehmen wir uns Zeit und Muße für das Miteinander?
Das fängt schon bei der allerersten Nahrungsaufnahme in unserem Leben an. Der Säugling ist abhängig von der Mutter, denn sie ist die Quelle seiner Ernährung und seines Überlebens. Für eine gute Nahrungsaufnahme brauchen Kinder neben der physischen Nahrung auch den Hautkontakt und die emotionale Zuwendung der Mutter. Ist dieser Kontakt gestört, kann es zur Anspannung im kindlichen Nervensystem kommen, die sich später, im Umgang mit der Erfüllung von Bedürfnissen, wieder zeigt, z. B. in einem gestörten Essverhalten oder anderen kompensatorischen Verhaltensmustern.
Menschen, die permanent zu viel essen, Essen verweigern oder andere Formen von zwanghaften Kompensationsversuchen leben, haben ein Problem damit, Bedürftigkeit zuzulassen und sich selbst um die Befriedigung ihrer Bedürfnisse zu kümmern. Es gibt einen alten Schmerz darüber, alleingelassen oder nicht gesehen,

vielleicht sogar für egoistische Zwecke anderer benutzt worden zu sein. In der Pubertät kommen romantische Sehnsüchte dazu, die keine wirkliche Erfüllung finden. Wohin mit all den »Löchern« und Bedürfnissen nach Zuwendung und Liebe? Ein bisschen Schokolade, ein wenig Alkohol, Serien schauen, all das ist willkommener Ersatz für echte Intimität.
Eine Frau, die mit Bulimie zu kämpfen hat, berichtete mir einmal: »In meiner Familie hatte ich nie etwas Eigenes. Ich wurde ständig kontrolliert, Grenzüberschreitungen waren an der Tagesordnung. Mich mit Essen vollzustopfen und es wieder zu erbrechen, das war für mich die einzige Möglichkeit, etwas zu kontrollieren, was meins war, obwohl es mich gleichzeitig anwiderte.«

Ablehnen von Bedürftigkeit

Wir bekommen seelische Nahrung durch Beziehungen und Freundschaften, das ist natürlich und menschlich. Wenn eine Partnerschaft nun all unsere Bedürfnisse erfüllen soll, wird es schwierig. Er oder sie soll uns alles geben: die väterliche oder mütterliche Liebe, die romantische Liebe und die verlässliche Freundschaft. Dem kann kein Mensch genügen, und es ist auch nicht die Aufgabe des Partners, all diese kindlichen Wünsche zu befriedigen.
Manche Menschen verbergen ihre eigene Bedürftigkeit, indem sie sich sehr viel um die Bedürfnisse anderer kümmern. Sie hoffen insgeheim, die Liebe und Anerkennung zu bekommen, nach der sie sich sehnen, ohne sich selbst verletzlich oder bedürftig zeigen zu müssen. Doch der andere, dem sie so viel geben, scheint das nie zu bemerken. Wenn diese Hoffnung wieder und wieder enttäuscht wird, machen sie den anderen für ihre Unerfülltheit verantwortlich. Häufig ziehen sie sich dann schmollend in ihr Schneckenhaus zurück. Hinter dieser Opferhaltung verbergen sich Wünsche, die zu unausgesprochenen Forderungen werden. Wir sind wütend darüber, dass unsere Wünsche nicht erfüllt werden, und verweigern uns selbst die Wunscherfüllung, indem wir nicht ausdrücken, wie bedürftig wir wirklich sind. Das ist mit einer großen Scham belegt und muss versteckt werden – ein Teufelskreis. Wir kompensieren das mit Essen oder Arbeit, ziehen uns zurück und fügen der Seele damit Schmerz zu. Die Sehnsucht nach Nähe und Intimität konkurriert mit der Angst vor dem Schmerz, der durch eine Zurückweisung auftauchen könnte. Wenn sich Menschen nah sind, fallen ihre Masken. Da wir Bedürftigkeit und Nähe ablehnen, weisen wir die Liebe zurück, wenn sie zu uns kommt. Wenn wir jedoch anfangen, bedingungslos zu lieben, fällt das Kartenhaus unseres Egos zusammen und mit ihm die Missverständnisse und Lügen über die Liebe.

Der Vater – Held unserer Kindheit

Der Vater hat bereits im ersten Lebensjahr eine größere Bedeutung in der Dreiecksbindung Mutter – Vater – Kind, als bisher angenommen wurde. Der Säugling gerät bei seinen ersten Ablösungsschritten von der Mutter in eine schmerzhafte Trennungskrise. Die Ängste, die dabei auftreten, werden durch die verstärkte Anlehnung an den Vater abgepuffert. Neben diesem Halt bietet der Vater dem Kind etwa ab dem zweiten Lebensjahr eine zur Mutter gegengeschlechtliche Orientierung und Identifizierungsmöglichkeit an, wodurch eine zu enge Bindung an die Mutter verhindert wird und eine altersgemäße Trennung stattfindet. Ein Mangel an väterlicher Präsenz kann auch zu einer Idealisierung des Vaters führen. Der Schmerz darüber, dass der Vater emotional nicht anwesend ist, wird in eine Heldengeschichte verpackt – ein Held, der an anderen Fronten kämpfen muss und seinen Platz zu Hause als Vater und Ehemann nicht einnehmen kann. Die schmerzliche Enttäuschung zeigt sich oft in der Pubertät, wenn deutlich wird, dass eine unterstützende Bindung gefehlt hat. Die Suche nach einem Ersatzhelden beginnt.
Es kann auch sein, dass der Vater in eine Verwirrung gerät, wenn er sieht, wie seine Tochter zur Frau wird. Er weiß nicht mehr, wie er sich seiner Tochter gegenüber verhalten soll. Er meidet körperliche und emotionale Nähe, um sich zu sortieren oder zu schützen. Das kindliche Spiel mit dem Vater ist nun vorbei. Mädchen, die eine sehr enge Bindung zu ihrem Vater haben und ihn als einzig wahren Held anerkennen, tun sich später schwer in einer Partnerschaft.
Die Vater-Sohn-Dynamik ist stärker auf Anerkennung ausgerichtet als bei der Vater-Tochter-Dynamik. Der Sohn versucht, die Erwartungen des Vaters zu erfüllen, oder er rebelliert dagegen. Auf jeden Fall will er für seine Errungenschaften, seine Intelligenz und sein Wesen wertgeschätzt werden. Der Vater soll stolz auf ihn sein. Lehnt der Vater ungeliebte Seiten in sich ab, die er nun in seinem Sohn gespiegelt sieht, hat er Schwierigkeiten, dem Sohn echte Anerkennung zu geben.

Väter, denen die innere Bereitschaft fehlt, sich auf die Entwicklung des Kindes einzulassen, und die eine Abwehr gegen die Welt eines Kindes haben, sind noch zu stark mit ihrer eigenen Identitätssicherung beschäftigt. In diesem Fall fehlt dem Kind eine engagierte väterliche Zustimmung. Gescheiterte Vater-Kind-Beziehungen führen zu anderen Störungen als gescheiterte Mutter-Kind-Beziehungen. Hier wird weniger eine heilend-basale Beziehung vermisst als vielmehr eine Beziehung, die Orientierung und Halt gibt.

Kompensation

Wenn wir schon nicht bekommen, was wir uns ersehnen, versuchen wir es mit herausragenden Leistungen. Damit kompensieren wir unsere unerfüllten Wünsche. Wir leben unsere Sehnsucht in Bereichen aus, wo sie nicht hingehört, und werden zwanghaft: arbeitssüchtig, kontrollsüchtig, esssüchtig, putzsüchtig oder liebessüchtig. Mit all diesen Bemühungen vermeiden wir unsere natürlichen Bedürfnisse wie das nach Körperkontakt, nach Nähe, nach Ruhe, Zeit für Freunde oder Zeit für uns allein. Wenn wir Alleinsein und Nichtstun meiden, dann deswegen, weil wir Angst vor den verdrängten »Monstern« haben. Sie könnten aus der Tiefe auftauchen: Bedürftigkeit, Einsamkeit, schwarze Löcher oder endlose Öde – all die Negativität, die sich während vieler Jahre gebildet hat, in denen wir so schlecht mit uns umgegangen sind. Um zu den ursprünglichen Bedürfnissen zurückzufinden und den Kontakt zur inneren Quelle herzustellen, muss ein Entzug von dem stattfinden, was der falschen Bedürfnisbefriedigung gedient hat, z. B. zu viel und zu schlechtes Essen, zu viel Arbeit, unbefriedigende Freundschaften, falsche Liebe. Die Phase der Ernüchterung ist vorübergehend schmerzhaft, auf Dauer segensreich und die einzige Möglichkeit, zu einem würdevollen Leben zurückzukehren.

Die romantische Liebe

Mit dem Beginn der Pubertät findet eine sehr spezifische Ausrichtung statt: Mädchen und Jungen suchen jetzt die Erfüllung ihrer Bedürfnisse beim anderen Geschlecht. Die Frau sucht nach dem Helden, der ihrem Vater ähnelt, und der Mann sucht die Wärme und Zuwendung, die er von seiner Mutter kennt oder vermisst hat. Dieses Muster bleibt meist ein Leben lang bestehen.

Wie schön ist ein romantisches Candle-Light-Dinner zu Beginn eines intimen Zusammenseins: Sie kocht ein fantastisches Essen, er bringt Blumen mit. Die Kerzen auf dem Tisch, der gute Wein, alles schön gedeckt. Musik im Hintergrund, gedämpftes Licht. Die richtigen Worte, Sensitivität und Aufmerksamkeit im Umgang miteinander. Alle Sinne sind eingeladen, jeder hat Raum und Zeit, sich dem anderen zu öffnen. Ein nährendes Element intimen Zusammenseins mit dem anderen Geschlecht ist das Fühlen nackter Haut! Es erinnert an den engen Hautkontakt des Babys mit der Mutter. Auch das Ohr nimmt liebevoll geflüsterte Worte besonders auf, sie wirken herzöffnend. Die Frau braucht das Gefühl, seine Auserwählte zu sein. Er braucht das Gefühl, ihr Held zu sein. Das sind die natürlichen Bedürfnisse des Magens: gutes Essen, Romantik, Zweisamkeit, Fühlen, Sensitivität, füreinander da sein – alles, womit wir uns tief entspannen können. Wie das Sprichwort sagt: Liebe geht durch den Magen.

Zur Beziehung zwischen Mann und Frau im Paradies der Liebe hier auf Erden – und nicht im Himmel –, möchte ich Ihnen ein Zitat meines spirituellen Meisters OM C. Parkin mit auf den Weg geben:

»Er ›brauchte‹ sie nicht, denn er war vollständig und erfüllt ohne sie.
Nein, mit ihr, denn sie war in ihm, und er liebte sie als sein Selbst.
Seine Seele war männlich, seine Seele war weiblich,
und doch war er ganz Mann.
In IHM war Mann, in IHM war Frau, und doch war er nichts von alledem.

Sie ›brauchte‹ ihn nicht, denn sie war vollständig und erfüllt ohne ihn,
und doch konnte sie nicht anders, als ihn zu lieben,
denn er war in ihr, und sie liebte sich selbst.
Ihre Seele war weiblich wie männlich, und doch war sie ganz Frau.
In IHR war Frau, in IHR war Mann, und doch war sie nichts von alledem.

Wie sie sich nicht ›brauchten‹, verbrauchten sie die Liebe nicht,
und ihre Liebe war immer frisch – frei und verbindlich zugleich.
Sie waren füreinander die reinste Seelennahrung,
das vollkommenste Geschenk, ein einziges Juwel.«
OM C. Parkin: Die romantische Liebe oder die Romantik des Todes

Normalerweise suchen wir im anderen, was wir in uns selbst unterdrückt und verleugnet haben oder nicht entwickeln konnten. Wir werden magnetisch von einer Schwingung angezogen, die das verspricht, was wir vermissen. Das geht eine Weile gut, bis die romantische Liebesphase vorbei ist – dann müssen wir die Teile, die wir auf den anderen projiziert haben, zu uns zurückholen und integrieren. Die bewusste Liebe zwischen Mann und Frau ist eine Liebe, in der jeder für seine Bedürfnisse selbst Verantwortung übernimmt.

Freunde fürs Leben

Da der Mensch ein soziales Wesen ist, braucht er Kontakt zu anderen Menschen. Um in der Gesellschaft zu bestehen und durch alle Schwierigkeiten hindurchgehen zu können, helfen uns Freunde. Sie geben uns die Möglichkeit, Dinge von verschiedenen Seiten zu sehen, sie haben Verständnis und geben gute Ratschläge. Freunde sorgen füreinander. So können wir vertrauen und uns entspannen. Ein Freund ermutigt, kritisiert, zeigt neue Perspektiven auf und ist ehrlich und loyal. Durch die liebevolle Wahrnehmung unserer Freunde fühlen wir uns gesehen und sehen uns selbst in diesem Spiegel.

Im ausgeglichenen Zustand bringt der Magen uns in Kontakt mit spirituellen Führern, Freunden und Wesenheiten, die nicht an einen Körper gebunden sein müssen. Durch sie erfahren wir Führung und Licht auf unserem spirituellen Weg. Wir erleben uns als Teil des universellen Bewusstseins.

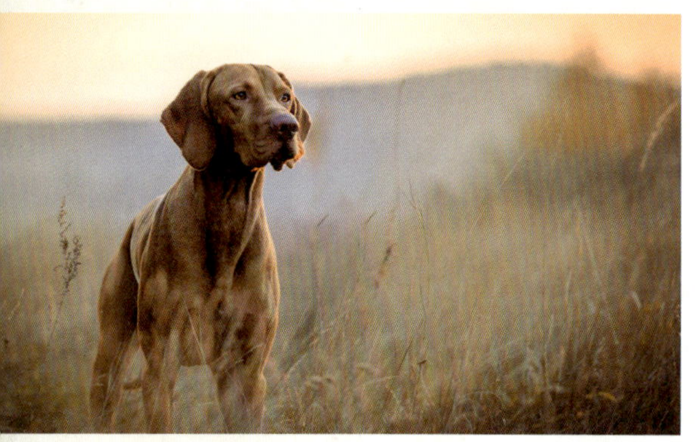

Hund – das Tier des Magens

Die Domestizierung des Wolfes liegt etwa 15 000 bis 100 000 Jahre zurück. Hunde werden seither für vielerlei Funktionen gezüchtet: als Jagdhund, Hirtenhund, Wachhund, Polizeihund, Blindenhund, Rettungshund und Therapiehund. Sie gelten auch als beste Freunde des Menschen, denn sie nehmen ihren Rang ein, erfüllen ihre Pflicht und sind unterwürfig. In der Mythologie sind Hunde oft treue Begleiter von Göttern und auch Wächter von Zugängen und Toren in die Anderswelt. In der griechischen Mythologie bewachte der dreiköpfige Hund Cerberus den Eingang zum Hades. Seine Aufgabe war es nicht nur, die Toten davon abzuhalten, die Unterwelt zu verlassen, sondern auch, den Lebenden den Zutritt zu verweigern. Als Traumbild symbolisieren Hunde das Bewusstsein des Menschen. Je nachdem, wie sie sich zeigen, können sie auf das Ende einer Beziehung oder auf treue und feste Beziehungen hinweisen, weiterhin auf Energieräuber, auf verdrängte Aspekte im Unterbewusstsein, tief sitzende Ängste, Tod und das Ahnenreich. Als Krafttier stehen sie vor allem für Treue, Loyalität, Ausdauer, Pflichtbewusstsein, Demut, bedingungslose Liebe und Verspieltheit. Sie zeigen uns, wie wir uns selbst ein guter Freund sein können, und helfen, schwierige Situationen zu meistern.

Übung zur Vergebung

Denken Sie an eine Person in Ihrem Leben, der Sie gern vergeben möchten. Stellen Sie sich diese Person vor Ihrem inneren Auge vor, und sprechen Sie alles aus, was Sie ihr sagen möchten. Fühlen Sie, wie dieser Mensch alles hört, was Sie sagen, und empfangen Sie seine Antworten. Lassen Sie einen lebendigen Dialog daraus entstehen, und füllen Sie Ihr Herz mit dem Gefühl von Vergebung an. Wenn es etwas gibt, was Sie in diesem Moment nicht vergeben können oder wollen, akzeptieren Sie diese Grenze. Zwingen Sie sich zu nichts.

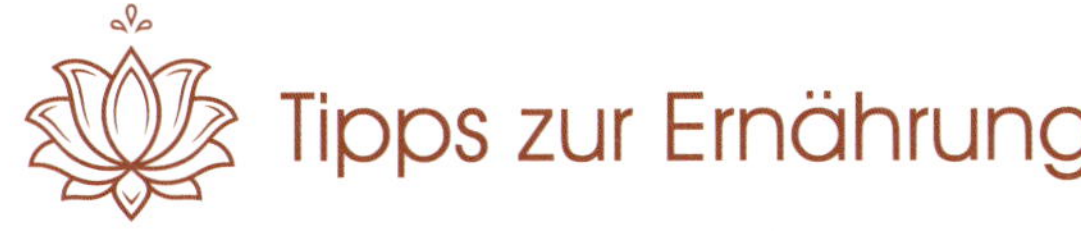

Tipps zur Ernährung

Der Magen liebt Nahrung, die gelb und süßlich ist, vor allem Bananen (besonders süß und wohlschmeckend in etwas Butter gebraten), Kürbis, Karotten, Mangos und Aprikosen. Alles, was süßlich schmeckt, ist nährend für den Magen (natürliche Süße!). Es ist gut, den Magen nicht zu füllen, bis er ganz voll ist, sondern langsam zu essen und aufzuhören, wenn der erste Hunger gestillt ist.

Mudra-Meditation für den Magen

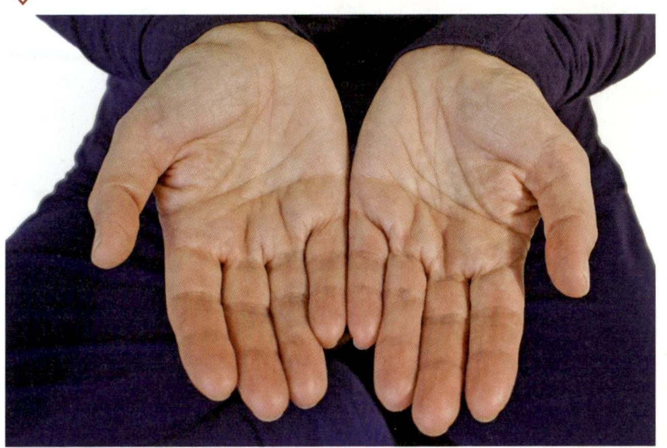

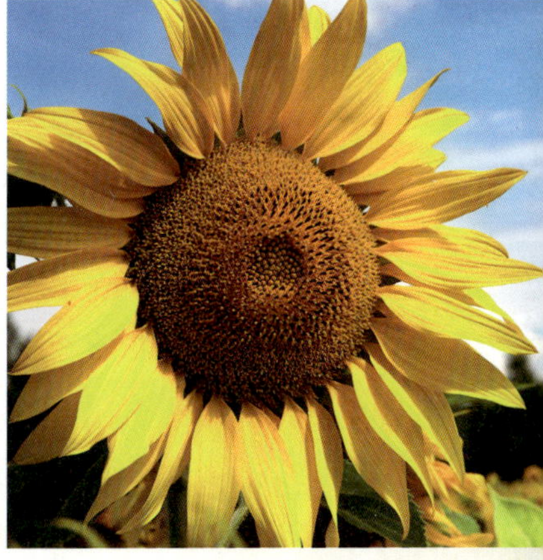

Setzen Sie sich bequem und aufrecht in einer Meditationshaltung auf einen Stuhl oder ein Meditationskissen. Entspannen Sie Ihre Schultern, und halten Sie Ihre beiden Hände auf Höhe des Magens nebeneinander. Ihre Finger sind geschlossen, die Innenflächen Ihrer Hände zeigen nach oben, und die kleinen Finger berühren sich. Diese Handhaltung ist eine sehr offene, empfangende Haltung, mit der Energie sowohl nach außen als auch nach innen fließen kann.

Richten Sie Ihre Aufmerksamkeit auf Ihren Magen. Lassen Sie Ihren Atem entspannt in diesen Bereich Ihres Körpers hineinfließen. Atmen Sie auf diese Weise mehrere Male ganz bewusst. Nun schließen Sie die Augen, und visualisieren Sie ein sattes Gelb vor Ihrem inneren Auge – das Gelb einer Sonnenblume oder einer Banane. Mit Konzentration auf das Magen-Mudra tönen Sie »V« (/vi:/). Sie können den Ton variieren, mal leiser, mal lauter werden. Lassen Sie den Ton aus Ihrem Magen kommen, dann versetzt er diesen in eine sanfte Vibration.

Nach etwa 5 Minuten lassen Sie den Ton ausklingen, lösen die Handhaltung auf und legen Ihre Hände entspannt auf die Oberschenkel. Spüren Sie, was die Handhaltung, das Tönen und das Visualisieren der Farbe in Ihnen ausgelöst haben. Lassen Sie alle Gedanken, Gefühle und Empfindungen in Ihnen zu, ohne an ihnen festzuhalten. Zum Abschluss der Übung legen Sie Ihre Hände in den Schoß und verweilen noch einen Augenblick, ohne sich zu bewegen. Sie können auch auf dem Rücken liegend ruhen.

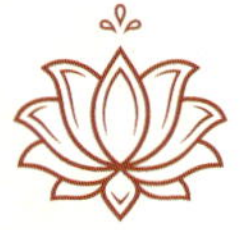

Heilströmen für den Magen

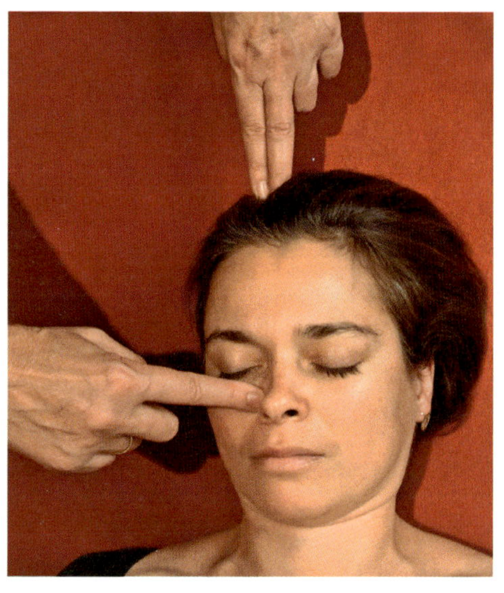

Der empfangende Partner liegt entspannt auf dem Rücken, seine Arme sind zur Seite ausgestreckt, und seine Beine sind leicht geöffnet.
Als Gebender setzen Sie sich an der rechten Kopfseite des empfangenden Partners bequem und aufrecht auf ein kleines festes Kissen oder auf den Boden.

Berühren Sie mit dem Zeige- und dem Mittelfinger Ihrer linken Hand den Punkt im vorderen Drittel des Schädeldachs Ihres Partners, der 1 Fingerbreit rechts neben der Mittellinie liegt. Halten Sie mit dem Zeigefinger Ihrer rechten Hand den Punkt neben dem rechten Nasenflügel. An diesem Punkt fühlen Sie die Knochenstruktur des Nasenbeins.

Spüren Sie nun den Pulsschlag an beiden Kontaktstellen, indem Sie einen sanften Druck ausüben. Der Puls ist dann zu spüren, wenn der Druck weder zu leicht noch zu stark ist. Er entfaltet sich genau in der Mitte. Tönen Sie zusammen mit Ihrem Partner den Magen-Ton »V« (/viː/) mindestens 3-mal.
Versuchen Sie, ganz präsent und achtsam für alles zu sein, was Sie wahrnehmen, und achten Sie darauf, dass Ihr Partner sich entspannen kann.

Nach 5–10 Minuten wechseln Sie zur zweiten Position an der rechten Körperseite des empfangenden Partners. Berühren Sie mit dem Zeige- und dem Mittelfinger Ihrer linken Hand den Punkt, der sich außen an der rechten

Körperseite Ihres Partners zwischen seiner vorletzten und seiner letzten Rippe befindet. Als zweiten Punkt halten Sie mit dem Zeige- und dem Mittelfinger Ihrer rechten Hand einen Punkt, den Sie an der Außenseite des rechten Unterschenkels Ihres Partners etwa 4 Fingerbreit unterhalb der Kniescheibe finden. Nun spüren Sie wieder den Pulsschlag an beiden Kontaktstellen, indem Sie einen stärkeren Druck ausüben. Tönen Sie zusammen mit Ihrem Partner den Magen-Ton »V« (/vi:/) mindestens 3-mal, und nehmen Sie wieder alles achtsam wahr.

Beenden Sie das Heilströmen nach weiteren 5–10 Minuten, und lassen Sie sich und Ihrem Partner noch etwas Zeit zum Nachspüren.

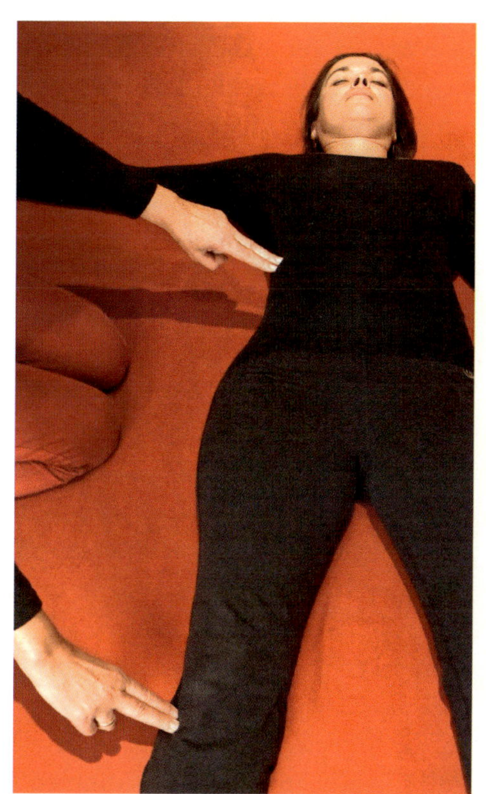

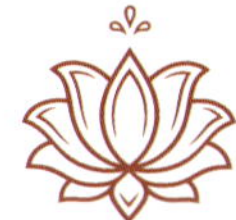

Intensive Körperarbeit mit einem Partner

Bitte setzen Sie diese Körperarbeit nur ein, wenn wenigstens einer von Ihnen (Sie oder Ihr Übungspartner) die Einweisung dazu von einem Tibetan-Pulsing-Therapeuten erhalten und diese Position unter Anleitung praktiziert hat.

Der empfangende Partner liegt auf dem Rücken, sein rechter Arm ist zur Seite ausgestreckt, und sein rechtes Bein ist leicht nach außen gelegt.
Als Gebender legen Sie sich an die rechte Körperseite des empfangenden Partners, etwa in einem 90-Grad-Winkel zu ihm. Drücken Sie mit Ihrer rechten Hand den Punkt an der Außenseite des rechten Unterschenkels Ihres Partners, der etwa 4 Fingerbreit unterhalb der Kniescheibe liegt. Versuchen Sie, diesen Druck aufrechtzuerhalten, um den Puls zu erspüren. Mit Ihrer linken Hand greifen Sie an den Punkt unterhalb des Ellbogens, der sich auf derselben Höhe wie am Bein befindet. Üben Sie dort ebenfalls einen sanften Druck aus.
Legen Sie Ihren linken Fuß entspannt unter den 12. Brustwirbel des Empfangenden – dieser Wirbel entspricht

dem Magen. Ihr Standbein ist dabei angewinkelt. Ihr rechter Fuß kommt auf dem rechten Rippenbogen Ihres Partners zum Liegen, dort wird stärkerer Druck ausgeübt.
Zur Einstimmung können Sie und Ihr Partner zusammen den Organ-Ton anklingen lassen. Atmen Sie tief ein, und tönen Sie mit dem Ausatmen 3-mal den Ton des Magens »V« (/vi:/).

Heben Sie als Nächstes als Gebender Ihr Becken leicht an, sodass sich Ihr Gewicht auf die Rippen des Empfangenden verlagert. Halten Sie den Push 3–5 Minuten lang. Danach legen Sie das Becken wieder entspannt ab, sodass das Gewicht Ihres rechten Fußes auf die Rippen geringer wird. Diese Pull-Phase kann ebenso 3–5 Minuten dauern. Dabei werden alle Punkte, die berührt werden, sanft gedrückt und gehalten. Der Wechsel zwischen Push und Pull wird mehrere Male angewendet – 3 Durchgänge sind sinnvoll.

Zum Ende lösen Sie als Gebender alle Berührungspunkte und legen Ihre Beine etwa 5–10 Minuten lang über den Oberbauch des Empfangenden. In dieser Zeit entspannen Sie gemeinsam.

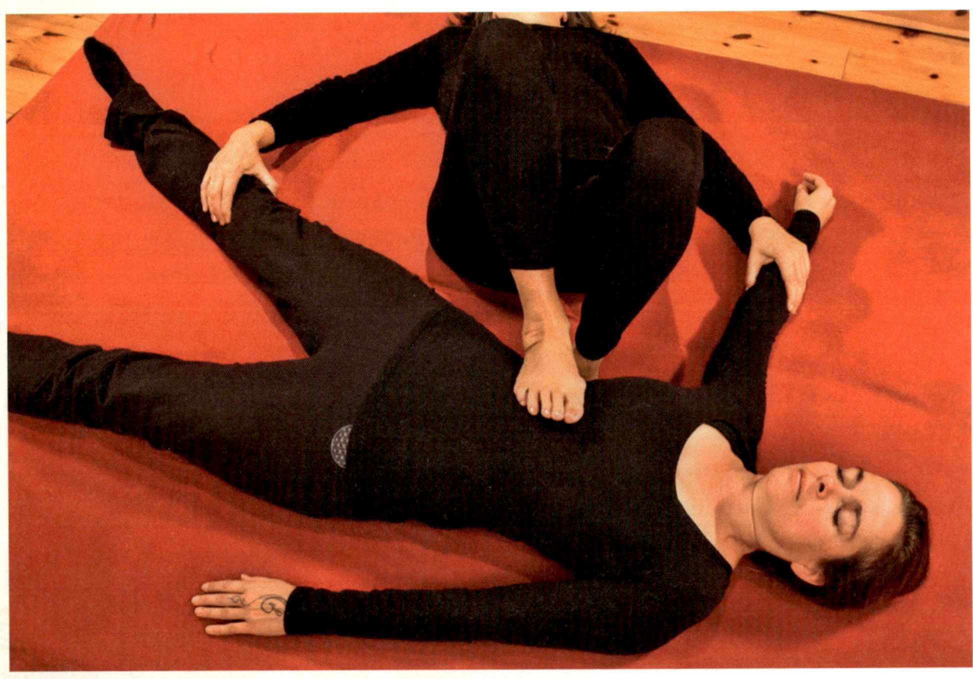

Der Pons

ENTFALTUNG VON ZENTRIERTHEIT

6. bis 21. Mai

Organebene

Der Pons, auch Brücke genannt, gehört zum Hirnstamm, dem unteren und ältesten Gehirnabschnitt. Er sitzt als kräftiger, weißer Wulst direkt oberhalb der Medulla oblongata, des Regulationszentrums für unsere Atmung. Durch einen Strang ist er mit dem Kleinhirn verbunden, das hinter ihm liegt und mit dem er den Hirnstamm bildet. Oberhalb der Brücke befindet sich das Mittelhirn.
Die Brücke enthält das gespeicherte »Material« aller Zeiten und Lebensformen. Sie ist wie ein Koffer, in dem die wesentlichen DNS-Informationen bzw. unser Karma enthalten sind. Schäden an diesem Organ bewirken Erinnerungslücken zu bestimmten Ereignissen oder Abschnitten im Leben. Es kann auch zu einem vollständigen Gedächtnisverlust kommen. Jeder Mensch ist normalerweise in der Lage, sich bis zu seinem dritten oder vierten Lebensjahr zurückzuerinnern, zumindest teilweise. Fehlen große Abschnitte in der Erinnerung, ist es wahrscheinlich, dass wir in dieser Zeit Dinge erlebt haben, die so traumatisierend für uns waren, dass sie aus unserer bewussten Erinnerung gelöscht wurden.
Die Brücke steht auch in engem Zusammenhang mit den Chakras. Wenn sexuelle Energie durch die Wirbelsäule nach oben steigt, löst sie im Pons einen Orgasmus aus.

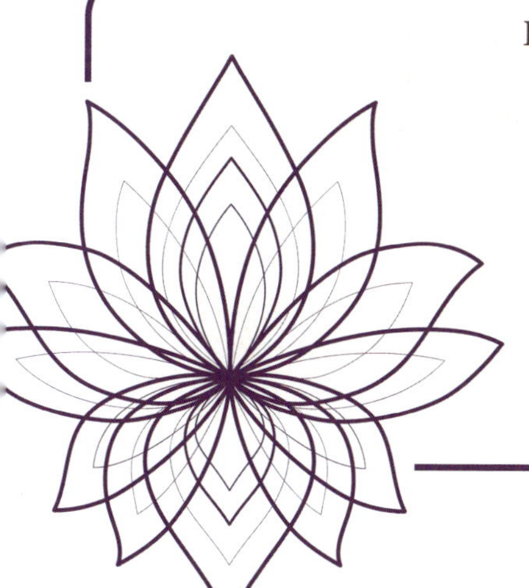

Buchstabe und Tonfrequenz des Pons: W (/ˈdʌbljuː/)

Farbschwingung des Pons: Lila

Wirbelentsprechung für den Pons:
8. Brustwirbel

Tiere, die dem Pons zugeordnet werden:
Elefant, Pfau und Wal

Länder, die in der Frequenz des Pons schwingen:
Indien und Dänemark

Disbalancen aufgrund eines geschwächten Pons

Da der Pons Erinnerungen speichert, haben wir es hier im Krankheitsfall oft mit temporärem oder dauerhaftem Gedächtnisverlust zu tun. Wenn ein Erlebnis so traumatisierend war, dass es für das Nervensystem eine zu große Belastung darstellte, werden Teile der Erinnerung daran im Pons gelöscht bzw. wird der Zugang zur Erinnerung blockiert. Das kann durch Unfälle, Kriegserlebnisse, Missbrauchs- und Gewalterfahrungen oder Nahtoderlebnisse geschehen.
Ein Tumor im Bereich des Pons kann zu einer Schiefstellung der Augen führen, aber auch zu Lähmung des Gesichtsnervs, unregelmäßiger Atemtätigkeit, Verlust der Willkürmotorik, Beeinträchtigung des Hörsinns oder sogar Lähmung von Armen und Beinen. Beim Millard-Gubler-Syndrom handelt es sich um ein sogenanntes Brückensyndrom, bei dem es im Pons zu Durchblutungsstörungen kommt, z. B. durch einen Schlaganfall.

Zentriert in stürmischen Zeiten

Ist die Energie im Pons ausgeglichen, fühlen wir uns zentriert und sind nicht ohne Weiteres aus der Fassung zu bringen. Erinnerungen sind uns ohne Anstrengung zugänglich – wie bei einem Elefanten, der nie etwas vergisst. Wir müssen nichts festhalten, weil wir darauf bauen können, uns im entscheidenden Moment zu erinnern. Unsere spirituelle Anbindung ist so stark, dass wir offen sind für Erfahrungen, die jenseits materieller Formen liegen. Im Wissen um etwas Größeres, was unvergänglich ist, verlieren wir auch die Angst vor dem Tod. Wir betrachten unseren Körper als Tempel für die Seele und kümmern uns um die materiellen Bedürfnisse genauso wie um unsere spirituelle Entwicklung. Wir genießen die Erfüllung, mit einem geliebten Menschen zusammen zu sein, zu dem wir eine tiefe Seelenverbindung fühlen, verlieren uns aber nicht in Illusionen und sehen den anderen als Spiegel unseres Selbst.

Meiden Sie in dieser Zeit alles, was Sie zu sehr aus der Bahn werfen könnte. Versuchen Sie, eine zentrierende Übung in Ihren Alltag einzubauen. Wenn alles um Sie herum durcheinandergerät, behalten Sie Ihre innere Fassung, ohne sich gegen das Chaos zu wehren. Suchen Sie den inneren Ort auf, der Sie zentriert. Mit Achtsamkeit und der Kraft Ihres Willens ist es möglich, sich auch in stürmischen Zeiten auf die ruhende Mitte zu besinnen.

Gedächtnisverlust und Erinnerungslücken

Folgende Situationen können die Nerven im Pons eines Kindes schädigen: sexueller oder emotionaler Missbrauch und andere lebensbedrohliche Situationen, sowohl in der pränatalen Zeit während der Schwangerschaft, wenn die Mutter einer existenziellen Gefährdung ausgesetzt war, als auch während der Geburt und danach. Deprivation, Vernachlässigung, Gewalt, anhaltende Angst, um nur die wichtigsten Traumatisierungen zu nennen, sind weitere Auslöser solch einer Schädigung. Die elektrische Ladung, die in solchen Momenten durch die kindliche Wirbelsäule »schießt«, ist so gewaltig, dass sie zu einem Schaden im Pons führen kann. Das Nervensystem versucht, diese Ladung auszugleichen, indem das Ereignis aus dem Gedächtnis »verschwindet« und ein energetischer Schutzwall um diese Nerven herum aufgebaut wird – als eine Art Selbstschutzmechanismus. Es kann sein, dass viele Jahre nach dem traumatischen Ereignis etwas geschieht, was das Trauma reaktiviert, also an die Oberfläche des Bewusstseins bringt. In der Trauma-Arbeit nähert man sich sehr behutsam und langsam diesen Situationen an, indem man den Menschen zuerst in sein Spürbewusstsein bringt und ihn durch Verankerungen im Körper stabilisiert. Trauma-Arbeit kann mit Tibetan Pulsing sehr gut kombiniert werden. Damit ist es möglich, Schädigungen am Pons aufzulösen und die Auswirkungen von Schocks und deren Spätfolgen zu mildern oder sogar zu beseitigen.

Der Pons gibt Informationen und Sinneseindrücke an das Großhirn weiter, die wir zu einer frühen Zeit in unserem Leben gesammelt haben. Wir sind mit dem denkenden Geist nicht in der Lage, Zeugung, Schwangerschaft oder Geburt bewusst zu erinnern. Doch das Stammhirn, im Speziellen die Brücke, speichert diese Erlebnisse und kann sie auch abrufen. Sie verfügt nicht nur über die Erfahrungen eines Lebens, sondern auch über die aus vorangegangenen Leben und Lebensformen, die wir einmal waren. Ein gesunder Mensch erinnert sich nicht an seine letzten Inkarnationen, das wäre zu viel Material, um es zu verarbeiten. Osho berichtete einmal von einem Mädchen, das durch ein Erlebnis plötzlich seine vergangenen Leben abrufen konnte. Es war nicht in der Lage, diesen Ansturm von Erinnerungen zu verkraften oder zu integrieren. Die Schutzfunktion des Pons war außer Kraft gesetzt. Meiner Erfahrung nach gibt es keine bewusste Erinnerung an die eigene Geburt, so, wie wir uns an eine Situation erinnern, aber es gibt ein Gefühl, eine Ahnung, ein inneres Wissen. Wir können geburtliche, frühkindliche und auch pränatale oder weiter zurückliegende Ereignisse in Form von bruchstückhaft angedeuteten Bildern sehen, wie sie in geführten inneren Reisen oder manchmal spontan auftauchen.

In einer meiner Sessions während des Tibetan-Pulsing-Intensivs in der Pyramide in Poona, die körperlich sehr herausfordernd war und mich in einen inneren Zustand zuerst der Verzweiflung und dann der Hingabe brachte, tauchten Bilder aus meinem Unterbewusstsein auf, die mir die Akasha-Chronik zeigten, vielleicht war es auch eine Palmblattbibliothek. Ich sah indische Schriftrollen, aufgereiht in riesigen Regalen. Ich war zutiefst berührt von dieser Erinnerung, und es gab keinen Zweifel an die Realität dessen, was ich sah: die Geschichte der Menschheit lag in diesen Regalen! Es ging in dieser Erfahrung darum, mich grundsätzlich vom Missbrauch seherischer und heilerischer Gaben fernzuhalten. Der direkte Einblick in so etwas wie die Akasha-Chronik muss mit Respekt behandelt werden.

Die Schwingung Indiens

Indien ist der Pons der Erde – dort schwingt die Frequenz der heiligsten und spirituellsten Plätze auf dieser Welt. In Indien ist der Glaube an Reinkarnation weit verbreitet. Es geht immer darum, altes Karma abzuarbeiten, damit im nächsten Leben eine höhere spirituelle und materielle Stufe erreicht werden kann. Jeder Inder nimmt sein Schicksal gleichmütig hin und versucht, gute Taten für das nächste Leben auf seinem »Karma-Konto« zu verbuchen. Das ist vielleicht ein Grund, warum indische Bettler in unseren Augen glücklich wirken. Sie wissen, dass sie es im nächsten Leben besser haben werden. Sie haben in diesem Moment nichts zu beklagen und nichts zu verlieren.

Wenn man einen Inder nach dem Weg fragt, wackelt er mit dem Kopf und antwortet: »Yes, yes, I know.« Seine Gestik vermittelt, er würde Nein sagen, er meint aber Ja. Doch meist weiß er nicht so recht, wo es langgeht, wird aber versuchen, es herauszufinden. Das ständige Schütteln des Kopfes – das eigentlich ein Hin- und Herwackeln des Hinterkopfes ist – balanciert die Brücke im Gehirn. So kommt es, dass ein Inder sich an einen Weg erinnert, den er scheinbar vergessen hat. Er vertraut seiner Wahrnehmung, bleibt zentriert und geht los. Ganz im Gegensatz zu einem Europäer, der dann schon einmal ungeduldig und ärgerlich werden kann. In Indien hat man nur zwei Möglichkeiten: Entweder man lernt, sich zu entspannen und dem Leben zu vertrauen, oder man gerät ständig in eine Krise.

Nahtoderlebnisse, Tod und Orgasmus

Im Moment des Todes verlässt unser Bewusstsein den Körper durch die Brücke. Sie ist der Ort, an dem wir bildlich gesprochen unseren »Koffer« packen und mitnehmen, um ihn beim Eintritt in das nächste Leben wieder auszuräumen. Dieses Gepäck enthält unser Karma, unsere DNS-Informationen, und schließlich ist der Pons auch der Ort, durch den unser Bewusstsein den Körper verlässt und wir die Identifikation mit dem Körper aufgeben, wenn wir in Meditation oder im

Tiefschlaf sind. Es gibt Menschen, die berichten, dass sie während der Narkose unter der Zimmerdecke schwebend ihren Körper auf dem OP-Tisch liegen sahen und die Vorgänge der Operation verfolgen konnten. Genauso verhält es sich mit Menschen, die im Koma lagen und sich nach dem Erwachen an die Zeit im Koma erinnern können, was allerdings selten geschieht.

Durch den Pons sind wir in der Lage, die Vereinigung männlicher und weiblicher Energien im Höhepunkt des sexuellen Orgasmus zu erleben – so, wie auch im Moment des Todes, wenn die Seele den Körper verlässt. Der elektrische Spannungsbogen, der sich beim sexuellen Akt aufbaut und sich schließlich im Pons entlädt, verläuft zunächst vom unteren Ende der Wirbelsäule in zwei Nebensträngen, Ida und Pingala, und einem Hauptstrang, Sushumna, an ihr entlang und schlängelt sich weiter nach oben. Nach den Lehren alter yogischer Schriften durchkreuzen Ida und Pingala die Chakras bis zum fünften Chakra. Von dort aus wandern sie in die Nasengänge. Sushumna dagegen geht weiter nach oben, dringt durch den Gaumen an der Schädelbasis zum sechsten Chakra, Ajna, hindurch, bis dieser Hauptstrang Sahasrara, das Scheitelchakra, erreicht.

Wenn Energie ungehindert durch diese Kanäle aufsteigen kann, ist es möglich, einen Orgasmus als Verschmelzung und Einswerdung mit dem größeren Ganzen zu erleben, weswegen er auch oft als »kleiner Tod« bezeichnet wird. In der höheren Oktave der Vereinigung erleben wir diese innere Verschmelzung ohne sexuelle Interaktion, durch tiefe Meditationstechniken, Yoga- und tantrische Praktiken sowie auch im Tibetan Pulsing.

Die Verbindung zu den Chakras

Da die Brücke über das Nervensystem mit der ganzen Wirbelsäule in Kontakt ist, steht sie in Verbindung zu jedem Chakra. Wenn wir diese Chakras in Meditationen, durch Yoga oder in einer einfühlsamen Begleitung erspüren, können wir den natürlichen Energiefluss oder auch die Blockaden darin wahrnehmen.

Das **erste Chakra,** das auch Wurzelchakra oder Muladhara genannt wird, liegt in der Gegend des Steißbeins. Es kontrolliert unsere Ausscheidungen. Ist dieses Chakra offen, fühlen wir uns lebendig und vibrierend. Wenn die Basis der Wirbelsäule entspannt ist, ist es der Kopf auch. Dies erleichtert die Kommunikation und unseren Ausdruck. Orgasmus und innere Verschmelzung sind nur möglich, wenn die Basis entspannt ist und die Energie durch die Wirbelsäule nach oben bis in den Pons fließen kann. Erlebnisse von Erniedrigung und Bedrohung bewirken eine Anspannung im ersten Chakra. Vergangene Erlebnisse werden gespeichert und in Form von Ängsten und Befürchtungen in die Zukunft projiziert. Paranoia sind Wahnvorstellungen, jemand sei hinter uns her. Solange wir diesen Gedanken Glauben schenken, bleibt der Zustand der Anspannung bestehen. Wir identifizieren uns mit den Gedanken, anstatt sie als das wahrzunehmen, was sie sind: Energiewellen. Die Fragen dieses Chakras lauten: **Wer ist da? Wer ist innen? Wer bin ich?**

Im **zweiten Chakra,** dem Sakralchakra oder auch Svadhistana, geht es um Bewegung und Raum. Das Hara nutzt unsere instinktive Intelligenz, um zur Quelle von Handlung zu gelangen. Deswegen wird das Hara auch »Instinkt des Überlebens« genannt. Es stellt, zusammen mit den Nebennieren, die Energie für Kampf oder Flucht zur Verfügung und ermöglicht eine folgerichtige Handlung. Die Fragen dieses Chakras lauten: **Wohin muss ich gehen? Woher kommt das? Woher komme ich?** Im Zen gibt es eine alte Tradition, bei der der Zen-Meister den Schüler fragt: »Woher kommst du?« Er hat kein Interesse an dessen Wohnort oder Adresse, sondern er hört aus der Antwort des Adepten, ob er die Demut eines unwissenden Schülers hat und wie rein seine Absicht ist, zu lernen.

Die Organe, die dem **dritten Chakra,** dem Nabelchakra oder Manipura, zugeordnet werden, z. B. der Magen, die Bauchspeicheldrüse, die Milz, die Leber, die Gallenblase und der Zwölffingerdarm, haben allesamt mit Aufnahme und Verarbeitung von Nahrung zu tun. Die Fragen dieses Chakras lauten: **Was muss getan, was muss behalten, was muss eliminiert werden? Was ist wichtig, was ist wertlos? Worin liegt mein eigener Wert? Mein Potenzial?** Es ist das Chakra, bei dem es um die Entfaltung der Potenziale und um persönliche Macht geht.

Das **vierte Chakra,** das auch Herzchakra oder Anahata genannt wird, steht in Verbindung zum Herzen. Es geht um den Zustand von Zusammensein, um die Vereinigung zwischen zwei Polen. Die Fragen dieses Chakras lauten: **Wie? Wie läuft es? Wie ist der Stand der Dinge?** Wir müssen wissen, wie sich jemand fühlt, um ihn zu verstehen und uns auf ihn beziehen zu können. Das Herz wünscht sich Ausgleich, möchte sich mit jedem gut fühlen und ist immer bereit, Missverständnisse aufzuklären. Es steht für Gleichheit.

Das **fünfte Chakra,** das Halschakra oder auch Vishuddha, beschäftigt sich mit der Ausrichtung unseres Lebens und der Art und Weise, wie wir leben. Die Fragen dieses Chakras lauten: **Welche Art von Heilung gibt es und welche alternativen Möglichkeiten?** Hier ist der Moment, etwas außerhalb der Norm zu tun, etwas infrage zu stellen und neue Möglichkeiten zu sehen.

Im **sechsten Chakra,** dem Stirnchakra oder Ajna, geht es um den richtigen Zeitpunkt. Die Fragen dieses Chakras lauten: **Wann ist es so weit? Wann ist alles zu Ende?** Es ist nie jetzt, immer irgendwann. Dies ist das Geheimnis von Wann: Es ist entweder eine Zeit von großem Bedauern und Angst oder eine Zeit, alles jetzt und hier zu erfahren.

Im **siebten Chakra,** das auch Kronenchakra oder Sahasrara genannt wird, ist Transformation möglich. Die Fragen dieses Chakras lauten: **Warum? Warum sind wir hier? Warum passiert mir das? Warum muss ich sterben? Warum wurde ich geboren? Warum ist die Erde rund?** Für den Verstand gibt es keine zufriedenstellenden Antworten auf diese Fragen. Die Antwort könnte sein: Es ist so, wie es ist. Kein Grund. Keine Absicht. Keine logische Erklärung. Es ist das Mysterium. Transformation bedeutet Umwandlung von Leiden in Glückseligkeit. Jede Identifikation, jede Polarisierung findet ein Ende. Keine Fragen mehr.

Elefant, Pfau und Wal – die Tiere des Pons

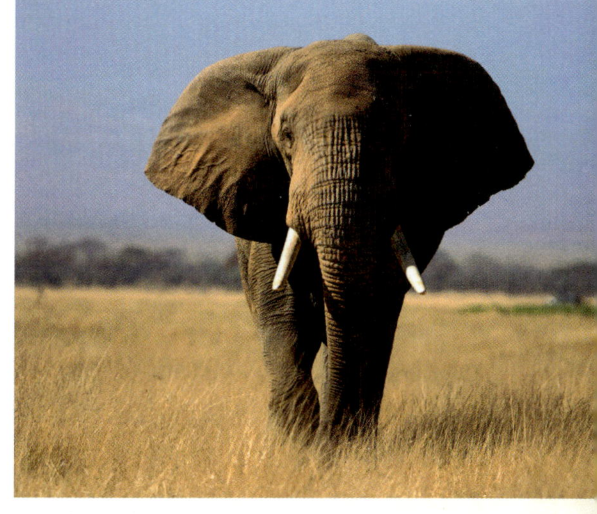

Die Tiere des Pons, Elefant, Pfau und Wal, vereinen etwas sehr Altes und Archaisches in ihrer Seele.
Elefanten verfügen über ein exzellentes Langzeitgedächtnis und über ein Ich-Bewusstsein. Sie suchen Dörfer auf, deren Bewohner einen Elefanten ihrer Herde getötet haben, und sie erkennen an der Stimme, ob Menschen ihnen gefährlich werden können. Elefanten gelten als weise, stark und keusch, und sie können auch sehr böse werden.
Blaue Pfauen sehen sehr auffällig aus, vor allem die Männchen. Sie haben einen stark entwickelten Geruchs- und Gehörsinn und warnen mit ihren lauten, durchdringenden Schreien andere Tiere frühzeitig vor Gefahren. Pfauen sind ein Symbol für Schönheit, Reichtum, Königlichkeit, Liebe, Leidenschaft, aber auch Unsterblichkeit, Arroganz und Eitelkeit. In Indien gelten sie als heilige Tiere. Der Pfau ist auch der Nationalvogel Indiens.
Nicht vielen Wesen wird die Ehre zuteil, die erste Kreatur der Schöpfung zu sein. Für Wale gilt dies in vielen Kulturen rund um den Globus. »Und Gott sprach: Es wimmle das Wasser von lebendigem Getier […] Und Gott schuf große Walfische und alles Getier, das da lebt und webt, davon das Wasser wimmelt …«, heißt es in der »Genesis«. Wale sind in den ältesten Geschichten der Völker Weltenstifter. Delfine und die größeren Wale erschienen den Völkern der Antike als Wesen der Transformation. Sie halten die Brücke zu den Elementen, die den Menschen zu beschreiten verwehrt bleibt.

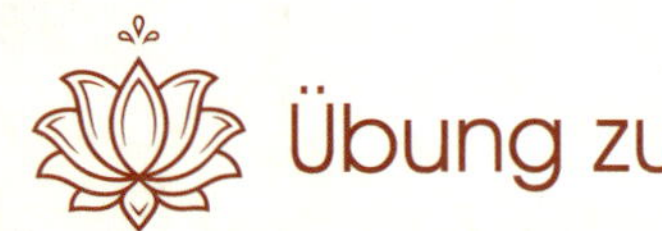

Übung zur Zentrierung

Eine Meditationsform, die den Pons stärkt und balanciert, ist »Whirling«. Beim Whirling, einer alten Sufi-Tradition, drehen Sie sich um die eigene Achse. Ein Fuß steht fest auf der Erde, und der Körper dreht sich im Kreis. Die Arme sind offen ausgebreitet oder nehmen eine bestimmte Haltung ein. Whirling drückt den Zustand des Zentriertseins in Bewegung aus.

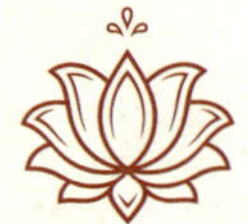

Mudra-Meditation für den Pons

Setzen Sie sich bequem und aufrecht in einer Meditationshaltung auf einen Stuhl oder ein Meditationskissen. Entspannen Sie Ihre Schultern, und halten Sie Ihren rechten Arm vor Ihren Körper. Halten Sie die rechte Hand in einem Abstand von ca. 7 Zentimetern genau vor Ihr rechtes Auge. Die Innenfläche ist dem Auge zugewandt. Ihr linker Arm ist mit einer leichten Beugung im Ellbogen nach unten geneigt. Halten Sie Ihre linke Hand, deren Innenfläche nach oben zeigt, vor Ihre Blase. Diese Handhaltung ist wie eine Brücke zwischen Kopf und Instinktbereich.

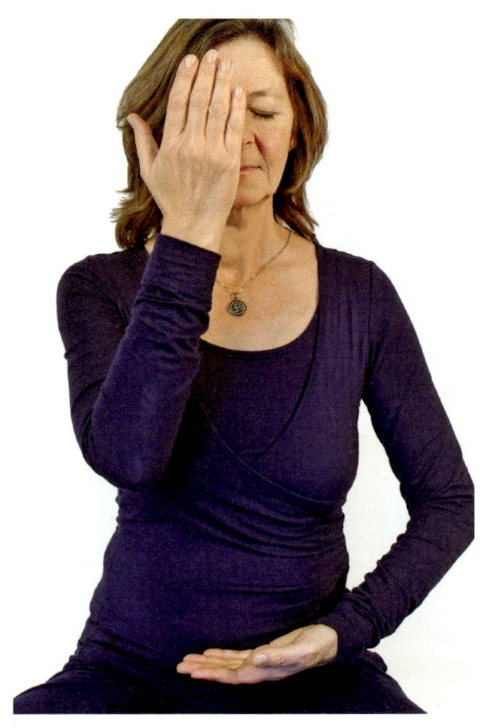

Richten Sie Ihre Aufmerksamkeit auf Ihren Hinterkopf. Lassen Sie Ihren Atem entspannt in diesen Bereich Ihres Körpers hineinfließen. Atmen Sie auf diese Weise mehrere Male ganz bewusst. Nun schließen Sie die Augen, und visualisieren Sie die Farbe Lila vor Ihrem innen Auge. Mit Konzentration auf das Pons-Mudra tönen Sie »W« (/ˈdʌbljuː/). Sie können den Ton variieren, mal leiser, mal lauter werden. Lassen Sie den Ton aus Ihrem Hinterkopf kommen, dann versetzt er den Pons in eine sanfte Vibration.

Nach etwa 5 Minuten lassen Sie den Ton ausklingen, lösen die Handhaltung auf und legen Ihre Hände entspannt auf die Oberschenkel. Spüren Sie, was die Handhaltung, das Tönen und das

Visualisieren der Farbe in Ihnen ausgelöst haben. Lassen Sie alle Gedanken, Gefühle und Empfindungen in Ihnen zu, ohne an ihnen festzuhalten. Zum Abschluss der Übung legen Sie Ihre Hände in den Schoß und verweilen noch einen Augenblick, ohne sich zu bewegen. Sie können auch auf dem Rücken liegend ruhen.

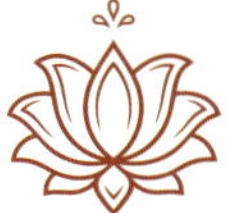

Heilströmen für den Pons

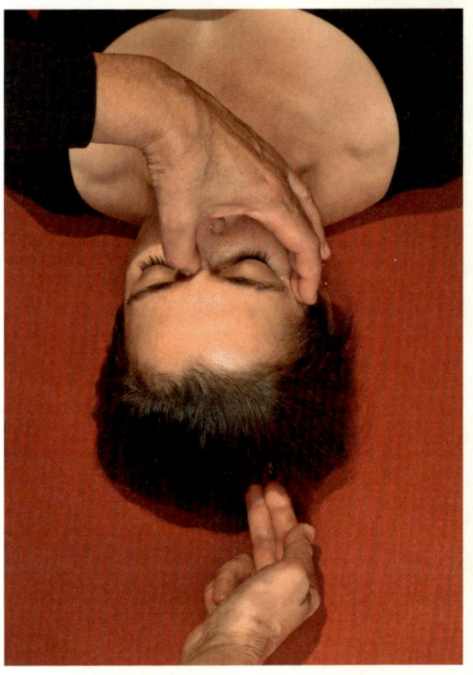

Der empfangende Partner liegt entspannt auf dem Rücken, seine Arme sind zur Seite ausgestreckt, und seine Beine sind leicht geöffnet.
Als Gebender setzen Sie sich an der Kopfseite des empfangenden Partners bequem und aufrecht auf ein kleines festes Kissen oder auf den Boden.

Halten Sie mit dem Daumen und dem Zeigefinger Ihrer linken Hand folgende Punkte wie eine Klammer: der Daumen die linke Seite neben der Nasenwurzel und der Mittelfinger die rechte Schläfe neben dem Auge Ihres Partners. Berühren Sie mit dem Zeige- und dem Mittelfinger Ihrer rechten Hand den Punkt, den Sie etwa 1 Zentimeter rechts neben der Mittellinie in der Mitte des Schädels Ihres Partners finden.

Spüren Sie nun den Pulsschlag an beiden Kontaktstellen, indem Sie einen sanften Druck ausüben. Der Puls ist dann zu spüren, wenn der Druck weder zu leicht noch zu stark ist. Er entfaltet sich genau in der Mitte. Tönen Sie zusammen mit Ihrem Partner den Pons-Ton »W« (/ˈdʌbljuː/) mindestens 3-mal. Versuchen Sie, ganz präsent und achtsam für alles zu sein, was Sie wahrnehmen, und achten Sie darauf, dass Ihr Partner sich entspannen kann.

Nach 5–10 Minuten wechseln Sie zur zweiten Position an der rechten Körperseite des empfangenden Partners. Umfassen Sie mit dem Daumen und dem Mittelfinger Ihrer linken Hand die Punkte innen und außen an der rechten Brust Ihres Partners.

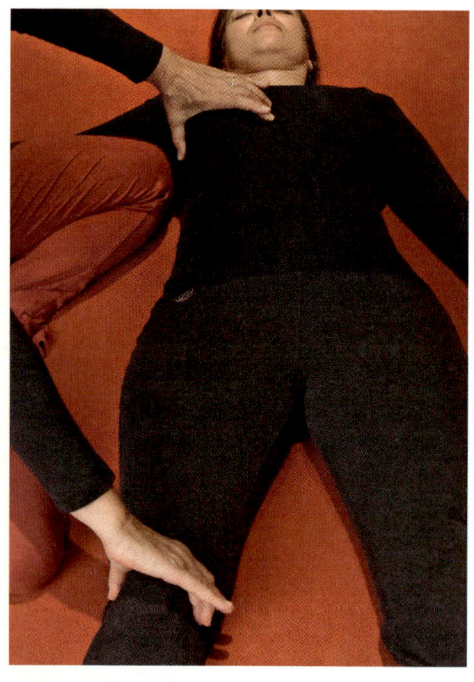

Als zweiten Punkt halten Sie mit dem Daumen und dem Mittelfinger Ihrer rechten Hand das rechte Knie Ihres Partners innen und außen direkt an der Knochenstruktur des Kniegelenks. Nun spüren Sie wieder den Pulsschlag an beiden Kontaktstellen, indem Sie einen stärkeren Druck ausüben. Tönen Sie zusammen mit Ihrem Partner den Pons-Ton »W« (/ˈdʌblju:/) mindestens 3-mal, und nehmen Sie wieder alles achtsam wahr.

Beenden Sie das Heilströmen nach weiteren 5–10 Minuten, und lassen Sie sich und Ihrem Partner noch etwas Zeit zum Nachspüren.

Intensive Körperarbeit mit einem Partner

Bitte setzen Sie diese Körperarbeit nur ein, wenn wenigstens einer von Ihnen (Sie oder Ihr Übungspartner) die Einweisung dazu von einem Tibetan-Pulsing-Therapeuten erhalten und diese Position unter Anleitung praktiziert hat.

Der empfangende Partner liegt auf dem Rücken, seine Beine sind geöffnet und angewinkelt. Die Arme liegen zu den Seiten ausgestreckt, die Handflächen sind nach oben geöffnet.
Als Gebender setzen Sie sich rittlings behutsam auf die Blase und den Blinddarm Ihres Partners. Ihre Beine sind nach hinten angewinkelt und liegen unter seinen angewinkelten Beinen. Sie schauen in Richtung seiner Füße. Umfassen Sie mit Ihren Händen jeweils die Kniescheiben des Empfangenden. Betonen Sie dabei vor allem das rechte Knie.
Zur Einstimmung können Sie und Ihr Partner zusammen den Organ-Ton anklingen lassen. Atmen Sie tief ein, und tönen Sie mit dem Ausatmen 3-mal den Ton des Pons »W« (/ˈdʌblju:/).

Verlagern Sie als Gebender Ihr Gewicht sehr langsam, indem Sie sich in die Blase hineinsinken lassen. Dies ist der Push. Halten Sie die Push-Phase ein paar Minuten. Beugen Sie danach Ihren Oberkörper nach vorn, sodass Sie Ihr Gewicht beziehungsweise den

Druck von der Blase wegnehmen. Erhöhen Sie dabei den Druck an den Knien. Das ist die Pull-Phase. Der Wechsel zwischen Push und Pull wird mehrere Male angewendet – 3 Durchgänge sind sinnvoll.
Bewegen Sie sich sehr langsam, wenn Sie Ihr Gewicht verlagern. Falls Sie an die Grenzen Ihres Partners kommen, reduzieren Sie Ihr Gewicht auf der Blase, ohne den Kontakt mit ihr zu verlieren.
Es ist möglich, hier eine rhythmische Auf- und Abbewegung des Beckens einzubauen, sodass die Blase durchgepumpt wird und sich tiefere Schichten von Verspannungen lösen können.

Zum Ende lösen Sie sich als Gebender ganz vom Körper des Empfangenden und legen sich an eine seiner Körperseiten. Legen Sie Ihre Beine quer über seinen Unterleib. Bleiben Sie etwa 5–10 Minuten gemeinsam in dieser Entspannungsposition liegen.

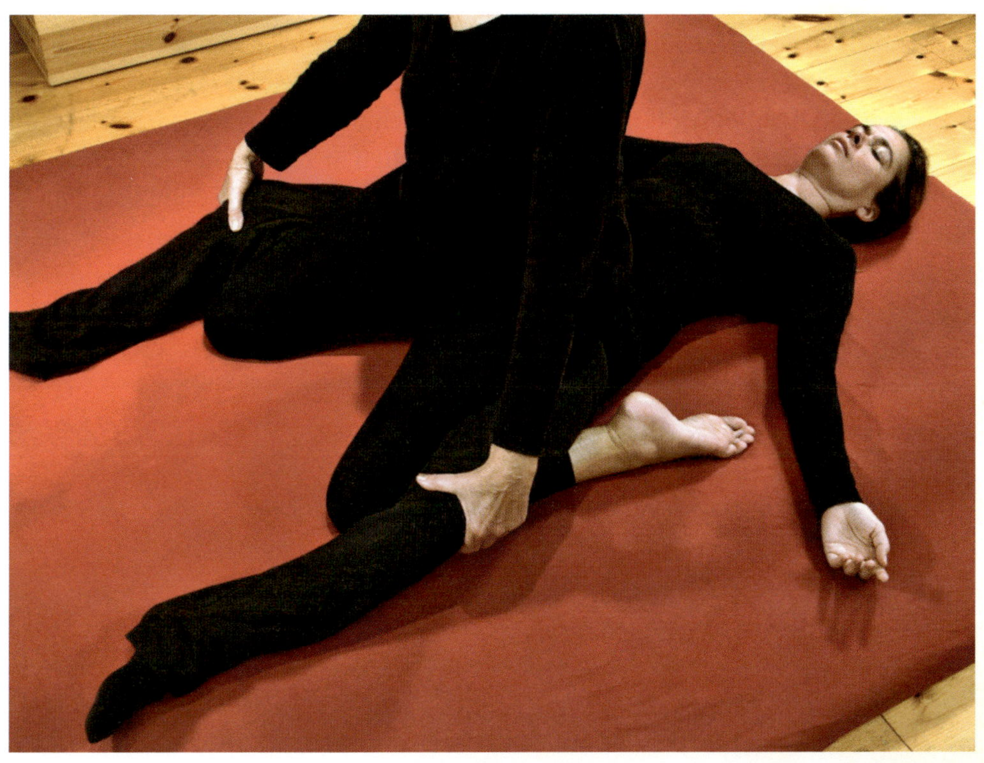

Die Beine

ENTFALTUNG VON POTENZIAL

22. Mai bis 6. Juni

Organebene

Die Beine sind die unteren, beweglichen Körperteile, die dem Menschen das aufrechte Stehen und Fortbewegen ermöglichen. In ihnen sitzen Reflexe, die uns im Fall einer Gefahr die nötige Energie zur Flucht ermöglichen. Sie sind das Organ mit der größten Muskelmasse. Daher verfügen sie über besonders große körperliche Kraft. Die Beine werden unterteilt in Oberschenkel, Kniegelenk, Unterschenkel, Fußwurzel, Mittelfuß und Zehen. Zu den unteren Extremitäten gehört auch der Beckengürtel. Der Oberschenkelknochen ist der längste Knochen im menschlichen Körper. Während unseres gesamten Lebens gehen wir ungefähr 130 000 Kilometer. In Wörtern wie Schlüsselbein, Jochbein, Hüftbein oder Stirnbein bedeutet das Wort »Bein« so viel wie Knochen.

Disbalancen aufgrund geschwächter Beine

Die Beine repräsentieren das Potenzial individueller Stärke und Freiheit. Eine Disbalance in den Beinen führt daher zur Schwächung von Entscheidungsfähigkeit und potenzieller Kraft. Dies mündet nicht selten in Zerrissenheit, innerer Spaltung, Ruhelosigkeit und Fluchtimpulsen. Ein permanentes Gefühl von Unzulänglichkeit darf für andere nicht sichtbar sein und muss daher überspielt oder versteckt werden. Am besten gelingt dies durch selbst herbeigeführte Isolation.

Buchstabe und Tonfrequenz der Beine: X (/ɛks/)

Farbschwingung der Beine: helles Lila

Wirbelentsprechung für die Beine:
4. Halswirbel

Tiere, die den Beinen zugeordnet werden:
Pferd und Tiger

Länder, die in der Frequenz der Beine schwingen:
Kanada und Korea

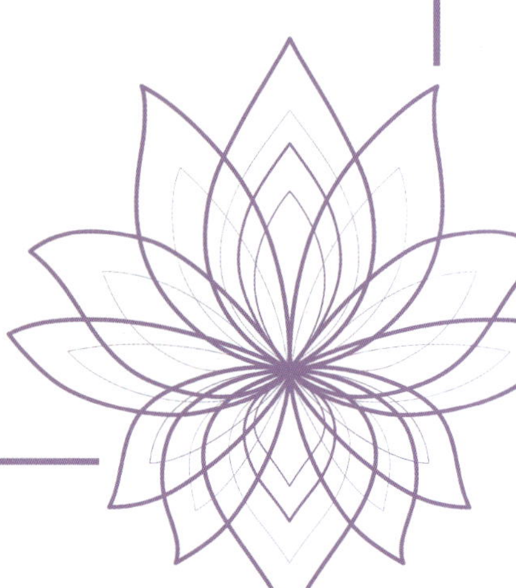

Auf der körperlichen Ebene haben wir hier mit Behinderungen aller Art zu tun: Muskelschwäche der Beine, Durchblutungsstörungen, Thrombosen, Lähmungen, Verletzungen, Klumpfüßen, X-Beinen, O-Beinen, Hüftdysplasie (linke Hüfte), Restless-Leg-Syndrom, Nervenschmerzen und Ischialgie.
Schizophrenie ist zwar ein krankhaftes Geschehen unter dem Oberbegriff der Psychosen, sie hat jedoch einen starken Bezug zum Thema der Beine.

Der Weg entfaltet sich beim Gehen

Ist die Energie in den Beinen ausgeglichen, fällt es uns leicht, Entscheidungen zu treffen und unserem Potenzial zu vertrauen. Wir halten nicht an der Vergangenheit fest und sind bereit, neue Wege zu gehen. Wir lernen aus vergangenen Situationen und setzen das Gelernte in zukunftsorientierte Aktionen um. Mit einem unerschütterlichen Willen ist es möglich, alte Grenzen aufzulösen und unsere Kapazität zu erweitern.

Gehen Sie immer Schritt für Schritt voran – Ihrem eigenen Tempo gemäß. Wer auf der Überholspur ist, kommt nicht automatisch schneller ans Ziel! Achten Sie in dieser Zeit darauf, Entscheidungen aus ganzem Herzen zu treffen und sie auch zu verfolgen. Kalkulieren Sie Fehltritte und Rückschritte mit ein, dann sind diese leichter zu verkraften. Vertrauen Sie Ihrer inneren Stimme, Ihrem Potenzial und der Kraft, die Sie führt. Erfahren Sie den Weg, indem Sie ihn gehen. Lassen Sie in jedem Moment die Vergangenheit los, und schauen Sie vorwärts.

Die Entwicklung von Kapazität

Mit den Beinen können wir uns fortbewegen, weggehen, flüchten, hinbewegen, laufen, rennen, springen, tanzen, hüpfen. Die Beine stehen für die Fähigkeit, im Leben voranzukommen und tatkräftig zu agieren. Sie spiegeln alle Gefühle wider, die mit Entscheidungen zu tun haben. Wenn wir z. B. an einem Vorhaben zweifeln aus Unsicherheit, ob es gelingen mag, hemmen wir die Tatkraft, die uns zur Verfügung stehen könnte. Durch Zweifel verringern wir unser Potenzial. Vertrauen wir unseren Herzenswünschen, folgen die Beine, indem sie uns dahin bringen, wo es gut für uns ist, z. B. auf eine Pilgerreise.
Ein Kind, das zum ersten Mal auf seinen Beinen steht und seinen ersten Gehversuch unternimmt, fällt hin (außer es ist ein Wunderkind). Es steht wieder auf und versucht es ein zweites Mal, fällt wieder hin, schreit, ist frustriert und steht wieder auf. Unermüdlich wird dieser Prozess fortgesetzt, bis das Kind es schafft, selbstständig auf seinen eigenen Beinen zu stehen, ohne umzufallen. Was für ein Erlebnis! Der Antrieb kommt aus dem natürlichen Wunsch, unsere direkte Umwelt kennenzulernen – neugierig, frisch, verspielt. In jedem Menschen gibt es ein

Urvertrauen, diese ersten Schritte tun zu können, auch wenn das bedeutet, auf wackligen Beinen zu stehen oder auf die Nase zu fallen. Es gibt Menschen, die im Kindesalter durch Unfälle, Krankheiten, Fehlstellungen der Beine oder der Wirbelsäule gezwungen waren, bewegungslos oder in ein Korsett eingezwängt zu verharren. Wenn über Monate oder gar Jahre jede Form der Fortbewegung unmöglich war, ist es für solch einen Menschen schwer, seine eigene Kapazität zu entwickeln und dem eigenen Potenzial zu vertrauen. Doch jedes Schicksal kann transformiert werden, und aus einem Unglück heraus kann sich eine besondere Qualität entfalten. Sehr eindrücklich sehen wir das im Film »Forrest Gump«. Die Hauptfigur Forrest Gump ist durch eine Fehlstellung der Beine gezwungen, mit Krücken zu gehen. Als Kind kann er nie mithalten, wird gehänselt und ausgeschlossen. Irgendwann beschließt er, dass es genug ist. Er schmeißt die Krücken von sich und beginnt zu gehen. Als er entdeckt, dass er kraft seines Willens gehen kann, fängt er an, zu laufen. Sein ganzes Wesen will aus dem leidvollen Opferdasein heraus. Menschen, die ihn laufen sehen, glauben, er sei ein Prophet, ein Wunderheiler oder Ähnliches. Sie schließen sich ihm an und laufen mit. Was ihn motiviert, zu rennen, ist die Heilung der alten Wunden, die er auf diese Weise transformiert.

Entscheidungsfreude oder Entscheidungsschwierigkeiten

Wenn wir uns bei Entscheidungen von Angst leiten lassen, blockieren wir unsere Entwicklung. Die Angst macht uns weis, wir könnten eine falsche Entscheidung treffen oder einen großen Fehler machen. Glauben wir der Angst mehr als unserem Herzenswunsch, zögern wir Entscheidungen unnötig lange hinaus, um scheinbare Sicherheit zu gewinnen. Wir verweigern die Kraft, die uns zielgerichtet vorwärtsschreiten lässt. Impulse, die vom Herz- und Bauchzentrum kommen, werden unterdrückt und verleugnet. Ein alter Glaubenssatz könnte sein: »Was du einmal entschieden hast, musst du einhalten!« Eine Angst vor Bestrafung, ein Gefühl existenzieller Bedrohung reicht weit in eine Zeit zurück, in der der Zusammenhalt eines Stammes überlebenswichtig war und niemand aus der Reihe tanzen durfte. Solche oder ähnliche Überzeugungen bilden eine negative Ladung im Nervensystem der Beine, hervorgerufen durch traumatische Erlebnisse in der Kindheit oder dem, was in unseren Zellen gespeichert ist.

Die Angst vor den Konsequenzen einer Entscheidung kann so groß sein, dass wir es vermeiden, die Entscheidung überhaupt zu treffen. Damit versperren wir uns die Möglichkeit, erfolgreich zu sein. Stellen Sie sich einen Marathonläufer vor, der plötzlich in seinem Lauf gebremst wird. Die ganze Energie, die er aufgebaut hat, bricht zusammen, und er kann sein Ziel nicht erreichen. Wenn wir unserem Potenzial vertrauen und es effizient einsetzen, Fehlschläge annehmen und weitergehen, entwickelt sich eine zielstrebige und stabile Kraft in uns.

Konkurrenz

Ein Thema, das im Zusammenhang mit den Beinen steht, ist Konkurrenz. Wer kommt schneller, besser, intelligenter, reicher und leichter zum Ziel? Wer ist der Beste, der Erste, der Schnellste? Kann ich überhaupt konkurrieren? Oder gebe ich besser gleich auf? Sind wir mit unserer Aufmerksamkeit beim Mitstreiter oder bei uns selbst? Konzentrieren wir uns auf die eigenen Fähigkeiten! Sobald wir uns mit einem Konkurrenten vergleichen, verfangen wir uns in der Polarität, wer von uns der Bessere ist. Treffen wir die Entscheidung, uns zu 100 % einzusetzen, steht uns unsere volle Kraft zur Verfügung. Nun ist es möglich, synchron mit anderen zu sein anstatt in Konkurrenz.

Der negativ gepolte Verstand spricht: »Ich schaffe das alles nicht. Ich kann das Leben nicht meistern. Ich bin nicht gut genug …« Diese Sätze erzeugen Spaltung, und die Kraft zum Handeln wird durch solche Glaubenssätze stark gemindert. Der Mensch verliert die Kapazität, für sich einzustehen und dranzubleiben. Das könnte so aussehen: ein Schritt vor, ein Schritt zurück. Probieren wir einmal vorsichtig einen Schritt nach rechts – oh nein, besser nicht, vielleicht ist es die falsche Richtung. Dann wieder zurück und einmal nach links, zögernd und voller Zweifel. Das kann es auch nicht sein, dann besser wieder zurück. Das ist das altbekannte Sicherheitsstreben, es ist kraftlos! Wie wäre es mit einem Schritt nach vorn, anhalten, fühlen, weitergehen, und wieder ein nächster Schritt? Babyschritte, kleine Schritte – das fühlt sich gut an, weiter so. Wir wissen nicht, wohin es geht, doch die Richtung stimmt.

Herzentscheidung über Kopfentscheidung – das ist die Metapher für unsere Priorität, wenn wir wirklich erfolgreich sein wollen. Den Mut aufbringen, sich für das Herzensanliegen einzusetzen, auch wenn es sich ungewiss anfühlt. Fragen Sie Ihr Herz, was es sich zutiefst wünscht, und dann setzen Sie Ihren Verstand für die Umsetzung ein. Gehen Sie in die Handlung – mit der Kraft der Beine und dem Gefühl: »Ich vertraue meiner inneren Stimme und dem Leben. Das Leben zeigt mir den richtigen Weg, ich lasse mich führen.«

Flucht vor sich selbst

Es gibt Menschen, die immer auf der Flucht sind, ohne es zu merken. Viele Umzüge und Reisen, schneller Wechsel in Beziehungen oder im Job – sie bewegen sich schnell, ohne anzuhalten. Ihre Angst treibt sie weiter, sie sind immer unterwegs und wechseln die Richtung, dabei haben sie ihr eigentliches Ziel völlig aus den Augen verloren. Bloß nicht still werden und stehen bleiben. Dies ist eine Angst vor der Stagnation, davor, dass nichts mehr passieren könnte. Letztlich ist es die Angst vor dem Tod, dem Nichts und dem inneren Fall, der einsetzen könnte, wenn wir anhalten.

Die Tarot-Karte, die für die Beine steht, ist der Turm. Wenn alles zusammenstürzt, das ganze Gebilde des Egos, das sich mühsam einen Ort der Sicherheit aufgebaut hat, erleben wir die Gnade des Fallens: Wenn es nichts mehr gibt, woran wir uns festhalten können, übernimmt etwas Größeres die Führung. Folgen Sie dem Ruf Ihres Herzens. Doch wenn Sie allein und zurückgezogen in Ihrem »Turmzimmer« sitzen bleiben, ziehen das Leben und die Entfaltung Ihres individuellen Potenzials an Ihnen vorüber. Isolation ist eine Form der Getrennthaltung, der Abspaltung. Sie mündet in Kontaktlosigkeit – nicht nur mit anderen Menschen, sondern auch mit sich selbst. Isolation verspricht Schutz und entsteht aus Angst vor der Umwelt, vor Ungewissheit, vor falschen Entscheidungen, vor der eigenen Kraft und den Konflikten, die daraus entstehen können, wenn wir ihr folgen.

Ich kenne die Angst vor Erfolg, auch wenn ich danach strebe. Erfolg macht mich sichtbar, Erfolg bedeutet Verantwortung. Erfolg ist nie sicher, er lockt Neider an. Bevor wir uns darüber beschweren, erfolglos zu sein, schauen wir uns an, was wäre, wenn wir Erfolg hätten. Fragen wir uns: »Was bedeutet Erfolg für mich?«

Pferd und Tiger – die Tiere der Beine

Pferde sind Unpaarhufer und gehören in dieselbe Gattung wie Esel und Zebras. Aus stammesgeschichtlicher Sicht sind Pferde das jüngste Glied eines gut 56 Millionen Jahre währenden Entwicklungsprozesses. Ihre frühesten Vertreter existierten im Pliozän vor rund dreieinhalb Millionen Jahren in Nordamerika. Bereits wenig später hatten diese frühen Pferde Eurasien und auch Afrika besiedelt. Zu den Indianern kamen Pferde erst im 16. Jahrhundert, als die Europäer sie nach Amerika brachten. Sie verehren die Tiere sehr, die so wichtig in ihrem Leben wurden. Pferde sind Herden- und Weidetiere. In den Herden gibt es eine klare Rangordnung: Der Leithengst oder die Leitstute führt an, die anderen folgen. Aus diesem Grund ordnen sie sich auch dem Menschen unter. Pferde sind heute ein

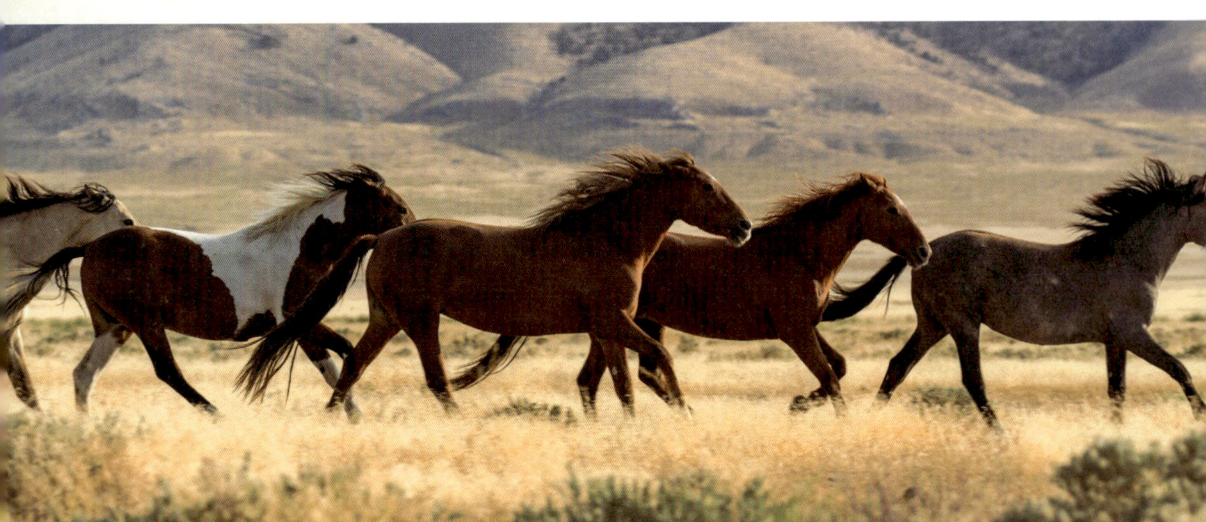

Prestigeobjekt, früher dienten sie mehr als Nahrungsquelle, Lastenträger, Fortbewegungsmittel oder zum Sport. Ihr Fluchtinstinkt ist das Relikt eines Lebens in freier Wildbahn. In vielen Mythen sind Pferde Götterboten, Symbol für Wiedergeburt, für die keimende Lichtsaat und das aufsteigende oder untergehende Licht. Das weiße Pferd brachte zum keltischen Fest Beltane dem Land Fruchtbarkeit und war Künder des nahenden Sommers. Indra, der oberste der Hindu-Götter, fährt einen von zwei herrlichen Stuten gezogenen Wagen. Die vier Reiter der Apokalypse kommen auf vier Pferden, die Pest auf einem weißen, der Krieg auf einem roten, die Hungersnot auf einem schwarzen und der Tod auf einem bleich-grauen. Obwohl der Teufel oft mit einem Pferdefuß erscheint, stehen Pferde im Christentum für die aufsteigende Seele und die Himmelfahrt. Das Jahr des Pferdes im chinesischen Tierkreis verheißt Neuerungen, Abenteuer, Dynamik, Reisen und Spannung.

Tiger, wahrscheinlich vor zwei Millionen Jahren entstanden, sind das drittgrößte landbewohnende Raubtier. Ihre Art ist inzwischen stark gefährdet. Tiger sind Einzelgänger und legen weite Strecken pro Tag zurück, nur die Weibchen leben mit ihren Jungen. Die Hindu-Göttin Durga, die Göttin der Vollkommenheit, die auch in unterschiedlichen Formen auftaucht (Sarasvati, Lakshmi, Ishvari), reitet auf einem Tiger. Sie verkörpert Kraft, Wissen, Handeln und Weisheit. In China gelten Tiger als Symbol der Macht, Stärke und Tapferkeit und sind dem männlichen Element (Yang) zugeordnet. Weiße Tiger hingegen stehen für den Westen, den Herbst und sind somit Tiere des weiblichen Prinzips (Yin). Als Krafttier fordern Tiger uns dazu auf, unserem Kampfgeist eine Richtung und ein Ziel zu geben, damit wir Wut, Hass, Zorn und Aggressionen transformieren können.

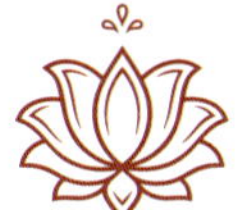

Übung zur Erdung

Stellen Sie sich aufrecht hin. Ihre Füße stehen fest auf dem Boden, und Ihre Knie sind leicht gebeugt. Nehmen Sie die Erde unter sich wahr, und spüren Sie Ihre Beine. Treten Sie einige Male bewusst und langsam auf der Stelle. Dann stehen Sie wieder still. Stampfen oder laufen Sie ein paar Minuten lang auf der Stelle. Stehen Sie danach wieder still. Gehen Sie schnell vorwärts, danach rückwärts, halten Sie wieder an. Fühlen Sie die Energie der Erde durch Ihre Beine heraufsteigen, und bleiben sie einen Moment noch still stehen.

Tipp

Folgende Standübungen aus dem Yoga sind besonders gut für die Stärkung Ihrer Beine geeignet: der Baum, der Adler, das Dreieck, das gedrehte Dreieck, der Halbmond.

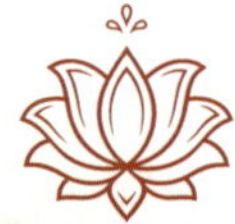

Mudra-Meditation für die Beine

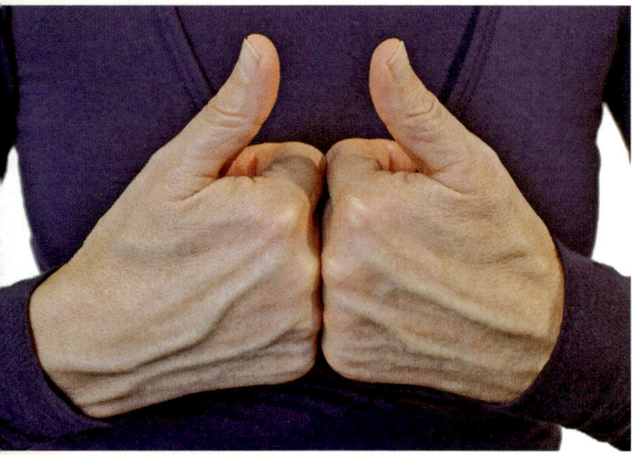

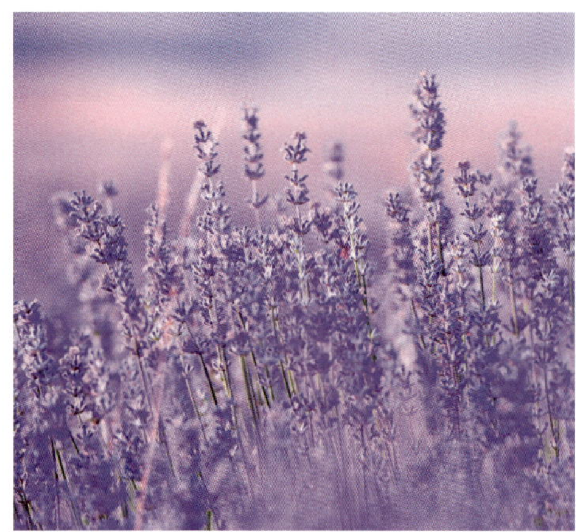

Setzen Sie sich bequem und aufrecht in einer Meditationshaltung auf einen Stuhl oder ein Meditationskissen. Entspannen Sie Ihre Schultern, und formen Sie Ihre Hände locker zu Fäusten. Halten Sie sie auf Höhe Ihres Herzens so zusammen, dass die unteren Fingerglieder aneinanderliegen. Lösen Sie beide Daumen von der Faust, und strecken Sie sie nach oben aus. Diese Handhaltung signalisiert: Lass es uns angehen! Das Mudra unterstützt Ihren Mut, Ihr Potenzial zu aktivieren und für es einzustehen.

Richten Sie Ihre Aufmerksamkeit auf Ihre Beine. Lassen Sie Ihren Atem entspannt in diesen Bereich Ihres Körpers hineinfließen. Atmen Sie auf diese Weise mehrere Male ganz bewusst. Nun schließen Sie die Augen, und visualisieren Sie ein helles Lila vor Ihrem inneren Auge wie die Blüten von Lavendel. Mit Konzentration auf das Beine-Mudra tönen Sie »X« (/ɛks/). Sie können den Ton variieren, mal leiser, mal lauter werden. Lassen Sie den Ton aus Ihren Beinen kommen, dann versetzt er diese in eine sanfte Vibration.

Nach etwa 5 Minuten lassen Sie den Ton ausklingen, lösen die Handhaltung auf und legen Ihre Hände entspannt auf die Oberschenkel. Spüren Sie, was die Handhaltung, das Tönen und das Visualisieren der Farbe in Ihnen ausgelöst haben. Lassen Sie alle Gedanken, Gefühle und Empfindungen in Ihnen zu, ohne an ihnen festzuhalten. Zum Abschluss der Übung legen Sie Ihre Hände in den Schoß und verweilen noch einen Augenblick, ohne sich zu bewegen. Sie können auch auf dem Rücken liegend ruhen.

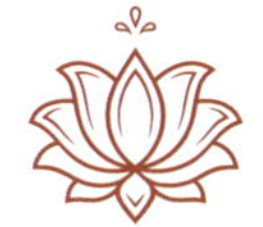

Heilströmen für die Beine

Der Empfangende liegt auf seiner rechten Körperseite. Sein rechter Arm befindet sich unter seinem Kopf oder vor dem Körper. Eventuell muss der Kopf mit einem Kissen gestützt werden.
Als Gebender setzen Sie sich an der linken Kopfseite des empfangenden Partners bequem und aufrecht auf ein kleines festes Kissen oder auf den Boden.

Berühren Sie mit dem Mittelfinger Ihrer rechten Hand den Punkt hinter der linken Ohrmuschel Ihres Partners oben an der Knochenstruktur. Mit dem Mittelfinger Ihrer linken Hand halten Sie den zweiten Punkt hinter der Ohrmuschel. Dieser befindet sich ebenfalls an der Knochenstruktur, aber dieses Mal unten.

Spüren Sie nun den Pulsschlag an beiden Kontaktstellen, indem Sie einen sanften Druck ausüben. Der Puls ist dann zu spüren, wenn der Druck weder zu leicht noch zu stark ist. Er entfaltet sich genau in der Mitte. Tönen Sie zusammen mit Ihrem Partner den Ton der Beine »X« (/ɛks/) mindestens 3-mal. Versuchen Sie, ganz präsent und achtsam für alles zu sein, was Sie wahrnehmen, und achten Sie darauf, dass Ihr Partner sich entspannen kann.

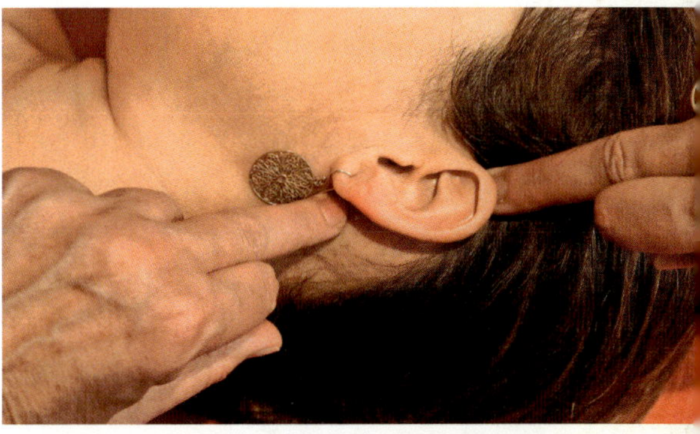

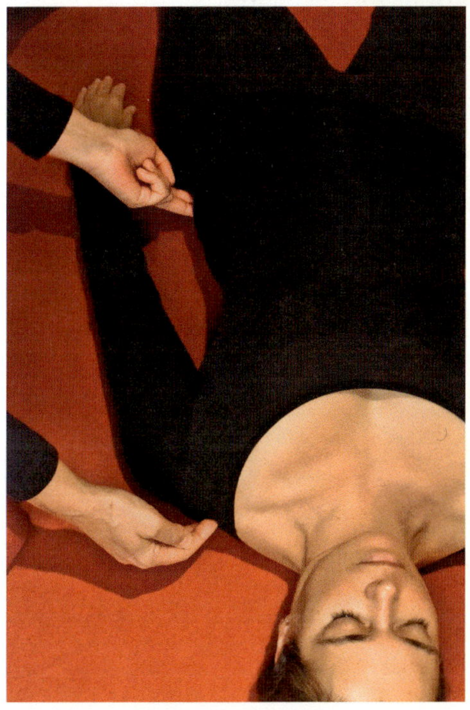

Nach 5–10 Minuten legt sich der Empfangende auf den Rücken, seine Arme liegen entspannt neben dem Körper. Wechseln Sie als Gebender zur zweiten Position an der linken Körperseite Ihres Partners. Berühren Sie mit dem Zeige- und dem Mittelfinger Ihrer rechten Hand den Punkt auf dem

linken Rabenschnabelfortsatz. Dieser ist ein großer hakenförmig nach vorn gebogener Knochenfortsatz vor dem äußeren Ende der Schulter. Halten Sie mit dem Zeige- und dem Mittelfinger Ihrer linken Hand den Punkt am Rand der linken Beckenschaufel, der leicht zum Rücken hin liegt. Nun spüren Sie wieder den Pulsschlag an beiden Kontaktstellen, indem Sie einen stärkeren Druck ausüben. Tönen Sie zusammen mit Ihrem Partner den Ton der Beine »X« (/ɛks/) mindestens 3-mal, und nehmen Sie wieder alles achtsam wahr.

Beenden Sie das Heilströmen nach weiteren 5–10 Minuten, und lassen Sie sich und Ihrem Partner noch etwas Zeit zum Nachspüren.

Intensive Körperarbeit mit einem Partner

Bitte setzen Sie diese Körperarbeit nur ein, wenn wenigstens einer von Ihnen (Sie oder Ihr Übungspartner) die Einweisung dazu von einem Tibetan-Pulsing-Therapeuten erhalten und diese Position unter Anleitung praktiziert hat.

Der empfangende Partner liegt auf dem Rücken, seine Beine sind entspannt und eher geschlossen. Seine Arme liegen zu den Seiten ausgestreckt.
Als Gebender setzen Sie sich rittlings behutsam auf die Oberschenkel Ihres

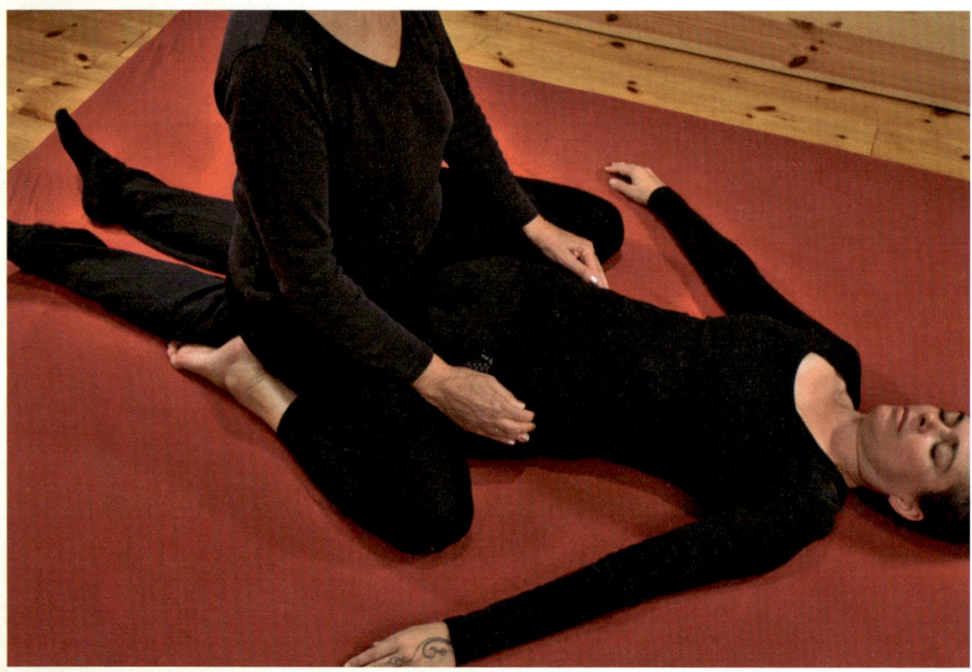

Partners und winkeln die Beine nach hinten an. Sie schauen in Richtung seines Kopfes. Halten Sie Ihre Wirbelsäule aufgerichtet, und geben Sie Ihr Gewicht ab, ohne sich schwer zu machen. Berühren Sie mit Ihren Händen jeweils die hintere Seite des Beckenkamms. Betonen Sie dabei vor allem das linke Becken.
Zur Einstimmung können Sie und Ihr Partner zusammen den Organ-Ton anklingen lassen. Atmen Sie tief ein, und tönen Sie mit dem Ausatmen 3-mal den Ton der Beine »X« (/ɛks/).

Beugen Sie als Gebender Ihren Oberkörper leicht nach hinten, sodass Sie Ihr Gewicht auf die Oberschenkel erhöhen und sich der Druck auf die Punkte am Beckenkamm verringert. Das ist die Push-Phase. Halten Sie die Push-Phase ein paar Minuten. Beugen Sie danach Ihren Oberkörper leicht nach vorn. So lösen Sie Ihr Gewicht von den Oberschenkeln und verstärken den Druck auf die Punkte am Beckenkamm. Dies ist der Pull.
Die Vor- und Rückwärtsbewegung kann sich auch mit seitlichen Bewegungen abwechseln, sodass Sie als Gebender kreisende Bewegungen ausführen. Durch die Gewichtsverlagerung gibt es einen organischen Wechsel von Push und Pull. Machen Sie diese intensive Paararbeit 20–30 Minuten lang.

Zum Ende lösen Sie als Gebender Ihre Hände vom Punkt am Beckenkamm und gehen behutsam von den Beinen Ihres Partners zu einer Körperseite herunter. Legen Sie sich neben ihn, und legen Sie beide Beine quer über seine Oberschenkel. Bleiben Sie etwa 5–10 Minuten gemeinsam in dieser Entspannungsposition liegen.

Das Kleinhirn

ENTFALTUNG VON VERSTÄNDNIS

7. bis 21. Juni

Organebene

Das Kleinhirn bildet zusammen mit dem Pons das Hinterhirn und füllt einen beträchtlichen Teil des hinteren Schädels aus. Es hat sehr viel feinere Windungen als das Großhirn. Früher wurde es wegen seines blattartigen Aussehens auch Lebensbaum genannt. Das Kleinhirn ist zuständig für die Koordination von Bewegungen, für den Gleichgewichtssinn und die Regulation des Muskeltonus. Da das Kleinhirn am obersten Ende der Wirbelsäule sitzt, hat es eine gewisse Kontrollfunktion über alle 24 Wirbel der Wirbelsäule. Die Nervenverbindungen und die Informationen gehen vom Kleinhirn zu den einzelnen Wirbeln und wieder zu ihm zurück. Von jedem einzelnen Wirbel ausgehend verzweigen sich Nervenbahnen im ganzen Körper zu den Muskeln und den Organen. Wenn wir komplizierte Abläufe lernen, in denen die Feinmotorik eine große Rolle spielt, z. B. ein Auto mit Gangschaltung fahren oder Schlagzeug spielen, koordinieren wir verschiedene Bewegungen miteinander, ohne über jede einzelne nachdenken zu müssen. Sobald sich die Erfahrung eingeprägt hat, können wir diese Abläufe quasi automatisch abrufen.

Jede Nervenbahn eines Wirbels versorgt andere Bereiche und hat somit andere Aufgaben. Subjektive Erfahrungen werden innerhalb der Nervenbahnen in einer genauen Ordnung gespeichert. Das Kleinhirn ist wie eine Auswertungs- und Sammelstelle dieser Informationen. Man könnte auch sagen, dass alles, was

Buchstabe und Tonfrequenz des Kleinhirns: Yz (/waɪ/) (Zum Kleinhirn gehört auch der Buchstabe Z, der aber nicht getönt wird.)

Farbschwingung des Kleinhirns: dunkles Lila

Wirbelentsprechung für das Kleinhirn:
3. Halswirbel

Tiere, die dem Kleinhirn zugeordnet werden:
Delfin und Schmetterling

Land, das in der Frequenz des Kleinhirns schwingt: Türkei

unterhalb des Kleinhirns stattfindet, dem Unbewussten zugeordnet werden kann, während alles, was oberhalb des Kleinhirns, also im Großhirnbereich, stattfindet, zur bewussten Wahrnehmung zählt.

Disbalancen aufgrund eines geschwächten Kleinhirns

Das Kleinhirn als das Steuerungsorgan für Feinmotorik und Muskeltonus führt bei einer Störung zu einem Mangel an Muskelkraft und Koordination. Häufig kommt es auch zu einer motorischen Ungeschicklichkeit, wobei sehr feine Handhabungen, die z. B. Fingerfertigkeit erfordern, schwierig werden können. Auf der emotionalen Ebene können sich hysterisch-melodramatische Züge zeigen. Das Leben in einer verträumten und fantasiereich vorgestellten Parallelwelt dient als Flucht vor einer allzu nüchternen Realität. Wir finden hier auch einen Hang zu Extremen: extravagante, luxuriöse Lebensweise, Sexsucht, Pornografie, Prostitution, Promiskuität, um die wichtigsten davon zu nennen.
Zusammengefasst geht es hier um folgende Persönlichkeitsstörungen: dissoziative Identitätsstörung, histrionische Persönlichkeitsstörung und multiple Persönlichkeitsstörungen.
Körperliche Erkrankungen des Kleinhirns sind: Multiple Sklerose, Vergiftungen, z. B. durch Alkoholmissbrauch, Kleinhirnsyndrom mit Gangstörungen, Sprechstörungen (Dysarthrie, skandierende Sprache), Koordinationsstörungen und Ungeschicklichkeit. Medulloblastome gehen vom Kleinhirn aus und wachsen in benachbartes Gewebe ein. Kleinhirntumore treten bei Kindern und Erwachsenen auf.

Wie ein Fisch im Ozean

Wenn die Energie im Kleinhirn ausgeglichen ist, engagieren wir uns und sind dabei wach und präsent. Wir verlieren uns nicht in Traumwelten und geistigen Fantasien. Wir sehen uns als Teil eines größeren Ganzen, einen Fisch im Ozean. Wir sind fähig, eine Situation zu verstehen und zu durchdringen. Das zeigt sich in einem hohen Intelligenzquotienten. Die Fähigkeit, visuell – also in Bildern – zu denken, ist eine Qualität des Kleinhirns. Wir sind in der Lage, Probleme zu lösen, weil wir eine übergeordnete Sicht auf die Dinge haben. Wir können sehen, was das Beste für uns und die Menschheit ist. In schamanischen Reisen, in der Hypnose und in Visualisierungen gelangen wir in einen bewussten Traumzustand.

Diese zwei Wochen eignen sich besonders gut, um auf Träume zu achten. Erlauben Sie sich Zeiten, in denen Sie einfach einmal das tun, was Ihnen Freude bereitet. Die Spielfreude des Inneren Kindes erwecken, Zeit im Schwimmbad verbringen, tanzen, am Ozean oder einem See spazieren gehen, Musik hören, einen guten Kinofilm anschauen … bewusst Unterhaltung genießen, ohne sich damit zu betäuben. Vermeiden Sie selbstzerstörerische Tendenzen.

Tages- und Schlafbewusstsein

Im Tagesbewusstsein kennen wir unseren Namen und identifizieren uns mit der Person, die wir zu sein glauben. Im Schlaf- und im Traumbewusstsein jedoch wissen wir nicht, wer wir sind. Unser Wachzustand ist objektiv, unser Traumzustand ist subjektiv. Im Kleinhirn und in der Wirbelsäule sind unsere subjektiven Erfahrungen gespeichert, sie geben uns somit den Sinn für unser Selbst. Das Kleinhirn wacht über den Schlaf und die Träume. Was am Tag unverarbeitet bleibt und ins Unterbewusstsein verschwindet, wird nachts in den Träumen verarbeitet. Ein Traum ist die Projektion des Verstandes in Form von Bildern. Während der bewusste Teil des Verstandes, der sich in Sprache, Begriffen und Wörtern ausdrückt, schläft, wirkt das Unbewusste wie ein Kind, das Gedankenformen in Bildersprache übersetzt, um Dinge zu verstehen. Träumen ist wie ein Großreinemachen von allen unabgeschlossenen Eindrücken. Es hält uns gesund, sodass wir schon bald Neues aufnehmen können.

Erinnerung

Das Kleinhirn ist gefüllt mit Erinnerungsmustern und Bildern aus vergangenen Erfahrungen. Sie helfen uns dabei, mit aktuellen Situationen umzugehen. Wenn die erinnerten Bilder nicht mit der aktuellen Situation übereinstimmen, haben wir ein Problem. Ein Film, der dies sehr eindrücklich zeigt, ist »What the bleep do we (k)now!?«. Darin wird die Hauptfigur von ihrem Ehemann bei ihrer Hochzeitsfeier betrogen und verlassen. Der Schmerz, die Scham und der Schock darüber sind groß und bleiben unverarbeitet. Als Fotografin vermeidet sie es fortan, Hochzeiten zu fotografieren, bis sie von ihrem Chef solch einen Auftrag bekommt. Sie sträubt sich, doch es bleibt ihr nichts anderes übrig. Im Verlauf der Feier macht sie viele Fotos und hat immer wieder das frisch vermählte Paar vor ihrer Linse. Mit jedem weiteren Bild beginnt ihr Kleinhirn – ausgelöst durch die Ähnlichkeit der Abläufe –, die alten Bilder von damals heraufzubeschwören. Es geht so weit, dass die Fotografin zu sehen glaubt, wie der Bräutigam seine Braut betrügt. Sie reagiert hysterisch und versucht, andere Menschen darauf aufmerksam zu machen, sie mögen doch auch sehen, was sie zu sehen glaubt. Durch die Aktivierung ihrer eigenen, schmerzlichen Erinnerungen erleidet sie einen Realitätsverlust.

So weit kann es gehen, wenn wir durch die Brille einer längst vergangenen Situation blicken. Wir erleben die Welt um uns herum durch die Linse unserer persönlichen Erfahrungen. Unsere jetzige Wahrnehmung korreliert mit bestimmten Ereignissen, die schon geschehen sind. Wenn wir in die Realität etwas hineinprojizieren, was nicht wirklich da ist, nennen wir das einen Realitätsverlust oder eine Wahnidee. Diese Wahnideen überschreiten Zeit und Raum, sie

tauchen auch in unseren Träumen, Albträumen und Fantasien auf. Sie beeinflussen unsere zwischenmenschlichen Beziehungen und bringen emotionale Zustände hervor: Ängste, Hass, übersteigerte Freude und Hysterie. Wir sehen die Dinge nicht so, wie sie wirklich sind, nüchtern. Wie können wir diese leidvollen Verknüpfungen auflösen?
Die Antwort scheint einfach. Wir müssen uns fragen: »Was ist in diesem Moment wirklich da? Was ist die Realität, und was ist meine gefärbte Wahrnehmung, die sich über die Wirklichkeit legt?« Wir können das, was wir als leidvoll erfahren, hinterfragen. Eine Empfindung, die auf einer verzerrten Realität beruht, geht uns bis ins Mark. Es ist etwas, was uns immer wieder begegnet und schmerzhaft ist. Es zeigt sich auf verschiedene Weise, z. B. in einem Gefühl von Desorientierung, Hilflosigkeit, innerer Erregung, starker Emotion oder Hysterie. Wir können diesen Kreislauf nur unterbrechen, indem wir innehalten und uns fragen: »Ist das, was diese Angst auslöst, jetzt real oder nicht?« Wir können Verkoppelungen und Speicherungen aus unserem Nervensystem reinigen und befreien. Die Tibetan-Pulsing-Arbeit am Kleinhirn ist dafür zentral.

Das Erfassen in Bildern

Filme und andere Formen von Bildern (auch Comics, Werbung oder Zeitschriften) begeistern uns so, weil die Zusammensetzung der vielen Bildeindrücke eine Geschichte ergibt, mit der wir uns identifizieren können. Dies lässt uns für die Dauer des Betrachtens unsere eigenen Sorgen vergessen, und wir genießen die Momente des bewussten Aussteigens. Gute Filme haben einen Spannungsbogen, der uns auf eine Reise mitnimmt und uns alles andere vergessen lässt.

Auch das Tarot arbeitet mit Bildern, sogenannten archetypischen Bildern (Seelenbildern). Es regt unsere Fantasie dazu an, ein Bild mit Emotionen zu beleben. Die einzelnen Bilder werden vom Betrachter intuitiv verstanden oder gefühlt, anders als geschriebene Wörter und Sätze. Im Tarot sind es die Könige, die dem Kleinhirn zugeordnet werden. Sie haben folgende Qualitäten, mit denen wir uns positiv identifizieren können: Großzügigkeit, Integrität, Furchtlosigkeit, Auflösung von Konflikten, Überfluss, Mitgefühl, Verständnis von Gleichwertigkeit und außerordentliche Beobachtungsgabe.

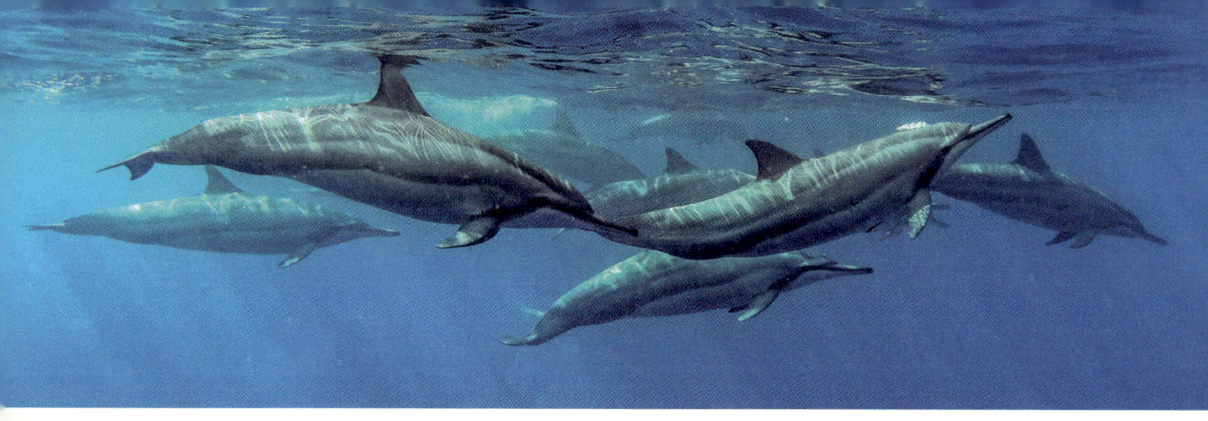

Delfin und Schmetterling – die Tiere des Kleinhirns

Delfine sind Säugetiere und haben im Unterschied zu Fischen ein Kleinhirn. Sie verfügen also über ein großes Spektrum an Bewegungs- und Kommunikationsformen. Besonders sind ihre Intelligenz, ihre selbstlose Hilfsbereitschaft gegenüber Menschen, ihr Kommunikations- und Radarsystem, ihre telepathische Begabung, ihre spielerische Lebensfreude, die einmalige Struktur ihrer Haut und ihre Fähigkeit, sich mit unvorstellbarer Geschwindigkeit im Element Wasser fortzubewegen. Delfine haben ein außerordentlich gutes Gehör. Sie stoßen Klickgeräusche aus, die von anderen Tieren oder Gegenständen im Wasser reflektiert werden. Dieses Echo empfangen und analysieren sie wiederum. Sie »sehen« mit ihrem Echolotsystem und können genau feststellen, wie weit entfernt oder wie schnell etwas ist, in welche Richtung es schwimmt, welche Größe, ja sogar, welche Dichte es hat. Mit dem Sonar erstellen sie sich ein Lautbild ihrer Umgebung. Dieses Orientierungssystem wird heutzutage durch zu laute Schiffe und Unterwassertätigkeiten gestört, und so verlieren Delfine und auch andere Meeresbewohner ihre Orientierung. Sie treiben an einen Strand, wo sie verenden, oder nehmen Gefahren nicht ausreichend wahr. Die Begegnung mit Delfinen berührt in uns Menschen etwas von unserer eigenen Spielfreude und unserer Spontaneität, sie öffnet unser Herz.

Schmetterlinge oder Falter sind mit knapp 160 000 Arten die artenreichsten Insekten. Im Aberglauben galten Schmetterlinge als Verkörperung von Hexen, die es auf Rahm abgesehen hatten, worauf frühere Bezeichnungen als Milchdieb oder Molkenstehler hinweisen. Das englische Wort butterfly (»Butterfliege«) deutet ebenfalls darauf hin. Schmetterlinge stehen für die Entwicklung der Seele, für Metamorphose und die Erschaffung des Lebens aus dem Tod. In Japan gelten sie, wenn sie einzeln auftreten, als Symbol für Unstetigkeit, ein Schmetterlingspaar jedoch steht für eine glückliche Ehe, und ein weißer Schmetterling verkörpert den Geist eines Verstorbenen, der losgelöst von allen irdischen Verstrickungen gut im Jenseits angekommen ist. Bei den Indianern werden Schmetterlinge als Heiler angesehen. Berührt ein Schmetterling die Schulter einer Frau, so kann sie eine Medizinfrau werden.

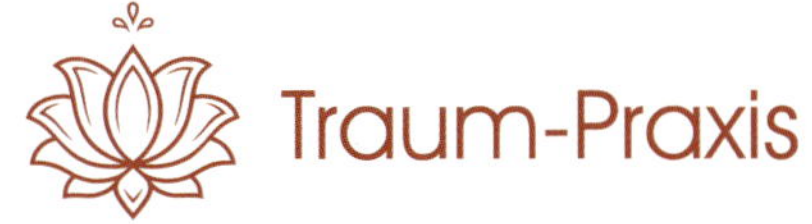

Traum-Praxis

Es gibt verschiedene Arten der Traum-Praxis. Konzentrieren Sie sich vor dem Schlafengehen auf eine konkrete Frage oder auf ein Thema, das Ihnen am Herzen liegt. Sie können das Hand-Mudra im Bett sitzend oder liegend einnehmen und den Kleinhirn-Ton tönen. Legen Sie ein Traum-Tagebuch neben Ihr Bett. Sobald Sie aufgewacht sind, halten Sie Ihre Augen unbedingt noch geschlossen, während Sie versuchen, die letzten Bilder Ihrer Träume zu erwischen. Wenn diese sich zusammengesetzt haben, öffnen Sie Ihre Augen und schreiben die Träume auf, die Ihnen wichtig erscheinen, möglichst während der gesamten zwei Wochen der Kleinhirn-Zeit (natürlich ist das auch zu jeder anderen Zeit sinnvoll). Alternativ oder zusätzlich zur Mudra-Meditation können Sie den tibetischen Buchstaben »A« vor dem Einschlafen betrachten. Zeichnen Sie ihn so groß auf ein Blatt Papier, dass Sie das Symbol gut von Ihrem Bett aus sehen können. Betrachten Sie es so lange, wie es Ihnen angenehm ist. Dann schließen Sie die Augen, und visualisieren Sie das Symbol vor Ihrem inneren Auge. Versuchen Sie, das Symbol mit in Ihren Schlaf hinüberzunehmen.

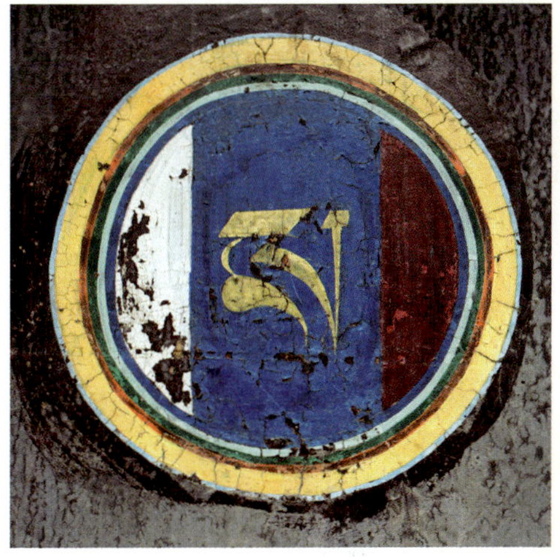

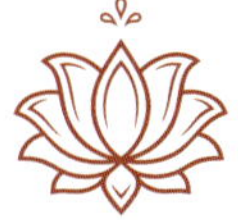

Heilende Bewegungen

Heilende Tanzrituale sind seit jeher eine Möglichkeit, das Bewusstsein zu erweitern. Die Gurdjieff Sacred Movements sind geradezu prädestiniert dafür, ich kann sie aus eigener Erfahrung sehr empfehlen. Koordination, Bewusstheit und Zentrierung sind die Basis der von Georges I. Gurdjieff gesammelten und entwickelten Tänze. Sie kreieren einen Raum von innerer Disziplin, Wachheit und Klarheit. Die Tanz-Choreografie, in der jeder Einzelne unterschiedliche Aspekte eines gemeinsamen Ganzen darstellt, bildet sowohl für die Ausführenden als auch die Zuschauer ein Resonanzfeld, das herzöffnend ist und einen Raum der Stille hinterlässt.

Die Eurythmie – eine anthroposophische Bewegungskunst – kann seelische und geistige Inhalte durch Körperbewegungen und Gesten darstellen. Sie nutzt dazu Lyrik und Prosa als zusätzliches Ausdrucksmittel. Die Heil-Eurythmie wird sogar von einigen Krankenkassen als Behandlungsverfahren anerkannt.

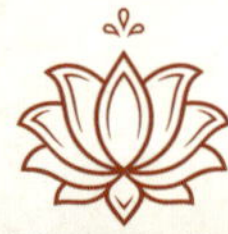

Mudra-Meditation für das Kleinhirn

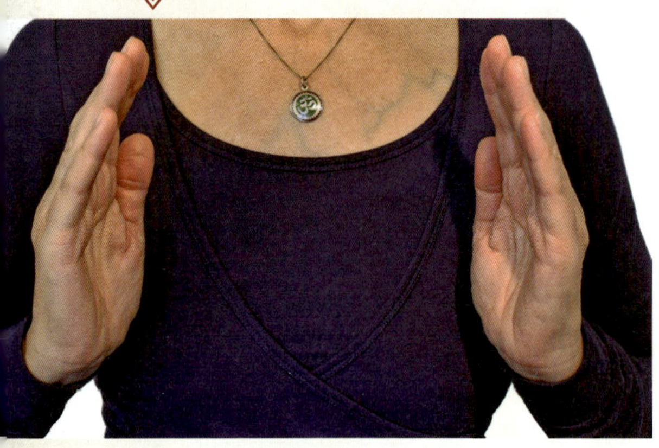

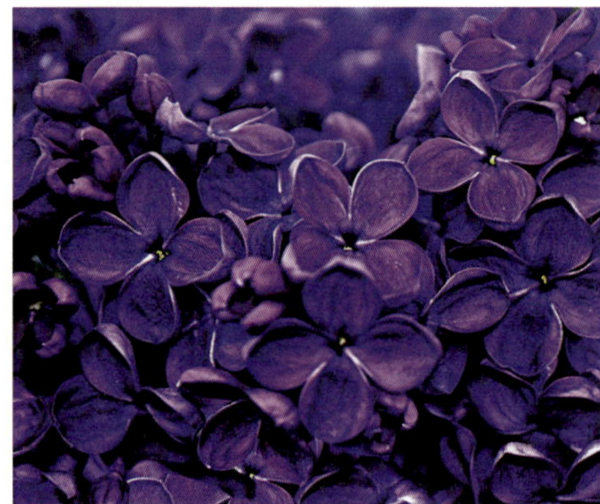

Setzen Sie sich bequem und aufrecht in einer Meditationshaltung auf einen Stuhl oder ein Meditationskissen. Entspannen Sie Ihre Schultern, und halten Sie Ihre Hände auf Höhe Ihres Herzens in einem Abstand von ca. 30 Zentimetern. Die Innenflächen Ihrer Hände zeigen zueinander.

Richten Sie Ihre Aufmerksamkeit auf Ihr Kleinhirn. Lassen Sie Ihren Atem entspannt in diesen Bereich Ihres Körpers hineinfließen. Atmen Sie auf diese Weise mehrere Male ganz bewusst. Nun schließen Sie die Augen, und visualisieren Sie ein dunkles Lila wie von Veilchenblüten vor Ihrem inneren Auge. Mit Konzentration auf das Kleinhirn-Mudra tönen Sie »Yz« (/waɪ/). (Zum Kleinhirn gehört auch der Buchstabe »Z«, der aber nicht getönt wird.) Sie können den Ton variieren, mal leiser, mal lauter werden. Lassen Sie den Ton aus Ihrem Hinterkopf kommen, dann versetzt er Ihr Kleinhirn in eine sanfte Vibration.

Nach etwa 5 Minuten lassen Sie den Ton ausklingen, lösen die Handhaltung auf und legen Ihre Hände entspannt auf die Oberschenkel. Spüren Sie, was die Handhaltung, das Tönen und das Visualisieren der Farbe in Ihnen ausgelöst haben. Lassen Sie alle Gedanken, Gefühle und Empfindungen in Ihnen zu, ohne an ihnen festzuhalten. Zum Abschluss der Übung legen Sie Ihre Hände in den Schoß und verweilen noch einen Augenblick, ohne sich zu bewegen. Sie können auch auf dem Rücken liegend ruhen.

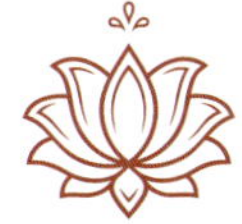

Heilströmen für das Kleinhirn

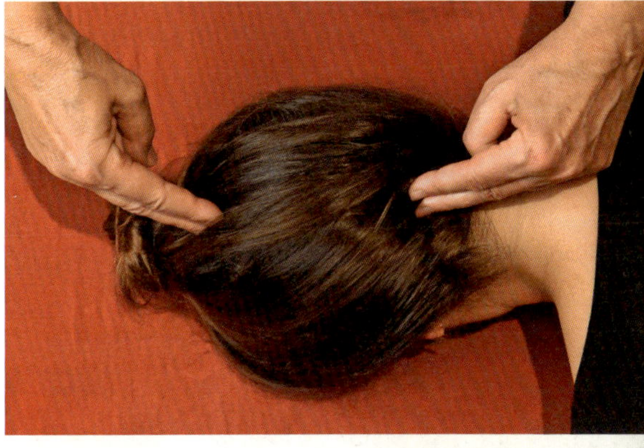

Der Empfangende liegt auf seinem Bauch.
Als Gebender setzen Sie sich an der rechten Kopfseite des empfangenden Partners bequem und aufrecht auf ein kleines festes Kissen oder auf den Boden.

Berühren Sie mit dem Zeige- und dem Mittelfinger Ihrer rechten Hand den Punkt am Ende des Schädeldaches Ihres Partners, dort, wo das Schädeldach in den Hinterkopf übergeht. Mit dem Zeige- und dem Mittelfinger Ihrer linken Hand halten Sie den zweiten Punkt am Ende des Hinterkopfes, dort, wo der Hinterkopf in den Nacken übergeht.

Spüren Sie nun den Pulsschlag an beiden Kontaktstellen, indem Sie einen sanften Druck ausüben. Der Puls ist dann zu spüren, wenn der Druck weder zu leicht noch zu stark ist. Er entfaltet sich genau in der Mitte. Tönen Sie zusammen mit Ihrem Partner den Ton des Kleinhirns »Yz« (/waɪ/) mindestens 3-mal. Versuchen Sie, ganz präsent und achtsam für alles zu sein, was Sie wahrnehmen, und achten Sie darauf, dass Ihr Partner sich entspannen kann.

Nach 5–10 Minuten wechseln Sie zur zweiten Position an der rechten Körperseite des empfangenden Partners. Berühren Sie mit Ihrem rechten

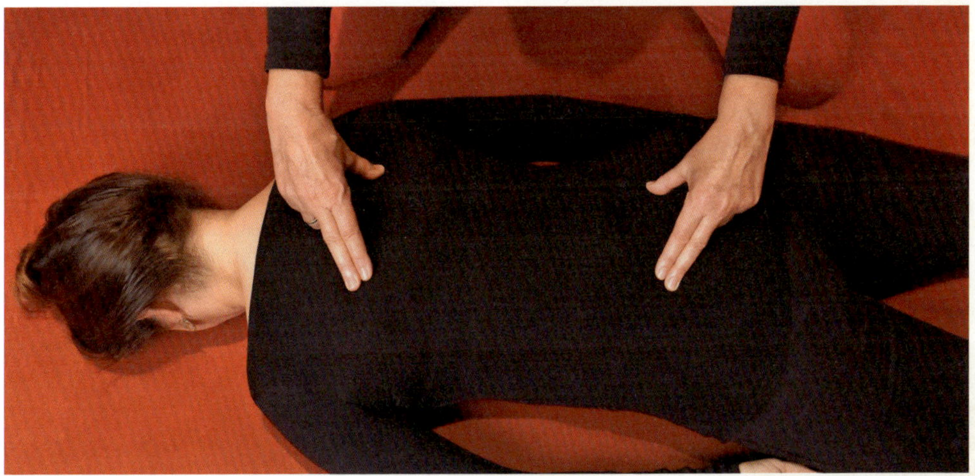

Daumen den Punkt in der Mitte des rechten Schulterblatts sowie mit dem Zeige- und dem Mittelfinger Ihrer rechten Hand den Punkt in der Mitte des linken Schulterblatts. Halten Sie mit Ihrem linken Daumen sowie mit dem Zeige- und dem Mittelfinger Ihrer linken Hand jeweils die parallelen Punkte am Iliosakralgelenk. Nun spüren Sie wieder den Pulsschlag an beiden Kontaktstellen, indem Sie einen stärkeren Druck ausüben. Tönen Sie zusammen mit Ihrem Partner den Ton des Kleinhirns »Yz« (/waɪ/) mindestens 3-mal, und nehmen Sie wieder alles achtsam wahr.

Beenden Sie das Heilströmen nach weiteren 5–10 Minuten, und lassen Sie sich und Ihrem Partner noch etwas Zeit zum Nachspüren.

Intensive Körperarbeit mit einem Partner

Bitte setzen Sie diese Körperarbeit nur ein, wenn wenigstens einer von Ihnen (Sie oder Ihr Übungspartner) die Einweisung dazu von einem Tibetan-Pulsing-Therapeuten erhalten und diese Position unter Anleitung praktiziert hat.

Der empfangende Partner liegt auf dem Bauch, seine Beine sind leicht gespreizt. Die Arme sind entspannt seitlich abgelegt, die Handflächen zeigen nach oben. Sein Kopf ist zu einer Seite gedreht.

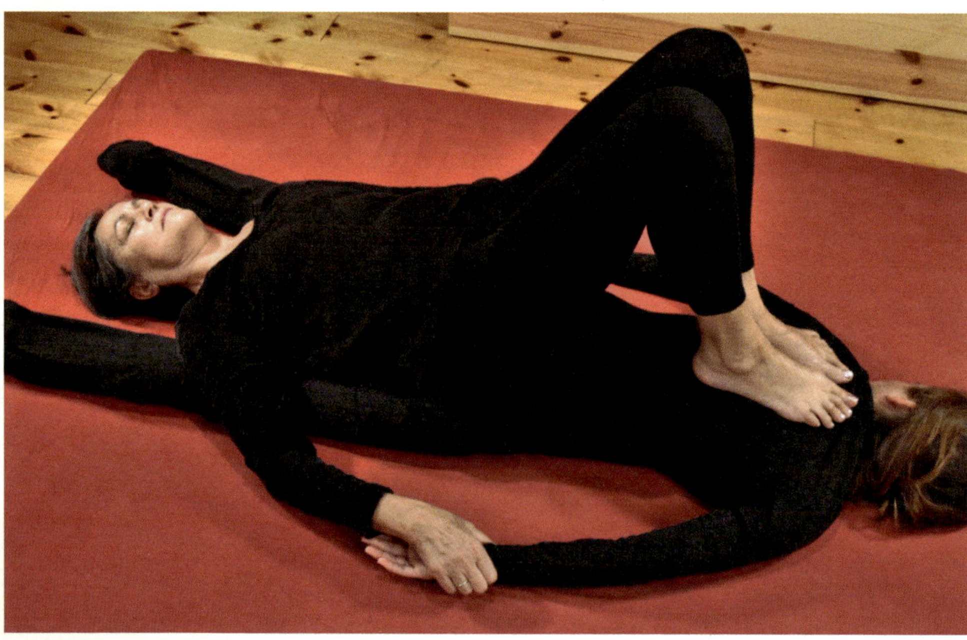

Als Gebender legen Sie sich mit Ihrer Rückseite auf den Partner. Ihr Kopf sollte zwischen den Beinen Ihres Partners auf einem nicht zu hohen Kissen ruhen. Ihr Gesäß liegt auf dem Kleinhirnpunkt des Partners auf Kreuzbeinhöhe, dort, wo das Gesäß seine Rundung aufnimmt. Platzieren Sie Ihre Füße zwischen seinen Schulterblättern. Umfassen Sie mit Ihren Händen seine Handgelenke, und erhöhen Sie sanft den Druck.
Zur Einstimmung können Sie und Ihr Partner zusammen den Organ-Ton anklingen lassen. Atmen Sie tief ein, und tönen Sie mit dem Ausatmen 3-mal den Ton des Kleinhirns »Yz« (/waɪ/).

Heben Sie als Gebender Ihr Becken leicht an, dadurch verlagern Sie mehr Gewicht auf Ihre Füße zwischen den Schulterblättern des Empfangenden. Halten Sie den Push 3–5 Minuten lang (oder auch kürzer). Danach legen Sie das Becken wieder entspannt zurück, dadurch wird der Druck auf die Schulterblätter automatisch geringer. Diese Pull-Phase kann ebenso 3–5 Minuten dauern. Der Wechsel zwischen Push und Pull wird mehrere Male angewendet – 3 Durchgänge sind sinnvoll. Diese Position ist nur möglich, wenn der Gebende so gelenkig ist, dass er in dieser Position sein Gewicht gut verlagern und dem Empfangenden Stabilität vermitteln kann. Der Partner soll sich ganz hingeben können.

Zum Ende lösen Sie Ihre Hände und heben sich dann behutsam vom Körper des Empfangenden herunter. Der Empfangende kann sich auf eine Seite legen, und der Gebende schmiegt sich mit seiner Wirbelsäule an die Wirbelsäule des Partners. Bleiben Sie etwa 5–10 Minuten gemeinsam in dieser Entspannungsposition liegen.

Themenüberblick zu den 24 inneren Organen

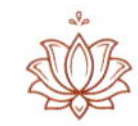 **HARA:** Allergien, Candida, chronische Müdigkeit, Gelenkserkrankungen, Heuschnupfen, Immunsystem, Knochenmarksdegeneration, Nervenschwäche, ostasiatische Kampftechniken, Ödipus-Komplex, Stärke, Yang-Kraft, Xia dantian (unteres Dantian, Hara-Energiezentrum)

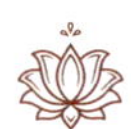 **HERZ:** Altersmelancholie, Angina Pectoris, Augentrockenheit, Blutkrankheiten, Koronarstenosen, Herzinfarkt, Herzinsuffizienz, Herzklappenfehler, Herzmuskelerkrankungen, Herzrhythmusstörungen, Mitgefühl, Neurose, Selbsthass, Selbstliebe, Thrombosen, Xanthelasmen

 **GROSSHIRN:** ALS, Alzheimer, Aphasie, Demenz, Enzephalitis, Hirntumore, Hydrozephalus, Ich-Wahrnehmung, Identitätsverlust, Integrität, Intelligenz, Neokortex, Oszillationstheorie, Parkinson, Polaritäten, Psychose, Schlaganfall, Schädel-Hirn-Trauma, Wahnvorstellungen

 **HALS:** Aphasie, Asperger-Syndrom, Autismus, Diphtherie, Gaumenspalte, göttliches Wort, Kehlkopfkrebs, Laryngitis, Nebenschilddrüse, Pharyngitis, Schilddrüse, Selbstausdruck, Selbstzweifel, Tonsillitis, Wahrheit

 **ZUNGE:** Atman, Beckwith-Wiedemann-Syndrom, Geschmack, Makroglossie, Mode, Motivation, Mundfäule, Münchhausen-Syndrom, Perfektion, Zungenkrebs, Zungenpilz (Candida), Wünsche

ARME: Agoraphobie, Akrophobie, Beten, Bitten, Gleichgewicht, Klaustrophobie, Mudras, Namaste, Nomophobie, Ombrophobie, Phobien, Selbstzerstörung, Spektrophobie, Taras

BAUCHSPEICHELDRÜSE: Archetyp des Vaters, Asket, Blutzuckerspiegel, Diabetes mellitus, Fanatismus, Genusssucht, Gott Shiva, Hedonismus, Heilung, Insulin, Kreativität, Märtyrer, Mukoviszidose, Pankreaskarzinom, Pankreatitis, Spielsucht

BLASE: Blasensteine, Blasentumore, Chlamydien, Ejaculatio praecox, Epstein-Barr-Virus, Gedankenlesen, Gelassenheit, HB-Männchen, Herpes, Humor, Hypochondrie, Inkontinenz, Prostatakrebs, Prostatatumore, Reizblase, Scham, Snobismus, Waschzwang

GESCHLECHTSORGANE: Erektionsstörungen, Feigwarzen, Geschlechtskrankheiten, Klitorismus, Kundalini-Kraft, Nymphomanie, Potenzial, Priapismus, Scheideninfektion, sexuelle Kraft, Syphilis, Transgender, transsexuell, Tripper (Gonorrhoe), Vaginismus, Wolfman, Ziele

STEISSBEIN: Abszesse, Analekzem, Analfissur, Analthrombose, Epilepsie, Fisteln, Genius, Hämorrhoiden, Marisken, Proktitis, Prolaps, Schließmuskelschwäche, Steißbeinprellung, Steißbeinbruch, Vertrauen, Wurzelchakra

 **ZWÖLFFINGERDARM:** anti-spirituell, Angstneurosen, Elefantiasis, höheres Selbst, Kaffeesucht, Konvention, Respekt, Wert, Zwölffingerdarm-entzündung, Zwölffingerdarmgeschwür, Zwölffingerdarmkrebs

 **FORTPFLANZUNGSORGANE:** Charisma, Eierstockkrebs, Eierstockzysten, Endometriose, Fibrome, Frigidität, Hodenerkrankungen, Impotenz, Lust, Mammaerkrankungen, Myome, Nervenzusammenbruch, Vitalität

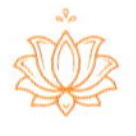 **MILZ:** ADHS, bipolare Störung (manisch-depressiv), Enthusiasmus, Flamme des Lebens, Kugelzellen- oder Sichelzellenanämie, Lymphsystem, Lymphozyten, Milzruptur, Pyromanie, Splenom, Unterstützung, Vorstellungsvermögen

 **DÜNNDARM:** Abnabelung, Dünndarmentzündung, Dünndarmtumor, Fürsorge, Malassimilation, Morbus Crohn, Nabelbruch, Nahrungsmittelallergien, Objektivität, Sadomasochismus, Symbiose, Vitiligo, Zöliakie, Zuneigung

 **DICKDARM:** Colitis ulcerosa, Darmperforation, Dickdarmpolypen, Divertikel, Divertikulitis, Ehrgeiz, Kolonkarzinom, Kooperation, Kompromisse, Leaky-Gut-Syndrom, Nachgiebigkeit, Reizdarm, Rhythmus, Verlustangst

 **LUNGE:** Asthma, Bronchitis, Freude, Inspiration, Lungenemphysem, Lungenentzündung, Lungenfibrose, Lungenkrebs, COPD, Melancholie, Minderwertigkeitskomplex, Mukoviszidose, Narzissmus, Prana, Pseudokrupp, Reinheit

 **GALLENBLASE:** Eifersucht, Freiheitsliebe, Gallenblasenentzündung, Gallenblasenkrebs, Gallengangsatresie, Gallensteine, Neugeborenengelbsucht, Polarität von Hoffnung/Verzweiflung: Hope and Dispair, Rebellion, Risikobereitschaft, Unabhängigkeit, Verführung

 **LEBER:** Alkoholismus, Depression, Fettleber, Hepatitis, Konformität, Leberkrebs, Leberzirrhose, Linsen- und Glaskörpertrübungen, Morbus Meulengracht, Schuld, Sicherheit, Stabilität, Wut

 **NEBENNIEREN:** Adrenalin, Bluthochdruck, Cushing-Syndrom, Diabetes insipidus, Erregung, Exhibitionismus, Extremsportarten, Fremdenhass, Mut, Nebennierenadenom, Nebenniereninsuffizienz, Opfer-Täter-Bewusstsein, Phäochromozytom, Sexualhormone, Voyeurismus, Wachsamkeit

 **NIEREN:** Aids, akutes Nierenversagen, Archetyp des Sehers, inneres Sehen, Klarheit, Nierenbeckenentzündung, Niereninsuffizienz, Nierenkrebs, Nierensteine, Nierentumore, Nierenzysten, Projektion, Rezeptivität, Schrumpfniere, Schwangerschaftsvergiftung (Gestose), Verwirrung, Wanderniere

 **MAGEN:** Adipositas, Anorexie, Archetyp des Helden, Bedürftigkeit, Bulimie, Freundschaft, Essstörungen, Gastritis, Loyalität, Magenblutungen, Magengeschwüre, Magenhernien, Magenkrebs, Pfortaderstau, Reflux, romantische Liebe, Sodbrennen, Sympathie, Zwänge

 **PONS:** Chakras, DNS-Information, Erinnerung, Gedächtnisverlust, Gewalt, Karma, Millard-Gubler-Syndrom, Missbrauch, Nahtoderlebnisse, Orgasmus, Speicherung von Traumata, Zentriertheit

 **BEINE:** Durchblutungsstörungen, Entscheidungsfreude, Fluchtimpuls, Hüftdysplasie, Ischialgie, Kapazität, Konkurrenz, Klumpfüße, Lähmungen, O-Beine, Potenzial, Restless-Leg-Syndrom, Schizophrenie, Thrombosen, X-Beine

 **KLEINHIRN:** Dysarthrie, emotionale Intelligenz, Feinmotorik, heilige Tänze, Kleinhirnsyndrom, Kleinhirntumore, Medulloblastome, Multiple Sklerose, Pornografie, Promiskuität, Prostitution, Traumbewusstsein

Wie **TIBETAN PULSING** erlebt wird

»Tibetan Pulsing hat mich aus einer Erstarrung geführt, sodass ich heute jünger und lebendiger bin.«

»Tibetan Pulsing ist der Puls des Lebens, der weisheitsvoll Körper und Seele zusammenführt. Das Leiden der beiden löst sich auf in Energie.«

»Tibetan Pulsing ist Zu-Hause-Sein. Vibrierend in Stille.«

»Tibetan Pulsing ist für mich eine Offenbarung.«

»Völliges Aus-dem-Kopf-Gehen – Ruhe – Im-Jetzt-Sein – Sich-Fallen-Lassen.«

»Tibetan Pulsing ist eine stets wiederkehrende Reise durch den Körper, die auch nach eher schmerzhaften Erfahrungen in wohliger Entspannung mündet.«

»Bilder, Worte, Gefühle aller Leben werden aus dem Inneren hochgepumpt.«

Schlusswort

Mein Anliegen, dieses Buch zu schreiben und die Heilarbeit Tibetan Pulsing in die Welt zu bringen, gründet auf einem starken inneren Impuls, der schon vor einem Jahrzehnt in mir keimte. Vor vier Jahren folgte ich diesem inneren Auftrag und zog die Umsetzung ernsthaft in Erwägung. Wie durch ein Wunder ergab sich in der Resonanz dieser Entscheidung ein Kontakt, der mich zu Doris Iding – selbst eine erfolgreiche Autorin – führte, die mir wiederum half, einen Verlag zu finden.
Alles ging seinen Weg, und alles, was geschah, diente der Veröffentlichung dieses Buches. So auch die Unterstützung durch die Fotografin Martina von Holn, die all die schönen Fotos zur Mudra-Meditation, zum Heilströmen und zur Körperarbeit gemacht hat, und die Freunde, die sich für die Fotos zur Verfügung gestellt haben. Im Titelbild des Buches sind Elemente eines Bildes von Socrates Geens ein von mir hochgeschätzter Freund und Künstler, das er zur Nutzung für das Buch freigegeben hat. Das vollständige Kunstwerk ist auf dem Vorsatz zu sehen.
Die spirituelle Gemeinschaft um den Meister OM C. Parkin, in der ich lebe, und die Wahrheit, für die ich brenne, geben mir die Kraft für das Buchprojekt, für die Seminare und die Ausbildungen, die ich hier und an anderen Orten anbiete.
Mein Dank geht an Osho, meinen ersten spirituellen Meister, in dessen Community ich das Tibetan Pulsing kennenlernen durfte, und an Shantam Dheeraj James Murley, der die Tibetan-Pulsing-Heilarbeit entwickelte und bei dem ich persönlich über viele Jahre bis zu seinem Tod lernen durfte.
Mein Dank geht auch an die zahlreichen Klienten, Seminar- und Ausbildungsteilnehmer, die mich immerzu inspirieren, die Arbeit zu vertiefen und ihr treu zu bleiben. Sie sind es, die mich durch ihr Interesse anregen, das Feuer am Brennen zu halten und die Arbeit zu vermitteln. Einige von ihnen kommen persönlich in den folgenden Berichten zu Wort.

Mein Buch soll Sie, liebe Leserin und lieber Leser, neugierig machen auf mehr! Sie bekommen einen ersten Einblick in die Geheimnisse dieses alten tibetischen Wissens und können es für sich selbst anwenden. Sie werden die Dinge in einem anderen Licht sehen und verstehen. Vielleicht tauchen Fragen auf, die sich durch das Buch nicht beantworten lassen. Bitte scheuen Sie sich nicht, mit mir in Kontakt zu treten und Ihrem Anliegen auf den Grund zu gehen. Ich lege Ihnen ans Herz, eine eigene Erfahrung z. B. in einem Seminar oder einer Einzelarbeit zu machen.

In diesem Sinne wünsche ich Ihnen mit dem Buch eine erfüllende Begleitung durch viele kommende Jahre!

Elvira Schneider

Berichte von Teilnehmern zur Arbeit von Elvira Schneider

Zur Kosmologie der Behandlungsmethode: Erfahrungsbericht einer Klientin

Warmes Strömen durch den ganzen Körper, Weitung des inneren Raumes, tiefe Entspannung und vor allem: nah mit mir.

Nachdem ich in den letzten zehn Jahren immer mal wieder in den Genuss einer Tibetan-Pulsing-Heilsitzung gekommen bin, war es sehr erhellend für mich, dass diese einzigartige Heilkunst aus einem uralten taoistischen Wissen hervorgegangen ist. Erstmalig wird das Tibetan Pulsing in diesem Buch einem breiten Publikum vorgestellt.

Elvira Schneider berichtet zu Beginn von ihrer eigenen inneren Suche, die sie zum Begründer des Tibetan Pulsing geführt hat, sowie ihren Erfahrungen beim Erlernen dieser Heilkunst, in die sie im Laufe der Jahre immer tiefer eingedrungen ist. Mir eröffnete sich beim Lesen eine eigene Kosmologie, die aber nicht getrennt ist von den universellen Lebensprinzipien und -rhythmen, im Gegenteil.

Den Hauptteil dieses Buches bildet die Darstellung der körpertherapeutischen Energiearbeit mit den vierundzwanzig inneren Organen, die über das Jahr verteilt jeweils zwei Wochen lang im Fokus stehen, d. h. in dieser Zeit besonders empfänglich sind. Die Methode ist außergewöhnlich, kaum vergleichbar mit anderen Heilmethoden und wird auf sehr konkrete und anschauliche Weise dargestellt und dem Leser detailliert nahegebracht. Durch Berührungen mit Händen, Füßen und teilweise dem ganzen Körper wird der Kontakt mit dem Puls hergestellt, wodurch Energie durch den Körper transportiert wird. Ich weiß ja aus eigener Erfahrung, wie sich das anfühlt: eine lebendige Begegnung mit mir selbst, die Ungeahntes ans Licht holen kann – körperlich, emotional, geistig. Die damit verbundenen Blockaden kommen ins Bewusstsein und können sich letztlich lösen. Das öffnet die Türen für eine spirituelle Dimension.

Dieses Buch kann als Arbeitsbuch und als Leitfaden durch ein Jahr genutzt werden und macht neugierig auf eine Begegnung mit Elvira und ihrer einzigartigen Heilkunst.

Christel W. (aus Saunstorf)

Aus einer Tibetan-Pulsing-Gruppe zum Thema Angst

In einer Gruppenarbeit zu dritt habe ich eine erstaunliche Erfahrung gemacht. In der Position als Empfangende ist unerwartet emotionaler Schmerz in mein Herz aufgestiegen. Ich habe geweint, ohne dass ich wusste, worum es ging. Es war lösend und befreiend, die Tränen einfach fließen zu lassen. Dann begann eine starke Energie meinen ganzen Körper zu durchströmen. Es floss hoch und runter, in die Arme, in die Beine, überallhin. Die Ströme wurden immer stärker. Ich war total bei mir, nicht mehr im Kopf, sondern ganz im Körper, verbunden mit mir selbst. Die Energie war sehr kraftvoll, mit viel Wärme, eine Art ekstatischer Zustand. Als wären dicke Kabel im Körper verlegt und alle glühten, ein Summen überall. Es waren kleine Amplituden mit kurzen Frequenzen, alles kribbelte und strömte.
Als ich dann in der aktiven Geberposition war, flossen bei meiner rezeptiven Partnerin die Tränen. Das hat in mir großes Mitgefühl ausgelöst, was noch lange nachgewirkt hat. Ich fühlte mich sehr offen. Wiederum flossen Tränen aus mir heraus, die von tief innen kamen. Es war wie ein Überlaufen, ein Kanal, der sich öffnete. Das fühlte sich sehr gut an. Es geschah nur dadurch, dass ich sie sah in ihrem Schmerz. Ich fühlte mich sehr verbunden mit ihr.

Bettina (aus Berlin)

DANK

Ich habe die Tibetan-Pulsing-Ausbildung bei Elvira Schneider durchlebt und »durchlitten«. Habe Versuche unternommen, zu verstehen, bin gescheitert und habe dennoch durch die direkten Erfahrungen sehr viel gelernt. Ein Widerspruch: nicht verstanden – viel gelernt? Nein, eine natürliche Art, durch Erfahrung zu lernen und zu erkennen. Erkenntnis, die zu uns kommt, wenn wir bereit sind, das Nichtverstehen vorerst zu akzeptieren.
Dieses Buch ist für mich im Nachhinein ein Schlüssel, erfahrene und erfühlte Phänomene, Geschehnisse noch ein Stück weit mental zu verstehen. Ich empfehle jedem Menschen, der das Buch liest, das Wagnis einzugehen, auf diese innere Nervenbahn-Reise zu gehen und zu erleben, auf welche Landschaften und Ortschaften er innerlich trifft.
Elvira Schneider arbeitet und lehrt auf Gut Saunstorf »Ort der Stille« – einem modernen Kloster. Für mich ein Kraftort, den ich unterstützend wahrgenommen habe. Ein Ausbildungsumfeld, wo alles sein darf, wie es ist, hilft, innere Prozesse willkommen zu heißen, sie anzunehmen und zu durchleben.
Ich bin Elvira von Herzen dankbar für ihre fundierte und liebevolle Ausbildung und ihre Prozessbegleitung.

Die im Buch und in der Ausbildung angesprochenen höheren Bewusstseinsebenen sind zentral. Der klärende, erkennende Blick auf die fixierte Ich-Haftigkeit der eigenen Geschichte wird durch die Arbeit des Tibetan Pulsing Healing geschult und vertieft.
Dieses Buch ist für mich ein zusätzliches Geschenk auf dem inneren Erfahrungsweg zum wahren Mensch-SEIN.

Verena Brons Stahel (aus der Schweiz)

Tibetan Pulsing: Ein kurzer Einblick in meine Erfahrungen

Als ich das erste Mal an einem Seminar zum Tibetan Pulsing teilnahm, wusste ich nur, dass es eine Heilmethode ist, die mit »Arbeit direkt am Knochen« zu tun hat. Möglicherweise war der ausschlaggebende Punkt meines Interesses ein inneres Wissen, dass mir durch meine Lebensgeschichte so einiges »in den Knochen steckte«. Auf den ersten Blick mag das Drücken von Knochen grobstofflich erscheinen, die für mich bedeutsame Heilwirkung habe ich aber mehr feinstofflich erfahren. Dabei habe ich bei den Tibetan-Pulsing-Sessions ein ums andere Mal überraschende Öffnungen erlebt, die mich in ein wohltuendes, das Bewusstsein erweiterndes Feld geführt haben. Die Wohltat lag darin, dass ich das genaue Hinschauen als Chance zum Loslassen erfahren habe – gerade von jenen inneren Themen, die mit unendlich erscheinender Traurigkeit, Hoffnungslosigkeit, Angst, Scham, Schuld oder auch ungezügelter Wut besetzt waren/sind. Das heißt nicht, dass ich diese Gefühle nicht mehr habe, aber ich bin immer seltener vollständig mit ihnen identifiziert, und ich bleibe immer seltener in Gefühlslagen stecken, die mir nicht guttun. Damit fühle ich mich mehr im Fluss, sehr viel lebendiger – und das macht Lebensfreude für mich aus.
Überraschend, geradezu ein bisschen magisch, habe ich in Erinnerung, dass ich bei einigen Seminaren als Empfangende neben den regulären Druckpunkten den stillen Wunsch hatte, ich möge noch an anderen bestimmten Stellen berührt werden. Als ich dann tatsächlich genau dort berührt wurde, habe ich erfahren, wie unterstützend diese Berührungen waren, um ins Fühlen zu kommen. Heute ist es für mich eine Art »gefühltes Wissen«, dass die Seele eine starke innere Triebkraft ist, die nach Heilung strebt. Nicht nur, was mir in den »Knochen steckt(e)«, sondern, was überhaupt in meinen Körperzellen steckt(e), durfte sich schon ein ganzes Stück weit durch Tibetan Pulsing lösen. Dazu gehörte nicht nur die Technik an sich, sondern ein liebevoll gehaltener Raum, in dem sich zeigen durfte, was gesehen werden wollte, um nicht mehr daran anzuhaften.

Was ich an den Seminaren mit Dir, Elvira, besonders schätze, ist die Verbindung des Wunsches nach Wahrhaftigkeit, Klarheit, Authentizität und die Erfahrung mit der Körperarbeit gepaart mit Freude am Leben, insbesondere dann, wenn sich die Momente des erleichternden Loslassens zeigen. In liebevoller Dankbarkeit, dass Du diese Räume anbietest, und für Deine heilsame Arbeit.

Monika (aus Berlin)

Erfahrungsbericht von einer Ausbildungsteilnehmerin

An dem Tag, an dem wir die Gallenblase durchgenommen und kennengelernt haben, bin ich während der Körperarbeit in einen tiefen inneren Raum gesunken. Die Sitzung, die ich empfangen durfte, erlaubten mir, mich voller Vertrauen dem Prozess hinzugeben, der dann folgte. Ich habe eine zerstörerische Kraft gesehen, eine explosive Kraft, die alles wegfegt. Sie war allumfassend, groß und mächtig, nicht zu kontrollieren.

Normalerweise ist die Kraft in mir zurückgehalten. Sie erscheint mir zu impulsiv und heftig, sie macht mir Angst, und dadurch kommt die Idee, sie kontrollieren zu wollen. Ich konnte zum ersten Mal die Machtlosigkeit gegenüber dieser Kraft sehen, die mich wegfegen könnte.

Das hat mir meine Selbstüberschätzung vor Augen geführt. Ich konnte sehen, wo ich wirklich stehe. Ich war tief in meinem Herzen berührt, auch wenn mich die Größe der Kraft erschreckt hat. Es ist eine unpersönliche Zerstörungskraft, die töten kann. Man könnte so weit gehen, zu sagen, dass es der Tod selbst ist, der sich mir gezeigt hat.

Ich habe daraus gelernt, dass es wichtig für mich ist, natürliche Grenzen zu achten, Momente von Schwäche zuzulassen und mir genügend Ruhe zu geben. In mir wirkt ein Geist, der mich immer wieder antreibt: »Es geht schon noch, du kannst noch. Mach weiter!« Ich will kein Ende finden. Jedes Ende bedeutet einen kleinen Tod.

Sybille (aus Saunstorf)

Erfahrungsbericht einer Klientin

Ich habe Tibetan Pulsing als tief wirksame Körperarbeit kennengelernt. Durch die Irisdiagnostik hat Elvira wesentliche Konfliktfelder in meinem Leben benannt, die ich kannte, aber mit denen ich schwer umgehen konnte. Zusätzlich arbeiteten wir an einer körperlichen Beschwerde – meine linke Körperseite, besonders das Bein, fühlt weniger als die rechte Seite und ist in den Bewegungen eher ungeschickt.
Das Pulsen führte mich schnell dorthin, wo sich der Konflikt im Körper manifestiert hatte als unangenehme Blockade, Knoten oder Gefühllosigkeit. Und dann kamen Bilder und klar benennbare Emotionen. Durch diese Klarheit konnte ich meine Haltung zu jedem Konflikt gut sehen und annehmen – und damit befreiter aus jeder Tibetan-Pulsing-Sitzung gehen. Und was mich sehr freut: Die Gefühllosigkeit der linken Körperhälfte, zu der ich schon einige Jahre lang Mediziner und Heilpraktiker um Rat gebeten hatte, ist nicht mehr da. Stattdessen gehört »links« jetzt wieder vollständig zu meinem Körper dazu.
Was mir am Tibetan Pulsing gefällt, ist die effiziente Wirkweise und, dass es »ohne Kopf arbeitet« (also den beurteilenden, zweifelnden und kontrollierenden Verstand außen vor lässt). Danke an Elvira für die zutiefst heilsamen Sitzungen, in denen ich mich gut bei ihr aufgehoben gefühlt habe.

Katrin (aus Hamburg)

Erfahrungsbericht einer Klientin

Ich wusste bereits vor der Sitzung, dass sich Emotionen – speziell negative –, die wir durch bestimmte Erlebnisse im Laufe unseres Lebens gefühlt haben, in unserem Körper manifestieren. Sie bleiben dort so lange gefangen, bis wir Sie freilassen. Das Verständnis dafür war da, aber woher wusste ich, was wo in meinem Körper feststeckte? Und wie funktioniert das überhaupt? Wie kann man den Körper von gespeicherten Emotionen befreien?
Mich führte das Leben nach Gut Saunstorf zu Elvira Schneider. Als Erstes gab es ein intensives Vorgespräch über meine körperlichen und seelischen Probleme. Ich fühlte mich permanent unter Druck gesetzt. Selbst wenn niemand Druck auf mich ausübte, stand ich ständig unter Strom. Ich litt unter einer starken Verspannung zwischen den Schulterblättern. Außerdem hatte ich immer wieder mit Anginen zu tun, obwohl meine Mandeln bereits vor drei Jahren entfernt worden waren. Das betroffene Organ wurde anhand unseres Gespräches ausfindig gemacht. Es stellte sich heraus, dass auch andere Beschwerden, unter denen ich litt, die ich aber nicht erwähnt hatte, darauf zutreffen (Schmerzen im Iliosakralgelenk, Schlaflosigkeit, Kopfschmerzen).

Das Tibetan Pulsing habe ich als sehr intensiv erfahren. Ich fühlte, wie meine Emotionen ausgeglichen wurden, mein Verstand sich entspannte und mein Körper sich erneuerte. Dankbar dafür, dass sich dieses Druckes angenommen wurde. Ich hatte sogar das Bild einer sanften, liebevollen Geburt. Nicht hektisch, sondern, als wenn meine Seele willkommen geheißen wird.
Tibetan Pulsing hat mir gezeigt, wie viel von unserem Schmerz durch festsitzende negative Emotionen erzeugt wird und wie durch Hinhören, Hineinfühlen und letztlich liebevolle Zuwendung lang anhaltende Probleme losgelassen werden können.
Zusammenfassend ist Tibetan Pulsing zweifelsfrei ein kraftvoller und liebevoller Prozess, den man nur erfahren kann. Manche Dinge kann man nicht in Worte fassen.

Nina M. (aus London)

Über die Autorin

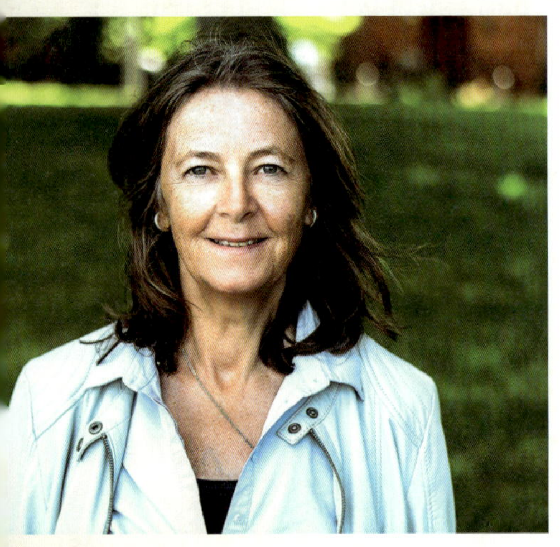

Elvira Schneider, geboren 1958 in Freiburg, studierte Germanistik, Philosophie und Französisch an der Universität in Konstanz. Mit einundzwanzig Jahren lernte sie – auf der Suche nach Sinnhaftigkeit und Glück – ihren ersten spirituellen Meister Osho (damals Bhagwan) in Indien kennen und wurde seine Schülerin. Meditation und Selbsterforschung führten sie auf ganz natürliche Weise in die tieferen Bereiche ihres Selbst. Ihr Interesse galt besonders den körperlich orientierten Methoden wie Shiatsu, Akupressur, Rebalancing, Aquabalancing, Massagen u. a.

1988 lernte sie in Poona die Körperarbeit »Tibetan Pulsing Healing« kennen und begann 1991 die Ausbildung »Tibetan Pulsing – das Intensive« bei Shantam Dheeraj. In vielen Jahren aufeinanderfolgender Prozesse, die eine zunehmende Vertiefung der Kenntnisse um dieses alte Heilwissen brachten, wurde sie autorisiert, Einzelsitzungen sowie Gruppen zu leiten.

Von 1994 bis 1998 machte sie eine Ausbildung zur Heilpraktikerin und schloss sie 1999 erfolgreich mit Zertifizierung im Bereich »Homöopathie« und verschiedenen Körpertherapien ab. Der Tod von Osho im Jahr 1991 und der Tod von Shantam Dheeraj im Jahr 1998 lösten großen Schmerz in ihr aus. Osho übertrug ihr eine starke Kraft und Shantam Dheeraj ein Heilwissen, die ihr nun beide zur Verfügung stehen.

Auf der Suche nach Vollständigkeit und in Sehnsucht nach Freiheit und Realisation begegnete sie im Jahr 2001 ihrem jetzigen spirituellen Lehrer OM C. Parkin, der Advaita in der Linie von Ramana Maharshi, eine Form der »Inneren Arbeit« und das Enneagramm der Charakterfixierungen lehrt. 2002 wurde sie in die von ihm geleitete Mysterienschule – eine Schule zur wahren Menschwerdung – aufgenommen und ist eine seiner nahen und fortgeschrittenen Schülerinnen. Sie lebt und arbeitet auf Gut Saunstorf, einem modernen Kloster, in einer spirituellen Gemeinschaft. Dort begleitet sie Menschen in Dunkelretreats, die sie selbst mehrfach durchlaufen hat. Sie ist eine der Gesellschafterinnen der »OM-Stiftung Innere Wissenschaft gGmbH« mit Sitz in Hamburg.

Von 2008 bis 2011 absolvierte sie eine Trauma-Ausbildung (Somatic Experiencing), von 2011 bis 2014 die Enneagramm-Ausbildung mit Ulrike Porep und

OM C. Parkin und von 2014 bis 2015 eine Ausbildung zur Yoga-Lehrerin in der Sivananda-Yoga-Tradition. Seit 2017 bietet sie die Tibetan-Pulsing-Ausbildung (nach dem Original von Shantam Dheeraj) auf Gut Saunstorf – Ort der Stille an. In Planung ist auch eine kompakte Ausbildung in der Schweiz.
In der täglichen Praxisarbeit verbindet Elvira Schneider alle gesammelten Erfahrungen und Ausbildungen zu einem Bewusstseinskonzept, das den Körper, die Seele und den Geist ihrer Klienten auf einzigartige Weise unterstützt. Sie hilft den Menschen, ihr Leiden zu erkennen und sich schrittweise daraus zu lösen.

www.heilpraxis-schneider.de
www.tibetan-pulsing-ausbildung.de

Literaturhinweise

Alfred A. Tomatis: Der Klang des Lebens. Vorgeburtliche Kommunikation – die Anfänge der seelischen Entwicklung Rowohlt Verlag 1990
Anna Moulsdale: Inside You – The Twenty-Four Lights. Based on the system of Tibetan Pulsing Healing. Published by the realized network 2013
Barry Long: Sexuelle Liebe auf göttliche Weise. MB-Verlag 2004
Henry G. Tietze: Botschaften aus dem Mutterleib. Pränatale Eindrücke und deren Folgen. Knaur Verlag 1993
Jeanne Ruland: Krafttiere begleiten dein Leben. Schirner Verlag 2020
Karlfried Graf Dürckheim: Hara – die Erdmitte des Menschen. O. W. Barth Verlag 2003
Lothar Ursinus: Mein Blut sagt mir … Labor ganzheitlich. Schirner Verlag 2019
Nicholas J. Saunders: Animal Spirits. Published by Little, Brown and Company 1995
OM C. Parkin: Angst – die Flucht aus der Wirklichkeit. Die drei emotionalen Grundkräfte des Enneagramms der Charakterfixierungen. Advaita Media Verlag 2015
OM C. Parkin: Intelligenz des Erwachens. Die spirituelle Neugeburt des Menschen. Advaita Media Verlag 2010
Osho: Das Osho-Chakra-Buch. Die Wissenschaft der feinstofflichen Bewusstseinsebenen. Osho-Verlag 1998
Shantam Dheeraj (J. R. Murley): Bardo live. Where does the world come from. Edizioni Naropa
Wilfried Pfeffer: Vision Tibet. Geheimnis des Heilens. Hans-Nietsch-Verlag 2011
Gelebte Spiritualität. Wege der Annäherung. Advaita Media Verlag 2012
Ort der Stille. Gut Saunstorf – Chronik. Leben einst und jetzt. Advaita Media Verlag
Praxis des inneren Weges. Band 1: Dunkelretreat. Advaita Media Verlag 2014

Bildnachweis

Umschlag: Simone Fleck, Schirner, unter Verwendung von #758024551 (© Lukasz Szwaj), www.shutterstock.com, eines Bildes von Elvira Schneider, eines Ausschnitts eines Bildes von Socrates Geens, www.sacredgates.com, sowie einer Fotografie von Martina von Holn

Vor- und Nachsatz: #758024551 (© Lukasz Szwaj) und #1709236318 (© Lenak), www.shutterstock.com, sowie eines Bildes von Socrates Geens, www.sacredgates.com

Fotografien der Mudra-Meditationen, des Heilströmens und der Partnerübungen:
© Martina von Holn

alle anderen Fotografien: © Elvira Schneider

Bilder von der Bilddatenbank www.shutterstock.com:
Papierhintergrund auf allen Seiten: #758024551 (© Lukasz Szwaj), **Lotos als Schmuckelement und bei der Organübersicht:** #1709236318 (© Lenak), **Lotos bei den Übungsanleitungen:** #1677198724 (© Katika)

weitere Bilder:
S. 15: #200607755 (© Lihana), S. 17: #333987254 (© Volodymyr Martyniuk), S. 22: #317176022 (© Peter Hermes Furian), S. 34: #446237644 (© m161m161), S. 36: #573115675 (© Marian Galovic), S. 39: #1171876846 (© Yvonne Baur), S. 49: #146245403 (© Xanya69), S. 50: #533590378 (© Yatra), S. 51: #377595154 (© AppleEyesStudio), S. 59: #426360229 (© armmphoto), S. 62: #1163619004 (© Michal Ninger), S. 63: #394660426 (© Sealstep), S. 71: #1672550830 (© tonyzhao120), S. 73: #1298100010 (© tomertu), S. 79: #247174669 (© goodluz), S. 82: #1080077672 (© Zaruba Ondrej), S. 83: #1388332676 (© IgorZh), S. 89: #1576415170 (© Jag_cz), S. 91: #188450648 (© Rich Carey), S. 92: #407922739 (© ncristian), S. 98: #347770127 (© Africa Studio), S. 102: #1211110411 (© Vinnikava Viktoryia), S. 108: #12052921 (© Conny Sjostrom), S. 113: #1139176877 (© Serhii Brovko), S. 114: #725603503 (© Strandi), S. 124: #1366512995 (© AB Photographie), S. 126: #319682597 (© Iakov Kalinin), S. 131: #1713381172 (© Tanison Pachtanom), S. 135: #351667181 (© Ondrej Prosicky), S. 136: #472766731 (© Helena Lansky), S. 146: #15111517 (© JeremyRichards), S. 148: #604465448 (© Ruslan Ivantsov), S. 158: #555551179 (© 2021 Photography), S. 160: #605088707 (© teestock), S. 170: #564772696 (© Mrinal Pal), S. 171: #1014021409 (© VA-lekStudio), S. 176: #363444638 (© Denis Belitsky), S. 180: #1400790833 (© colin robert varndell), S. 181: #374455288 (© Jeff McGraw), S. 190: #264986516 (© Ehrman Photographic), S. 200: #1547745116 (© Wang LiQiang), S. 202: #108770513 (© Vasilyev Alexandr), S. 211: #699051817 (© DedeDian), S. 212: #206009290 (© Sathit), S. 218: #62862595 (© Janna Golovacheva), S. 221: #1611552052 (© Jenny Sturm), S. 229: #1284302452 (© FOTOGRIN), S. 231: #1582783384 (© EshanaPhoto), S. 233: #1379741990 (© Ondrej Prosicky), S. 234: #525077806 (© Yelloo), S. 243: #527025049 (© Dep Converse), S. 254: #1065645125 (© TMArt), S. 255: #110302532 (© Zoom Team), S. 265: #1281449185 (© Prasanth Aravindakshan), S. 274: #1024029595 (© Tom Tietz), S. 276: #198640046 (© freya-photographer), S. 284: #770566612 (© Christopher Berthelot), S. 285: #149567978 (© Watch The World), S. 286: #585327218 (© Zezelina)

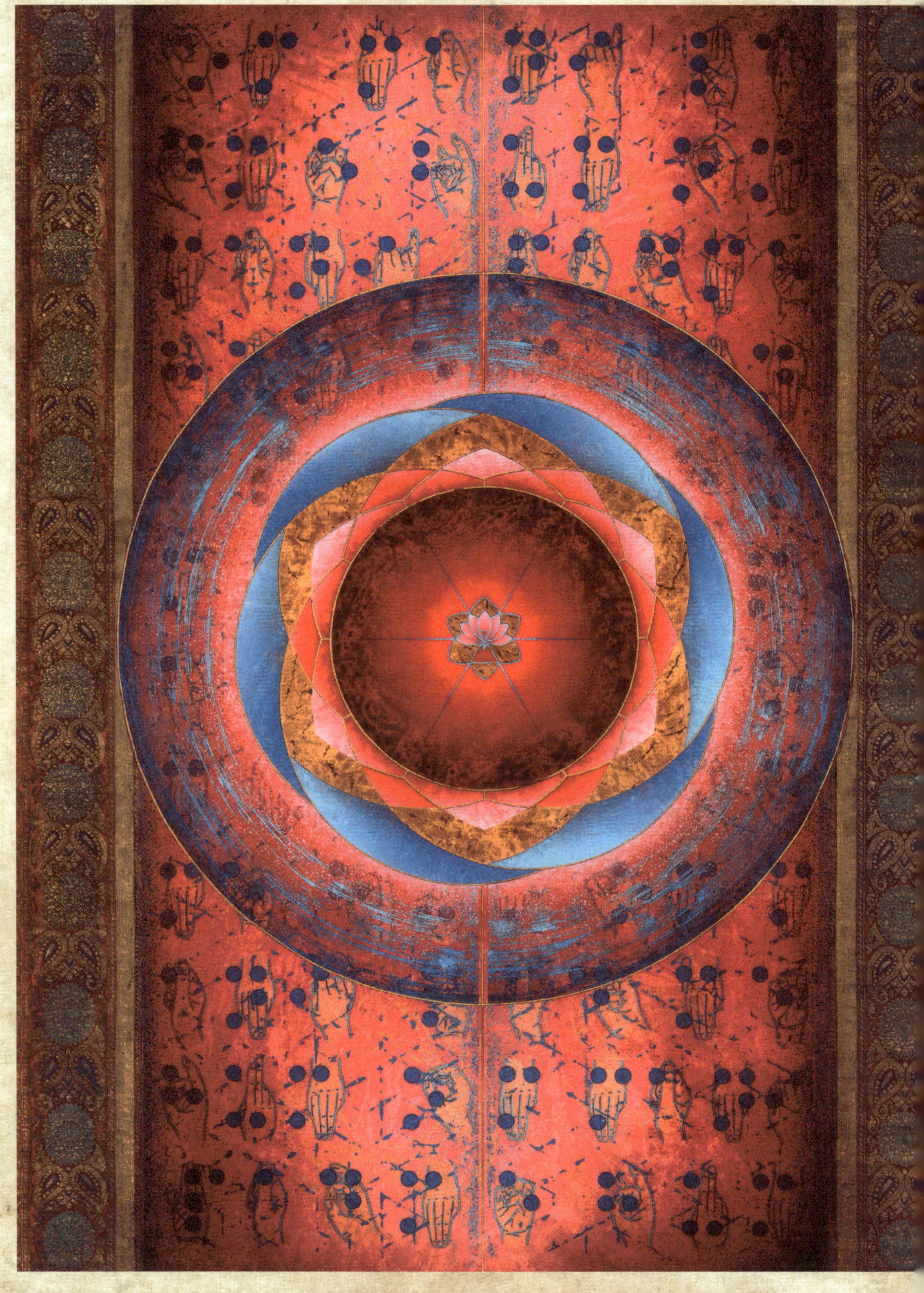